复旦卓越·医学职业教育教材

U0258343

护 理 专 业 系 列 创 新 教 材

总主编 沈小平

新编
护理学基础

主 编 石 琴 施 雁 戴琳峰

副主编 任伟荣 丁桂芬 唐庆蓉

编 委（以姓氏笔画为序）

丁桂芬	上海思博职业技术学院
丁蓉霞	上海市闸北区中心医院
毛雅芬	同济大学附属第十人民医院
石 琴	上海思博职业技术学院
任伟荣	上海思博职业技术学院
李 勤	上海市闸北区中心医院
张 洁	上海市闸北区中心医院
张 默	上海思博职业技术学院
邹长芬	上海市闸北区中心医院
郑 静	上海市闸北区中心医院
施 雁	同济大学附属第十人民医院
唐 莹	上海市闸北区中心医院
唐庆蓉	上海思博职业技术学院
阎鸿萍	上海市闸北区中心医院
戴琳峰	上海市闸北区中心医院

復旦大學 出版社

高等职业技术教育创新教材系列丛书
编委会

名誉顾问：胡亚美　中国工程院院士、北京儿童医院名誉院长

主　　任：沈小平　美籍华裔医学专家、上海思博职业技术学院卫生技术与护理学院院长、全
国医学高职高专教育研究会护理分会常务理事、上海市护理学会理事

编委（以姓氏笔画为序）：

总　序

· 新 编 护 理 学 基 础 ·

　　本人在医学教育领域内学习工作了 39 年,其中在长春白求恩医科大学 12 年,上海交通大学附属第六人民医院 3 年,美国俄亥俄州立大学医学院 15 年,直至回国创办上海思博职业技术学院卫生技术与护理学院已 9 年。从国内的南方到北方,从东方的中国又到西方的美国,多年来在医学院校的学习、工作经历使我深深感到,相关医学类如护理专业的教材编写工作是如此重要,而真正适合国内医学护理高职高专院校学生的教材却并不多见,教学效果亦不尽如人意。因此,组织编写一套实用性较强的高等职业技术教育创新系列教材的想法逐渐浮出台面,并开始尝试付诸行动,由本人担任系列丛书的总主编。

　　2007 年以来,复旦大学出版社先后出版了我院临床护理教研室主任陈淑英教授等主编的《现代实用护理学》和《临床护理实践》,我院医学英语教研室主任罗世军教授和本人主编的《医护英语 ABC》,我院海归病理学博士张惠铭教授主编的《新编病理学实验教程》等,并列入复旦卓越·医学职业教育教材系列,成为我院高等职业技术教育创新教材系列丛书的首批教材。随后,我们开始计划编写全套护理专业系列、基础医学系列、护理信息学系列和医护英语系列的高职高专创新教材。

　　《新编护理学基础》是一本具有创新意识的护理专业系列教材。这一新编系列还包括《内科护理学》、《外科护理学》、《妇产科护理学》、《儿科护理学》、《眼耳鼻喉科护理学》、《急救护理学》、《老年护理学》、《社区护理学》、《中医护理学》、《护理管理》、《护理科研》、《循证护理》、《多元文化与护理》、《生命发展保健》、《医护英语网络读写教程》等教材。其中本人主编的《多元文化与护理》一书作为高等职业技术教育创新教材,已于 2008 年由人民卫生出版社正式出版发行。本系列丛书具有紧跟国内外护理学科进展,突出护理专业技能的特色,使学生能在较短时间内了解掌握各门课程的原理和方法,为今后的专业发展打下坚实的基础。

　　本系列丛书的编写得到了上海思博职业技术学院和兄弟院校广大教师,以及各教学实习医院有关专家学者的大力支持和帮助,特别是复旦大学出版社的鼓励和指导,在此一并表示衷心的感谢! 鉴于我院建院历史较短,教学经验水平有限,加之本人才疏学浅,本书一定存在许多不足之处,恳请读者批评指正。

沈小平

2012 年 2 月

前　言

·新编护理学基础·

护理学基础是护理专业学生入学后接触的第一门护理专业课程，在引导学生认识护理学的专业价值、培养专业素养、发展专业技能方面具有重要的作用，是护理学最基本、最重要的课程之一。

《新编护理学基础》共18章，第1～5章主要是护理学基本理论，第6～18章主要是护理基本技术。在编写过程中，以高职高专护理专业的培养目标为依据，紧扣教学大纲，将护理的基本理论与基本技术集于一书，体现以服务为宗旨、以就业为导向、以能力为本位、以发展技能为核心的职教理念，围绕培养目标，紧密联系工作岗位实际需要和执业资格考试的要求，强调护理的基本理论、基本知识、基本技能的掌握和对护理对象的关爱与照顾。

全书在编写中力求内容详尽、图文并茂，突出"以健康为中心"的护理理念；以"护理程序"的工作方法贯穿于护理操作中，并使护理理论与实践密切结合。为拓展学生的思维，开阔视野，本书将一些新知识、新观点、新方法等用知识链接的形式纳入其中。本书的各章前面均配有教学目标，后面配备思考题（或案例分析），便于学生预习、复习和掌握。

本系列教材的总主编为上海思博职业技术学院副校长兼卫生技术与护理学院院长沈小平教授，编者主要来自上海各临床医院和医学院校护理学专业的专家和中青年技术骨干，他们有着丰富的教学经验和临床经验，相信读者能从他们丰富的经验中有所收益。

在本书的编写过程中，编者参阅了大量的有关书籍和资料，同时，为了方便学生对常用护理技术反复操作和自行测评，还选出"12项基础护理操作"，录制成教学视频与本书配套。在此对这些文献的作者及录制的制作者谨表衷心的感谢！本书虽经反复讨论、修改和审阅，但鉴于能力有限，疏漏和不足之处在所难免，敬请各位专家、同行和广大师生提出宝贵意见。

编　者

2012年6月

目 录
· 新 编 护 理 学 基 础 ·

附　录

第一章 绪论

【教学目标】

■ **掌握**
 1. 护理学的基本概念。
 2. 现代护理学的发展阶段。

■ **熟悉**
 1. 南丁格尔的贡献。
 2. 护士素质的基本内容。

■ **了解**
 1. 护理学的诞生与发展史。
 2. 护理学的任务、范畴及工作方式。

护理学(nursing)是一门在自然科学与社会科学理论指导下的综合性应用学科,是研究有关预防保健与疾病康复过程中护理理论与技术的科学。护理学的研究范围、内容与任务涉及人类的生物、心理、社会等各个方面,是运用科学思维的方法对护理研究对象进行整体认识,以揭示其本质及其发展规律的科学。

第一节 护理学的发展史

护理是人类生存的需要。护理的起源可追溯到原始人类,可以说,自从有了人类就有了护理活动。护理学的发展与人类文明进步息息相关。

一、护理学的形成

护理学既是最古老的艺术,又是最年轻的专业。自从地球上有了人类,就有了生、老、病、死的问题,人类为解除或减轻自身的疾病及痛苦而产生了护理。护理学的发展经过了漫长的历史时期,了解护理学的历史渊源有助于提高对护理学本质的认识和理解,从而推动未来护理学的发展。

(一)人类早期护理

在原始社会中,人类居住在山林和洞穴中,靠采集和渔猎生存。他们因受生活磨练,逐渐学会以树枝或石块为工具猎取食物；火的使用结束了人类"茹毛饮血"的生活，缩短了消化过程，生活条件有所改善，促进了人体的发育，延长了人类的寿命；人们还逐渐发现某些食物致消化不良、腹部不适时，用手抚摸可减轻疼痛，便形成了原始按摩疗法；开始了解进熟食可减少胃肠道疾病；还学会了将烧热石块置于患处以减轻疼痛，即最原始而简单的热疗，逐渐形成了原始的"自我保护"式的医疗照护。

为了求得在恶劣环境中的生存，人们逐渐聚居，形成以家族为中心的部落。进入母系社会后，人们有了伤病，便留在家中由母亲或妇女给予治疗或呵护，便形成了原始社会"家庭式"的医疗照护。

古代，人类对于天灾人祸、特殊自然现象还不能科学认识，于是产生迷信、宗教，巫师也随之应运而生。医护照顾长期与宗教和迷信活动联系在一起。

随着社会发展，在征服伤病的过程中，人们不断积累经验。有些人用草药和一些简单的手段为患者治疗，加上饮食调理和生活照顾，便形成了原始的医生（集医、护、药为一身）。在一些文明古国，如中国、埃及、希腊、罗马、印度摒弃祈求、巫术等，逐渐发展了应用各种草药、动物药、矿物药等治病；巫、医有所分开。公元前460至公元前377年古希腊医学家，西方医学奠基人——希波克拉底（Hippocrates）破除宗教迷信，他将医学引上科学之路。他提出：从事医疗的步骤为观察、诊断、治疗，主张治病探求病因，对症下药。他认为医生所医治的不仅是病而且是患者，提出护理、观察、报告都要以患者为中心的观点，从而改变了当时以巫术和宗教为依据的观念。《希波克拉底誓言》至今仍广为流传，作为后世许多医德准则的基础，是医学伦理学的典范。

（二）公元初期的护理

公元初期，没有真正意义上的护理。基督教徒们宣扬"博爱"、"牺牲"等思想，神职人员在传播宗教信仰、广建修道院的同时，还开展医病、济贫等慈善事业，并建立了医院。这些医院最初为收容徒步朝圣者的休息站，后发展为治疗精神病、麻风等疾病的医院及养老院。一些献身于宗教的妇女，在从事教会工作的同时，还参加对老弱病残的护理。她们当中多数人虽未受过专门的训练，但因工作认真、服务热情、有奉献精神，受到社会的赞誉和欢迎，是早期护理工作的雏形，对以后护理事业的发展有着良好的影响。

综上所述，早期文明时期，为患者提供的护理主要是身体的护理和安抚，护理的形式主要是自我保护式、互助式、经验式和家庭式。

（三）中世纪的护理

中世纪（476～1500）护理的发展受到宗教和战争两个方面的影响。

1. 宗教　在中世纪的欧洲，由于政治、经济、宗教的发展，各国先后建立了数以百计的大小医院，作为特定的慈善机构为孤儿、寡妇、老人、病者和贫困人提供照护。其中护理工作主要由修女承担，她们以丰富的经验和良好的道德品质提高了护理工作的社会地位，推动了护理事业的发展。在这一时期，形成了一些为患者提供初步护理的宗教、军队和民俗性的护理社团。

2. 战争　12～13世纪欧洲基督教徒和穆斯林教徒为争夺圣城耶路撒冷，进行了一场近200年的宗教战争，因参战士兵都佩戴白十字标志，被称为"十字军东征"。由于连年战乱，伤病者增多，传染病大肆流行。加之当时的医院设备简陋、床位不足、管理混乱、护理人员不足且缺乏护理知识，所以患者死亡率很高。

此时护理开始从自助式、互助式、家庭式逐渐走向社会化、组织化的服务。

（四）文艺复兴时期的护理

文艺复兴时期（1400～1600），西方国家又称之为科学新发现时代。由于文艺复兴运动的推动,医学也得以迅猛发展。在此期间,建立了许多图书馆、大学、医学院校。1543 年,比利时医生维萨里(A Vesalius)撰写了《人体结构》一书,被认为是解剖学的初创。1628 年,英国医生哈维(W Harvey)发表了《心血运动论》,标志着医学对血液循环功能的认识。与医学的迅猛发展相比,文艺复兴时期的护理却仍停留在中世纪时期的状况,被称为护理史上的黑暗时代。造成这种情况的主要原因是缺乏护理教育和 1517 年的宗教革命,使社会结构发生变化,妇女地位下降,大量修道院关闭,导致护理人员极度匮乏。为了满足需要,一些素质较差的妇女进入护理队伍,致使护理质量大大下降。

(五) 护理学的诞生和发展

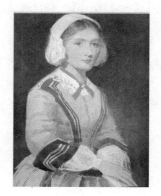

图 1-1　弗罗伦斯·
南丁格尔

18 世纪中叶到 19 世纪,社会改良运动从整体上改变了护士和妇女的角色。经济的增长、科学的发展、医学的进步、医院数量的增多、天花的流行和英国殖民地的革命战争导致了社会对护士的需求增加,护理工作地位的提高和护理职责的增加,欧洲出现了许多训练护士的学校。1836 年,牧师西奥多·弗里德尔(PT Fliedner)在德国的凯塞威尔斯城建立了附属于教会的女执事训练所,招收年满 18 岁、身体健康、品德优良的妇女给予护理训练。弗罗伦斯·南丁格尔(F Nightingale)(图 1-1)曾在此接受了 3 个月的护士训练。

19 世纪中叶,南丁格尔首创了科学的护理专业,护理学理论才逐步形成和发展。许多人又称这个时代为“南丁格尔时代”(period of Nightingale),这也是护理专业化的开始。

1820 年 5 月 12 日,南丁格尔出生于父母旅行之地——意大利佛罗伦萨。在这个英国富有的、有教养的家庭里,南丁格尔接受了高等教育,熟悉英、法、德、意等国语言。少女时期,她就表现出深厚的爱心,对护理工作有很大的兴趣。在参加社会慈善工作中,她认识到护理工作的重要性,于是不顾家人的强烈反对和当时社会上鄙视护士的不良风气,毅然献身护理事业。她深入调查了英、法、德等国护理工作中存在的问题,回国后,担任了英国伦敦“贫民医院”的护理督导工作。她强调病房必须空气新鲜、条件舒适、环境清洁、安静等。在她的领导下,该院的护理工作大为改进。

1854～1856 年克里米亚战争的爆发进一步激发了南丁格尔发展护理事业的愿望和决心。当时报纸报道在前线浴血奋战的英国士兵负伤或患病后,由于得不到合理照护而大批死亡,死亡率竟高达 42%。这个消息引起社会极大震惊。南丁格尔立即写信给当时的英国陆军大臣表示志愿带护士前往战地,救护伤员。获准后,南丁格尔率领了 38 名护士,奔赴战地医院。她们积极整理医院环境,改善卫生面貌;设法调整膳食,加强伤员营养;为伤员清洗伤口,消毒物品,建立护士巡视制度,夜以继日地辛勤工作。每晚南丁格尔总是提着风灯巡视病房(图 1-2)。除了精心护理患者外,她还千方百计创造条件来照顾伤员们的随军眷属,亲自为患者或垂危士兵书写家信,使全体伤员获得精神慰藉,从而加速了疾病康复和伤口愈合。南丁格尔的忘我服务精神赢得了医护人员的信任和伤员的尊敬,士兵们称颂她为“提灯女神”、“克里米亚天使”。经过她们创造性的护理工作,在短短半年时间内,使得前线伤员死亡率下降到

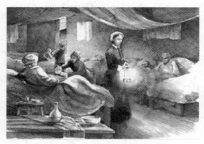

图 1-2　南丁格尔提灯巡视

2.2%。这种奇迹般的护理效果震动英国朝野,护理工作从此受到社会重视。南丁格尔回国后,受到全国人民的欢迎,英国政府授予她勋章、奖品和奖金44 000英镑作为鼓励。

　　经过克里米亚战争的护理实践,南丁格尔越发深信护理是科学事业,护士必须接受严格的科学训练,而且应是品德优良、有献身精神的高尚的人。1860 年,她用英国政府给她的奖金在英国圣托马斯医院(St. Thoms Hospital)创办了世界上第一所正式的护士学校——南丁格尔护士训练学校(Nightingale Training School for Nurse),为护理教育奠定了基础。

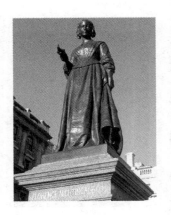

图1-3　南丁格尔铜像

　　南丁格尔对护理所做出的贡献是巨大的且具有深远的意义。她一生写了大量日记、书信、札记、论著等,其中最著名的是《护理札记》和《医院札记》,阐述了她的护理哲学理念和医院管理的思想。作为现代护理的奠基人,南丁格尔在保持和恢复健康的信念基础上创立了第一个护理哲学思想。她认为护理的任务是运用使人远离疾病或从疾病中康复的知识管理人的健康。

　　为了纪念这位现代护理的奠基人,在英国的伦敦和意大利的佛罗伦萨铸造了她的铜像(图1-3)。英国还建立了南丁格尔基金社,专供各国护士留英学习之用。1912 年国际护士会确定将南丁格尔的诞辰日作为国际护士节。同年,国际红十字会在华盛顿召开的第九届大会上,正式确定设立南丁格尔奖章(Nightingale Ward),作为各国护士的最高荣誉奖,每 2 年颁发一次。至 2011 年,已颁发了 43 次奖章,全世界有 1 376 名优秀护士获奖,其中有 55 位是我国的优秀护理工作者。

知识链接

中国荣获南丁格尔奖章者

1983 年	第 29 届	王琇瑛
1985 年	第 30 届	梁秀化、司坤范、杨必纯
1987 年	第 31 届	陈路得、史美黎、张云清
1989 年	第 32 届	林菊英、陆玉珍、周娴君、孙秀兰
1991 年	第 33 届	吴静芳
1993 年	第 34 届	张水华、张谨瑜、李桂美
1995 年	第 35 届	孙静霞、邹瑞芳
1997 年	第 36 届	汪赛进、关小瑛、陆冰、孔芙蓉、黎秀芳
1999 年	第 37 届	曾熙媛、王桂英、秦力君
2001 年	第 38 届	王雅屏、李秋洁、吴敬华
2003 年	第 39 届	叶欣、钟华荪、苏雅香、巴桑邓珠、章金媛、梅玉文、李琦、李淑君、姜云燕、陈东
2005 年	第 40 届	刘振华、陈征、冯玉娟、万琪、王亚丽
2007 年	第 41 届	泽仁娜姆、陈海花、丁淑贞、聂淑娟、罗少霞
2009 年	第 42 届	刘淑媛、张桂英、潘美儿、杨秋、鲜继淑、王文珍
2011 年	第 43 届	孙玉凤

二、现代护理学的发展

自圣托马斯医院护士学校建成后,欧美各国南丁格尔式护士学校如雨后春笋般地纷纷成立,受过训练的护士大批增加,护理事业得到迅速发展。20世纪以来护理学的变化和发展可概括地分为3个阶段。

(一) 以疾病为中心的阶段

20世纪前半叶,随着社会发展的进步,医学科学逐渐摆脱了宗教和神学的影响,各种科学学科纷纷建立,生物医学模式形成,揭示了健康与疾病的关系,认为疾病是由于细菌与外伤引起的机体结构改变和功能异常,形成了"以疾病为中心"的医学指导思想。因此,一切医疗活动都围绕着疾病开展,并局限在医院进行,以消除病灶为基本目标。

此阶段护理特点是:①护理已成为专门的职业,护士从业前须经过专业的特殊培训;②护理从属于医疗,护士被看作是医生的助手;③护理工作的主要内容是执行医嘱和完成各项护理技术操作;④由于护理尚未形成独立的理论体系,因此护理教育类同于医学教育,课程内容涵盖较少的护理内容。

(二) 以患者为中心的阶段

20世纪中叶,社会科学以及系统科学的发展,促使人们重新认识人类健康与生理、心理、环境的关系。1948年,世界卫生组织(WHO)提出了新的健康定义,进一步扩展了健康研究和实践的领域。1955年,美国护理学者莉迪亚·霍尔(Lydia Hall)首次提出"护理程序",使护理有了科学的工作方法。1977年,美国医学家恩格尔(GL Engel)提出了生物-心理-社会医学模式,该模式的特点是认为人不仅具有生物性,而且具有社会性,人是一个统一的整体。在这一新观念的指导下,护理发生了根本性的变革,护理由"以疾病为中心"转向了"以患者为中心"的发展阶段。

此阶段护理特点是:①强调护理是一门专业,逐步建立了护理的专业理论基础;②护士与医生成为合作伙伴关系;③护理工作内容不再是单纯地、被动地执行医嘱和完成护理技术操作,取而代之的是对患者实施身、心、社会等全方位的整体护理,满足患者的健康需要;④护理学逐渐形成了独立的学科理论知识体系,脱离了类同医学教育的课程设置,建立了以患者为中心的教育和临床实践模式。

(三) 以人的健康为中心的阶段

社会经济的快速发展使人民生活水平不断提高,医学技术的日新月异使过去威胁人类健康的传染性疾病得到有效控制,而与人的行为、生活方式相关的疾病,如心脑血管病、恶性肿瘤、糖尿病、意外伤害等逐渐成为当今威胁人类健康的主要问题。疾病谱的改变,进一步促使人们健康观念发生转变,加深了对健康与疾病关系的认识,主动寻求健康的行为获得人们的积极认同。1977年WHO提出"2000年人人享有卫生保健"的目标,对护理工作的发展产生了巨大的推动作用,护理工作向着"以人的健康为中心"的方向迈进。

此阶段护理特点是:①护理学成为现代科学体系中一门独立的、综合自然科学与社会科学的、为人类健康服务的应用科学;②护士角色多元化,使护士不仅是医生的合作伙伴,还是护理计划制订者、照顾者、教育者、管理者、咨询者、患者的代言人等;③护理工作场所从医院扩展到家庭和社区;④护理工作范畴从对患者的护理扩展到对人的生命全过程的护理,护理对象由个体扩展到群体;⑤护理教育方面有完善的教育体制、有雄厚的护理理论基础、有良好的科研体系,并有专业自主性。

三、我国护理学的发展

(一) 古代护理实践

我国医学在几千年漫长的封建社会中,一直保持着医、药、护不分的状态,但有关护理理论和技术的记载却甚为丰富。如《黄帝内经》中已提到疾病与饮食调节、心理因素、环境和气候改变的关系,并提出要"扶正祛邪",即加强自身抵抗力以防御疾病,还提出"圣人不治已病治未病"的预防观点。作为基础护理操作之一的导尿术在晋朝就已有记载。晋朝葛洪在《肘后方》中有筒吹导尿术的记载:"小便不通,土瓜捣汁,入少水解之,筒吹入下部"和"大便不通,上方吹入肛门内,二便不通,前后吹之取通"。其中筒是导尿工具。此外,还有很多有关消毒隔离的护理技术的记载。在唐代名医孙思邈所著的《备急千金要方》中提到"凡衣服、巾、栉、镜不宜与人同之"的隔离观点。在明清瘟疫流行之际,胡正心就提出用蒸汽消毒法处理传染病患者的衣物。当时还流行用燃烧艾叶、喷洒雄黄酒消毒空气和环境。

中医学是中国几千年历史文化中的灿烂瑰宝。中医护理是祖国医学不可分割的组成部分。"三分治,七分养"就是我们今天所说的护理。中医护理虽然没有成为一门独立的学科,但却有自己的特点、原则和技术,在民间广为运用。

1. 中医护理的基本特点

(1) 整体观:以朴素的唯物主义、对立统一的整体观对待人体和疾病,提出人是一个整体,人与自然界密切联系的天人合一的观点。

(2) 辨证施护:根据阴阳、五行、四诊、八纲、脏腑辨证的理论和方法对患者的主诉、症状、体征进行综合分析,辨别表里、寒热、虚实的症候,采用不同的护理原则和方法进行有针对性的护理。

2. 中医护理原则

(1) 扶正祛邪:"正"为人体的防御能力,"邪"为人体的致病因素。治疗和护理的目的是要增强人体防御能力,去除致病因素,一切护理措施均应根据这一原则。

(2) 标本缓急:"标"和"本"是说明病证的主次关系,以病因和症状来说,病因为本,症状为标。一般急则护标,缓则护本。

(3) 同病异护,异病同护:指依据"辨证施护"的原则,因病、因人而护。同一种病,因患者年龄、性别、职业、文化程度不同,而用不同的护理方法;不同的病,如果阴阳、虚实、表里、寒热辨证相同,又可采用同样的护理方法。

(4) 未病先防,既病防变:强调密切观察病情,以预防为主,防止并发症的发生。

3. 中医护理技术　有针灸、推拿、拔火罐、刮痧、气功、太极拳、食疗、煎药和服药等。

(二) 近代护理发展

我国近代护理学的形成和发展,在很大程度上受西方护理的影响。鸦片战争前后,随着各国军队、宗教和西方医学的传入逐渐兴起。

1835 年英国传教士巴克尔在广州开设了第一所西医院,两年后,医院即以短训班的方式培训护理人员。

1884 年美国妇女联合会派到中国的第一位护士麦克奇尼在上海妇孺医院推行"南丁格尔护理制度"。

1888 年美国约翰逊女士在福建省福州市开办了我国第一所护士学校。

1900 年随着中国各大城市教会医院的纷纷成立,各地相继开设护士训练班或护士学校,形成了最早的护理专业队伍。

1909 年"中华护士会"在江西牯岭正式成立(1937 年改为中华护士学会,1964 年改为中华护理学会)。学会的主要任务是制订和统一护士学校的课程,编译教材,办理学校注册,组织毕业生会考和颁发护士执照。

1914 年担任"中华护士会"副理事长的钟茂芳认为,从事护理工作的人员应具有必要的科学知识,故将"nurse"一词译为"护士",一直沿用至今。

1920 年《护士季报》创刊,这是我国第一份护理专业报刊。

1920 年北京协和医院开办高等护理教育,招收高中毕业生,学制 4~5 年,培养了一批水平较高的护理师资和护理管理人员。

1922 年国际护士会(International Council of Nurses,ICN)正式接纳中华护士会为第 11 个会员国。

1931 年在江西汀州开办了"中央红色护士学校"。

1934 年成立中央护士教育委员会,成为中国护士教育的最高行政领导机构。

1941 年延安成立了"中华护士学会延安分会"。1941 年和 1942 年毛泽东同志先后为护士题词"护理工作有很大的政治重要性"和"尊重护士,爱护护士"。

知识链接

国际护士会简介

国际护士会(ICN)是各国护士学会的联盟,是独立的非政府性的组织,建立于 1899 年,总部设在日内瓦。有会员团体 101 个,代表 100 多万名护士,是世界上历史悠久的医药卫生界的专业性国际组织。其宗旨是促进各国护士学会的发展和壮大,提高护士地位及护理水平,并为各会员团体提供一个媒介平台以表达其利益、需要及关心的问题。ICN 每 4 年举行一次国际大会,出版双月刊《国际护理综述》和专业性书籍,颁布并定期修订《护士准则》。1922 年中华护士会加入了国际护士会。

(三) 现代护理发展

1. 护理教育

(1)中等护理教育:1950 年在北京召开了第一届全国卫生工作会议。此次会议对护理专业教育进行统一规划,将中等专业教育确定为培养护士的唯一途径,制定了全国统一的护理专业教学计划,编写出版了 21 本有关护理的专业教材,使护理教育步入国家正规教育体系,为国家培养了大批合格的护理人才。

(2)高等护理教育:1983 年天津医学院率先在国内开设了五年制本科护理专业,学生毕业后获得学士学位。中断了 30 年的中国高等护理教育从此恢复,极大地促进了我国护理学科的发展。此后其他院校也纷纷开设了四年制或五年制的本科护理专业。截至 2003 年底,我国护理本科教育院校 133 所,护理专科教育院校 255 所。

(3)硕士、博士教育:1992 年经国务院学位委员会审定,批准北京医科大学(现北京大学医学部)护理系开始招收护理硕士生。1994 年在美国中华医学基金会的资助下,国内多所大学与泰国清迈大学联合举办了护理研究生班,至今已为中国各院校培养硕士毕业的护理人才 123 名。据不完全统计,全国目前已有 20 多个护理学硕士学位授予点。2004 年中国协和医科大学及第二军医大学分别被批准为护理学博士学位授予点。目前,我国已形成了多层次、多渠道的护理学历教育体系。

（4）继续护理教育：1987年国家发布了《关于开展大学后继续教育的暂行规定》之后，国家人事部又颁发了相应的文件，规定了继续教育的要求。1996年卫生部继续医学教育委员会正式成立。1997年卫生部继续教育委员会护理学组成立，标志着我国的护理学继续教育正式纳入国家规范化的管理。1997年中华护理学会制定了护理继续教育的规章制度与学分授予办法，使护理继续教育更加制度化、规范化及标准化。

2. 护理实践　自1950年以来，我国临床护理工作一直以疾病为中心，护理技术操作常规多围绕完成医疗任务而制定，医护分工明确，护士为医生的助手，护理工作处于被动状态。1980年以后，随着改革开放政策的实施，国内外频繁的护理学术交流，逐渐引入国外新的护理理念和护理理论，以及生物-心理-社会医学模式的转变，使临床护理开始探讨以患者为中心的整体护理模式并付诸实践，为患者提供积极、主动的护理服务。同时，护理工作的内容和范围不断扩大，新的护理技术的发明和应用得到普及，器官移植、显微外科、重症监护、介入治疗、基因治疗等专科护理正在迅速发展。此外，健康观念的更新，使护理工作的范围延伸到社区和家庭，健康教育的普及、家庭护理、社区护理广泛开展，推动了护理实践的创新发展。

3. 护理管理

（1）建立健全护理管理系统：为加强对护理工作的领导，完善护理管理体制，1982年卫生部医政司设立了护理处，负责全国的护理管理，制定了相关政策、法规。各省、市、自治区、直辖市卫生厅（局）在医政处下设专职护理干部，负责管辖范围的护理管理。300张以上床位的医院均设立护理部，实行护理三级管理制；300张床位以下的医院由总护士长负责，实行护理二级管理制。护理部负责护士的培训、调动、任免、考核、晋升及奖励等，充分发挥护理部在医院管理中的作用，保障了医院的护理质量。

（2）建立晋升考核制度：1979年国务院批准卫生部颁发了《卫生技术人员职称及晋升条例（试行）》，该条例明确规定了护理专业人员的技术职称：高级技术职称为主任护师、副主任护师，中级技术职称为主管护师，初级技术职称为护师、护士。各省、市、自治区制定了护士晋升考核的具体内容和方法，使护理人员有了完善的护理晋升考试制度。

（3）建立护士执业考试与注册制度：1993年卫生部颁发了建国以来第一个关于护士执业和注册的部长令和《中华人民共和国护士管理办法》。1995年6月全国举行了首次护士执业考试。凡在我国从事护理工作的人员，都必须通过国家护士执业考试，合格者方可取得护士执业证书，申请注册。

4. 护理科研　随着护理教育的发展，越来越多接受了高等护理教育的护士进入临床、教育和管理岗位，推动了护理科学研究的发展。护理科学研究在选题的先进性、方法的科学性、结果的准确性、讨论的逻辑性等方面均有了较大发展。护理科研水平的提高，使护士撰写论文的数量和质量也显著提升，推动了护理期刊工作快速发展。期刊种类增加、栏目多样、内容丰富、质量提高。1993年中华护理学会第21届理事会设立了护理科技进步奖，每两年评选一次，标志着我国护理科研正迈向快速发展的科学轨道。

5. 学术交流　1980年以后，随着我国改革开放政策的实施，中华护理学会逐步开展了与国际护理学术之间交流，并与许多国家建立了良好护理学术联系，并采取互访交流、互派讲学、培训师资、联合培训等方式与国际护理界进行频繁的沟通。1985年全国护理中心在北京成立，进一步取得了WHO对我国护理学科发展的支持，架起了中国护理与国际先进护理沟通交流的桥梁。通过国际学术交流，开阔了视野，活跃了学术氛围，带给中国护理事业以新的发展契机。

四、我国护理的发展趋势

（一）护理教育高层次化

随着人们对健康需求的日益增加，护理服务需求更加迫切，激烈的市场竞争，使得社会对护理人力资源的水平和教育层次也提出更高的标准。护理人员必须不断学习新的知识和技能来提高自己的能力和水平，护理教育也需依据市场对人才规格的需求，逐步调整护理教育的层次结构。2010 年，我国各层次护理教育的招生数量比例可达到中专的 50%、大专的 30%、本科及以上的 20% 的结构目标。今后护理人员的基本学历将从中专为主逐步转向以大专为主，护理学学士、护理学硕士、护理学博士人数将逐步增多。同时在培养目标上，将以提高护理人员素质作为主导目标，在培养护士良好护理理论知识和技能的基础上，注重心理素质和人文素质的培养，使其在变化和竞争中具有较强的社会适应能力。

（二）护理实践社会化

1. 社区护理 伴随我国老龄化社会步伐的加快，老龄人口增多，疾病谱的改变，大大增加了老年护理和慢性病护理的需求，同时占人口 2/3 左右的妇女、儿童的特殊健康需求也在不断增加。社区护理便成为解决这些社会矛盾的重要途径。近几年来，美国已有超过 35% 的护士从事社区、家庭、学校、老人院等场所的护理工作，而我国目前仍有超过 95% 的护士局限在医院从事护理工作，社区护理发展现状与人们需求存在较大差距。目前我国已将发展社区医疗护理列入国家医疗卫生体制改革与发展的重要内容。随着社区卫生保健网络的建立和加强，将会有越来越多的护士逐步迈出医院，深入社区、家庭对人们进行预防保健工作，对老年患者和慢性病患者进行家庭护理，充分发挥护理人员在预防疾病、促进和恢复健康中的作用，提高全社会人口的健康水平。

2. 专科护理 我国社区卫生保健网络逐步健全，部分病情较轻的患者或常见病的患者选择在社区内完成治疗。"小病在社区，疑难病进专科医院"将成为未来发展趋势。医院主要接受危险程度大和复杂程度高的患者，因此，要求护士对不同专科进行深入学习，从而在某一专科领域具备较高水平与专长；掌握先进仪器设备的使用；掌握护理急、危重症病患者的知识和能力，能独立解决该专科护理工作中的疑难问题，并可指导其他护士工作，成为专科护士。在美国很多有专长的专科护士自己开业，成为独立进行护理工作的开业者。

（三）护理工作法制化

随着我国法制化建设的推进，国务院和卫生部相继分别颁布了《护士管理办法》和《医疗事故处理条例》等一系列相关的法律法规。这些法律的颁布，保护了患者和医疗机构的合法权益，同时也保障了医护人员的合法权益，维护了医疗秩序，保障了医疗安全，促进了医学科学发展。

国家制定颁布的《中华人民共和国护士管理条例》，即《护士条例》，已于 2008 年 5 月 12 日起施行，以立法的形式，明确各级卫生行政部门、医疗机构在护理工作管理方面的责任，保障护士的合法权益，完善护士执业准入制度，保证护士队伍素质，规范护士执业行为，以保障人民群众健康和生命安全。

（四）护理工作国际化

随着全球经济一体化进程的加快，护理领域的国际化交流与合作日益扩大，跨国护理援助和护理合作增多，知识和人才的交流日趋频繁。世界性的护理人力资源匮乏，使中国的护士有机会迈出国门，进入国际市场就业。面对这种国际化发展趋势，21 世纪的护理人才应该是具有国际意识、国际交往能力、国际竞争能力和相应知识与技能的高素质人才。

第二节 护理学的基本概念

现代护理学的理论框架是由4个基本概念组成:人、环境、健康、护理。对这4个概念的理解和认识直接影响护理工作的范围和内容。

一、人

护理是为人的健康服务的,护理学的研究对象是人,护理中的人,既指个体的人,又指群体的人,包括个人、家庭、社区。对人的认识是护理理论、护理实践的核心和基础。

(一) 人是统一的整体

所谓整体,是指按一定方式、目的有秩序排列的各个个体(要素)的有机集合体。整体的概念强调两点:第一,组成整体的各要素相互作用、相互影响。任何一个要素发生变化,都将引起其他要素的相应变化;第二,整体所产生的行为结果大于各要素单独行为的简单相加。整体中各要素功能的正常发挥,都有助于其整体功能的发挥,从而全面提高整体的功效。

护理中,认为人首先是一个生物有机体,即是由各器官、系统组成受生物学规律控制的生物的人。同时人又是一个有思想、有情感,从事创造性劳动、过着社会生活的社会的人。因此人具有生物和社会双重性,是生理、心理、精神、社会等各方面相统一的整体。任何一方面的功能失调都会在一定程度上引起其他方面的功能变化,而对整体造成影响;而人体各方面功能的正常运转,又能促进人体整体功能的发挥,从而使人获得最佳健康状态。

(二) 人是一个开放系统

人生活在复杂的社会环境中,无时无刻不与其周围环境发生着关系。人生命活动的基本目标是维持人体内外环境的协调与平衡。人必须不断地调节自身内环境以适应外界环境的变化,为此,人体内各系统间不停地进行着物质、能量、信息的转换。同时,人体作为一个整体,又不断与环境进行物质、能量、信息的交换。经由这些互动发展出生活的行为模式,使人能与其他人及环境和谐一致。强调人是一个开放系统,提示护理中不仅要关心机体各系统或器官功能的协调平衡,还要注意环境对机体的影响,这样才能使人的整体功能更好地发挥和运转。

(三) 人有其基本需要

为了生存、成长和发展,人必须满足其基本需要。著名心理学家马斯洛(AH Maslow)将人类的基本需要归纳为5个层次,即生理需要、安全需要、爱与归属的需要、尊重需要、自我实现的需要。人可通过各种方式表达自己的需要。如基本需要得不到满足,机体会因内外环境的失衡而导致疾病。护理的功能是帮助护理对象满足其基本需要。

(四) 人有自理能力并追求自身健康

自理是个体为维持生命和健康的需要而自己做出的一组活动,是有意识的、通过学习获得的、连续的行为。人们都希望自己有健康的身体和健全的心理状态。同时,人对维护和促进自身的健康也负有责任。因此,当个体或集体都能有效地进行自理时,则会维持人的整体性并促进个体功能的发展。护士应通过健康教育等方式,丰富人们的健康知识,支持、帮助护理对象恢复或增强自理能力,从而提高人的生存质量。

（五）人的生命在成长与发展中逐渐演进

护理的服务对象涉及各年龄组的人，因此，护士必须对人生命周期全过程的成长与发展有所了解。只有清楚地了解正常的成长和发展情况，才能有效地判断是否出现了异常，并为日常工作提出判断标准及依据。人的生命历程经历成长、发展、成熟、衰老4个过程。发展与成熟在人的一生中是持续、有序进行的，它不仅包括生理方面的变化，还包括心理与社会方面的适应及改变。在护理工作中，护理人员应根据其变化有针对性地制订护理措施，提高护理成效。

二、环境

环境为我们每个人所熟悉，人的一切活动离不开环境，并与环境相互作用，相互依存。人类赖以生存和发展的环境又有内环境与外环境之分。

1. **人的内环境**　指人的生理以及思维、思想、心理等。

2. **人的外环境**　所谓外环境是指围绕着人的外部世界，是人赖以生存和发展的社会和物质条件的综合体，可分为生态环境和人文社会环境等。此外，与护理专业有关的环境还包括治疗性环境。

（1）生态环境：即自然环境，是指存在于人类周围自然界中各种因素的总称，包括物理环境。

（2）人文社会环境：是人们为了提高物质和文化生活而创造的社会环境。

（3）治疗环境：是专业人员在以治疗为目的的前提下创造的一个适合患者恢复身心健康的环境。作为医务人员，提供一个安全、舒适、优美的适合患者健康恢复的治疗性环境是十分必要的。

环境与人类健康密切相关，然而仅有一个良好的自然环境不足以维持人类健康。家庭是维护个人健康最基本、最重要的环境，是个体最大的支持来源。此外，人们还需通过自身的应对机制不断地适应环境，通过征服自然与改造自然来不断地改善自己的生存与生活环境。

三、健康

预防疾病、促进健康是护理人员的天职，因此对健康的认识直接影响护理人员的行为。

（一）健康的概念

每个人都熟悉健康，然而给健康下定义却并非易事。不同的历史条件、不同的文化背景与个体不同的价值观等都可能造成对健康的不同理解。WHO在1948年给健康所下的定义为"健康，不仅是没有疾病和身体缺陷，还要有完整的生理、心理状况与良好的社会适应能力。"它刚一出现，便得到了人们普遍接受。这一定义提示了人类健康的本质。

（二）健康的模式

健康是动态的、连续变化的过程，维持健康的基本条件是人多层次的需要得到满足，使机体处于内外环境的平衡和协调状态。

1. **健康疾病连续体模式**　健康疾病连续体模式即指健康与疾病为一种连续的过程，处于一条连线上，其活动范围可从濒临死亡至最佳健康状态（图1-4）。健康和疾病之间有时很难找到明显的界限，存在过渡形式，是动态的，不是绝对的。

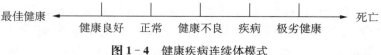

图1-4　健康疾病连续体模式

任何人任何时候的健康状况都会在连续相两端之间的某一点上占据一个位置,且时刻都在动态变化中。护士应用该模式可帮助服务对象明确其在健康疾病连续相上所占的位置,并协助其充分发挥各方面功能,从而尽可能达到健康良好状态。

知识链接

亚 健 康

亚健康是一个新的医学概念,是机体介于健康与疾病的边缘状态。临床检查无明显疾病,但机体各系统的生理功能和代谢过程活力降低,表现为身心疲劳、创造力下降,并伴有自感不适症状,这种生理状态称为亚健康状态。

WHO称其为"第三状态"。据WHO一项全球性调查结果表明,全世界真正健康(第一状态)的人仅占5%,患病者(第二状态)仅占20%,75%的人处于亚健康状态。亚健康状态具有动态性和两重性,其结果是回归健康或转向疾病。医务人员应积极采取措施促进其向健康转化。个体也通过自我调控,加强体育锻炼,做好心理调节等,积极促进向健康转化。

---

2. 最佳健康模式 该模式认为健康仅仅是"一种没有病的相对稳定状态。在这种状态下,人和环境协调一致,表现出相对的恒定现象"。而人应设法达到最佳健康水平,即在其所处的环境中,使人的各方面功能得以最佳发挥,以发展其最大的潜能。最佳健康模式更多地强调促进健康与预防疾病的保健活动,而非单纯的治疗活动。因此护士可应用最佳健康模式,帮助服务对象进行着眼于发挥机体最大功能和发挥潜能的活动,从而帮助其实现最佳健康。如被誉为"当代保尔"的张海迪,面对生理残疾的命运挑战,没有沮丧和沉沦,对人生充满了信心。她乐观、开朗,充分发挥其尚存的功能,保持正常的社会交往,力所能及地为社会做贡献,使其在自身条件下达到最佳的健康水平。

(三)影响健康状况的因素

健康受生物因素、心理因素、环境因素、生活方式与医疗保健服务体系等多种因素的影响。

1. 生物因素 是影响人类健康的主要因素,包括遗传、年龄、种族、性别等。如人类的染色体带有各种各样的显性或隐性基因,可造成染色体遗传性疾病,如糖尿病、血友病等。

2. 心理因素 古人曰:"喜伤心、怒伤肝、思伤脾、忧伤肝、恐伤肾"。心理因素主要是通过情绪和情感作用对健康产生影响。人的心理情绪反应可以致病,也可以治病。良好的心理情绪状态不仅有利于疾病的治疗和身体的康复,而且还可发挥药物难以达到的治疗效果。

3. 环境因素 环境对健康影响极大,除一些遗传性疾病外,许多疾病都或多或少与环境有关,如住宅、卫生条件、气候、食物、空气、水、土壤等因素均对健康产生影响。

4. 生活方式 生活方式对健康产生着积极或消极的影响。良好的生活方式对健康产生积极的影响,如适当的运动、节制饮食、戒烟戒酒、远离毒品、定期体检、生活规律等;不良的生活方式对健康产生消极的影响,如缺乏锻炼、吸烟酗酒、饮食过量、长期静坐等。

5. 医疗保健 医疗保健网络是否健全、医疗保健体系是否完善、群体是否容易获得及时有效的卫生保健和医疗护理服务等,均对健康产生较大的影响。

6. 社会因素 社会政治经济、职业环境、社会治安等因素影响着人们的健康水平和健康意识。如社会经济水平的提高有利于增加卫生资金投入,改善卫生保健服务设施,从而提高人们的健康水平;而职业有害因素可导致从业人员的职业损伤,甚至引发职业病。

知识链接

健康四大基石 16 字：合理膳食；适量运动；戒烟限酒；心理平衡。

（1）合理膳食 10 个字：一、二、三、四、五，红、黄、绿、白、黑。即：每天 1 袋牛奶，250 g 糖类，3 份高蛋白；每周 4 次粗粮；每天 500 g 蔬菜和水果。番茄，红黄色的蔬菜，绿茶及绿色植物，燕麦（白），黑木耳。

（2）适量运动 2 个字：三、五，即一次 3 km 30 min 以上，每周至少运动 5 次。

（3）戒烟限酒贵在坚持。

（4）心理平衡做到"三乐"，即助人为乐，知足常乐，自行其乐。最好的医生是自己，最好的心情是宁静，最好的药物是时间，最好的运动是步行。

四、护理

（一）护理的概念

对护理的认识随着医学模式的发展以及社会所赋予护理的任务而不断地发生变化。由于护理学的不断发展，护理已从一门技术性职业逐渐发展成为一门专业。护理工作从传统的局限于单纯地做医生的助手转向能独立地处理人的健康问题。护理学经过多年的研究和探索，已建立起自己的理论体系和知识体系。

护理的概念随着护理科学的不断进步而发展。"nurse"这一词来源于拉丁语，原意为养育、保护、照料等。护理学的创始人南丁格尔认为："护理既是艺术，又是科学"。1859 年，她在《护理札记》(Note on Nursing)中写到："护理是通过改变环境，将患者置于最佳环境状态下，待其自然康复"。

1966 年，美国护理学家韩德森(V Henderson)提出："护理是帮助健康人或患者进行保持健康或恢复健康（或在临死前得到安宁）的活动，直到患者或健康人能独立照顾自己"，并具体提出了 14 项护理基本要素。

1973 年，国际护士学会(ICN)提出："护理是帮助健康的人或患病的人保持或恢复健康（或平静地死去）"。

1980 年，美国护士学会(American Nurses Association，ANA)将护理定义为："护理是诊断和处理人类对现存的或潜在的健康问题的反应。"这个定义突出了护理的独特性和专业性。目前，已经受到许多国家护理同行的赞同和采用。

（二）护理的特性

（1）护理是科学和艺术相结合的活动，护理学本身是一门综合自然科学和社会科学知识的、独立的应用科学。

（2）护理是一种助人的活动，是为人类健康服务的。护理对人的健康给予的关怀基于不同的需要而有不同的形式和方法。

（3）护理的任务是帮助患者满足一切生存的基本需要，以促进他们逐渐恢复健康；而对于有自理能力的人，护理的任务是向他们提供必要的知识、技能，帮助他们保持健康、预防疾病。

（4）护理专业拥有发展的自主性。

（5）护理是一个过程，其工作方法是护理程序，护理活动是与其他医务人员、服务对象和社会支持力量（如家属等）互动的过程。护理过程中的各个方面相互影响、相互作用，如果达成和谐、一致的效果,过程进展就顺利,否则就会影响护理的质量和效果。

(6)护理具有完善的教育与培训制度及专业标准。

(三)护理在促进和保护健康中的作用

1978 年 WHO 指出:"护士作为护理的专业工作者,其唯一的任务就是帮助患者恢复健康,帮助健康人促进健康"。现今,人类社会已进入 21 世纪,无论是在实现"2000 年人人享有卫生保健"目标的过程中,还是在实现 21 世纪卫生健康新目标的征途上,护士始终是促进和保护人类健康的生力军。

1. 健康促进　健康促进是指在人与环境相互作用过程中,采取行动提高生活质量的过程。护士在健康促进中担当着重要角色。

(1)开展健康教育:以有关酗酒、药物滥用、吸烟、免疫、传染病、安全和事故、营养等内容为主题,通过户外宣传栏、海报、小册子、报纸、书籍、广播、录像等媒体发布健康信息,帮助人们树立健康观念、提高做出健康行为选择的能力。如帮助孕妇获得孕产期保健知识,使其主动选择系统保健和住院分娩,促进母婴安全。

(2)健康危险因子的评价和安适的评估:鼓励护理对象主动参与,对已融入人们生活、威胁人们健康的危险因子(人的生物学特征、卫生习惯、生活方式、环境等有害因素)进行评估,并进行安适状态的评价(身体健康的评价、健康信念和精神状态的评价等),为制定增强健康状态、减少患慢性病的可能性和控制慢性病严重性等护理计划提供重要信息,激励人们建立积极的生活方式和行为习惯。

(3)帮助护理对象矫正不良的生活方式和行为:护士在健康生活方式、行为和态度方面,应成为护理对象参照的角色榜样,使人们形成更健康的生活方式,制定的健康计划应该包括应激处理、营养常识、控制体重、戒烟限酒、运动锻炼和不滥用药物等,帮助护理对象制定适应社会的活动计划,帮助其掌握适应孤独的技能,以预防无助或孤独感的出现。

(4)倡导建立促进健康的社区环境:针对日渐增长的环境污染,积极倡导环境保护及环境调整,消除环境中不利于健康的因素,提高环境质量,努力为服务对象创造一个适合身心休养的环境。

2. 健康保护　健康保护指人们采取行动预防和对抗疾病的过程。护士在健康保护中也

知识链接

WHO 提出人体健康的 10 条标准

(1)有足够充沛的精力,能从容不迫地应付日常生活和工作压力而不感到过分紧张。

(2)处事乐观,态度积极,乐于承担责任,事无巨细不挑剔。

(3)善于休息,睡眠良好。

(4)应变能力强,能适应环境的各种变化。

(5)能够抵抗一般性感冒和传染病。

(6)体重得当,身体匀称,站立时头、臂、臀位置协调。

(7)眼睛明亮,反应敏锐。

(8)牙齿清洁,无空洞,无痛感;牙龈颜色正常,无出血现象。

(9)头发有光泽,无头屑。

(10)肌肉、皮肤富有弹性,走路感觉轻松。

担当着重要角色。

（1）控制传染病：包括预防传染病扩散，进行免疫接种，提高人们对传染病的抵抗力等，如采取隔离等方式控制传染源、切断传播途径等。

（2）开展健康普查，以早期发现疾病，如为有乳腺癌家族史的妇女进行乳腺检查等。

（3）维持患者正常的功能型态，帮助患者满足基本需要，提高健康水平，如食物的摄取、呼吸的维持、药物的给予、心理疏导等。

（4）预防并发症：采取积极有效措施，预防感染、便秘及长期卧床所致患者的肌力丧失等。

（5）参与执行环境安全措施，如指导家庭控制室内空气污染，帮助老年人布置安全、适宜休养的家庭环境。

人、环境、健康、护理4个概念密切相关。护理研究必须注意人的整体性，人与社会的整体性，人与自然的整体性。只有把人和自然、社会看作一个立体网络系统，把健康和疾病放在整个自然、社会的背景下，运用整体观念，才能探索出护理学的规律，促进护理学的发展。

第三节 护理学的任务、范畴及工作方法

一、护理学的任务

随着护理学科的发展，护理对象的群体构成发生了转变，护理工作的范围也超越了疾病的护理，并扩展到生命的全过程，这一切促使护理学的任务发生深刻的变化。护理专业工作者的唯一任务就是："帮助患者恢复健康，帮助健康人促进健康"。

（一）促进健康

促进健康是帮助个体、家庭和社区获取在维持或增进健康时所需要的知识及资源。这类护理实践活动包括：教育人们对自己的健康负责、建立健康的生活方式、提供有关合理营养和平衡膳食方面的咨询、解释加强锻炼的意义、告知吸烟对人体的危害、指导安全有效用药、预防意外伤害和提供健康信息以帮助人们利用健康资源等。促进健康的目标是帮助护理对象维持最佳健康水平或健康状态。

（二）预防疾病

预防疾病是人们采取行动积极地控制不良行为和健康危险因素，以预防和对抗疾病的过程。预防疾病的护理实践过程包括：开展妇幼保健的健康教育，增强免疫力，预防各种传染病，提供疾病自我监测的技术、临床和社区的保健设施等。预防疾病的目标是通过预防措施帮助护理对象减少或消除不利于健康的因素，避免或延迟疾病的发生，阻止疾病的恶化，限制残疾，促进康复，使之达到最佳的健康状态。

（三）恢复健康

恢复健康是帮助护理对象在患病或有影响健康的问题后，改善其健康状况，提高健康水平。这类护理实践活动包括：为患者提供直接护理，如执行药物治疗、提供生活护理；进行护理评估，如测量生命体征等；与其他卫生保健专业人员共同协助残障者参与他们力所能及的活动，将残障损害降到最低限度，指导患者进行康复训练活动，使其从活动中得到锻炼，获得自信，以利恢复健康。恢复健康的目标是运用护理学的知识和技能帮助已经出现健康问题的护理对象解决健康问题，改善其健康状况。

（四）减轻痛苦

减轻痛苦是在临床护理实践中,护士掌握并运用护理知识和技能帮助处于疾病状态的个体解除身心痛苦,从而战胜疾病。这方面的护理实践活动包括:帮助患者尽可能舒适地带病生活;提供必要的支持以帮助人们应对功能减退或丧失;对临终患者提供安慰和关怀照护,使其在生命的最后阶段获得舒适,从而平静、安详、有尊严地走完人生旅途。

二、护理学的范畴

护理学作为生命科学领域中一门应用性学科,其重要特征是随着现代科学的高度分化和广泛综合,护理学与自然科学、社会科学、人文科学等多学科相互交叉渗透,形成独立的学科体系。

（一）护理学的理论范畴

1. 护理学研究的对象、任务、目标　是护理学建设的基础,并随着护理学发展而不断变化。护理学的主要研究目标是人类健康,服务对象不仅包括患者,也包括健康人;护理学研究的主要任务是应用护理理论、知识、技能进行促进健康、预防疾病、恢复健康、减轻痛苦的护理实践活动,从而为护理对象提供个体性、整体性及连续性的服务。

2. 护理学理论体系　是指导专业实践的基础,它是对护理现象系统的、整体的看法,以描述、解释、预测和控制护理现象。20世纪中叶,护理先驱们开始摸索并发展了一些护理概念框架和理论模式,如奥瑞姆的自理理论、罗伊的适应理论、纽曼的保健系统模式等。这些理论用科学的方法描述和解释护理现象,从科学角度诠释了护理工作的性质,阐述护理知识的范围和体系,确立护理理念和价值观,指导护理专业的发展方向。随着护理实践新领域的开辟,将会建立和发展更多的护理理论内容,使护理学理论体系日益丰富和完善。

3. 护理学与社会发展的关系　主要研究护理学在社会中的作用、地位和价值,研究社会对护理学的影响及社会发展对护理学的要求等。例如社会老龄化进程的加速、慢性病患者增加、医疗保险的实施等促进社区护理的发展,使护理工作领域得以延伸;信息技术的普及,改变了护理工作的实践模式,加快了护理专业向网络化和信息化迈进的步伐。

4. 护理学分支学科及交叉学科　随着现代科学的高度分化和广泛综合,护理学与自然科学、社会科学、人文科学等多学科相互交叉渗透,形成了许多新的综合型、边缘型的交叉学科,如护理心理学、护理美学、护理教育学、护理管理学,以及老年护理学、社区护理学、急救护理学等一批分支学科,大大推动了护理学科体系的构建和完善。

（二）护理学的实践范畴

1. 临床护理　临床护理的服务对象是患者,其内容包括基础护理和专科护理。

（1）基础护理:应用护理学的基本理论、基本知识和基本技能来满足患者的基本生活、心理、治疗和康复的需要,如膳食护理、排泄护理、病情观察、临终关怀等。基础护理是各专科护理的基础。

（2）专科护理:以护理学及相关学科理论为基础,结合各专科疾病的特点及诊疗要求,为患者提供护理,如各专科疾病的护理、急救护理等。

2. 社区护理　以临床护理的理论、技能为基础,根据社区的特点,对社区范围内的居民及社会群体开展疾病预防,如妇幼保健、家庭护理、预防接种、卫生宣传、健康教育及防疫灭菌等工作。以帮助人们建立良好的生活方式,促进全民健康水平的提高。

3. 护理教育　以护理学和教育学理论为基础,适应现代医学模式的转变和护理学发展的需要,以满足现代护理工作的需求为目标。培养德、智、体、美全面发展的护理人才。护理教育一般划分为基础护理学教育、毕业后护理学教育和继续护理学教育三大类。基础护理学教育分为中专、大专和本科教育;毕业后护理学教育包括岗位培训教育及研究生教育等;继续护理学教育是对从事护理实践的人提供以学习新理论、新知识、新技术和新方法为目标的终生性的在职教育。

4. 护理管理 是运用现代管理学的理论和方法,对护理工作的诸要素——人、财、物、时间、信息等进行科学的计划、组织、管理、指导与控制等,以确保护理工作正确、及时、安全、有效地开展,为护理对象提供完善、优质的服务,提高护理工作的效率和质量。

5. 护理科研 是运用观察、科学实验、调查分析等方法揭示护理学的内在规律,促进护理理论、知识、技能和管理模式的更新和发展。护理人员有责任通过科学研究的方法推动护理学的发展。

三、护理工作方式

1. 个案护理 临床上由一名护士护理一位患者,即由专人负责实施个体化护理的方式,称为个案护理。适用于危重患者护理或某些特殊患者或临床教学需要。工作特点是:护士负责完成患者全部护理活动,责任明确;且能全面掌握患者情况,及时满足患者的各种护理需要;同时在工作中可以使护士的才能得到充分的发挥,体现个人才能,满足其成就感,并能建立良好的护患关系。但这种工作方法耗费大量人力,且护士只能在班负责,不能实施连续性护理。

2. 功能制护理 是以完成医嘱和执行各种常规的基础护理为主要工作内容,依据工作性质机械地将护理工作分配给护理人员。护士被分为"办公室护士"、"治疗护士"、"巡回护士"等,是一种流水作业的工作方法。适用于护理人力资源缺乏,工作任务繁重的科室。工作特点是:护士分工明确,任务单一,易于组织管理,节省人力。但这种工作方法缺少与患者交流沟通,工作机械重复,易导致护士疲劳厌烦,知识面变窄,忽视患者身心整体护理,护士不能获得积极认同与尊重,护士工作满意度下降。

3. 小组制护理 即以分组的形式对患者进行整体护理。小组成员由不同级别的护理人员组成,组长负责制订护理计划和措施,安排小组成员完成工作任务,共同实现护理目标。一般每个小组由7～8名护士组成,每组分管10～15位患者。工作特点是:积极充分地调动护理人力资源的潜能,发挥团队合作精神,共同分享护理工作成果,维系良好的工作氛围,为患者提供综合性护理服务,护士工作满意度及地位得到提高。但这种护理工作方式使护士个人责任感相对减弱,小组成员之间需要相当的时间磨合与沟通。

4. 责任制护理 由责任护士和辅助护士按护理程序对患者进行全面、系统的整体护理。方法是以患者为中心,每位患者由一名责任护士负责,对患者实行8 h在岗、24 h负责制的护理。由责任护士全面评估患者情况,确定护理诊断,制订护理计划,实施护理措施,并追踪评价护理效果。责任护士不在岗时,由辅助护士或其他护士按责任护士制订的计划实施护理。工作特点是:护士责任明确,自主性增强,能全面了解患者情况,为患者提供连续、整体、个性化护理。但此种护理方式对责任护士能力水平要求较高,对护理人力资源需求量较大,护士工作心理压力和风险明显增加,而且要求24 h对患者全面负责难以实现,目前尚难以广泛推广实施。

5. 综合性护理 综合性护理是近年来发展的一种通过最有效地利用人力资源、最恰当地选择并应用责任制护理和小组制护理结合起来的工作方式,为服务对象提供既节约成本又高效率、高质量的护理服务。是以患者为中心、以整体护理理念为指导、以护理程序为基础,将护理工作的各个环节系统化,既提高了工作效率,又能满足整体护理的需要。各医疗机构的护理人员可根据其机构的特性和资源配置情况,决定符合自身特点的工作方式和流程。最终目的是促进患者康复,维持其最佳健康状态。在运用综合护理的过程中,各机构首先应该根据特定的实践环境、患者的需求来决定护士应具备的能力,并加以培训。这种工作方式为护士的发展提供了空间和机会。

目前,由于不同地区的发展水平不同、不同情景下的具体情况和需要不同等,上述这些护理工作方式在临床中都存在。我们应在了解不同方式的具体要求和特点的基础上,结合我国的国情、本单位护理服务的宗旨、护理专业发展状况、护理人员编制和人员素质以及患者的需要等情况,选择适宜的工作方式来满足患者的护理需求,提高护理工作质量。

第四节　护士的基本素质

护理工作的对象是人,而"人"不仅有其生物属性,更有来自心理、社会文化等诸多方面的社会属性。由于护理对象千差万别,所以要求护士科学地运用知识、为护理对象提供个性化的优质护理服务。护士是护理工作的实践者,由于护理工作的特殊性、科学性和艺术性,因此要求护士必须具备较高的素质修养。

一、素质的概念

素质是指个体完成工作活动与任务所具备的基本条件与潜在能力,是人与生俱来的自然特点与后天获得的一系列稳定的社会特点的有机结合,是人所特有的一种实力。素质原本是心理学上的一个专门术语,指人的一种较稳定的心理特征,其解释可分为先天与后天两个方面。先天的自然性的一面,是指人的机体与生俱来的某些特点和原有基础,即机体天生的结构形态、感知器官、神经系统,特别是大脑结构和功能上的一系列特点。后天的社会性的一面是主要的,是指通过不断的培养、教育、自我修养、自我磨练而获得的一系列知识技能、行为习惯、文化涵养、品质特点的综合。

素质不仅是人的一种心理特征,也是人所特有的一种实力。素质高的人能成功地应对社会的各种需求,并在不断变化的环境中做出有价值的创新和获得自我实现的目标。随着时代的进步、经济和文化的繁荣,以及各门学科的向前发展,护士的素质也应不断完善。提高护士素质,有利于护理人才的成长,有利于护理质量的提高,有利于护理学科的发展。

二、护士素质的内容

护士素质是在一般素质基础上,结合护理专业特性,对护理工作者提出特殊的职业要求,即护士通过培养、教育和自我锻炼所获得的学识、能力、品德和风格。护士素质的基本内容包括思想品德素质、科学文化素质、专业素质、心理素质、身体素质等。具有良好的职业素质是护士从事护理工作的基本条件,也是护理专业发展的决定性要素。

(一)思想品德素质

思想品德是指人品、德行及正确的人生观、价值观。思想品德素质包括政治思想素质及职业道德素质两个方面。

1. **政治思想素质**　热爱祖国、热爱人民、热爱护理事业,对护理事业有坚定的信念、深厚的情感。具有崇高的理想、高尚的道德情操及正确的人生观、价值观,能做到自尊、自爱、自立、

护士素质的形成和提高是一个终生学习的过程,护士要不断加强素质的修养,并随着时代的变化与时俱进。因此,每个护士都应明确护士素质的内容,在临床护理工作中,积极学习、主动锻炼,经常对照检查,找出差距,在实践工作中不断加以完善和提高,努力成为一名素质优良的合格护士。

（石 琴）

思 考 题

1. 现代护理学经历了哪几个发展阶段？各阶段有哪些特点？
2. 简述南丁格尔对护理学的伟大贡献。
3. 护理学的基本概念是什么？
4. 护士素质的基本内容是什么？

第二章 护理学的基本理论

【教学目标】

■ **掌握**
1. 系统的基本概念及在护理中的应用。
2. 需要层次论的主要内容及对护理实践的意义。
3. 压力的概念及对压力的适应、压力适应理论在护理中的应用。

■ **熟悉**
1. 系统理论基本属性。
2. 需要层次论的基本观点。
3. 适应的概念及适应的层次。
4. 沟通的概念及构成要素。
5. 有效沟通的影响因素及技巧。

■ **了解**
1. 奥瑞姆的自护理论。
2. 罗伊的适应模式。
3. 纽曼的系统模式。

任何学科的发展都要建立在可用于指导实践的理论知识体系之上,护理学作为一门独立的学科,拥有自己的知识体系和基本理论。现代护理学的基本理论由两部分组成:一部分是运用和借助其他相关学科的理论,包括系统理论、需要层次理论、压力与适应理论等来丰富和完善护理理论的知识体系,并作为护理实践的基础和指导。第二部分是由护理理论家对护理理论、其他相关学科理论和护理实践进行全面考察和深入思考后提出的理论或模式,包括奥瑞姆的自护理论、罗伊的适应模式、纽曼的系统模式等。这些理论或模式虽然常常受到相关理论的影响,但却更具有对护理现象和护理规律的解释性,具有对护理实践的针对性和指导性。

本章着重阐述护理学的相关理论,而对护理理论家提出的理论或模式则作概要性介绍。

第一节 护理学相关理论

护理理论在发展和完善中运用和借助了其他学科的理论,如系统论、人的基本需要层次论、压力与适应理论等,这些理论从不同侧面促进现代护理观的形成,也为护理理论的产生奠定了基础。

一、系统理论

系统作为一种思想,古代就已有萌芽。如我国古代劳动人民通过对日月星辰、天时地利的观察,总结出了天地中万物生存、更新之理,此中便蕴藏了系统的观点。系统作为一种科学术语、一种理论,则源于美籍奥地利生物学家路得维格·贝塔朗菲(Ludwig von Bertalanffy),其专著《一般系统论-基础、发展与应用》为系统科学提供了纲领性的理论指导。20世纪60年代以后,系统论得到了广泛地发展,其理论与方法已渗透到许多自然和社会科学领域。

知识链接

贝塔朗菲生平

贝塔朗菲,1901年9月19日生于奥地利首都维也纳附近的阿茨格斯多夫,1972年6月12日卒于纽约州布法罗。1926年获维也纳大学哲学博士学位,在该校任教。1937年起,先后在美国芝加哥大学、加拿大渥太华大学、阿尔贝塔大学、纽约州立大学等处任教。1937年提出了一般系统论的初步框架。1945年在《德国哲学周刊》18期上发表《关于一般系统论》的文章,但不久毁于战火,未被人们注意。1947年他在美国讲学时再次提出系统论思想。1950年发表《物理学和生物学中的开放系统理论》。1955年其专著《一般系统论》成为该领域的奠基性著作。20世纪60～70年代受到人们重视。1972年发表《一般系统论的历史和现状》,把一般系统论扩展到系统科学范畴。

(一)系统的基本概念

系统(system)是指由若干相互联系、相互作用的要素所组成的具有一定结构和功能的有机整体。这个定义涵盖了双重意义:一是指系统是由一些要素(子系统)所组成,这些要素间相互联系、相互作用;二是指系统中的每一个要素都有自己独特的结构和功能,但这些要素集合起来构成一个整体后,又具有各孤立要素所不具备的整体功能。

(二)系统的分类

自然与人类社会中存在着形形色色的千差万别的系统,人们可以从不同的角度对它们进行分类,常见分类方法有以下几种。

1. 按人类对系统是否施加影响分类 系统可分为自然系统和人为系统。自然系统是自然形成、客观存在的系统,如人体系统。人为系统是为达到某特定目的而建立的系统,如护理质量管理系统。现实生活中,大多数系统为自然系统和人为系统的综合,称复合系统,如医疗系统。

2. 按系统与环境的关系分类 系统可分为闭合系统和开放系统。闭合系统是指不与周围环境进行物质、能量和信息交换的系统。闭合是相对的、暂时的,绝对的闭合系统是不存在的。开放系统是指与周围环境不断进行物质、能量和信息交换的系统,如人体系统、医疗系统、教育系统等。开放系统与环境的交往是通过输入、转换、输出与反馈来完成的(图2-1)。

(1)输入:物质、能量和信息由环境进入系统的过程。

(2)转换:系统对输入的物质、能量和信息的识别、处理和转换。

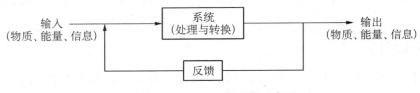

图 2-1 系统的一般功能示意图

（3）输出：把经系统改变的物质、能量和信息散发到环境的过程。

（4）反馈：系统的输出反过来又进入系统，并影响系统的功能。

开放系统正是通过输入、输出及反馈同环境保持协调与平衡，并维持自身的稳定。

3. **按组成系统的要素性质来分类**　系统可分为实体系统和概念系统。实体系统是指以物质实体构成的系统，如机械系统；概念系统是由非物质要素构成的系统，如理论系统。但大多数情况下，实体系统和概念系统是以整合的形式出现的。

4. **按系统的运动状态来分类**　系统分为动态系统和静态系统。动态系统即系统的状态会随时间的变化而变化，如生态系统；静态系统则不随时间的变化而改变，如建筑系统，它是具有相对稳定性的系统。但是绝对的静态系统是不存在的。

（三）系统的基本属性

系统尽管形式多样、类型各异，但都具有相同的基本属性，包括整体性、相关性、动态性、目的性和层次性。

1. **整体性**　系统的整体性主要表现为系统的整体功能大于系统各要素功能的总和。这是因为系统将其要素以一定方式组织起来构成一个整体后，各要素之间相互联系，要素、整体和环境间相互作用，在局部服从整体、部分服从全局的原则支配下，系统就产生了孤立要素所不具备的特定的整体功能，任何一个要素的功能都不能完全体现系统的功能。不过，系统的整体功能是建立在系统要素功能基础之上的，要增强系统的整体功效，就要提高每个要素的素质，充分发挥每个要素的作用。

2. **相关性**　系统的相关性是指系统各要素之间是相互联系、相互制约的，其中任何一个要素发生了功能或作用的变化，都会引起其他要素乃至整个系统功能或作用的相应变化。各要素与系统间也是相互联系和影响的，各要素的变化都将影响系统整个功能的发挥。

3. **动态性**　动态性是指系统随时间的变化而变化，系统的运动、发展与变化过程是动态性的具体反映。系统为了生存与发展，需不断调整自己的内部结构，并不断与环境进行互动。

4. **目的性**　每个系统的存在都有其特定的目的。系统结构不是盲目形成的，而是根据系统的目的和功能需要，建立系统及各子系统之间的联系。如学校系统的目的是教书育人、培养人才，医院系统的目的是治疗疾病、救死扶伤。

5. **层次性**　每个系统都是一个具有复杂层次的有机体，系统的组成要素称为该系统的子系统，系统本身又是更大系统的子系统，这个更大系统称为超系统。如将人视为一个系统，人的器官细胞就是人的子系统，而人又是更大系统——家庭的一个子系统，因而家庭是人的超系统。系统的层次间存在着支配与服从的关系，高层次支配着低层次，起着主导作用；低层次从属于高层次，它往往是系统的基础结构（图 2-2）。

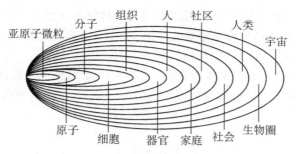

图2-2　一般系统理论示意图

（四）系统理论在护理中的应用

1. 用系统理论的观点看待人　护理的对象是人，人是一个由多要素组成的系统，具有以下基本特点：

（1）人是一个自然系统：人的生命活动与健康的基本条件使人体与内外环境保持协调与平衡。这种平衡与协调依赖于机体自身对环境变化的适应性调整，以及机体内部各要素结构和功能的正常与相互协调。

（2）人是一个开放的、动态的系统：人与外界环境及人体内部，每时每刻都在进行着能量、物质、信息的交换及转换活动，以维持生命和健康。人总是处于健康与疾病这一线性连续体上的任何一点上，机体的健康总是处于动态变化之中。

（3）人是具有主观能动性的系统：人对自身的功能状态具有意识和监控能力，对自己的活动具有选择和调节能力。

2. 用系统理论的观点看待护理　护理系统是由若干要素组成的具有一定组织形式、实现一定护理功能的有机整体。护理系统有以下基本特点。

（1）护理系统是一个复杂的系统：护理系统包括临床护理、社区护理、护理教育、护理研究等子系统，各子系统内部又有若干层次的子系统。它们之间关系错综复杂，功能互相影响。要发挥护理系统的最大效益，必须具有大护理的观念，运用系统的方法，不断优化护理结构，调整各部分关系，使之协调发展，高效运行。

（2）护理系统是一个开放系统：护理系统是国家医疗卫生系统的重要组成部分。护理系统与社会外界环境有着密切的信息、资源、技术等交换，通过不断的输入输出等功能活动，达到为人类健康服务的目标，并求得自身的稳定和发展。

（3）护理系统是一个动态系统：社会的进步、科学的发展，人们对护理的需求越来越高，必然对护理的组织形式、工作方法、思维方式有新的要求。护理系统要适应变化，主动发展，不断调整内部发展机制和运行规律，勇于创新。

（4）护理系统是一个具有决策和反馈功能的系统：在护理系统中，护士和患者是构成系统的最基本要素，护士在基本要素中起支配、调控作用。患者的康复依赖于护士全面收集资料、正确分析资料、科学决策和及时评价反馈。因此，要加强对护士的科学分析能力、判断能力及决策能力的培养。

3. 系统理论促进整体护理理念的形成　根据系统理论的观点，护理的服务对象是人。人是一个由生理、心理、社会、文化等多要素组成的统一体，是一个整体，也是一个系统。人的生理、心理、社会等方面相互依存、相互作用。人又要不断地与周围环境进行物质、能量和信息的交换。当机体的某一器官或组织发生病变时，仅仅提供疾病护理是不够的，还应提供心理、社会等要素的全方位的护理。因此,系统理论促进了整体护理理念的形成。

4. 系统理论构成护理程序的理论框架　护理程序是临床护理中一个完整的工作过程,包括评估、诊断、计划、实施和评价五个步骤。护理程序可以看成是一个开放系统。输入的信息是护士经过评估后的护理对象的基本健康情况、护士的知识水平与技能、医疗设备条件等,经诊断、计划和实施后,输出的信息是经护理后患者的健康状况,然后评价护理效果,以决定护理活动终止或修订后继续执行(图 2－3)。

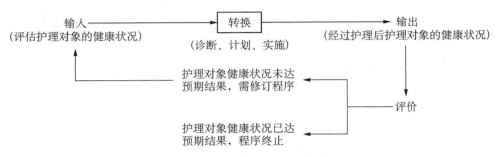

图 2－3　护理过程系统模式示意图

二、需要理论

人是生物体,也是社会的一员,为了自身的生存和发展,必然会产生一定的需要。当个体需要得到满足时,身心就处于一种满足状态,有助于个体维持健康。反之,个体则会出现紧张、焦虑等失衡状态,从而导致身心疾病的产生。护理的功能是帮助服务对象满足和维持他们的基本需要。

(一) 需要的概述

1. 需要的概念　需要(needs)又称需求,它是一切生命体的本能,是人体对生理与社会要求的反映,人类在漫长的历史发展过程中,为了维持生命和种族延续,形成了对饮食、自卫及繁衍后代的需要;为了提高物质生活和精神生活水平,形成了对社交、文化、科学、艺术等生活的需求,这些要求反映在头脑中,即成为人们对事物的需要。

人的基本需要(basic needs)是指人类为了维持身心平衡及求得生存、成长与发展,在生理上与精神上最低限度的需要。它是人类所共有的,不分种族、年龄与性别。但它的缺乏可导致机体失去平衡而产生疾病。可见,为了维持生命和保持健康,所有人都必须努力满足其基本需要。

2. 需要的特征

(1) 需要的对象性:人的任何需要都是有目的性和对象性的。需要的对象可以是物质的,也可以是精神或社会的,但无论是哪种需要,都必须有一定的外部物质条件才能满足。如居住需要房子、出门需要交通工具、娱乐需要场所等。

(2) 需要的发展性:人的需要是随着年龄、时期的不同而发展变化的。个体在发育的不同时期有不同的优势需要,如婴幼儿主要是生理的需要,即需要吃、喝、睡等;少年时代开始发展到对知识、安全的需要等;到青年时代发展到恋爱、婚姻的需要等;到成年时代发展到对事业的成功、尊重的需要等。

(3) 需要的无限性:需要不会因暂时的满足而终止。当低级需要得到满足后,就会向更高一级的需要发展,个体在不断满足需要的过程中得到成长和发展,并推动了社会的进步。

（4）需要的独特性：人与人之间的需要既有共同性，又有独特性。因个体的生理因素、遗传因素、环境因素、条件因素的不同而异，年龄、身体条件、社会地位、经济条件不同的人，在物质和精神方面的需要也不同。

（5）社会历史制约性：需要的产生和满足受所处的环境和社会经济发展水平制约。如在经济落后、生活水平下降时期，人们需要的是温饱；在经济发达、生活水平提高时期，人们需要的不仅是丰富的物质生活，同时也需要高雅的精神生活。因此，个体要根据主、客观条件，有意识的调整自己的需要，合理的提出和满足自己的需要。

（二）需要层次理论

在众多的人类基本需要理论中，最著名且应用最为广泛的是美国心理学家马斯洛（Abraham Maslow）的需要层次理论（Hierarchy of needs theory）。

知识链接

马斯洛生平

马斯洛1908年出生于纽约市布鲁克林区一个犹太家庭。他童年时体验了许多的孤独和痛苦。1926年进入康乃尔大学，3年后转至威斯康星大学攻读心理学，1930年获学士学位，次年获得心理学硕士学位，1934年获心理学哲学博士学位。他在1943年发表的《人类动机理论》一文和1954年出版的《动机与人格》一书中，提出人的需要有不同层次，论述了不同层次之间的关系，从而形成了人类基本需要层次理论。

马斯洛认为，人的需要可分为基本需要和特殊需要两类。基本需要是指全人类共有的需要；特殊需要是人在不同的社会文化条件下形成的各自不同的需要。当需要得不到满足时，机体内部就会处于焦虑状态，这种焦虑会激发其产生动机，导致某种行为的形成。如果某种需要持续处于不能被满足的状态，则将直接影响健康。

1. **需要层次论的主要内容**　马斯洛认为，人的基本需要有不同层次，按其重要性和发生的先后顺序，由低到高分为5个层次，并按"金字塔"形状加以描述（图2-4）。

（1）生理需要：生理需要是人类与生俱来的最基本的维持人生命与生存的需要。根据马斯洛的观点，生理需要包括对氧气、食物、水、温度、排泄、性爱、活动与休息等的需要。这些需要位于需要层次的最底部，应首先得以满足。绝大多数健康的儿童和成人通过自我护理能满足自己的生理需要，但对于一些老人、伤残者或患病的人，常需得到护士的帮助。个体的生理需要一旦得以满足，它就不再成为个体行为的动力，个体就会产生更高层次的需要。

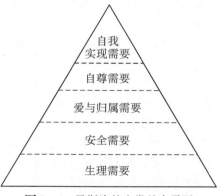

图2-4　马斯洛的人类基本需要层次示意图

（2）安全需要：马斯洛认为，安全需要的产生滞后于生理需要，生理需要一旦得以满足，安全的需要便愈发强烈。安全含有生理上的安全与心理上的安全感两层意思。生理上的安全意指个体需要保护自我，防范存在或潜在的危害使机体处于一种生理上的安全感。如行动不便者，以拐杖扶行；视力欠佳者佩戴眼镜，以矫正视力等。心理上的安全则指个体需要有一种心理上的安全感觉,避免恐惧、害怕、焦虑等的发生。如人们更喜欢在熟悉的环境下生活,希望工作中有好的人际关系,祈求万事如意等,都是为了更好地满足心理上安全感的需要。

(3) 爱与归属需要:指个体对家庭、朋友、伙伴的需要,对得到组织、团体认同的需要,希望得到他人的爱和给予他人爱的需要。如果这种需要得不到满足,就会产生孤独、空虚和被遗弃等痛苦。

(4) 自尊需要:指个体对自己的尊严和价值的追求,包括自尊、被尊重和尊重他人。尊重的需要得到满足,可使人有价值、有力量、有成就感,使人自信,否则就会产生自卑、软弱、无助等感觉。

(5) 自我实现需要:个体在自尊需要得以满足后,追求更高层次的需要即自我实现。马斯洛将自我实现解释为"真正的自我存在",更确切地说,是指个人的潜能得到充分发挥,实现自己在工作及生活中的期望,并能从中得到满足。

人在其一生中,总是在设法满足各个层次的需求,然而各层次需求的主要内容在不同时期是有差异的。马斯洛视人的一生为一个从生到死,不断发展、完善的过程,人一生中的需求可能完全得以满足,也可能仅是部分满足,或根本未得到满足。

2. 需要层次论的基本观点

(1) 一般而言,所有人都拥有相同的基本需要;

(2) 生理需要必须被满足后,人才得以生存;

(3) 通常是在一个层次的需要被满足后,更高一层次的需要才能被满足;

(4) 尽管一般情况下,生理的需要必须被满足,但有些需要可以暂缓(如食物、睡眠);

(5) 不同层次的需要是相关联的,一些需要没有满足会影响到其他相关需要的满足;

(6) 若人体的需要无法得到满足,将导致机体的失衡,并最终导致疾病;

(7) 满足需要的方式可以是多种多样的,个体的选择多基于自身习得的经验和拥有的文化价值观。

3. 需要层次论对护理实践的意义　马斯洛的需要层次论在护理上得到了广泛的应用,它可以帮助护士:

(1) 识别护理对象未满足的需要:事实上,服务对象未满足的需要就是护士应设法采取护理措施去解决的问题。

(2) 领悟和理解患者的行为和情感:如在某些特殊检查和治疗前,患者流露出疑虑和担心,就是对安全的需要;当患者描述其想家,就是对爱与归属的需要。

(3) 预测患者尚未明确表达的需要,并对可能出现的问题采取预防性措施:如患者入院时,责任护士热情接待,安排几分钟时间为其介绍环境、介绍经管医生与护士等,可预防患者因环境不熟悉而引起的紧张、焦虑等情绪。

(4) 系统的收集资料和评估患者的健康问题:需要层次论可作为护士评估患者资料的理论依据,借助这个理论,护理人员可系统地收集和整理资料,从而避免资料的遗漏。

(5) 排列和区分患者护理问题的轻重缓急:按照马斯洛基本需要的层次,可将护理问题加以分类和排列先后次序,以便护士进行计划护理。

4. 患者的基本需要

(1) 生理需要:对大多数患者而言,疾病常常是导致生理需要无法得以满足的最主要原因。患者可能表现出诸如呼吸困难、营养障碍、体重减轻、失眠、瘫痪甚至各器官功能衰竭等征象,因此,满足患者的生理需要是护理工作的主要职责。

(2) 安全需要:人在患病时安全感会降低,特别是对医院环境不熟悉,对医疗技术水平不了解,担心治疗效果和医疗护理技术,对各种检查和治疗感到焦虑、恐惧,担心住院带来的经济问题等。因此,护士应采取各种措施帮助患者提高安全感,用认真的工作态度、娴熟的操作技能、人文的关怀获得患者的信任,从而增加患者战胜疾病的信心。

（3）爱与归属需要:人在患病时无助感增强。因此,爱与归属的需要也就变得更加强烈。患者希望得到家人、朋友、周围人的关心、理解和支持。所以,应建立良好的护患关系,允许家属探视并鼓励其参与患者的护理,帮助患者之间建立友谊等。患者只有在获得爱与归属感后,才能真正接受护理。

（4）自尊需要:对于一些患者来说,自尊可因疾病导致身体形象改变而受到严重损害,如一些截肢的患者、烧伤患者或因病使体重明显增加或减轻的患者。因此,护理人员在工作中应特别注意满足患者的自尊需要。通过尊重患者,接受他们的价值观与信仰,鼓励其家人理解和支持患者,以增进患者的自尊和自我接纳感。

（5）自我实现需要:个体患病期间,影响较大且最难满足的是自我实现的需要。由于疾病势必造成个体暂时甚至长时间失去某种能力而不得不离开自己的学习或工作岗位,这常使患者陷入失落、悲伤、沮丧,甚至悲观、绝望的情绪中。这种不良情绪反过来又影响患者的健康状况。因此护理人员必须特别关注患者这个层次的需要。在切实保证满足低层次需要的前提下,寻求一些方法,以最大限度地满足患者自我实现的需要,如与患者共同制定可行的人生目标,维持患者的希望,教会患者适当的技巧,以最大限度地发挥其身体潜能。

（6）对刺激的需要:在患病的急性期,患者对刺激的需要往往不明显,待急性期过后逐渐明显起来。如卧床患者需要翻身、适当的肢体活动,以防止皮肤受损和肌肉萎缩。长期单调的生活不但会引起情绪低落和体力衰退,智力活动也会受影响,所以护士应注意满足患者对刺激的需要,美化病区环境,及时做好健康教育,鼓励患者和周围的人建立良好的人际关系,安排适当的娱乐活动。

5. 满足患者基本需要的方式　当机体患病时,一方面,疾病可导致个体的某些需要增加;另一方面,个体满足自身需要的能力可能会被削弱。这时,需要护理人员介入并帮助患者满足基本需要。满足患者基本需要的方式有:

（1）直接满足需要:对于暂时或永久性丧失自我满足需要能力的患者,护理人员应直接采取措施,帮助患者满足基本需要,改善其生活质量。

（2）协助满足需要:对于那些能自我满足部分需要的患者,护理人员可协助患者,满足其需要。

（3）间接满足需要:对那些有自护能力,但缺乏知识、信息和专业技术的患者,护理人员应通过健康教育、咨询等方式帮助他们增进自护的能力和知识,从而间接满足其需要。

三、压力与适应理论

压力是一种跨越时间、空间、社会、人格与文化的全人类经验。每个人一生中都可能经历各式各样的压力。有些压力是积极的,甚至是必不可少的,然而,过多的压力可能导致身体疾患以及失去应对的能力。压力从身体、情绪、智力、精神和社会等多方面影响人。然而,人们对压力的感知以及对压力的反应却具有高度个体化倾向,这种个体化不仅表现在不同的人之间的差异,也表现在同一个人在不同的时间内的差异。

学习压力的理论和知识,可以帮助护理人员观察和预测护理对象的压力反应,并应用相应的护理措施帮助护理对象提高身心适应能力,减轻由压力带来的各种影响,以维护护理对象的身心健康。同时,也有助于护理人员明确自身所面临的压力,并采取相应的策略提高自身防御能力,解决压力所带来的各种危机。

(一) 压力的概念

1. 压力　压力(stress)一词来源于拉丁文"stringere",意为"紧紧地捆扎"或"用力地提取"。Stress一词中文翻译有3种:压力、应激及紧张,目前多选用"压力"。

压力是一个比较复杂的概念,科学家们从不同的角度试图对压力进行解释,目前多从刺激、认知评价及反应3个环节来认识压力。

(1) 从刺激角度:即从引发压力的刺激着手进行研究,探讨引起压力反应刺激物的特点(如哪些日常生活事件可引发压力),从而控制和减少刺激,减轻个体的压力反应。从事这方面研究的代表人物为霍姆斯和拉赫。

(2) 从认知评价角度:由于同样性质的压力在不同个体身上可有不同的反应,因此个体的认知评价在调节刺激物与压力反应间起着十分重要的作用。该观点认为:压力不是环境刺激物的直接结果,在压力反应中起主导作用的是个体的认知评价。当刺激物进入人体,通过认知评价,认为该刺激是紧张性刺激物时,才能引起个体的压力反应。因此压力是人对环境刺激进行认知评价后的产物。从事这方面研究的代表人物是拉扎勒斯。

(3) 从反应的角度:将压力作为反应,认为压力是紧张性的刺激物作用于人体后所产生的一种反应状态。从事这方面研究的代表人物是塞利,他指出:压力在生理学上是指人体对任何加诸于他的需求所做出的非特异性反应的过程。他所提出的非特异性反应是指一种无选择地影响全身系统或大部分系统的反应。

2. 压力源　凡是能够对身体施加影响而促发机体产生压力反应的因素均称为压力源(stressor)。按照压力源的性质,可将其分为:

(1) 躯体性压力源:指对身体直接产生刺激作用的刺激物,包括各种理化因素和生物因素等。例如温度、光线、噪声、放射线的刺激,酸、碱、化学药品的影响,机体的病理性改变,细菌、病毒等微生物的侵袭。

(2) 心理性压力源:由来自大脑中的紧张信息而产生的刺激,如不祥的预感、心理挫折、心理冲突等。

(3) 社会性压力源:各种社会现象和人际关系对个体产生的刺激,如下岗、失业、人际关系冲突等。

(4) 文化性压力源:文化环境的改变对个体产生的刺激,如个体初到一个陌生的环境,由于语言文化、风俗习惯等不同而产生压力。

3. 压力反应　机体对压力源的反应称为压力反应(stress response)。压力反应主要表现在以下几方面:

(1) 生理反应:如心率加快、血压升高、需氧量增加、胃液分泌增加、括约肌失去控制等。

(2) 情绪反应:如焦虑、恐惧、抑郁、愤怒等。

(3) 认知反应:如注意力分散、记忆力下降、思维迟钝等。

(4) 行为反应:如一些重复动作(吸烟、来回踱步)、行为紊乱或退化。

(二) 有关压力的理论

1. 塞利的压力与适应理论　塞利(Hans Selye)加拿大生理心理学家,被称为"压力学之父"。从20世纪40年代开始,塞利通过大量的动物实验和科学研究,探讨在压力下生物体的反应,形成了著名的压力与适应理论(stress and adaptation)。其理论的主要观点包括:

(1) 关于压力:塞利认为,压力源是引起机体全身系统反应的各种刺激。压力源可分为积极压力源(eustress)和消极压力源(distress)。压力是人体应对环境刺激而产生的非特异性反应。

(2)关于压力反应:塞利主要从生理角度描述了人体面对压力产生的反应,他认为压力的生理反应包括整体适应综合征(general adaptation syndrome,GAS)和局部适应综合征(local adaptation syndrome,LAS)。GAS是指机体面临长期不断的压力而产生的一些共同的症状和体征,如全身不适、体重下降、疲乏、倦怠、疼痛、失眠、肠胃功能紊乱等。这些症状通过神经内分泌途径产生,涉及全身的各个系统。LAS是机体应对局部压力源而产生的局部反应,如身体由于局部炎症而出现的红、肿、热、痛与功能障碍。

(3)关于压力反应过程:塞利认为GAS和LAS的反应过程分为3个阶段:警告期、抵抗期和衰竭期。

1)警告期:机体在压力源的刺激下,出现一系列以交感神经兴奋为主的改变,表现为血糖、血压升高,心跳加快,肌肉紧张度增加等。这种复杂生理反应的目的就是动用机体的能量以克服压力。

2)抵抗期:若压力源持续存在,机体进入抵抗期。在此期,所有警告期反应的特征已消失,但机体的抵抗力处于高于正常水平的状态,使机体与压力源形成对峙。对峙的结果:一是机体成功抵御了压力,内环境重建稳定;二是压力源持续存在,进入衰竭期。

3)衰竭期:由于压力源过强或过长时间侵袭机体,使机体的适应性资源被耗尽,故个体已没有能量来抵御压力源,这样,不良的生理反应就会出现,最终导致个体抵抗力下降、衰竭、死亡。

2. 拉扎勒斯的压力与应对模式　拉扎勒斯(Richard S Lazarus)是美国著名心理学家,他从20世纪60年代开始对压力进行心理认知方面的研究,提出了压力与应对模式(stress and coping)。

拉扎勒斯认为,压力是人与环境相互作用的产物。当人对内外环境刺激作出判断,认为它超过自身的应对能力和应对资源时,就会产生压力。因此压力是内外需求与机体应对资源间失衡而产生的。在此过程中,个体的认知评价和应对起了重要的作用(图2-5)。

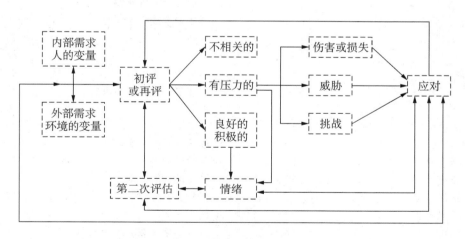

图2-5 拉扎勒斯压力与应对模式示意图

(1)需求:拉扎勒斯认为,需求主要包括机体的内部需求和所处环境的外部需求。内部需求包括机体的生理病理变化如青春期、更年期及疾病与外伤等。外部需求如环境过冷、过热等。

(2)认知评价(cognitive appraisal):是指个体分析刺激物是否对自身造成影响的认知判断过程,它包括对压力源的感知和自身应对能力的评价。拉扎勒斯认为,认知评价包括初级评价、二级评价和重新评价。

1）初级评价：指当个体察觉到自身面临某种情境或某种刺激时，对该情境或刺激物本身的评价。评价的结果可得出 3 种结论：无关的、有益的、有压力的。有压力的事件包括 3 种情况：伤害或损失、威胁、挑战。

2）二级评价：即对自身应对方式、应对能力及应对资源的评价。若一级评价认为刺激物可能对自身造成压力，就开始了二级评价。二级评价后会产生相应的情绪反应如恐惧、焦虑或高兴、骄傲等。

3）重新评价：是指评价过程的循环，它建立在前两级评价处理后所引起反馈的基础上，通过获得更多的信息和使用一些应对技巧，对需求进行再次评价，可导致一级评价结果的改变。

4）应对：应对（coping）是个体为满足机体的内外部需求所作的持续性的认知和行为方面的努力。应对方式包括采取积极行动、回避、任其自然、寻求信息及帮助、应用心理防卫机制等。应对的功能有两种：解决问题或缓解情绪。

3. 霍姆斯和拉赫的生活变化与疾病关系学说　美国精神病学家霍姆斯（Holmes T）和拉赫（Rahe R）于 20 世纪 60 年代在研究生活变化与疾病的关系中发现，个体的生活变化是一种压力，适应生活变化需要消耗能量，个体在短时间内经受较多剧烈变化可能会因能量消耗过度而生病。他们通过对 5 000 多人调查，总结出了一套社会再适应评分表（social readjustment rating scale，SRRS）（表 2-1）。

表 2-1　社会再适应评分表

生活事件	生活变化单位	生活事件	生活变化单位
1. 丧偶	100	23. 子女离家	29
2. 离婚	73	24. 姻亲间的不愉快	29
3. 分居	65	25. 个人的突出成就	28
4. 入狱	63	26. 配偶开始上班或失业	26
5. 家庭成员死亡	63	27. 开始上学或终止学业	26
6. 外伤或患病	53	28. 生活条件的变化	25
7. 结婚	50	29. 个人习惯的改变	24
8. 被解雇	47	30. 与上司发生矛盾	23
9. 复婚	45	31. 工作事件及条件的改变	20
10. 退休	45	32. 搬家	20
11. 家庭成员患病	44	33. 转学	20
12. 怀孕	40	34. 娱乐方式的改变	19
13. 性生活问题	39	35. 宗教活动的改变	19
14. 家庭添员	39	36. 社交活动的改变	18
15. 调换工作岗位	39	37. 借贷 1 万元以下	17
16. 经济情况改变	39	38. 睡眠习惯的改变	16
17. 好友死亡	37	39. 家人团聚次数的改变	15
18. 工作性质改变	36	40. 饮食习惯改变	15
19. 夫妻争吵次数改变	36	41. 休假	13
20. 借贷 1 万元以上	31	42. 圣诞节	12
21. 丧失抵押品的赎取权	30	43. 轻度违法事件	11
22. 职别变动	29		

应用社会再适应评分表,霍姆斯和拉赫进一步探讨生活变化与疾病的关系。结果发现,一个人的生活变化积分越高,随后发生疾病的可能性越大。在一年中,生活变化单位累积超过300分者,次年患病的可能性为70%;总和在150～300分者,次年患病的可能性为50%;而150分以下者次年基本健康。

(三) 对压力的适应

1. 适应的概念　适应(adaptation)一词来源于拉丁文 adaptare,意为使配合或适合。词典将适应定义为:"生物体以各种方式调整自己,以适应环境的一种生存能力及过程"。适应是所有生物体的特征,是应对的最终目的。当个体遭遇任何压力源时,都会想办法去应对,其目的就是适应。因此适应是生物体调整自己以适应环境的能力,是机体维持内稳态、应对压力源和健康生存的基础。

2. 适应的层次　人类作为一种社会生物体,其适应较其他生物体更为复杂,所涉及的范围更广,包括生理、心理、社会文化及技术 4 个层面的适应。

(1) 生理适应:生理适应是指机体通过调整体内生理功能来适应外界环境的变化。如一个长期生活在平原地区的人来到高原地带,机体可能会出现高山反应,但过一段时间后,这些反应可因机体的调整适应而逐渐消失。有时,机体是通过感觉功能的减弱来达到适应的,如对某种气味的适应。

(2) 心理适应:心理适应是指人在遭遇心理压力时,通过调整自己的认识、态度与情绪等来应对压力,以减轻心理上的紧张与不安,恢复心理平衡。通常可运用心理防御机制及学习一些新行为,如松弛术来应对压力源。

(3) 社会文化适应:社会适应是指调整自己的个人行为,以适应社会群体的习俗、道德、法律等规范要求。如人们常说:国有国法,家有家规,每个人需要约束自己的行为,使之符合社会规范的要求。文化适应指调整自己的行为,使之符合某一特定文化的思想、传统、习俗和礼仪规范等要求,入乡随俗就是一种文化适应。

(4) 技术适应:技术适应是指人们在应用人类文化遗产的基础上采用先进的科学工艺与技术,以改变周围环境,控制自然环境中的压力源。然而,现代化的先进科学技术又制造了一些新的压力源如噪声、环境污染等,有待人们进一步去探索和解决。

(四) 压力与适应理论在护理中的应用

压力对健康的影响是双向性的,它既可损于健康,也可益于健康,其关键取决于压力源的种类、性质、强度、频率、持续时间,以及个体的先天素质、经验、能力和社会支持系统等。应用压力与适应理论可帮助护士正确认识患者和自身的压力,并动员足够的资源缓解压力,促进身心健康。

1. 患者的压力

(1) 医院中常见的压力源

1) 环境的陌生:患者对所处医院环境不熟悉,对医院各种制度不了解,对主管医务人员不了解等。

2) 疾病的威胁:患者认识到疾病对自己的生命、健康或自己今后的工作、生活等可能造成威胁或带来不便。

3) 信息的缺乏:患者对自己的诊断认识不清,对自己的检查、治疗认识不足,对与疾病相关的注意事项缺乏了解等。

4) 与家人的分离:患者不习惯住院带来的与家人、同事的分离,担心家人、朋友对自己不够关心,不受医务人员的重视等。

5)经济问题:患者担心住院费用高,自己难以承受。

(2)护理人员如何协助患者减轻压力

1)为患者提供适宜的休息环境:环境能影响一个人的心理活动,洁净、舒适的环境使人心情愉悦,是患者康复的必要条件。因此,护士应力求为患者创造一个安静、舒适、安全的住院环境,减少不良环境对患者造成的影响。

2)针对患者实际情况解决问题:患者是一个生物社会体,护士应仔细评估患者的压力源,并有针对性地为其解决。如对于环境不熟悉的患者,应着重为患者介绍医院环境;对于担心医疗费用的患者,应尽量考虑用经济有效的治疗,为患者节省医疗费用。

3)及时为患者提供相关信息:护士应及时向患者提供有关诊断、检查、治疗、护理等相关信息,以消除不必要的担心与恐惧,增加安全感。

4)指导患者应用恰当应对方法:护士应鼓励患者表达自己内心的真实想法与感受,允许并理解患者宣泄自己的情绪,指导患者运用放松技巧,缓解心理压力。

5)调动患者的社会支持系统:社会支持系统是患者在压力状态下一种良好的社会资源,护士应积极利用这种资源,通过与患者建立良好的护患关系,鼓励患者的家人参与并配合治疗等,以减轻患者的压力。

2. **护士的压力**

(1)护理工作中的压力

1)紧张忙碌的工作性质:护理工作事关人的生命与健康,护士常常面临着急症抢救与重症监护等,这注定了护理工作的紧张忙碌和责任重大。

2)超负荷的工作量:由于人们的医疗保健需求日益增长,加之护理人员短缺,护士承担着繁重的工作任务,工作量普遍超负荷。

3)不固定的工作时间:由于护理工作的连续性要求高,护士工作需要三班倒,白班、夜班变更频繁,打乱了人的正常生理节律,增加了机体适应的难度。

4)复杂的人际关系:护理工作需要面临复杂的人际关系,包括护患关系、医患关系、护理人员间关系,护士与医院后勤人员、行政人员,以及护士与患者家属等的关系,这无疑增加了护理人员的压力。

5)高风险的工作:随着患者维权意识的增加,加之我国实施医疗举证责任倒置政策,护理工作面临着比以往更高的职业风险,这种风险给护士带来了很大的心理压力。

6)不良的工作环境:医院是治病救人的场所,是患者集中的地方,它为千千万万的患者带来了福音,但也为医务人员带来了一定的压力。护理人员需要长期面对许多有毒的致病因子如细菌、病毒,要应对许多血腥的场面,要面对许多人世间的生死离别。

(2)护士如何缓解自身压力

1)妥善处理各种人际关系:护理工作需要护士面临复杂的人际关系,因此护士应设法积极应对,妥善处理,减少因人际关系紧张或冲突带来的压力。

2)加强学习,提高自身业务技能:护士应加强学习,不断提高自身的专业知识和业务技能水平,提高自我调整、解决问题等应对压力的能力。

3)动用社会支持系统:护士可寻求适当的倾诉对象,求得支持并宣泄自身压力。

4)应用放松技巧:护士可通过培养一些轻松、健康的业余爱好使自己在工作之余得以放松,也可学习一些松弛技巧并加以应用。

四、沟通理论

护理人员在工作中需要经常接触患者及其家属,保持双方有效沟通显然是十分重要的。护理人员有必要了解和掌握沟通的理论和技巧,达到彼此间有效的沟通,才能给予患者必要的帮助,以利于患者的身心康复。

(一)沟通概念与构成要素

1. 概念　沟通(communication)随着人类社会的形成而产生,且随着物质生产的发展而发展。人们对沟通的理性认识经历了3个阶段。早期的沟通理论是一种操作模式,注重于信息怎样从一个人传达给另一个人。随后出现了相互作用模式,即接受者接到信息后再反馈给发送者。直到20世纪70年代出现了往返模式,即一方给另一方发送信息时,双方同时给予反馈。从这时起,人们认识到"沟通"有着比"说话"远为丰富的含义。根据往返模式,沟通可定义为遵循一系列共同原则,将信息从一个人传递到另一个人的过程。

2. 构成要素

(1)要沟通的事物:即沟通双方彼此要传达的内容。它可以是一个事件、一个要求、一个人的思想和感受或行动等综合的事物,它们是客观存在的。

(2)信息发出者:即沟通的主动方。每个人对所要发出的信息的理解、表达和使用,受其本人的社会文化背景、知识水平、情绪、沟通技巧的影响。

(3)信息本身:沟通双方在把要沟通的事物传送给对方时,必须进行很好的整理,使之由模糊的、抽象的概念变为具体的、易理解的概念,即信息。信息的种类是多样的,它可以是语言、文字、图表等。

(4)途径:即信息发出者所选择的传递方式。它必须是信息接受者所能接受到的,通常是与感官通路如视觉、听觉、触觉、味觉、嗅觉等相关。

(5)信息接受者:即沟通的被动方。同样,接受者的沟通技巧、态度、知识水平和社会文化背景也会对沟通产生影响。在护患沟通中,护士和患者都有可能是信息发出者和接受者,值得注意的是,护理人员所面对的可能是一个寻求帮助的、没有医学知识的人,在向其传送信息或使其接受信息时,使其完全理解是非常重要的。

(6)反馈:即沟通双方彼此间的回应。一次沟通的完成,实际上要经过双方多次的反馈才能达到预期的效果。

(二)沟通的层次

根据沟通双方信任程度的不等,以及分享彼此真实感觉程度的不同,可将沟通分为以下5个层次:

1. 一般性沟通　沟通双方只使用一些表面肤浅的、社会应酬性话题,如"您好吗""今天天气真好"等。此类沟通没有实质性内容,不需要过多考虑,使人感到安全、放松,短时间内使用,会有助于打开局面和建立友好关系。

2. 陈述式沟通　是一种客观性的沟通,不加个人意见、建议,不涉及人与人之间的关系,如"我是上海人"、"我是一名工程师"等。这是一种纯工作性质的沟通,交流的是客观信息,对于护士了解患者的病情非常重要。当患者用这种方式沟通时,护士应认真倾听、记录,以掌握患者最基本的情况。

3. 交流各自想法和判断　在这一层次,沟通双方已建立了一定程度的信任关系,愿意互相交换自己的想法与判断。如患者向所信任的护理人员反映一些他对护理措施的看法和要求。

4. 分享感受 当人们在分享感受的层次上进行沟通时,双方已产生了比较深入的信任感和足够的安全感,自愿地把自己内心的感受告诉对方,与对方分享。如一位盆腔肿瘤的患者,得知病理检查结果为"良性肿瘤",一见护士长他就高兴地将这一结果告诉护士长,护士长也为此而由衷地高兴。

5. 尖峰式沟通 尖峰式沟通是指沟通双方达到了一个短暂的、完全一致的感觉,即不用对方说话就知道他的体验和感受。它是沟通双方分享感觉程度最高的,也是沟通交流所期望达到的最理想境界。

在护患沟通过程中会出现各种层次的沟通,护理人员应尊重患者对沟通层次的选择,鼓励并促进与其进入更高层次的交流,以了解患者内心的真实想法。同时应经常评估自己的沟通方式,不断调整和改进,以增进护患交流,提高患者满意度。

(三) 沟通的类型

信息可概括为语言和非语言两大类,沟通也可分为语言性沟通和非语言性沟通。

1. 语言性沟通 使用语言或文字进行的沟通,称语言性沟通。自人类产生语言后,语言性沟通就成了人类社会交往中不可缺少的组成部分。在语言沟通中,又分为口头语言沟通和书面语言沟通两种类型。

(1) 口头语言沟通(有声语言):护士在与患者接触中,如收集病史、介绍住院规则和环境、实施护理措施等过程,都要用口头语言与患者、家属沟通。为了达到沟通的效果,一方面,护患双方必须使用相同的语言系统;另一方面,沟通双方对彼此的语言应能够理解。护士应考虑患者、家属对医学术语理解的程度,在沟通中应寻求反馈,以了解自己所要传达的信息是否能被患者、家属接受。

(2) 书面语言沟通:书面语言是用来标记有声语言的一种文字符号,是对有声语言从"可听性"向"可视性"的延伸和扩展。在护患交流中,书面语言沟通常见于一些健康教育的文字宣传资料和指导性文字,如《健康教育资料》、《患者入院须知》等。此类书面语言应力求准确、通俗、精练,以帮助患者迅速掌握内容要点。同时,应注意患者的基础文化水平和视力等情况。

2. 非语言性沟通 不使用语言、文字的沟通为非语言性沟通。它可以是伴随着语言沟通所发生的一些非语言性的表达方式和行为,包括面部表情、身体姿势、语气、语调、手势、眼神的流露和空间位置等,它具有以下特点:

(1) 非语言性沟通可改变语言性沟通所表达的意思。同样一句话,可因语气、语调不同或其他的非语言性表达的不同而产生不同的意思。

(2) 非语言性表达比语言性表达更接近事实。护士应格外注意自己的非语言性表达,同时要善于观察患者的非语言性信息。但由于非语言性表达的信息并不是清楚的信息,因此在可能的情况下,应鼓励患者将非语言信息用语言信息表达出来。

(3) 特定环境下的非语言性表达具有特定的意义。如嘴唇紧闭可能代表生气,而紧握拳头表示愤怒等。

(四) 影响有效沟通的因素

1. 个人方面的因素 包括信息发出者和接受者两方面。

(1) 身体状况:双方或一方的身体不适会影响沟通效果,如患者身体疲劳、疼痛、失语、耳聋等。

(2) 情绪状态:双方或一方处于情绪不佳时,也会影响信息的正确传送。

（3）知识水平：双方文化程度不同，对事物的理解也不同。另外，年龄、性别的差异也会影响沟通效果。

（4）社会背景：由于人们不同的地域、职业、社会阶层、民族，以及生活习惯的不同，表达其思想、感情和意见的方式也不一样，容易造成误解。

（5）个体的自我概念、个性特征、沟通技巧等，均是影响沟通的重要因素。

2. 环境方面的因素

（1）物理环境：主要指环境的舒适度，包括光线、温度、噪声等。

（2）社会环境：主要指环境的隐秘性及安全性。

3. 沟通技巧方面的因素　以下几种情况常阻碍有效沟通的进行：

（1）改变话题：对于谈话内容中没有意义的部分，护士若很快改变话题，会阻止患者说出有意义的事情，也使患者产生一种护士不愿听他说话的感觉。

（2）主观判断：当护士用说教式语气来做判断，如"你不该这么说"时，患者可能以为护士不愿再交谈下去而停止叙述。

（3）虚假、不适当的安慰：这会给患者一种敷衍了事的印象，如"你一定会好的，别胡思乱想"。

（4）匆忙下结论或解释：一般情况下，患者很少在谈话之初就说出自己的重点，匆忙地回答患者会阻碍患者继续说下去，并使患者产生不被理解、孤立的感觉。

（5）针对性不强的解释：当护士的解释与患者的自我感受不相符时，患者就觉得无法再交谈下去。

（五）沟通的技巧

为使沟通顺利进行，护士除了了解沟通的一般知识外，还必须掌握并合理运用一些沟通的技巧，以鼓励患者说出自己的感受，增加护患间彼此的了解。

1. 倾听的技巧　倾听时，护士应"整个人"参与进去，并且观察、了解患者的非语言行为所表达的信息。倾听中使用的技巧有以下几种：

（1）参与：表示全神贯注地倾听。

1）与患者保持适当距离，一般保持 0.5～1 m 的距离较为适当。

2）保持放松、舒适的姿势。

3）与患者保持目光交流。

4）避免注意力不集中的动作，如不时地看表等。

5）给对方及时的反馈和适当的鼓励，如轻声说"是"、"嗯"或点头等，表示你的理解，并鼓励对方继续说下去。

（2）核实：核对自己的理解，以获得或给予反馈。其方法有：

1）复述：将患者的话复述一遍，尤其对关键内容，但不加评论。

2）意述：将患者的话用自己的语言复述，但保持原意。

3）澄清：将患者模糊的、不完整或不明确的叙述弄清楚，有时还可获得意外的收获。

4）总结：用简要、结论的方式将患者的话复述一遍。

在核实时，护士应注意稍作停顿，以便让患者纠正、修改或明确他所说的话，同时，运用核实的技巧，可以帮助建立良好的护患关系。

（3）反映：将对方所说的全部内容回述给对方。尤其是患者语句中隐含的意义，使对方明确你已理解他的意思。

2. 交谈的技巧　交谈是护士为患者服务的重要手段之一,护士应将交谈技巧与真诚的情感相结合,与患者建立起相互信任的关系,才能充分发挥交谈技巧的作用。一般护患交谈可分为5个阶段:

(1) 准备阶段:护士应对每一次护患间交谈做细心准备,以便能控制交谈,使之顺利进行。准备有以下几方面:

1) 根据交谈的性质和目的,选择护患双方均感方便的时间进行。

2) 了解患者已有的全部资料。

3) 必要时向曾为该患者治疗、护理的医护人员了解情况。

4) 列出准备提问的问题,以便交谈从一开始便能朝着预期的方向进行,并达到目的。

5) 在安排环境时,注意考虑患者的身体状况以及隐私。

6) 护士在交谈前要做好身体上和心理上的准备。

(2) 开始交谈阶段:在交谈开始时,第一印象非常重要。护士应注意:

1) 有礼貌地称呼对方,同时自我介绍。

2) 解释交谈的目的及所需的时间。

3) 向患者说明,在交谈中允许随时提问及澄清问题。

(3) 交谈进行阶段:在交谈的进行中,应注意两个方面情况。

1) 提出的问题应简单、明了,一次只问一个。根据患者社会文化知识、年龄、职业等的不同,选择不同的方式表达问题,注意语言通俗易懂。一般以开放、间接的问题提问,必要时以封闭式问题引导,同时对一些模糊的答案,通过进一步提问来澄清。

2) 注意自己非语言信息的表达,并注意观察患者的非语言行为,以便获得正确信息。

(4) 结束交谈阶段:顺利地结束交谈能为下一次交谈、讨论创造条件,也为护患相互信任打下良好基础,因此在结束交谈时应注意:

1) 提醒对方交谈预定时间;

2) 总结交谈主要内容;

3) 不再提新问题,若患者提问则另外约定时间交谈;

4) 告诉患者护理的初步方案,同时为下一次交谈做好准备;

5) 在整个交谈过程中,护理人员要真诚,给患者以信任感。

(5) 交谈记录阶段:交谈中为了不遗漏信息,护士应及时记录并向患者解释记录原因。记录要简明扼要,主要精力还应放在交谈、聆听上;次要的信息在交谈后及时补上。

3. 沉默的技巧　语言技巧固然重要,但它并不是帮助患者的唯一方法。不必以为在沟通的整个过程都必须说话,以温暖、关切的态度表示沉默同样会给患者舒适的感觉。

(1) 恰当使用沉默技巧的意义:①给患者时间考虑他的想法和回顾所需要的信息;②使患者感到护士是真正用心在听;③给护士时间以组织更进一步的问题及记录资料;④给护士时间以观察患者的非语言行动;⑤当患者受到情绪打击时(例如哭泣),保持沉默可以给患者提供情感支持。

(2) 沉默所传递的信息如下:①患者可能表示很舒服,对护患关系感到满意,继续谈话已经没有必要;②患者可能想表明他有能力应对所有的事情而不需要护士帮助;③患者可能在探究自己的情感,此时,跟他讲话可能会干扰他的思路。在这种情况下,患者真正想说的是"我需要时间想一想";④患者可能有些担心和害怕,用沉默作为一种对所受到威胁的逃避。

(3) 使用沉默的要求:护士应学会使用沉默的技巧,能适应沉默的气氛,甚至可以通过说下面的话而允许患者保持安静状态："如果您不想说话,您可以不说。不过,我非常愿意能呆在这里陪陪您。"

沉默是一种重要的治疗工具,然而我们不能一直保持沉默,在适当的时候,需要打破沉默。

(4) 打破沉默的方法:可以通过以下问话来适时打破沉默:①"您是不是还想说什么?(停一下)如果没有的话,我想我们可以讨论其他问题了";②"您是否可以告诉我您现在正在想些什么?";③"您看起来很安静,您是否可以告诉我这个问题对您所造成的困扰?";④当一个人在话说到一半时,突然停下来,护士可以说:"还有呢?"或"后来呢?"或重复其前面所说的最后一句话来帮助患者继续说下去。

(六)与特殊患者沟通的技巧

在临床护理工作中,护士会遇到各种各样的患者,每个患者所患的疾病种类、个人的经历、文化背景以及宗教信仰可能存在差异,因此,患病后的表现也千差万别。即使患有相同疾病的人也可能有不同的表现方式,有些患者甚至会出现一些特殊的反应。因此,需要应用沟通技巧,灵活地与这些特殊的患者进行沟通。

1. 发怒的患者　发怒通常是一种害怕、焦虑或无助的征象。面对发怒患者,护士很可能会失去耐心,或被患者的过激言辞、行为激怒,或者采取回避的态度。实际上,患者发怒通常不是真的指向护士或其他医务人员,而是患者知道自己患了某种严重的疾病,以愤怒的形式来发泄自己害怕、悲哀、焦虑等情感。护士应将患者的愤怒、生气看作是一种正常的适应反应,并将沟通的重点放在对患者的愤怒做出正面的反应上,尽量为患者提供宣泄情感的机会,同时应用倾听技巧了解患者的感受及愤怒的原因,并表示接受和理解,尽可能及时满足患者的需要,使其恢复正常的情绪状态。

2. 哭泣的患者　当患者遇到较大的心理打击或患了绝症,意识到自己将永远失去自己所拥有的一切时往往会出现哀伤、哭泣等悲哀反应。哭泣也是一种对健康有益的反应。一个因悲伤而哭泣的人,若过早被制止,他会感到一种强烈的情绪无法表达出来,因而可能会采取不健康的形式来发泄自己的情绪。所以,如果一个人想哭的时候,让他(她)自由宣泄是很重要的。一般不要求患者停止哭泣,而应鼓励患者及时说出哭泣的原因、表达自己的悲哀,允许患者独处,并尽可能陪伴、安抚患者,帮助患者及时度过悲哀的心理时期。

3. 抑郁的患者　当患者觉得自己对家庭、社会没有价值,悲观、失望,甚至有自杀倾向时,往往表现为抑郁。抑郁的患者往往说话迟缓、注意力不集中、反应简单,很少或不主动说话。在与抑郁患者沟通时,应尽量用亲切和蔼的态度表示体贴及关怀,以简短的话语向患者提问。及时对患者的需要作出反应,使患者感受到护士的关心及重视。

4. 感知觉障碍的患者　与有听力或视力等感知觉障碍的患者沟通时,应学会与此类患者沟通的技巧。首先不要加重这类患者的自卑感,可运用亲切的语言、适当的关怀,创造良好的气氛,然后采用针对性、有效性的方法努力达到沟通的目的。如对听力障碍的患者,可以应用非语言的沟通技巧如面部表情、手势,或应用书面语言、图片等与患者沟通。对视力障碍的患者,可以用触摸的方式让患者感受到护士的关心,在接近或离开患者时要及时告知。不要使用患者不能感知的非语言沟通。

5. 危重的患者　与危重患者沟通时,应以不加重患者负担为前提。交谈时间应尽量缩短,提问以封闭式问题为好,或更多地使用非语言方式进行沟通。对意识障碍的患者,可以重复一句话,以同样的语调反复与患者交谈,以观察患者的反应。对昏迷患者可以根据具体情况适当增加刺激,如触摸患者、与患者交谈,以观察患者是否有反应。

第二节 护理学理论

随着护理的发展,到20世纪50年代,护理学是一门科学的观点被普遍接受。护理学者们开始尝试构建能解释护理现象,阐明护理本质、目标和功能的护理学理论或模式,为护理学理论和知识体系的建立作出了积极的贡献。

一、奥瑞姆的自护理论

自护理论是由美国当代著名护理理论家奥瑞姆(Dorothea E. Orem)提出的。自护理论强调护理对象的自我照护需求。奥瑞姆把"自护"定义为个体为生命、健康、发展和安宁而进行的一种习得的、目标指向性的自我照顾活动。

奥瑞姆的理论包括了3个相关的概念:自护、自护缺陷和护理系统。

1. 自护 指个体所独立完成的贯穿于生命全过程的,旨在维持和促进个体完好状态的活动。这些活动是经过周密计划、有一定的模式和顺序、并不断发展的。奥瑞姆将个体进行自护的能力称之为自护力量。绝大多数成人都能进行自我护理,但婴儿、老年人或患者、残疾人则需要完全的照护或协助完成自护活动。奥瑞姆认为人有3种自护需求:

(1) 一般性自护需求:指所有的人都具有的需求,包括空气、水、食物、排泄和休息、独处和社会交往、避免危险、改善机体功能以维持生命、健康和安宁。

(2) 发展性自护需求:指由成熟或与维持生命与人类发展有关的条件和事件而引发的需求,例如儿童期、青春期、更年期的需求;失去亲人、变换工作时的特殊需求。

(3) 健康偏离性自护需求:指个体在疾病、创伤或在诊断、治疗过程中产生的需求,例如寻求卫生保健帮助、执行规定的治疗和学会在疾病和治疗状态下良好的生活。

2. 自护缺陷 当自护力量不能适当地满足自护需求时,就产生自护缺陷。

3. 护理系统 是护士描述、设计和提供调整个体自护能力和满足治疗性自护需求的护理行为系统。奥瑞姆界定了3类护理系统:

(1) 完全补偿系统:即由护士提供全部的护理来满足个体的所有需求。该类系统适用于不能控制和监控自己的环境和处理信息的个体。如昏迷患者、高位截瘫患者。

(2) 部分补偿系统:即由护士和护理对象共同实施护理措施。该系统适用于只能执行部分自护活动的个体。如近期较大手术后患者,尽管他能满足大部分的自护需求,但仍需护士协助入厕、沐浴、更换敷料等。

(3) 支持-教育系统:该类系统适用于在护士的帮助下能够学会进行自护活动的个体。如糖尿病患者的饮食指导。

综上所述,奥瑞姆自护学说将护理的任务确定为帮助护理对象进行自我护理。在护理对象不能满足自己生理的、心理的、发展的或社会的需求时,给予必要的护理。护士应确定护理对象为什么不能满足这些需求,护理必须做些什么才能满足护理对象的这些需求,以及护理对象能完成多少自护活动。护理的目标是提高护理对象独立满足自护需求的能力。

二、罗伊的适应模式

卡里斯塔·罗伊(SC Roy)创立的护理适应模式(the adaptation model)实质上是一个系统模式。根据罗伊的适应模式,护理的目标是帮助人们在健康和疾病的运动过程中通过生理需求、自我概念、角色功能和互相依赖等适应方式达到对变化的适应。当护理对象不能适应内外部环境的变化时,就会产生护理的需求。罗伊的适应模式是基于以下几种设想。

1. 个体都是生物物理存在的整体　各系统平衡才能产生具有生物、心理和社会需要的功能的人。与现代社会变化的环境进行不断的相互作用将会使人适应持续的变化和紧张性刺激。

2. 个体应用先天和后天获得的两种机制　以积极或消极反应两种形式来应对变化和达到个体适应。所达到的适应水平是机体对三类刺激反应的结果:

(1) 主要刺激:指直接作用于机体,引起机体做出行为反应的内外部刺激。

(2) 相关刺激:除主要刺激外,其他引起机体反应的内外部刺激。

(3) 剩余刺激:指可能引起机体反应,但作用未被证实的刺激,如信念、态度和性格特点等。

每个个体的适应水平都是不同的,并处于不断地变化中。

3. 个体的适应系统由生理调节器和认知调节器组成　生理调节器通过神经-化学-内分泌途径进行应对;认知调节器通过认知途径进行应对,如感觉、信息处理、学习、判断和情感等。

4. 个体以四种模式对刺激作出反应

(1) 生理模式:涉及与机体的基本生理需求有关的适应方式,包括水和电解质、活动和休息、循环和氧合、营养和排泄、体温调节、感觉,以及神经和内分泌功能。

(2) 自我概念模式:由躯体自我和个性自我组成。躯体自我包括感觉和体像;个性自我包括自我理想化、自我一致性和道德-伦理自我。

(3) 角色功能模式:由社会整体性需求所决定,与个体既定的社会地位所承担的责任有关。

(4) 相互依赖模式:包括个体与对其有重要影响的人和支持系统之间的关系。

5. 个体必须适应的需求　个体在健康-疾病连续体中的位置的变化与个体有效地应对刺激、维持适应状态有关。所有的个体都必须适应以下需求:

(1) 满足基本的生理需要;

(2) 发展积极的自我概念;

(3) 履行社会角色;

(4) 达到依赖与独立之间的平衡。

在罗伊的适应模式中,所有的护理活动目标都是为了提高个体对健康和疾病的适应性。适应模式可以指导护士应用观察和交谈技术对个体作出个性化评估,并为制订护理计划和实施护理活动提供指导。

三、纽曼的系统模式

作为一个社区卫生保健护士和临床心理学家,贝蒂·纽曼(B Neumen)在1972年首次发表了她的护理模式。纽曼的系统模式(systemic model)关注的是护理对象系统对压力的反应和影响压力重建或适应的因素。她的理论为护理学提供了一个包含完整的概念和系统方法的整体人的模式。纽曼认为人是一个具有基本结构或能源的核心(包括生理的、社会文化的、发展的、心理的和精神的)开放的动态系统。围绕人这一开放系统,由抵抗线构成一系列同心圆。抵抗线代表有助于护理对象抵御压力源的因素。抵抗线的外层有两层防御线:里层是一层正常防御线,它代表随着时间变化,其个体的平衡状态或适应状态也得到发展和维持;最外层是弹性防御线,它是动态变化的,可以在很短时间内受一定的变量影响而发生迅速变化。它是一个保护性缓冲器,起着保护正常防御线免被压力源穿透的作用(图2-6)。

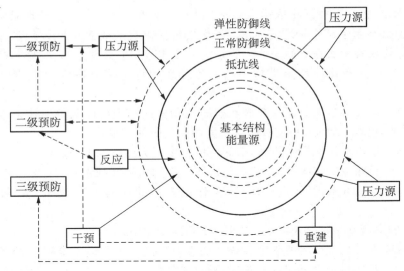

图 2-6　纽曼人体结构与整体观示意

　　人作为一个开放的系统与环境相互作用,调节环境并适应环境,纽曼将压力源定义为:能突破机体防线,引发紧张,威胁个体稳定和平衡的所有刺激。她将压力源分为 3 类:个体内部压力源、个体之间压力源、个体之外压力源。当压力源作用于人体时,完整的防御线对其产生反应和抵御。

　　纽曼指出,在系统模式中,良好适应是指个体的所有组成成分和亚成分都与整体保持一种协调的状态。人的整体性是基于那些决定个体对任何压力源进行抵御的变量之间的关系。疾病是个体系统中的组成成分和亚成分之间缺乏协调性。个体的健康与疾病状态是动态变化的,不同的时间,健康和疾病的状态处于不同水平。纽曼认为护理应该关注整体的人,护理的目标是协助个体、家庭和群体获得和保持最高水平的完满的健康。护理干预应关注保持个体系统的稳定。这些护理干预是按三种预防水平实施的:

　　(1) 初级预防:重点是保护正常防御线和增强弹性防御线。

　　(2) 二级预防:重点是增强内部抵抗机制,减少反应,同时增加抵抗因子。

　　(3) 三级预防:重点是通过教育护理对象和协助预防压力反应重复产生,使个体系统达到再适应、稳定并保护重建的适应或重返健康。

（石　琴）

思 考 题

1. 何谓系统? 系统有哪些基本属性? 一般系统论对护理有何意义?

2. 试述马斯洛需要层次论的基本内容、基本观点及对护理工作的意义。

3. 何谓压力、适应? 压力与适应理论如何应用在护理中?

4. 何谓沟通? 沟通的构成要素是什么? 如何提高沟通技巧?

5. 简要说明奥瑞姆、罗伊、纽曼各位护理理论家提出的理论或模式的基本内容。

第三章 护理专业与法律

【教学目标】

■ 掌握

1. 护士条例的相关内容。
2. 患者权利和义务。
3. 护士的权利和义务及其法律责任。

■ 熟悉

1. 护理工作中常见的法律问题。
2. 医疗事故处理条例。
3. 传染病防治法。

■ 了解

1. 法的概念和主要特征。
2. 法的核心要素。

随着社会的进步,我国法制建设日益健全与发展,人们的法制观念和权利意识逐渐增强,护理工作中所涉及的法律问题越来越多,护理是具有风险性的服务的观念也越来越被人们所接受。在护理实践中,护理人员要从生物、心理、社会诸方面护理患者,达到"促进健康,预防疾病,恢复健康,减轻痛苦"的目的,这就必须把护理活动规范化、制度化,需要有法规控制,做到有法可依、有章可循。护士掌握与法律相关的理论知识,对调节护士与他人、社会之间的关系,提高护理质量,促进护理学科的发展都具有重要的意义。

第一节 法的基本知识

一、法的概念及特征

法是由国家立法机关制定或认可的,以国家强制力保证实施的、在其统辖范围内对所有社会成员具有普遍约束力的行为规范。它通常是通过国家制定的法律、法令、条令、决议或国家认可的道德、习俗等具体形式表现出来的。法的主要特征表现为4个方面。

1. 共同性 法的规范效力在其统辖范围内对所有成员具有普遍约束力。法通过规定权利和义务来调整社会关系,具有特殊的规范性。法在体现统治集团意志的同时,应反映大多数社会成员的共同意志。

2. 强制性　法的强制力是以整个固有的司法系统、武装力量为保障的,任何违法行为都将追究相应的法律责任,因而守法的义务是强制性的。

3. 公正性　法的公正性体现在法律面前人人平等,执法机关在执法活动中以事实为依据,以法律为准绳。

4. 稳定性　法的时间效力自生效起至被废止、修正或替代前一直有效。新制定的低级规范不具有变更或废止高级规范的效力。非法律规范不具有或废止法律规范的效力。

二、法的作用

1. 法的规范作用分为 5 个方面　①指引作用,这是指法律对个体行为的指引作用,包括确定的指引、有选择的指引。确定指引一般是规定义务的规范所具有的作用,有选择的指引一般是规定权利的规范所具有的作用。②评价作用,这是法作为尺度和标准对他人的行为的作用。③预测作用,这是对当事人双方之间行为的作用。④强制作用,这是对违法犯罪者行为的作用。⑤教育作用,这是对一般人行为的作用,包括正面教育和反面教育。

2. 法的社会作用　主要包括维护阶级统治方面的作用和维护社会公共利益、执行社会公共事务方面的作用。

三、法的核心要素

权利和义务是法的最核心要素。

1. 法律意义上的权利　法律意义上的权利是 3 种权利要素的统一:①自由权,是权利人可自由决定做出一定行为的权利;②请示权,权利人在自己的权利受到侵犯时,请示国家机关予以保护的权利;③诉权,是指公民所享有的请求国家维护自己合法权益的权利。这 3 个要素中自由权是基础,请示权是实体内容,诉权是保障手段。

2. 法律意义上的义务　法律意义上的义务包括两个部分:一是义务人必须根据权利的内容做出一定的行为,如公民有纳税、服兵役等义务,患者有遵从医嘱、及时支付医药费等义务;二是义务人不得做出一定的行为,如不得破坏公共财产、禁止非法拘禁等。

四、法的分类

法律可以按照不同的标准进行分类,从法律形式的某些外部特征来划分,可分为:

1. 国内法和国际法　从法律制定的主体和不同的适用范围划分,法律可分为国内法和国际法。国内法是由本国制定和认可,并在本国主权所及领域范围内适用。国际法在不同国家之间协议或认可的基础上产生,以参加协议国家为适用主体,并规定国家之间双边或多边关系的法律。

2. 宪法性法律和普通法　根据法律效力强弱、制定程序的不同,法律划分为宪法性法律和普通法。宪法性法律规定国家的政治、经济制度,国家机构的组织、权限和活动的基本原则,公民的基本权利和义务等。宪法性法律具有最高的法律效力,是普通立法的基础,由立法机关按特定程序或一般立法程序制定和颁布。普通法是调节某一方面的社会关系,由立法机关按照普通立法程序制定和颁布,如民法、刑法、行政法等。

3. 实体法和程序法　按法律规定的内容不同,法律分为实体法和程序法。实体法规定公民的权利和义务,如民法、刑法、婚姻法等;程序法规定实现实体法的诉讼程序或手续的法律,如民事诉讼法、刑事诉讼法等。

4. 一般法和特别法　按法律效力范围的不同,法律分为一般法和特别法。一般法适用于全国范围,是对全国公民都有效的法,如民法、刑法等;特别法适用于特定地区、特定时期内有效或对特定公民有效的法,如经济特区条例、戒严法、医师法等。

五、法律与道德的关系

法律与道德都是人类社会特定经济关系的产物,两者都是调控社会关系和人们行为的重要机制。法律是由国家制定并强制实施的行为规范;道德是依靠人们的内心信念、传统习惯和思想教育调整行为的规范。两者既相互区别,又相互渗透、互相支持、互相转化、相辅相成。

第二节　护理专业与法律

护理工作中涉及到的法律、法规、规章制度条款较多,护士应认真学习法律知识,熟悉有关法律、法规,做到有法可依、有法必依,培养良好的职业素养,更好地为患者服务。

一、护理相关法律规定

护理相关法律法规是由国家制定的,用以规定医疗护理活动及调整这些活动而产生的各种社会关系的法律规范。

(一)护士条例

为了维护护士的合法权益,规范护理行为,促进护理事业的发展,保障医疗安全和人体健康,国务院制定了本条例,于2008年5月12日起施行。条例明确规定护士人格尊严、人身安全不受侵犯,护士依法履行职责,受法律保护,全社会应当尊重护士,要求有关部门应当采取措施,改善护士的工作条件,保障护士待遇,加强护士队伍建设,促进护理事业健康发展。《护士条例》包括:总则、职业注册、权利和义务、医疗卫生机构的职责、法律责任、附则,共6章。

1. 护士执业注册应具备的基本条件　护士工作直接关系到患者的身体健康和医疗安全,为保证从事护理专业的护士真正具有保障患者健康和医疗安全的水准,必须要求只有接受专业训练并经专业注册考试取得护士执业证书的人员才能从事护理工作。按照《护士条例》的要求,申请护士执业注册的人员应当具备以下4个条件:

(1)具有完全民事行为能力:根据《民法通则》,民事行为能力指民事主体通过自己的行为取得民事权利、承担民事义务的资格。完全民事行为能力人,包括18周岁以上公民成年人,16周岁以上不满18周岁的公民,以自己的劳动收入为主要生活来源的,视为完全民事行为能力人。

(2)在中等职业学校、高等学校须完成教育部和卫生部规定的普通全日制3年以上的护理、助产专业课程学习,包括在教学、综合医院完成8个月以上护理临床实习,并取得相应学历证书;普通全日制是指完全脱产在校学习,不包括半脱产或在职的学历,因此专业教育方式上排除了函授、电大、自考、成教等形式。本规定强调凡申请护士注册资格必须取得普通中等卫(护)校的毕业文凭或高等医学院校大专以上毕业文凭。

(3)通过卫生部组织的护士执业资格考试:护理专业学生毕业当年可以参加护士执业资格考试,考试成绩合格是申请护士执业注册取得护士执业证书的必要条件之一。

（4）符合护士执业注册管理办法规定的健康标准：

1）无精神病史；

2）无色盲、色弱及双耳听力障碍；

3）无影响履行护理职责的疾病、残疾或者功能障碍；

2. **护士执业注册申请与管理**　为规范护士执业注册管理，卫生部于 2008 年 5 月 4 日颁布中华人民共和国卫生部令第 59 号，根据《护士条例》，制定并通过《护士执业注册管理办法》，于 2008 年 5 月 12 日起施行。《护士执业注册管理办法》全文共 24 条，包括行政部门的职责、申请护士注册应当具备的条件、护士执业注册的工作程序（包括首次执业注册、变更执业注册、延续执业注册、注销执业注册等情况），以及建立护士执业记录制度。

（1）护士首次执业注册：护士首次执业注册应当自通过护士执业资格考试之日起 3 年内提出执业注册申请，递交学历证书及专业学习中的临床实习证明、护士执业资格考试成绩合格证明、健康体检证明以及医疗卫生机构拟聘用的相关材料，并接受审核。逾期提出申请的，除规定条件外，还应当在符合规定条件的医疗卫生机构接受 3 个月临床护理培训并考核合格。护士执业注册有效期为 5 年。

（2）护士变更执业注册：执业地点发生变化的，应当办理执业注册变更。护士变更执业注册也需提交护士变更注册申请审核表和申请人的《护士执业证书》，受理及注册机关应在 7 个工作日内进行审查，护士变更注册后其执业许可期限也为 5 年。

（3）护士延续执业注册：护士的护士执业注册证书有效期将于某一时期到期（即行政许可时间），如继续从事护理工作，需向卫生行政部门提出延续申请。申请应于有效期届满前 30 天内提出申请。

（4）护士重新执业注册：对注册有效期届满未延续注册的、受吊销《护士执业证书》处罚，自吊销之日起满 2 年的护理人员，需要重新进行执业注册。

（5）护士注销执业注册：注销护士执业注册是基于特定事实的出现，由卫生行政部门依照法定程序收回护士执业证书。该证书自注销决定生效之日起失去效力，护士不能继续执业，如继续执业属于违法。注销护士执业注册的特定情形包括由于未申请延续护士执业注册、延续执业注册的申请未被批准而造成护士执业注册有效期届满未延续的；护士死亡或者因身体健康等原因丧失行为能力的；护士执业注册被依法撤销、撤回，或者依法被吊销的。

（6）护士执业记录制度：建立护士执业记录是进行护士执业注册变更、延续的依据，是卫生行政部门进行监督管理的反映，医疗卫生机构评价护士成绩、晋升职称、进行奖惩的基础材料。包括有护士执业良好记录和护士执业不良记录。

（二）医疗事故处理条例

为了正确处理医疗事故，保护患者和医疗机构及其医务人员的合法权益，维护医疗秩序，保障医疗安全，促进医学科学的发展，《医疗事故处理条例》于 2002 年 9 月 1 日公布施行。

1. **定义及构成要素**　医疗事故，是指医疗机构及其医务人员在医疗活动中违反医疗卫生管理法律、行政法规、部门规章和诊疗护理规范、常规，过失造成患者人身损害的事故。"医疗事故"的构成至少包括以下几个方面：

（1）主体是医疗机构及其医务人员："医疗机构"是指按照国务院 1994 年 2 月发布的《医疗机构管理条例》取得《医疗机构执业许可证》的机构。"医务人员"是指依法取得执业资格的医疗卫生专业技术人员，如医生、护士等。

（2）行为的违法性：指医疗机构及其医务人员因违反医疗卫生管理法律、行政法规、部门规章和诊疗护理规范、常规而发生的事故。

（3）过失造成患者人身损害：这包含 2 个含义：一是"过失"造成的，即医务人员存在过失行为，而不是有伤害患者的主观故意；二是对患者要有"人身损害"后果，过失行为和后果之间存在因果关系。这是判断是否属于医疗事故关键的一点。如某护士没有严格"三查七对"，发错口服药维生素 C，虽然存在过失行为，但并没有给患者造成损害后果，这种情况不应该被视为医疗事故；又如无过错输血发生感染，造成不良后果，虽然存在损害后果，但是医疗机构和医务人员并没有过失行为，也不能判定为医疗事故。

2. **医疗事故的分级**　根据对患者人身造成的损害程度，医疗事故分为 4 级：

一级医疗事故：造成患者死亡、重度残疾的。

二级医疗事故：造成患者中度残疾、器官组织损伤导致严重功能障碍的。

三级医疗事故：造成患者轻度残疾、器官组织损伤导致一般功能障碍的。

四级医疗事故：造成患者明显人身损害的其他后果的。

3. **医疗事故技术鉴定**　条例规定医疗事故技术鉴定的法定机构是各级医学会，其委托鉴定的途径有以下 3 种：医患双方共同委托；行政委托；司法委托。医学会不接受医、患任何单方的申请，不接受非法行医造成的人身损害技术鉴定。

其中医疗事故中医疗过失行为责任程度分为：

（1）完全责任：指医疗事故损害后果完全由医疗过失行为造成。

（2）主要责任：指医疗事故损害后果主要由医疗过失行为造成，其他因素起次要作用。

（3）次要责任：指医疗事故损害后果主要由其他因素造成，医疗过失行为起次要作用。

（4）轻微责任：指医疗事故损害后果绝大部分由其他因素造成，医疗过失行为起轻微作用。

条例第三十三条规定了不属于医疗事故的几种情形：①在紧急情况下为抢救垂危患者生命而采取紧急医学措施造成不良后果的；②在医疗活动中由于患者病情异常或者患者体质特殊而发生医疗意外的；③在现有医学科学技术条件下，发生无法预料或者不能防范的不良后果的；④无过错输血感染造成不良后果的；⑤因患方原因延误诊疗导致不良后果的；⑥因不可抗力造成不良后果的。

4. **病历资料管理**　严禁涂改、伪造、隐匿、销毁或者抢夺病历资料。患者有权复印或者复制其门诊病历、住院志、体温单、医嘱单、化验单（检验报告）、医学影像检查资料、特殊检查同意书、手术同意书、手术及麻醉记录单、病理资料、护理记录以及国务院卫生行政部门规定的其他病历资料。

5. **医疗事故的赔偿**　医疗事故赔偿，应考虑医疗事故等级、医疗过失行为在医疗事故损害后果中的责任程度、医疗事故损害后果与患者原有疾病状况之间的关系来确定具体赔偿数额。不属于医疗事故的，医疗机构不承担赔偿责任。赔偿的项目包括：医疗费、误工费、住院伙食补助费、陪护费、残疾生活补助费、残疾用具费、丧葬费、被抚养人生活费、交通费、住宿费和精神损害抚慰金。

（三）《中华人民共和国传染病防治法》

传染病具有传染性、流行性和反复性等特点，其发病率高，对人体健康和生命的威胁较大。为了更好地预防、控制和消灭各类传染病的发生和流行，保障人体健康和公共卫生，《中华人民共和国传染病防治法》在 1989 年 9 月 1 日起实施的传染病防治法的基础上进行修订，由 2004 年 8 月 28 日第十届全国人民代表大会常务委员会第十一次会议修订通过，修订法于 2004 年

12月1日起施行。

修订后的传染病防治法列入的法定传染病共37种,其中甲类2种,乙类25种,丙类10种。传染性非典型肺炎和人感染高致病性禽流感被列入乙类传染病,但按照甲类传染病管理。

> **知识链接**
>
> ### 传染病防治法
>
> 我国传染病防治法规定的传染病分为甲类、乙类和丙类。
>
> 甲类传染病是指:鼠疫、霍乱。
>
> 乙类传染病是指:传染性非典型肺炎、艾滋病、病毒性肝炎、脊髓灰质炎、人感染高致病性禽流感、麻疹、流行性出血热、狂犬病、流行性乙型脑炎、登革热、炭疽、细菌性和阿米巴性痢疾、肺结核、伤寒和副伤寒、流行性脑脊髓膜炎、百日咳、白喉、新生儿破伤风、猩红热、布鲁菌病、淋病、梅毒、钩端螺旋体病、血吸虫病、疟疾。
>
> 丙类传染病是指:流行性感冒、流行性腮腺炎、风疹、急性出血性结膜炎、麻风病、流行性和地方性斑疹伤寒、黑热病、包虫病、丝虫病,除霍乱、细菌性和阿米巴性痢疾、伤寒和副伤寒以外的感染性腹泻病。

二、护理工作中常见的法律问题

(一) 护士的资格问题

护理工作必须由具备护士资格的人来承担,才能保障护理质量和公众的就医安全。要取得护士资格必须通过卫生部统一执业考试。取得《中华人民共和国护士执业证书》,经护士执业注册后方能从事护士工作。

护生是正在学习的学生,尚未获得执业资格。从法律上讲,她必须按照卫生部的有关规定,在执业护士的严密监督和指导下,为患者实施护理。护生在执业护士的督导下,发生差错事故,除本人要承担一定的责任外,带教老师也应承担相应的法律责任。如果护生脱离带教护士的督导,擅自行事而造成患者的伤害,就要承担其法律责任。所以,带教老师应严格带教,护生应虚心学习、勤学苦练,防止发生差错或事故。护生进入临床实习前,应明确自己法定的职责范围,严格遵守操作规程。

(二) 执行医嘱的法律问题

医嘱是医生根据患者病情的需要,拟订的书面嘱咐,由医护人员共同执行。根据相关法规,护士在执业中应当正确执行医嘱,观察患者的身心状态,对患者进行科学的护理。护士在执行医嘱时应注意以下几点:

1) 仔细核查医嘱无误后,认真、及时、准确地执行医嘱,不可随意篡改或无故不执行医嘱。

2) 若护理人员发现医嘱有明显错误,有权拒绝执行,并向医生提出;反之,若明知该医嘱会给患者造成损害,仍照旧执行,酿成严重后果,护理人员将与医生共同承担所引起的法律责任。

3) 当患者对医嘱提出疑问时,护士应首先核实医嘱的准确性后再决定是否执行。

4) 当患者病情发生变化,应及时通知医生,并根据自己的知识和经验与医生协商,确定是否继续或暂停或修改医嘱。

5) 慎重对待口头医嘱和"必要时"等形式的医嘱,一般不执行口头医嘱或电话医嘱。在抢救、手术等特殊情况下,必须执行口头医嘱时,护士应向主管医生复诵一遍口头医嘱,双方确认无误后方可执行。在执行完医嘱后,应及时记录医嘱的时间、内容、患者当时的情况等,并让医生及时补上书面医嘱。

（三）护理文件书写的法律问题

护理文件既是医生观察诊疗效果、调整治疗方案的重要依据,也是检查衡量护理质量的重要资料,是病历的重要组成部分。在书写护理文件时,护士应注意以下几点:

1. 书写客观、准确、及时　护理文件所记录的内容必须真实、准确,反映患者的客观事实,不能凭空捏造或主观臆断。按照相关规定,如果护理文件书写中出现笔误或其他正当理由造成的错误记录时,应当保证在原记录清楚、可辨认的前提下进行修改。修改时使用不同颜色墨水,注明修改时间并签名,以示负责。当发生医疗事故争议后,不得修改。因抢救急危患者,未能及时书写病历的,有关医务人员应当在抢救结束后 6 h 内据实补记,并加以注明。不认真记录、漏记和错记等都可能导致误诊、误治,引起医疗纠纷,如体温曲线不全或失真可能导致某一发热性疾病的误诊;对大便次数记录不准,可能使便秘患者延误治疗等。

2. 签名清楚、认真　护士执业注册后,才具有相应的护理资格。当执业护士执行完医嘱后应清楚、认真地在相应护理文件书上签全名。若为见习、实习护士,应在老师的指导下完成某项操作后签名,同时带教护士应在其签名后再签上自己的姓名,以示负责。

3. 记录完整　在记录护理文件过程中,应逐页、逐项填写,每项记录前后均不得留有空白,以防添加。在保管时,不得丢失、随意拆散以及损坏。保证医护人员通过护理文件全面、及时、动态地了解患者的情况,同时避免在医疗纠纷或事故处理中无相应证据,承担举证不能的责任。

（四）药品管理的法律问题

病房药品应有严格的管理制度,特别是麻醉药品。麻醉药品主要是指哌替啶(度冷丁)、吗啡类药物,临床上限用于晚期癌症或术后镇痛等。麻醉药品应有专人负责保管。护士若利用自己的权力将这些药品提供给一些不法人员倒卖或是吸毒者自用,这在行为事实上已构成了参与贩毒、吸毒罪。因此,护理管理者应严格贯彻执行药品管理制度,并经常向有条件接触这类药品的护理人员进行法律教育。

另外,护理人员还负责保管、使用各种贵重药品、医疗用品和办公用品等。绝不允许利用职务之便,将这些物品占为己有。如占为己有,情节严重者,可被起诉犯有盗窃公共财产罪。

第三节　患者的权利与义务

一、患者的权利

护理人员如何看待患者的基本权利,是防范医疗纠纷和保证护理质量的重要前提。患者权利是指患病者应享有的合法、合理的权利和利益。因此,患者权利既适合法律所赋予的内容,也包含医护道德或伦理所赋予的内容。国际相应的约定和我国法律法规规定,患者的权利主要包括下列内容。

1. 患者有个人隐私和个人尊严被保护的权利　患者有权要求其有关的病情资料、治疗内容和记录应如同个人隐私,须保守秘密。未经同意不允许泄露,不允许任意将患者姓名、身体状况、私人事务公开,更不能与其不相关人员讨论其病情和治疗,否则就是侵害公民名誉权,要受到法律的制裁。

2. 患者有获得全部实情的知情权　患者有权获知有关自己的诊断、治疗和预后的最新信息。在医疗活动中,医疗机构及其医务人员应当将患者的病情、医疗措施、医疗风险等如实告知患者,及时解答其咨询,但是应当避免对患者产生不利后果。

3. 患者有平等享受医疗的权利　当人们的生命受到疾病的折磨时,他们就有解除痛苦、得到医疗照顾的权利,有继续生存的权利。任何医护人员和医疗机构都不得拒绝患者的求医要求。人们的生存权利是平等的,享受的医疗权利也是平等的。医护人员应平等地对待每一个患者,自觉维护一切患者的权利。

4. 患者有参与决定有关个人健康的权利　患者有权在接受治疗前,如手术等情况下得到正确的信息,只有当患者完全了解可选择的治疗方法并同意后,治疗计划才能执行。

5. 患者有权获得完整的医疗　医院对患者的合理服务需求要有回应。医院应依据病情的紧急程度,对患者提供评价、医疗服务及转院。

6. 患者有服务的选择权、监督权　患者有比较和选择医疗机构、检查项目、治疗方案的权利。医务人员应该力求全面细致地介绍治疗方案,帮助患者了解和作出正确的判断和选择。患者同时还有权利对医疗机构的医疗、护理、管理、后勤、医德医风等方面进行监督。

7. 患者有免除一定社会责任和义务的权力　当患者生病后,有权根据疾病的性质、病情发展的进程等,要求解除某些责任和义务,或暂时改换工作岗位,以及休养等。

8. 患者有获得赔偿的权利　由于医疗机构及其医务人员的行为不当,造成患者人身损害的,患者有通过正当程序获得赔偿的权利。

二、患者的义务

权利与义务是相对的,患者享有正当权利的同时,也应承担起相应的义务,对自身健康和社会负责。

1. 积极配合医疗护理的义务　患者患病后,有责任和义务接受医疗护理服务,与医务人员合作,共同治疗疾病,恢复健康。患者在同意治疗方案后要遵循医嘱。

2. 自觉遵守医院规章制度　医院的各项规章制度是为了保障医院正常的诊疗秩序,就诊须知、入院须知、探视制度等都对患者和家属提出要求,且维护广大患者的切身利益。

3. 自觉维护医院秩序　医院是救死扶伤、实行人道主义的公共场所,医院需要保持一定的秩序。患者应自觉维护医院秩序,包括安静、清洁、保证正常的医疗活动以及不损坏医院财产。

4. 保持和恢复健康　医务人员有责任帮助患者恢复和保持健康,但对个人的健康保持需要患者的积极参与。患者有责任选择合理的生活方式,养成良好的生活习惯,保持和促进健康。

第四节　护士的权利与义务

为了保证护士安心工作,鼓励人们从事护理工作,满足人民群众对护理服务的需求,《护士条例》明确规定各有关部门采取措施,改善护士的工作条件,保障护士待遇,加强护士队伍建设,促进护理事业健康发展。同时,权利与义务是相互依存、不可分割的整体,没有无权利的义务,也没有无义务的权利,规范护士行为,提高护理质量对于保障医疗安全至关重要。

一、护士的权利

护士依据相关法律法规为护理对象进行护理服务,其享有的权利主要有以下几种:

1. 享有获得物质报酬的权利 护士执业,有按照国家有关规定获取工资报酬、享受福利待遇、参加社会保险的权利。任何单位或者个人不得克扣护士工资,降低或取消护士福利等待遇。

2. 享有安全执业的权利 护士执业,有获得与其所从事的护理工作相适应的卫生防护、医疗保健服务的权利。从事直接接触有毒有害物质、有感染传染病危险工作的护士,有依照有关法律、行政法规的规定接受职业健康监护的权利;患职业病的,有依照法律、行政法规的规定获得赔偿的权利。

3. 享有学习、培训的权利 护士有按照国家有关规定获得与本人业务能力和学术水平相应的专业技术职务、职称的权利;有参加专业培训、从事学术研究和交流、参加行业协会和专业学术团体的权利。

4. 享有获得履行职责相关的权利 护士有获得疾病诊疗、护理相关信息的权利和其他与履行护理职责相关的权利,可以对医疗卫生机构和卫生主管部门的工作提出意见和建议。

5. 享有获得表彰、奖励的权利 国务院有关部门对在护理工作中作出杰出贡献的护士,应当授予全国卫生系统先进工作者荣誉称号或颁发白求恩奖章,受到表彰、奖励的护士享受省部级劳动模范、先进工作者待遇;对长期从事护理工作的护士应当颁发荣誉证书。

6. 享有人格尊严和人身安全不受侵犯的权利 扰乱医疗秩序,阻碍护士依法开展执业活动,侮辱、威胁、殴打护士,或有其他侵犯护士合法权益行为的,由公安机关依照治安管理处罚的规定给予处罚;构成犯罪的,依法追究刑事责任。

二、护士的义务

规范护士执业行为、提高护理质量,是保障医疗安全、防范医疗事故、改善护患关系的重要方面。护士应当承担以下义务。

1. 依法进行临床护理义务 护士执业,应当遵守法律、法规、规章和诊疗技术规范的规定。这是执业的根本准则,即合法性原则。

2. 紧急救治患者的义务 护士在执业活动中,发现患者病情危急,应当立即通知医师;在紧急情况下为抢救垂危者生命,应当先行实施必要的紧急救护。

3. 正确查对、执行医嘱的义务 护士发现医嘱违反法律、法规、规章或者诊疗技术规范规定的,应当及时向开具医嘱的医师提出;必要时,应当向该医师所在科室的负责人或者医疗卫生机构负责医疗服务管理的人员报告。

4. 保护患者隐私的义务 护士应当尊重、关心、爱护患者,保护患者的隐私。护士对保护患者隐私负有义务和责任。这实质上是对患者人格和权利的尊重,有利于与患者建立相互信任、以诚相待的护患关系。

5. 积极参加公共卫生应急事件救护的义务 护士有义务参加公共卫生和疾病预防控制工作。发生自然灾害、传染病流行、突发重大伤亡事故及其他威胁人群生命健康的紧急情况,必须服从卫生行政部门的调遣,参加医疗救护和预防保健工作。

三、护士的法律责任

护士条例规定,护士在执业活动中有下列情形之一的,由县级以上地方人民政府卫生主管部门依据职责分工责令改正,给予警告;情节严重的,暂停其 6 个月以上 1 年以下执业活动;直至由原发证部门吊销其护士执业证书;并且一旦被吊销执业证书的,自被吊销之日起 2 年内不得申请执业注册;同时所受到的行政处罚、处分的情况将被记入护士执业不良记录。其情形如下:

（1）发现患者病情危急未立即通知医师的。

（2）发现医嘱违反法律、法规、规章或者违反诊疗技术规范规定后,未依照条例的规定提出或者报告的。

（3）泄露患者隐私的。

（4）发生自然灾害、公共卫生事件等严重威胁公共生命健康的突发事件,不服从安排参加医疗救护的。

（任伟荣）

思 考 题

1. 患者的权利和义务有哪些?
2. 护士的权利和义务有哪些?
3. 申请护士执业注册的条件是什么?
4. 护理工作中的法律问题有哪些?
5. 简述医疗事故的构成条件。

第四章 整体护理与护理程序

【教学目标】

■ **掌握**

1. 明确以下概念：整体护理，护理程序，护理诊断，预期目标，护理计划，护理评价。
2. 护理程序的 5 个步骤及其内容。
3. 收集资料的目的、来源、种类、内容及方法。
4. 护理诊断及预期目标的陈述方式。
5. 制定预期目标和护理措施的原则与要求。
6. 收集资料并书写完整的护理计划单和护理记录单。

■ **熟悉**

1. 护理程序的理论基础。
2. 护理程序对护理实践的指导意义。

■ **了解**

1. 整体护理的实践特征。
2. 护理程序的发展背景。

整体护理是以人为中心，以现代护理观为指导，以护理程序为基础框架，并且把护理程序系统化地运用到临床护理和护理管理中去的指导思想。整体护理的目标是根据人的生理、心理、社会、文化、精神等多方面的需要，提供适合人的最佳护理。

护理程序是一种运用系统方法科学地认识、分析和解决问题的思想和工作方法，它不仅为整体护理的临床实践提供理论依据，也为整体护理的实践提供了方法。深刻地理解整体护理含义，熟练地运用护理程序，是现代护理对每一位护理人员的要求。

第一节 整 体 护 理

一、整体护理的概念

整体护理(holistic nursing care)是以整体人为中心，以护理程序为基础，以现代护理观为指导，根据人的生理、心理、社会、文化、精神等多方面的需求，实施身心护理，为患者提供适合个性的最佳护理,达到恢复和增进健康的目标,以满足患者对护理服务的需求。

广义的整体护理还包含以下含义:

1. **护理贯穿于人生命的全过程** 人的一生,从胚胎到死亡都需要护理服务,包括妊娠保健、新生儿护理、儿童护理、成人护理、妇幼保健、老年护理、临终关怀。

2. **护理贯穿于人的疾病和健康的全过程** 在人类健康与疾病的动态平衡的运动过程中,始终有护理的介入。护理对象不仅包括患病的人,也包括健康的人;护理不仅帮助人们恢复健康,也帮助人们维护健康、提高健康水平。

3. **护理为全人口提供服务** 护理对象不仅包括个体,也包括群体;护理对象不仅包括个人,也包括家庭、社区。护理的最终目标是提高全人类的健康水平。

二、整体护理的实践特征

1. **以现代护理观为指导** 现代护理观是与大科学观、大卫生观相适应的大护理观。它认为护理是以人的健康为中心,护理对象不仅是患者,还包括健康人;护理服务范畴不仅在医院,还包括家庭和社区。

2. **以护理程序为核心** 整体护理以护理程序为基本思维和工作框架,从而保证了最佳的护理效果。

3. **体现主动的计划性护理** 整体护理摒弃了传统、机械执行医嘱的被动工作性质和片段分割式的护理活动形式,代之以全面评估、科学决策、系统实施、客观评价的主动调控过程,能充分显示护理专业的独立性和体现护士的自身价值。

4. **体现护患合作过程** 整体护理充分重视患者及家属的自护潜能,强调通过健康教育,提高患者及家属的自护能力,并提供机会让他们参与自身的护理活动。

知识链接

责任制护理与整体护理

责任制护理于 20 世纪 50 年代初期由美国护理学家 Lydia Hall 首先提出,50 年代后期在美国和欧洲得到推广。20 世纪 80 年代初,美国波士顿大学护理研究院美籍华人李士鸾博士在我国南京军区总医院承办的第一期高级护理进修班讲学时,引进了护理诊断的概念,讲授了责任制护理的有关理论。该班学员在江苏省人民医院、南京军区总医院等一些病区率先试行责任制护理。责任制护理的研究和实践活动在全国推广,并取得了很大的成绩。1986 年 10 月,中华护理学会在上海召开"全国责任制护理研讨会",肯定了这一新型的护理制度。系统化整体护理的概念由美国学者率先提出,其定义为:"系统化整体护理是以患者为中心,以现代护理观为指导,以护理程序为基础框架,并且把护理系统化地运用于临床护理和护理管理的模式"。1994 年以来,美籍华裔护理哲学博士袁剑云女士,多次来华系统地讲授了国际护理专业的发展和系统化整体护理的理论与实践。在各级卫生行政领导的支持下,先后在国内各级医院开展了系统化整体护理和"模式病房"建设的试点工作,均取得了显著成绩,为加快我国护理专业与国际先进护理接轨做了开创性工作。系统化整体护理与责任制护理的核心内容有着内在联系,都是以护理程序为基本框架。所不同的是,系统化整体护理的理论与实践更加科学、完整和系统化,且在临床护理实践中,重视健康教育,视护理为护患合作性活动。

第二节　护理程序概述

一、护理程序的概念与理论基础

（一）护理程序的概念

护理程序（nursing process）是指导护理人员以满足护理对象身心需要、恢复或增进健康为目标,科学地确认护理对象的健康问题,有计划地为护理对象提供系统、全面、整体护理的一种工作方法。它是综合的、动态的、具有决策和反馈功能的过程。

（二）护理程序的理论基础

护理程序是一种科学的确认问题和解决问题的工作方法和思想方法。它在形成和发展的过程中不断吸收多学科的理论成果：①一般系统理论是护理程序结构框架和功能体现的依据；②人类基本需要层次论用于收集或整理患者的资料,并按照需要层次的划分,排列护理诊断的顺序,确定护理的重点；③压力与适应理论有助于观察和预测患者的生理和心理反应,有利于采取护理干预,提高患者的适应能力；④成长发展理论为观察评估不同年龄阶段的患者的身心变化提供了知识和技术；⑤沟通交流理论赋予护士与患者交流能力和交流技巧的知识,确保程序的最佳运行；⑥解决问题论为系统的明确健康问题,寻求解决问题的最佳方案及评价效果,是奠定方法论的基础。

二、护理程序的发展背景

护理程序是1955年由美国护理学家莉迪亚·霍尔（Lydia Hall）首先提出的。她认为护理程序是一种观察、测量、收集资料及分析结果的科学工作方法。1961年奥兰多（Orland IJ）在《护患关系》一书中第一次使用了"护理程序"一词。1967年,尤拉（Yura）和渥斯（Walsh）出版了第一本权威性的教科书《护理程序》,确定护理程序包括评估（assessment）、计划（planning）、实施（implementation）和评价（evaluation）4个步骤。1973年,盖比和拉文（Gebbie and Lavin）在护理程序中又增加了护理诊断,使护理程序成为5个步骤。1977年,护理学会规定护理程序包括评估、诊断（diagnosis）、计划、实施、评价5个步骤。

三、护理程序对护理实践的指导意义

（一）对护理对象的意义

1. 使护理对象享受高水平的护理服务　应用护理程序的目的是为了给护理对象提供更系统、全面、个体化、高质量的健康照顾,护理对象成为护理程序的最大受益者。

2. 使护理对象获得良好的情绪　在应用护理程序的过程中,护士与护理对象密切交流与协作,有利于与护理对象建立良好的治疗性的护患关系,使护理对象获得良好情绪。

（二）对护理专业的意义

1. 促进护理专业发展　护理程序是护理学专业化的重要标志之一,它规范了护理工作的方法,有利于护理专业的发展。

2. 推动护理教育改革　护理程序对护理教育的改革具有指导意义,从课程体系的设置、教学内容的安排、教学方法的运用等方面促进了教学模式的转变。

3. 提高护理管理水平　护理程序同样为护理管理者提供了一种科学地解决问题的方法，同时对护理管理提出了更高的要求，尤其是对临床护理质量的评价有了新的突破。

(三) 对护理人员的意义

1. 明确了护士角色　护理程序使护理工作摆脱了过去多年来被动地执行医嘱的局面，使护士由医生的助手转变为合作者，提高了护士的工作成就感。

2. 提高了护士能力　护理程序培养了护士独立发现问题、解决问题的能力。此外，护理程序要求护士不断与患者、家属及其他医务人员接触，从而增强了护士的人际交往能力。

第三节　护理程序的步骤

护理程序由评估、诊断、计划、实施和评价 5 个步骤组成。这 5 个步骤相互联系、互为影响，是一个循环往复的过程，护理程序各步骤的关系如图 4 - 1。

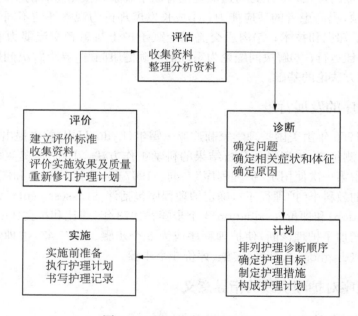

图 4 - 1　护理程序的基本步骤

一、护理评估

护理评估是护理程序的第一步，是护士系统、全面地收集护理对象的资料并对资料加以整理的过程。评估是护理程序的基础，评估时收集的资料是否可靠、全面，将直接影响护理诊断、护理计划的准确性。评估又是一个连续不断的动态过程，它在患者入院时即已开始，此后，护士每次与患者接触都会收集有关病情变化和患者反应的资料，以便及时发现问题，调整护理计划，可以说，评估贯穿于护理工作的始终。

（一）收集资料

1. 目的

（1）为确定护理诊断提供依据。

（2）为制定护理计划提供依据。

（3）为评价护理效果提供依据。

（4）为护理研究积累资料。

2. 资料的种类　按资料的来源分为主观资料（subjective data）和客观资料（objective data）。

（1）主观资料：护理对象的主观感觉，即患者对其所经历、所感觉、所思考、所担心等内容的诉说，如"我的腹部像刀割一样疼""我知道我得的是癌症，这个病是治不好的"等等。

（2）客观资料：护士通过观察、体格检查或借助医疗仪器、实验室检查获得的资料，如保护性体位、血压升高、白细胞上升等。

3. 资料的内容

（1）一般资料：如护理对象姓名、年龄、性别、民族、婚姻状况、文化程度等。

（2）现在的健康状况：包括现病史、主要病情、日常生活方式及规律、生活自理程度、体格检查的结果、实验室检查结果等。

（3）既往的健康状况：包括既往史、过敏史、传染病史、家族史、手术史、烟酒嗜好等，女性患者还应了解月经史和婚育史。

（4）心理状态：包括一般心理状态，对疾病的认识、应对能力，以及个性倾向性、性格特征等。

（5）社会状况：包括工作学习的情况、家庭成员及态度、经济状况、医疗条件、社会支持系统等。

4. 资料的来源

（1）直接资料来源：护理对象是直接资料的来源。通过护理对象的主诉、对护理对象的观察和各种检查所获取的主、客观资料，有助于全面了解护理对象对健康与疾病的认识、感觉、需要以及所做出的反应。直接资料是做出护理诊断和制定护理计划的重要依据。

（2）间接资料来源：护理对象之外的其他人是间接资料的来源。当护理对象无法参与提供资料时，如语言障碍、意识不清、智力不全、精神障碍或婴幼儿等，则需要护理对象之外的其他人或其他途径来提供资料：①与护理对象有关的人员，如：亲属、朋友、同事等；②其他保健人员，如：医生、理疗师、营养师、心理医生或其他护理人员；③既往健康记录及各种实验报告，如：X线片、化验结果、病理报告等；④各种参考资料等。

5. 收集资料的方法

（1）交谈：护士与护理对象的交谈是有计划、有目的的谈话。主要是有效地收集与护理对象有关的资料和信息；同时也为护理对象提供相关的信息；交谈还有利于建立良好的护患关系。

（2）观察：护士运用感官、知觉获取信息资料，并对信息资料的价值做出判断的过程。观察是进行科学工作的基本方法，是护士进行任何护理活动应掌握的技巧。系统的观察包括使用视、触、听、嗅等知觉全面了解护理对象的身体和心理状态。通过有关的观察，并对交谈中所收集的资料进行验证和补充，有利于对护理问题作出科学的判断。

（3）护理体检：护士通过自己的感觉器官或借助于辅助工具（体温计、听诊器等）来发现护理对象全身或某些局部的病理形态改变,并结合病史,作出护理诊断,使护理对象得到行之有效的护理。体检包括体温、脉搏、呼吸、血压、意识、发育、营养、体位、身高(长)、体重、皮肤黏膜、头颈部的有关检查,胸腹部的望、触、叩、听检查,以及四肢活动状况、运动形态检查,各种导管和伤口情况的检查等。

护理体检和医生体检的步骤和方法大致相同,但目的和内容则不相同。医生体检旨在发现病理生理学的改变,诊断疾病;护理体检的目的侧重于了解护理对象的健康状况,及时发现需要由护士解决的健康问题,旨在诊断与治疗护理对象对健康问题的反应。

(4) 查阅:包括查阅护理对象的病历、各种护理记录、化验检查单以及有关文献。

(二) 整理分析资料

1. 资料的分类　分类的方法很多,目前常用的有以下几种:

(1) 按 Maslow 的需要层次分类

1) 生理需要:如体温 38.9℃、便秘、失眠、休克等。

2) 安全需要:如对医院环境陌生,感觉寂寞和无助;对各种检查和治疗产生恐惧和疑虑等。

3) 爱与归属的需要:如想念亲人、朋友、害怕孤独,希望亲友来探望等。

4) 尊重需要:如因独立生活能力丧失,怕被别人看不起;希望个人习惯、价值观、宗教信仰得到尊重等。

5) 自我实现的需要:如担心住院会影响工作、学习及实现自己的理想等。

(2) 按照北美护理诊断协会(North American Nursing Diagnosis Association,简称 NANDA)分类法Ⅰ分类:将人类反应分为 9 种领域,即交换、沟通、关系、价值、选择、移动、感知、认识、感觉/感情。

(3) 按 Gordon 的功能性健康型态分类:Gordon 将人类的功能分为 11 个型态,即健康感知-健康管理型态;营养-代谢型态;排泄型态;活动-运动型态;睡眠-休息型态;认知-感受型态;自我感受-自我概念型态;应对-应激耐受型态;角色-关系型态;性-生殖型态;价值-信念型态。

(4) 按 NANDA 分类法Ⅱ分类:分类法Ⅱ包括 13 个领域,即健康促进;营养;排泄;活动/休息;感知/认知;自我感知;角色关系;性;应对/应激耐受性;生活准则;安全/防御;舒适;成长/发展。

2. 复查核实　为保证所收集到的资料是真实和准确的,需要对资料进行核实,补充新资料。

3. 分析　目的是发现健康问题,作出护理诊断。

(1) 找出异常及相关因素:分析资料时首先应将资料与正常值进行比较以发现异常所在。为了准确地作出比较,要求护士熟练掌握各种正常值的范围,还应考虑到人的个体差异,根据不同年龄、不同背景条件,全面地进行比较,发现异常后,护士还应进一步找出引起异常出现的相关因素。

(2) 找出危险因素:危险因素是指护理对象目前虽处于正常范围内,但存在着促使其向异常转化的因素。危险因素可以是生理的,也可以是心理的、社会的。找出危险因素可以帮助护士预测今后护理对象可能发生的问题。

4. 记录　在记录中应注意以下问题:

(1) 记录必须清晰、简洁。根据拟定的表格进行填写。

(2) 客观资料的记录应使用专业术语,描述的词语要确切,要能正确反映护理对象的问题,避免护士的主观判断和结论。

(3) 主观资料的记录应尽量用护理对象的语言,并加上引号。

二、护理诊断

(一)护理诊断的定义

护理诊断(nursing diagnosis)是关于个人、家庭或社区对存在的或潜在的健康问题以及生命过程问题的反应的一种临床判断。该定义是 NANDA 在 1990 年第 9 次会议上提出并通过的。护理诊断是护士为达到预期结果选择护理措施的基础,这些预期结果是应由护士负责的。

(二)护理诊断的组成

NANDA 认可的护理诊断基本上是由名称、定义、诊断依据及相关因素 4 部分组成。

1. 名称(label) 对护理对象健康问题的概括性描述。护理诊断分类法Ⅱ规定护理诊断的名称可由 7 部分组成(但并不是每个护理诊断都必须包括 7 部分)。

(1)诊断概念:是护理诊断的主要部分,是每个护理诊断必须有的部分,它确定护理诊断在分类Ⅱ中的所属领域和级别,如:"营养失调:低于机体需要量"的诊断概念是"营养"。

(2)时间:表示护理问题持续的时间或间隔时间,包括急性、慢性、间断性和持续性,如"急性意识障碍"。

(3)护理单位:指护理诊断所适用的对象,包括个体、家庭、群体和社区。护理单位是每个护理诊断必须具备的部分,缺如时默认为个体。如"体液不足"的护理单位是个体,而"家庭执行治疗方案无效"的护理单位是家庭。

(4)年龄:指个体所处的成长发展时期,如婴儿、青少年等。

(5)健康状态:即表示护理诊断是存在性的、危险性的、还是健康促进性的。

(6)部位:指护理问题所涉及的组织器官或功能,常用的有皮肤、口腔黏膜、排尿、排便等,如"口腔黏膜受损"。

(7)修饰语:是对护理诊断作限定和具体说明的词语。常用的修饰语有:受损、增加、减少、无效、缺乏、紊乱、功能障碍、过多、增强的趋势等。

2. 定义(definition) 是对诊断名称的一种明确的表达,以此与其他诊断作鉴别。如尿潴留的定义是"个体处于膀胱不能完全排空的状态"。

3. 诊断依据(defining characteristics)　是作出该护理诊断的判断标准。诊断依据是患者被诊断时必须存在相应的症状、体征以及有关病史资料。诊断依据又可分为：

(1) 必要依据：是确定该诊断所必须具备的依据。

(2) 主要依据：指通常情况下确定该诊断所具备的依据。

(3) 次要依据：指对诊断有支持作用的依据，但不一定存在。

这3种依据的划分并非随意而为，而是通过严谨的科研证实的，如"体温过高"中必要和主要依据都是体温高于正常范围，次要依据是皮肤发红、触之有热感、呼吸加快、心动过速等。

4. 相关因素(related factors)　是指导致或促使护理诊断成立或持续的原因或情境。现存性或健康性护理诊断的存在是因为有相关因素，而危险性护理诊断的存在是因为有危险因素。相关因素来自以下5个方面：

(1) 病理生理方面：指与病理生理改变有关的因素，如"体液过多"可能是与机体调节机制不佳有关。

(2) 心理方面因素：指与护理对象心理状况有关的因素，如"便秘"可能是与患者处于较严重的抑郁状态有关。

(3) 与治疗有关的因素：与执行治疗措施有关的因素，如使用呼吸机的患者出现的"语言沟通障碍"可能与气管插管有关。

(4) 情境方面：涉及环境、支持系统、生活经历、行为、角色适应等，如"营养失调：高于机体需要量"可能是与不良的饮食习惯有关。

(5) 发展方面：涉及与年龄相关的各方面，包括认知、生理、心理、社会、情感的发展状况等，比单纯年龄因素所包含的内容更广。如老年人发生便秘，常与活动少、肠蠕动减慢有关。

有些情况下，护理对象虽然目前还处于健康状态，但却存在着促使其向不健康状态转化的因素，称之为危险因素(risk factors)。危险因素是指一些能增加个体、家庭或社区护理对象易感性，导致不健康状态的环境因素、生理因素、心理因素、遗传因素或化学因素，如某儿童存在"有外伤的危险"，危险因素可能是其身体虚弱，或地板过滑、玩具边缘过于锐利等。

(三) 护理诊断的类型

1. 现存性护理诊断(actual nursing diagnosis)　是对个人、家庭或社区护理对象目前已存在的健康问题以及生命过程问题的反应的描述。如"尿潴留"、"恐惧"、"妥协性家庭应对"等。

2. 危险性护理诊断(risk nursing diagnosis)　是对一些易感的个人、家庭或社区护理对象目前尚未发生的，但有危险因素存在，若不加以预防处理就极有可能发生的健康问题，以及生命过程问题的反应的描述。如"有感染的危险"、"有孤独的危险"等。

3. 健康性护理诊断(wellness nursing diagnosis)　是对个人、家庭或社区护理对象具有的达到更高健康水平潜能的描述。如"有增强精神健康的趋势"、"有增强家庭应对的趋势"等。

(四) 护理诊断的陈述

1. 结构　护理诊断的陈述包括3个结构要素：①健康问题(problem)，即护理诊断的名称，指明了护理对象现存的或潜在的健康问题；②症状或体征(symptoms or signs)，即与健康问题有关的症状、体征，也包括实验室、仪器检查结果；③原因(etiology)，指导致健康问题的直接原因、促发因素或危险因素，简称PSE公式。

2. 方式

(1) 三部分陈述：即PSE公式，具有P、S、E三个部分，多用于对现存性护理诊断的陈述。

例如:体液过多(P);水肿(S);与钠摄入量过多有关(E)。

(2)二部分陈述:即PE公式,只有护理诊断名称和相关因素,没有临床表现。多用于对危险性护理诊断的陈述。例如:有便秘的危险(P);与膳食纤维摄入不足有关(E)。

(3)一部分陈述:只有P,即不存在相关因素。多用于对健康性护理诊断的陈述。例如:有增强精神健康的趋势(P)。

(五)书写护理诊断的注意事项

(1)应使用统一的护理诊断名称,所列护理诊断应简明、准确、规范。

(2)一项护理诊断只针对一个护理问题。

(3)以收集的资料作为诊断依据,不能以护士的主观感觉和标准来判断护理对象的反应。

(4)护理诊断必须是用护理措施可以解决或部分解决的,并对临床护理工作有指导作用。

(5)护理诊断过程是一个动态变化过程,可随护理对象情况的改变而随时发生改变。

(6)应贯彻整体护理的原则,包括生理、心理、社会等各方面现存的或潜在的健康问题。

(六)合作性问题

1. 定义 在临床护理实践中,患者的有些问题是目前护理诊断所未能涵盖的,而这些问题又确实需要护理提供干预或措施。出于试图解决这些问题的想法,Linda Juall Carpenito于1983年提出了"合作性问题"这个概念。她认为需要护士提供干预的问题很多,可分2大类:一类是护士直接通过护嘱就可以解决的问题,属于护理诊断;另一类是需要与其他医务人员共同合作解决的问题,护士主要提供监测护理,属于合作性问题(collaborative problem)。

合作性问题是指由于各种原因造成的或可能造成的生理上的并发症,是需要护理人员进行监测并与其他医务人员共同处理的问题。

2. 陈述方式 合作性问题有其固定的陈述方式,都是以"潜在并发症(potential complication,简称PC)"开始的。例如:潜在并发症:出血性休克(或PC:出血性休克)。

3. 与护理诊断的区别 临床上出现的并发症很多,但并非所有的并发症都属于合作性问题,如果护士能够提供独立护理措施,并能预防其发生,则属于护理诊断;而护士不能通过护理措施独立预防和独立处理的并发症才是合作性问题。两者的区别见表4-1。

表4-1 合作性问题与护理诊断的区别

项 目	合作性问题	护理诊断
执行者	医生与护理人员合作	护理人员
陈述方式	用潜在并发症描述,如:PC:心律失常	PSE公式或PE、P公式,如:胸痛:与心肌缺血有关
护理措施的原则	监测并发症的发生和情况的变化,共同进行干预	预防、减轻、消除、排除有关健康问题
预期结果	非护理职责范围能达到的结果,一般不需要确定预期目标	确定预期结果,作为评价护理效果的标准

(七)护理诊断与医疗诊断的区别

护理诊断是护士用于判断个体和人群对健康状态或健康问题的反应,包括生理、心理、社会反应的护理术语;医疗诊断是用于确定一个疾病或病理状态的医疗术语。两者的区别见表4-2。

表 4-2　护理诊断与医疗诊断的区别

项　目	护理诊断	医疗诊断
临床判断对象	对个人、家庭、社区存在的或潜在的健康问题或生命过程反应的一种临床判断	对个体病理生理变化的一种临床判断
描述的内容	是个体对健康问题的反应,随患者的反应变化而变化	是一种疾病,其名称在病程中保持不变
决策者	护理人员	医疗人员
职责范围	在护理职责范围内进行	在医疗职责范围内进行
数量	一种疾病可以有几个护理诊断	用一个确定的名称描述一种疾病
是否变化	随病程的变化而变化	一旦确诊一般不会变化
适应范围	用于个人、家庭和社区	只用于个体的疾病
举例	胸痛:与心肌缺血有关	冠心病

三、护理计划

护理计划(nursing planning)是一个决策的过程,是针对护理诊断而制定的具体护理措施,是护理行动的指南,包括排列护理诊断的优先顺序、与护理对象共同设立预期目标、制定护理措施、书写护理计划 4 个步骤。

(一)排列护理诊断顺序

1. 排列方法　将所作出的护理诊断按轻、重、缓、急的先后,确定顺序,以保证护理工作高效、有序进行。

(1)首优问题(high-priority problem):指威胁护理对象生命,需立即解决的问题,如清理呼吸道无效、体液不足等。

(2)中优问题(medium-priority problem):指不直接威胁护理对象生命,但能导致身体不健康的问题,如腹泻、焦虑等。

(3)次优问题(low-priority problem):指那些人们在应对发展和生活变化时所产生的问题,是与特定的疾病或其预后不直接相关的问题,如缺乏娱乐活动、疲乏等。这些问题往往不很急迫或需要较少帮助即可解决。

2. 排列原则

(1)优先解决危及护理对象生命的问题。

(2)按照马斯洛的需要层次论,先解决低层次问题,后解决高层次问题,必要时适当调整。

(3)在与治疗、护理原则无冲突的情况下,护理对象主观上迫切需要解决的问题,可优先解决。

(4)危险性和潜在性问题,根据性质决定其顺序。

(5)对护理诊断的排序,并不意味着只有前一个护理诊断完全解决后,才能解决下一个护理诊断。在临床实际工作中,护士可以安排同时解决几个问题,但护理重点还应放在需要优先解决的问题上。

(二)确定预期目标

预期目标(expected outcome)是护理活动预期的结果,是护理人员期望护理对象通过接受护理活动后健康状态或行为、情感等的变化。预期目标是针对护理诊断而提出,每个护理诊断都应有相应的预期目标。

1. 目标分类

（1）短期目标：指在相对较短的时间（一般指一周内）内可达到的目标。例如："3日内患者能下地独立行走10 m"。

（2）长期目标：指需要相对较长时间才能实现的目标，通常需要超过1周甚至要数月才能实现。长期目标常需通过若干短期目标才能逐步实现，而且患者出院前可能不一定会达到。因此长期目标适用于在家庭环境接受护理或进行康复护理的患者。例如："2个月内，患者能做到基本生活自理"。

2. 陈述方式　预期目标的陈述公式为：主语＋谓语＋时间、条件状语＋行为标准。

（1）主语：指护理对象或他的任何一部分。在目标陈述中可省略。

（2）谓语：指护理对象将要完成的行为动作。

（3）时间状语：指护理对象完成该行为动作所需的时间限定。

（4）条件状语：指护理对象完成该行为动作所必须具备的条件状况。

（5）行为标准：指护理对象完成该行为动作所要达到的程度。

举例：一周后（时间状语）患者（主语）独立（条件状语）行走（谓语）200 m（行为标准）

3. 制定预期目标的原则

（1）预期目标应是护理活动的结果，而非护士的行为或护理活动本身。

（2）预期目标陈述应简单明了、切实可行，属于护理工作范畴。

（3）预期目标必须是可测量、可评价的，其中的行为标准应具体。

（4）预期目标来源于护理诊断，一个护理诊断可有多个预期目标。

（5）一个预期目标中只能出现一个行为动词，否则无法进行行为评价。

（6）应让护理对象参与预期目标的制定，通过护患双方的共同努力，保证预期目标的实现。

（7）预期目标应与医疗工作相协调。

（三）制定护理措施

护理措施（nursing interventions），也可称护理干预，是护士帮助护理对象实现预期目标的护理活动和具体实施方法，规定解决健康问题的护理活动的方式与步骤。制定护理措施的过程是一个决策的过程，护理人员应运用评判性思维，并将护理对象的评估资料与自身的专业知识和实践经验加以综合，来选择最有利于预期目标实现的护理措施。

1. 护理措施的类型　护理措施可分为依赖性、合作性和独立性3类：

（1）依赖性护理措施：护士遵医嘱执行的措施，如给药。

（2）合作性护理措施：护士与其他医务人员合作完成的护理活动，如与营养师共同制定护理对象的饮食计划。

（3）独立性护理措施：指护士根据所收集的资料，独立思考、判断后作出的决策，即护嘱。这类护理措施完全由护士设计并实施，不需要医嘱。例如为患者实施健康教育、观察病情变化、提供心理支持等。

2. 护理措施的内容　主要包括病情观察、基础护理、检查及手术前后护理、心理护理、功能锻炼、健康教育、执行医嘱、症状护理等。

3. 制定护理措施的要求

（1）应具有针对性：护理措施应针对预期目标。一个护理目标可通过几项护理措施来实现，按主次、承启关系排列。

（2）应切实可行：制定措施时应考虑，①患者的具体情况，措施应适合患者的年龄、体力、病情、认知水平和改变自己目前健康状况的愿望；②医院、病区现有的条件、设施、人员的数量和技术水平等。

（3）应明确、具体、全面：护理措施必须具有可操作性，一项完整的护理措施应包括日期、具体的内容、用量、执行的方法、执行的时间和签名。

（4）应保证患者安全：所实施的护理措施应考虑患者的病情和耐受力，如肢体的活动锻炼等应循序渐进，使患者乐于接受，避免损伤。

（5）应以科学的理论为依据：每项护理措施都应有科学的依据，这些依据可以是医学基础知识、行为科学知识、社会科学知识等。

（6）应与医疗工作协调一致：护理措施应与其他医务人员的措施相一致，因此在制定护理措施时应与其他医务人员相互协商、相互配合。

（7）应鼓励护理对象参与：护理措施的执行需要有护理对象的良好合作，因此鼓励护理对象及其家属参与护理措施的制定过程，有助于他们理解护理措施的意义和功能，更好地接受、配合护理活动，从而获得护理措施的最佳效果。

知识链接

评 判 性 思 维

评判性思维是一种反思式思维活动，是护士在护理工作中对护理问题解决方法的反思和推理过程，是开展护理程序的重要保证，是当今护士应具备的基本素质之一，其构成要素包括：

（1）专业知识基础：包括基础医学、社会人文科学和护理学的知识和理论。

（2）护理经验：是构成新知识和产生创新性思维的基石。

（3）思维技能

1）评判性分析：问题一般有：①核心问题是什么？②潜在的假设是什么？③所得到的证据有效吗？④结论可接受吗？

2）归纳推理和演绎推理：归纳推理是指从一系列的事实或科学观察中概括出一般性知识的思维方法；演绎推理是从一般性知识中引出特殊或个别性知识的思维方法。

（4）态度倾向：是在护理实践中进行评判性思维的动力，包括自信、独立思考、公正、诚实、责任心、好奇心、冒险和勇气、创造性、执著、谦虚。

（四）书写护理计划

护理计划是将护理诊断、目标、措施等各种信息按一定规格组合而形成的护理文件。护理计划一般都制成表格形式。各医院的规格不完全相同，大致包括日期、护理诊断、预期目标、护理措施、效果评价等几项内容（表4－3）。

表4－3 护理计划单

姓名_____ 性别_____ 年龄_____ 科别_____ 病室_____ 床号_____ 住院号_____

开始时间	护理诊断	预期目标	护理措施	评价效果	停止日期	签名
2009－6－8	营养失调：高于机体需要量：肥胖，与摄入量过多有关	（1）1周内体重下降0.5～1 kg	（1）控制每天摄入量在6.8 MJ以内 （2）鼓励户外活动，每天至少1 h （3）进行1次合理饮食健康教育	体重下降0.5 kg	6－15	朱兰

续　表

开始时间	护理诊断	预期目标	护理措施	评价效果	停止日期	签名
		(2) 10 天内会制定低脂食谱	(1) 指导患者制定食谱 1 次/天 (2) 教会患者区分高脂和低脂食谱	能独立制定低脂食谱	6 - 18	朱兰

　　护理计划应体现个体差异，一份护理计划只对一个患者的护理活动起指导作用。护理计划还应具有动态发展性，随着患者病情的变化、护理效果的优劣而补充调整。目前临床上为节省护士用于文书处理的时间，根据病种的不同制定了相应的标准护理计划。护士在护理相应疾病的患者时，可以参照标准护理计划，从中选择适合患者的部分。若患者还存在标准护理计划未能涵盖的特殊情况，护士可对标准护理计划加以补充，使之适合患者的需要。

四、护理实施

　　实施（implementation）是将护理计划付诸行动，实现护理目标的过程。从理论上讲实施是在护理计划制定之后，但在实际工作中，特别是抢救危重患者时，实施常先于计划之前。此时护士往往根据头脑中应对紧急情况时形成的初步护理计划，立即采取护理措施，事后再书写完整的护理计划。

（一）实施内容

　　1. 将护理计划内的护理措施进行分配和实施，包括协助日常生活活动的措施、预防性措施、治疗性措施、弥补不良反应的措施、抢救性措施等。

　　2. 执行医嘱，将医疗与护理有机结合，保持护理与医疗活动协调一致。

　　3. 为护理对象及家属提供有关健康问题的咨询，进行健康教育，以促进护理对象及其家属和护理人员之间的人际互动，指导他们共同参与护理计划的实施活动。

　　4. 及时评估计划实施的质量、效果，观察病情发展变化，并处理突发急症。

　　5. 继续收集护理对象的资料，及时、准确地完成护理记录，不断补充、修订和完善护理计划。

　　6. 与其他医务人员保持良好、有效的合作关系，尽可能提高护理工作效率。

（二）实施方法

　　1. 分管护士直接为护理对象提供护理。

　　2. 与其他医护人员合作。

　　3. 教育护理对象及其家属共同参与护理。在教育时应注意了解护理对象和家属的年龄、职业、文化程度，以及对改变目前状况的信心与态度、护理对象目前的健康状态和能力，掌握教育的内容与范围，采用适当的方法和通俗的语言，以取得良好效果。

（三）实施步骤

　　1. 实施前的准备

　　（1）再评估护理对象：护理对象的情况是在不断变化的，因此在实施前应进行再评估，如果发现护理对象的情况发生了变化，就必须修改护理计划。

　　（2）审阅修改计划：如果发现计划不符合护理对象的实际情况，应及时予以修改。评估护理对象的情况变化和修改护理计划是贯穿于整个护理计划实施过程中的。

（3）分析实施计划所需要的护理知识与技术：如实施护理计划所需要的专业知识、认知技能、人际交流技能、操作技能，如果存在欠缺，应及时补充，包括查阅有关资料、请教专业人员或请求协助。

（4）预测可能会发生的并发症及如何预防：护理人员应凭借自己的专业知识和工作经验，充分评估、预测实施计划过程中可能存在的风险和可能发生的并发症，并采取必要的预防措施。

（5）组织实施计划的资源：包括完成计划所需要的设备或物品，所需要的人员数量、能力要求、配制方式，所需要的环境条件和时间等。

2. 实施 实施护理计划是护士运用观察能力、沟通技巧、合作能力和应变能力，娴熟地运用各项护理操作技术的过程。在这个过程中，护士要与其他医护人员相互协调配合，还要充分发挥护理对象及家属的积极性，鼓励他们积极参与护理活动；同时密切观察执行计划后患者的反应，有无新的问题发生，及时收集资料，迅速、正确处理一些新的健康问题与病情变化。

3. 实施后的记录 实施各项护理措施后应准确进行记录，亦称护理病程记录或护理记录。

（1）记录目的：①便于其他医护人员了解护理对象的健康问题及其进展情况；②作为护理工作效果与质量检查的评价依据；③为护理科研提供资料、数据；④为处理医疗纠纷提供依据。

（2）记录内容：护理记录的主要内容包括：实施护理措施后护理对象和家属的反应及护士观察到的效果，护理对象出现的新的健康问题与病情变化，所采取的临时性治疗、护理措施，护理对象身心需要及其满足情况，各种症状、体征，以及器官功能的评价、护理对象的心理状态等。

（3）记录格式：护理记录的方式有多种，比较常用的是"PIO"格式和"SOAPE"格式。

PIO格式（表4-4）：P（problem）代表护理问题，I（intervention）代表护理措施，O（outcome）代表护理结果。

表4-4 护理记录单

姓名＿＿＿＿ 性别＿＿＿＿ 年龄＿＿＿＿ 科别＿＿＿＿ 病室＿＿＿＿ 床号＿＿＿＿ 住院号＿＿＿＿

日期	时间	护理记录（PIO）	签名
2009-9-8	10:00	P：体温过高（39℃）与肺部感染有关	
		I：（1）乙醇擦浴 st	
		（2）头部冷敷	张波
		（3）测体温4次/天	
	12:00	O：体温降至38℃	张波

SOAPE格式：S（subjective data）：代表主观资料，即患者的感觉、主诉，如头痛、乏力等；O（objective data）：代表客观资料，即护士观察、检查的结果，如生命体征、检验报告等；A（assessment）：代表估计，指护士对上述资料的分析、解释与对问题的判断；P（plan）：代表计划，指护士为解决患者的问题所采取的措施；E（evaluation）：代表评价，即采取护理措施后的效果。

4. 记录的要求 护理记录要求简明扼要、及时准确、客观完整，不得提前记录，防止漏记，以避免重复实施相同的措施。

五、护理评价

评价(evaluation)是将实施护理计划后所得到的护理对象健康状况的信息与预定的护理目标逐一对照,按评价标准对护士执行护理程序的效果、质量作出评定的过程。评价过程也是护理人员运用评判性思维对护理活动的过程和结构进行评判的过程。评价贯穿于护理全过程。

(一)评价方式

1. 医院质量控制委员会检查。
2. 护士查房。
3. 护士长与护理教师的检查评定。
4. 护士自我评价。

(二)评价内容

1. 组织管理的评价 是评价病区整体护理的组织管理质量,有效地保证了护理程序的贯彻执行。主要内容有:各种护理文件的规范性、护士分工的组织形式、各类护理人员履行职责情况、病区的环境调节等是否有利于护理程序的实现。

2. 护理过程的评价 是检查护士进行护理活动的行为过程是否符合护理程序的标准。如护理病历质量、护理措施实施情况、护理程序工作方法的理解与运用等是否符合标准。

3. 护理效果的评价 这是评价中最重要的部分。先进的工作方法必然是以最佳的活动结果予以体现的。核心内容是评价护理对象的行为和身心健康的改善情况是否达到了预期目标。

(三)评价步骤

1. 建立评价标准 根据护理程序基本理论与原则,选择能验证护理诊断及护理目标实现的可观察、可测量的指标作为评价标准。

2. 收集资料 根据评价标准和评价内容收集各类主、客观资料。

3. 对照检查 对照各项评价标准,衡量目标实现程度及各项工作达标情况。目标实现程度大致可分为3种水平:①目标完全实现;②目标部分实现;③目标未实现。

4. 分析确定目标未实现的原因 对目标未实现部分及未达标的工作内容进行分析讨论,以发现导致目标未实现的原因。对目标未实现的原因通常可从以下几方面进行分析:①所收集的资料是否真实、正确、全面;②所作出的护理诊断是否准确;③所制定的目标是否具有针对性、切实可行;④所采取的护理措施是否具有针对性,是否有效,执行过程是否出现偏差;⑤患者的病情是否发生了变化;⑥患者及其家属是否合作。

5. 重新修订护理计划 根据分析的结果,对护理计划进行修订。修订通常有以下方式:

(1) 停止:对已实现的护理目标和已解决的问题,停止原有的护理措施。

(2) 继续:护理目标正确,护理问题有一定改善,但未彻底解决,则继续执行计划。

(3) 取消:原有潜在的护理问题未发生,危险性不存在了,可取消相应诊断、目标、措施等。

(4) 修订:对目标未实现或部分未实现,患者健康问题仍然存在的,应重新收集资料,分析目标未实现的原因,修正不恰当的诊断、目标或措施。对出现的新问题,在重新收集资料的基础上作出新的诊断和制定新的目标与措施,并进入循环的护理活动,直至最终达到护理对象的最佳健康状态。

（石　琴）

思 考 题

1. 护理程序的概念是什么？理论基础是什么？
2. 护理程序有哪 5 个步骤？各步骤有哪些护理工作内容？
3. 护理诊断的定义是什么？护理诊断与医疗诊断有何区别？
4. 分别举例说明护理诊断、预期目标的陈述方式。
5. 制定预期目标有哪些原则？制定护理措施有哪些要求？
6. 根据以下资料，列出 3 个护理诊断，并根据诊断作出护理计划（按规范格式书写）。

一般资料：

日期：2008 年××月×日

姓名：张某，性别：男，年龄：30 岁。因急性上呼吸道感染，收住院治疗。

（住入上海××医院，内科，×病室，×床，住院号：××××××）。

入院评估资料：

T. 39.2℃　P. 96 次/分　R. 24 次/分，步行入院。

神志清楚，面色潮红，不思饮食，日间进食：稀粥 200 ml。

夜间睡眠：4～5 h，24 h 小便：800 ml，色黄，24 h 大便：0 次，

对医院环境不习惯，非常思念家人。

[附1]　患者入院评估基本项目(参考)

一、一般资料

姓名	入院日期
性别	入院方式
年龄	病历记录时间
职业	病史叙述者
民族	可靠程度
籍贯	入院医疗诊断
婚姻	主管医师
文化程度	责任护士
住址	

二、现在健康状况

（一）入院原因

主诉：

现病史：

（二）日常生活规律及自理程度

1. 饮食状况

2. 休息、睡眠状况

3. 排泄状况

4. 健康感知和健康管理状况

5. 日常活动与自理情况

（三）体格检查

体温、脉搏、呼吸、血压、身高、体重、营养状态

1. 神经系统

2. 皮肤黏膜

3. 呼吸系统

4. 循环系统

5. 消化系统

6. 性/生殖系统

7. 认知/感受型态

（四）特殊检查与实验室检查结果

三、既往健康状况

（一）既往病史

（二）传染病史

（三）过敏史

（四）家族史

（五）用药史

四、心理状态

（一）自我感知/自我概念型态

情绪、心理感受。

（二）角色关系型态

角色问题、社交状态。

（三）应对/应激耐受型态

住院顾虑、近期事件、应对能力、应对方式、应对效果。

（四）性格特征、个性倾向性

包括信念、价值观。

五、社会状况

（一）主要社会关系及相互依赖程度

（二）社会组织关系与支持程度

（三）工作或学习情况

（四）家庭及个人经济情况、医疗条件

（五）生活环境与生活方式

[附2]　155 项护理诊断一览表(2001～2002)

（按 NANDA 分类法Ⅱ排列）

领域 1:健康促进(Health promotion)

执行治疗方案有效(Effective therapeutic regimen management)

执行治疗方案无效(Ineffective therapeutic regimen management)

家庭执行治疗方案无效(Ineffective family therapeutic regimen management)

社区执行治疗方案无效(Ineffective community therapeutic regimen management)

寻求健康说明(具体说明)(Health-seeking behaviors〔specify〕)

保持健康无效(Ineffective health maintenance)

持家能力障碍(Impaired home maintenance)

领域 2:营养(Nutrition)

无效性婴儿喂养型态(Ineffective infant feeding pattern)

吞咽障碍(Impaired swallowing)

营养失调:低于机体需要量(Imbalanced nutrition:less than body requirements)

营养失调:高于机体需要量(Imbalanced nutrition:more than body requirements)

有营养失调的危险：高于机体需要量(Risk for imbalanced nutrition:more than body requirements)

体液不足(Deficient fluid volume)

有体液不足的危险(Risk for deficient fluid volume)

体液过多(Excess fluid volume)

有体液失衡的危险(Risk for fluid volume imbalance)

领域 3：排泄(Elimination)

排尿障碍(Impaired urinary elimination)

尿潴留(Urinary retention)

完全性尿失禁(Total urinary incontinence)

功能性尿失禁(Functional urinary incontinence)

压力性尿失禁(Stress urinary incontinence)

急迫性尿失禁(Urge urinary incontinence)

反射性尿失禁(Reflex urinary incontinence)

有急迫性尿失禁的危险(Risk for urge urinary incontinence)

排便失禁(Bowel incontinence)

腹泻(Diarrhea)

便秘(Constipation)

有便秘的危险(Risk for constipation)

感知性便秘(Perceived constipation)

气体交换受损(Impaired gas exchange)

领域 4：活动/休息(Activity/rest)

睡眠型态紊乱(Disturbed sleep pattern)

睡眠剥夺(Sleep deprivation)

有废用综合征的危险(Risk for disuse mobility)

躯体活动障碍(Impaired physical mobility)

床上活动障碍(Impaired bed mobility)

借助轮椅活动障碍(Impaired wheelchair mobility)

移动能力障碍(Impaired transfer mobility)

行走障碍(Impaired walking)

缺乏娱乐活动(Diversional activity deficit)

漫游状态(Wandering)

穿着/修饰自理缺陷(Dressing/grooming self-care deficit)

沐浴/卫生自理缺陷(Bathing/hygiene self-care deficit)

进食自理缺陷(Feeding self-care deficit)

入厕自理缺陷(Toileting self-care deficit)

术后康复迟缓(Delayed surgical recovery)

能量场紊乱(Disturbed energy field)

疲乏(Fatigue)

心输出量减少(Decrease cardiac output)

自主呼吸受损(Impaired spontaneous ventilation)

低效性呼吸型态(Ineffective breathing pattern)

活动无耐力(Activity intolerance)

有活动无耐力的危险(Risk for activity intolerance)

功能障碍性撤离呼吸机反应(Dysfunctional ventilator weaning response,DVWR)

组织灌注无效(具体说明类型：肾脏、大脑、心肺、胃肠道、外周)(Ineffective tissue perfusion〔specify type：renal,cerebral,cardiopulmonary,gastrointestinal,peripheral〕)

领域 5：感知/认知（Perception/cognition）

单侧性忽视（Unilateral neglect）

认识环境障碍综合征（Impaired enviro nmental interpretation syndrome）

感觉紊乱（具体说明：视觉、听觉、运动觉、味觉、触觉、嗅觉）（Disturbed sensory perception〔specify：visual，auditory，kinesthetic gustatory，tactile，olfactory〕）

知识缺乏（具体说明）（Deficient knowledge〔specify〕）

急性意识障碍（Acute confusion）

慢性意识障碍（Chronic confusion）

记忆受损（Impaired memory）

思维过程紊乱（Disturbed thought processes）

语言沟通障碍（Impaired verbal communication）

领域 6：自我感知（Self-perception）

自我认同紊乱（Disturbed personal identity）

无能为力感（Powerlessness）

有无能为力感的危险（Risk for powerlessness）

无望感（Hopelessness）

有孤独的危险（Risk for loneliness）

长期自尊低下（Chronic low self-esteem）

情境性自尊低下（Situational low self-esteem）

有情境性自尊低下的危险（Risk for situational low self-esteem）

体像紊乱（Disturbed body image）

领域 7：角色关系（Role relationship）

照顾者角色紧张（Caregiver role strain）

有照顾者角色紧张的危险（Risk for caregiver role strain）

父母不称职（Impaired parenting）

有父母不称职的危险（Risk for altered parenting）

家庭运作中断（Interrupted family processes）

家庭运作功能不全：酗酒（Dysfunctional family processes：alcoholism）

有亲子依恋受损的危险（Risk for impaired parent/infant/child attachment）

母乳喂养有效（Effective breastfeeding）

母乳喂养无效（Ineffective breastfeeding）

母乳喂养中断（Interrupted breastfeeding）

无效性角色行为（Ineffective role performance）

父母角色冲突（Parental role conflict）

社交障碍（Impaired social interaction）

领域 8：性（Sexuality）

性功能障碍（Sexual dysfunction）

无效性性生活型态（Ineffective sexuality patterns）

领域 9：应对/应激耐受性（Coping/stress tolerance）

迁居应激综合征（Relocation stress syndrome）

有迁居应激综合征的危险（Risk for relocation stress syndrome）

强暴创伤综合征（Rape-trauma syndrome）

强暴创伤综合征：隐匿性反应（Rape-trauma syndrome：Silent reaction）

强暴创伤综合征：复合性反应（Rape-trauma syndrome：Compound reaction）

创伤后反应（Post-trauma response）

有创伤后反应的危险（Risk for post-trauma response）

恐惧(Fear)

焦虑(Anxiety)

对死亡的焦虑(Death anxiety)

长期悲伤(Chronic sorrow)

无效性否认(Ineffective denial)

预感性悲哀(Anticipatory grieving)

功能障碍性性悲哀(Dysfunctional grieving)

调节障碍(Impaired adjustment)

应对无效(Ineffective coping)

无能性家庭应对(Disabled family coping)

妥协性家庭应对(Compromised family coping)

防卫性应对(Defensive coping)

社区应对无效(Ineffective community coping)

有增强家庭应对的趋势(Readiness for enhanced family coping)

有增强社区应对的趋势(Readiness for enhanced community coping)

自主性反射失调(Autonomic dysreflexia)

有自主性反射失调的危险(Risk for autonomic dysreflexia)

婴儿行为紊乱(Disorganized infant behavior)

有婴儿行为紊乱的危险(Risk for disorganized infant behavior)

有增强调节婴儿行为的趋势(Readiness for enhanced organized infant behavior)

颅内适应能力低下(Decreased intracranial adaptive capacity)

领域 10：生活准则(Life Principles)

有增强精神健康的趋势(Readiness for enhanced spiritual well-being)

精神困扰(Spiritual distress)

有精神困扰的危险(Risk for spiritual distress)

抉择冲突(具体说明)(Decisional conflict〔specify〕)

不依从行为(具体说明)(Noncompliance〔specify〕)

领域 11：安全/防御(Safety/protection)

有感染的危险(Risk for infection)

口腔黏膜受损(Impaired oral mucous membrane)

有受伤的危险(Risk for injury)

有围手术期体位性损伤的危险(Risk for perioperative-positioning injury)

有摔倒的危险(Risk for falls)

有外伤的危险(Risk for trauma)

皮肤完整性受损(Impaired skin integrity)

有皮肤完整性受损的危险(Risk for impaired skin integrity)

组织完整性受损(Impaired tissue integrity)

牙齿受损(Impaired dentition)

有窒息的危险(Risk for suffocation)

有误吸的危险(Risk for aspiration)

清理呼吸道无效(Ineffective airway clearance)

有外周神经血管功能障碍的危险(Risk for neurovascular dysfunction)

防护无效(Ineffective protection)

自伤(Self-mutilation)

有自伤的危险(Risk for self-mutilation)

有对他人施行暴力的危险(Risk for other-directed violence)

有对自己施行暴力的危险(Risk for self-directed violence)

有自杀的危险(Risk for suicide)

有中毒的危险(Risk for poisoning)

乳胶过敏反应(Latex allergy response)

有乳胶过敏反应的危险(Risk for latex allergy response)

有体温失调的危险(Risk for imbalanced body temperature)

体温调节无效(Ineffective thermoregulation)

体温过低(Hypothermia)

体温过高(Hyperthermia)

领域 12:舒适(Comfort)

急性疼痛(Acute pain)

慢性疼痛(Chronic pain)

恶心(Nausea)

社交孤立(Social isolation)

领域 13:成长/发展(Growth/development)

成长发展迟缓(Delayed growth and development)

成人心身衰竭(Adult failure to thrive)

有发展迟滞的危险(Risk for delayed development)

有成长比例失调的危险(Risk for disproportional growth)

第五章 医院与住院环境

【教学目标】

■ 掌握

1. 医院门诊和急诊护理工作的内容。

2. 医院物理环境、社会环境的调控要求。

3. 各种铺床法的目的、操作步骤、注意事项及异同点。

4. 住院环境中常见不安全因素及防范。

■ 熟悉

1. 医院门诊、急诊和病区的设置与布局。

2. 影响健康的环境因素和安全因素。

3. 人体力学的原理及应用。

■ 了解

1. 医院的概念、分类和任务。

2. 侧面开口被套式铺床法的操作步骤。

第一节　医　院

一、概述

(一) 医院的概念与任务

1. **医院的概念**　医院是对群众或特定人群进行防病治病的场所,备有一定数量的病床设施、医疗设备和医务人员等,是运用医学科学理论和技术,通过医务人员集体协作,对住院或门诊患者实施诊治与护理的医疗机构。一般设有门诊、住院部、各种诊疗辅助部门和行政管理部门等。

2. **医院的任务**　根据《全国医院工作条例》规定,医院的任务是"以医疗为中心,在提高医疗质量的基础上,保证教学和科研任务的完成,并不断提高教学质量和科研水平。同时做好扩大预防、指导基层和计划生育的技术工作"。

(1) 医疗:医疗工作是医院的主要任务,是以诊治和护理两大业务为主体,并与医院医技部门密切配合形成医疗整体为患者服务。

（2）教学：医院是进行医学临床教育的重要场所。医学生在经过学校系统教育后，必须进行临床实践教育。在职人员也需接受继续教育，以不断更新知识和技术。因此，医院是卫生人才培养的基地。

（3）科学研究：医院是医疗实践的场所，许多临床上的问题是科学研究的课题。通过科学研究可解决医疗护理中的难题和推动医疗护理临床与教学的发展。

（4）预防和社区卫生服务：各级医院均有预防保健和社区卫生服务的任务。包括社区医疗和家庭服务；进行健康教育、健康咨询及疾病普查工作；指导基层做好计划生育工作；提倡健康的生活方式和加强自我保健意识等。

（二）医院的种类

1. 医院的分类　根据不同的划分方法，可将医院划分为不同类型（表5-1）。

表5-1　医院的分类

划分方法	医院类型
按收治范围	综合医院、专科医院、康复医院、职业病医院
按特定任务	军队医院、企业医院、医学院校附属医院
按地区	院（市、区、街道医院）、农村医院（县、乡、镇医院）
按产权归属	公立医院、私立医院、股份制医院、股份合作制医院、中外合资医院
按卫生部分级管理制度	一级医院、二级医院、三级医院

2. 医院的分级　按照卫生部《医院分级管理标准》，医院被分为三级（一、二、三级），十等（每级分甲、乙、丙三等，三级医院增设特等）。

（1）一级医院：是医疗、护理、预防、康复和提供社区初级卫生保健的基层医院。主要指农村乡镇卫生院、城市街道医院、地市级的区医院和某些企事业单位的职工医院。

（2）二级医院：是地区性医疗预防的技术中心。主要指一般市、县医院及省直辖市的区级医院，以及具有一定规模的工矿、企事业单位的职工医院。

（3）三级医院：是国家高层次的医疗卫生机构，是省（自治区、直辖市）或全国的医疗、预防、教学和科研相结合的技术中心，为服务对象提供全面连续的医疗护理、预防保健、康复服务和高水平的专科服务。主要指国家、省、市直属的市级大医院和医学院校的附属医院。

（三）医院的组织结构

根据我国医院的组织结构模式，医院大致由三大系统构成：医疗部门、医疗辅助部门和行政部门（图5-1）。各部门之间既分工明确、各尽其责，又相互协调、相互合作。

二、医院业务科室设置及护理工作

（一）门诊部

门诊是医院面向社会的窗口，是医疗工作的第一线，是直接对广大人民群众进行诊断、治疗和预防保健的场所。

1. 门诊的设置与布局　门诊部设有挂号处、收费处、化验室、药房、综合治疗室与分科诊察室等。门诊部的候诊、就诊环境要求光线明亮、空气流通、整洁安静、布局合理、标志和路标醒目及方便患者就诊。诊察室内备有诊察床，床前有遮隔设备，室内设有洗手池。综合治疗室内备有必要的急救设备，如氧气、急救药品等。

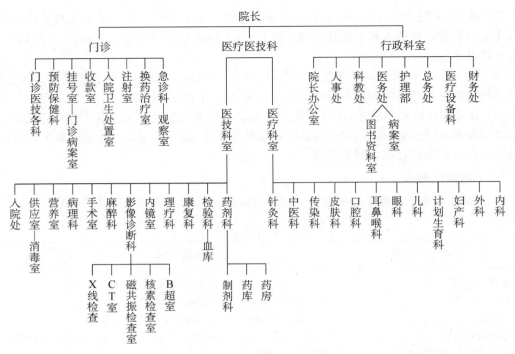

图 5-1 医院的组织结构

2. 门诊的护理工作

（1）预检分诊：预检分诊护士需由临床实践经验丰富的护士担任，应热情、主动地接待来医院就诊的患者，在扼要询问病史、观察病情的基础上，给予合理的分诊指导和传染病管理。做到先预检分诊，后挂号诊疗。

（2）组织候诊与就诊：患者挂号后，分别到各科候诊室依次就诊。护士应做好候诊、就诊患者的护理工作。

1）开诊前准备好各种检查器械用物，保持良好的诊疗环境和候诊环境。

2）分理初诊和复诊病案，收集整理化验单、检查报告等。

3）根据病情测量体温、脉搏、呼吸、血压等，并记录于门诊病案上。

4）按先后次序叫号就诊，必要时护士应协助医生进行诊察工作。

5）随时观察候诊患者的病情，遇到高热、剧痛、呼吸困难、出血、休克等患者，应立即安排提前就诊或送急诊室处理；对病情较重或年老体弱者，可适当调整就诊顺序，让其提前就诊。

（3）健康教育：利用候诊时间开展健康教育，可采用口头、图片、黑板报、电视录像或赠送有关的宣传资料等不同形式。对患者提出的询问应耐心、热情地给予解答。

（4）治疗护理：根据医嘱，需要在门诊进行的治疗和护理，如注射、换药、导尿、灌肠及穿刺等，必须严格执行操作规程，保证治疗安全有效。

（5）消毒隔离：门诊人群流量大、患者集中，易发生交叉感染，因此要认真做好消毒隔离工作。对传染病或疑似传染病患者，应分诊到隔离门诊就诊，并做好疫情报告。

（6）健康体检与预防接种：经过培训的护士，可直接参与各类保健门诊的咨询或诊疗工作。

（二）急诊科

急诊科是医院诊治急症患者的场所，是抢救生命的第一线，24 h 开放，随时准备接待各种危急重症患者和遭受意外伤害的患者。急诊科护士要求责任心强,有良好的素质,具备一定的急诊抢救知识和经验,技术熟练,动作敏捷。急诊科的组织管理和技术管理,应达到标准化、程序化、制度化。

1. 急诊科的设置与布局　急诊科一般设有预检处、诊疗室、治疗室、抢救室、手术室、监护室、观察室及清创室等,还配有药房、化验室、X线室、心电图室、挂号室及收费室等,形成一个相对独立的单位。

急诊科环境要宽敞、光线明亮、空气流通、整洁安静,要有专用的通道和宽畅的出入口,标志和路标醒目,夜间有明显的灯光,以方便急诊患者就诊和争取抢救时间为原则。

2. 急诊护理工作

(1) 预检分诊:急诊科要有专人接待患者,预检护士对患者要做到一问、二看、三检查、四分诊。遇有危重患者,预检护士应立即通知值班医生及抢救室护士;遇有意外灾害事件,预检护士应立即报告有关人员和部门组织抢救;遇有法律纠纷、刑事案件、交通事故等事件,应迅速向医院保卫部门报告或与公安部门联系,并请家属或陪送留下。

(2) 抢救工作

1) 物品准备:要备好各种急救药品和抢救设备。一切抢救物品要做到"五定",即定数量品种、定点安置、定人保管、定期消毒灭菌和定期检查维修,使抢救物品完好率达到100%。急诊常用的抢救物品见表5-2。

表5-2　急诊常用的抢救物品

物品种类	物品名称
诊疗护理物品	血压计、听诊器、张口器、压舌板、舌钳、手电筒、止血带、输液架、氧气管、吸痰管、胃管等
无菌物品及无菌急救包	各种注射器、各种型号针头、输液器、静脉切开包、气管插管包、气管切开包、开胸包、导尿包、各种穿刺包、无菌手套及各种无菌敷料等
急救药品	各种中枢神经兴奋剂、镇静剂、镇痛药、抗休克、抗心力衰竭、抗心律失常、抗过敏及各种止血药;急救用激素、解毒药、止喘药;纠正水、电解质紊乱及酸碱平衡失调类药物以及各种输入液体;局部麻醉药及抗生素类药等,并有简明扼要的说明卡片
急救器械	中心供氧装置(加压给氧设备)、电动吸引器、心电监护仪、电除颤器、心脏起搏器、呼吸机、超声波诊断仪、洗胃机等,有条件可备X线机、手术床、多功能抢救床等
通讯设备	设有自动传呼系统、电话、对讲机等

2) 严格按操作规程实施抢救措施:在医生未到之前,护士应根据病情给予紧急处理,如测量血压、给氧、吸痰、止血、配血、建立静脉输液通道、进行人工呼吸及胸外心脏按压等;医生到达后,护士应立即汇报处理情况,积极配合抢救,正确执行医嘱。

3) 做好抢救记录和查对工作:记录要求详细、正确,包括患者到达的时间、医生到达的时间和抢救措施落实的时间(如用药、吸氧、心肺复苏等);记录执行医嘱的内容及病情的动态变化等。在抢救过程中,凡口头医嘱必须向医生复述一遍,双方确认无误后再执行。抢救完毕后,请医生及时补写医嘱和处方。各种抢救药品的包装,如空安瓿、空药瓶、输液袋等,需经两人核对后方可弃去。

(3) 病情观察:急诊科设有一定数量的观察床,安置于急诊观察室。收治暂不能确诊者、病情危重暂时住院困难者,或需短时间留观后可以返家者。留观时间一般为3~7天。护理人员应对留观者进行入室登记,建立病案,认真填写各项记录,书写留观室病情报告;对留观者要主动巡视,密切观察,及时处理医嘱,做好晨晚间护理,加强心理护理;做好出入病室患者和家属的管理工作。

(三)病区

病区是住院患者接受诊疗、护理、休养的场所,也是医护人员开展医疗、护理、预防、教学及科研的重要基地。

1. 病区的设置与布局　病区设有病室、治疗室、抢救室、危重病室、医护办公室、配膳室、盥洗室、浴室、库房、厕所、洗涤间及患者娱乐活动室、医护休息室、示教室等。

病区实行科主任、科护士长领导下的主治医师、护士长负责制。每个病区设有30～40张病床,每间病室设2～4张病床或单床,普通病室病床间距不少于1 m。病床与病床之间设有遮隔设备,以保护患者的隐私。有条件的医院可设置中心供氧及中心吸引装置、呼叫系统、电视、电话、壁柜、卫生间等,布置温馨,充分体现医院人性化服务理念。

2. 病区护理工作　病区护理的核心内容是以患者为中心,运用护理程序对患者实施整体护理,满足其生理、心理和社会等方面的需要,促进早日康复。主要内容包括准确评估患者健康情况,正确进行护理诊断,及时制订护理计划,全面落实护理措施,及时评价护理效果并补充修改护理计划;临床病情观察,了解患者的病情变化及治疗效果;执行医嘱,协助医生完成各项诊疗护理技术操作和抢救工作;了解患者心理和需要,认真做好心理护理;做好病区消毒隔离工作,预防医院感染的发生,做好患者的生活护理,满足患者舒适、清洁、安全方面的需要;开展健康教育,指导患者进行功能锻炼,提高患者的自护能力;按要求书写和保管各种护理文件并完成入院、出院、转院及死亡患者的护理工作;做好病区护理管理工作和开展护理科研等。

第二节　患者的住院环境

一、环境与健康

(一)环境的范围

环境是指围绕着人群的空间及其中可以直接或间接影响人类生活和发展的各种生理、心理、自然、社会因素的总体。环境包括内环境和外环境两种,两者相互依存、相互作用,不能截然分开。

1. 内环境　包括人的生理环境和心理环境两方面。

(1)生理环境:人体内由许多不同的系统构成了复杂的生理环境,如:呼吸系统、循环系统、消化系统、泌尿系统、神经系统、内分泌系统等,为了维持生理平衡状态,各系统之间持续不断地相互作用,并与外环境进行物质、能量和信息交换。

(2)心理环境:心理环境是指人的心理状态,其对人的健康有很大的影响。不良的心理状态能使机体抵抗力下降,容易被疾病所感染,造成不健康状态的出现。如高血压、溃疡病等疾病的发生与各种急性或慢性应激事件所造成的不良心理反应密切相关。

2. 外环境　包括自然环境和社会环境两方面。

(1)自然环境:指围绕于人类周围的各种自然因素的总和,如阳光、水、空气、食物、土壤、动物和微生物等,是人类及其他一切生物赖以生存和发展的物质基础。

（2）社会环境：指有关个人的社会与心理需要状态，包括人际关系、风俗习惯、经济、法律、政治、文化、教育和宗教等。

（二）环境中影响健康的常见因素

人类的健康与环境密切相关，一方面人们通过自身的应对机制不断地去适应环境和改善环境；另一方面，环境质量的优劣又不断地影响着人们的健康。

1. 自然因素

（1）大气污染：是指当大气中污染物的浓度超出大气卫生标准的要求，超过大气的自净能力，从而对人的身心健康造成直接或间接的影响和危害。污染的空气会影响肺功能和增加慢性支气管炎、支气管哮喘、肺气肿及肺癌等的发病率；室内空气污染会导致室内人群头痛、疲劳、嗜睡、皮肤刺激、呼吸不畅等非特异性症状的发生。

（2）水污染：是指当水中人类生活活动和生产活动的废物的量超过了水的自净能力，引起水的成分和物理化学性质的变化，从而降低水的使用价值，造成对人体直接或间接的危害。水被病原微生物污染后，可引起以水为媒介的传染病；水中若含有害、有毒物质，可导致急、慢性中毒或诱发组织癌变。

（3）土壤污染：是指土壤存积的有机废弃物或含毒废弃物过多，影响或超过了土壤的自净能力，从而对人体造成直接或间接的影响和危害。被病原微生物污染的土壤能传播伤寒、痢疾、病毒性肝炎等传染病；被农药等有毒化学物质污染的土壤污染水源，人、畜通过饮水或食物可引起中毒。

（4）噪声污染：噪声是指人们讨厌或不需要的声音。噪声的存在，易使人产生不愉快的情绪，导致心烦意乱，降低工作和学习效率，影响休息和睡眠；长时间受噪声的干扰，可引起头痛、头晕、失眠等症状，严重者可损害听力并引起神经系统、心血管系统、消化系统、内分泌系统的病变。

（5）辐射污染：辐射可源于日光、医用X线、治疗的辐射以及工业的辐射，暴露在这些辐射下易造成灼伤、诱发癌症及一些潜在的伤害。

2. 社会因素

（1）社会经济：经济是满足人群的基本需要以及卫生服务和教育的物质基础，其对健康的影响往往起着主导作用，涉及人类的衣、食、住、行以及社会、医疗保障等方面。人群的健康水平与社会经济发展水平有密切的关系，并具有相互促进的作用。经济状况良好，就有条件改善生活、居住和卫生条件，使健康的需求得到满足；经济状况差，生活只能求得温饱，健康需求较难得到满足。

（2）文化因素：文化是特定人群适应社会环境和物质环境的传统模式。与健康有关的文化因素包括：实施营养、安全和生活的行为方式，对症状的感知和偏爱的治疗方式等。文化的发展使社会得以改善，更适宜群体的生存，同时也影响人群的健康状况及疾病模式。

（3）生活方式：生活方式是指个人与社会先天和习惯的行为模式，是同经济、文化和政治等因素相互作用所形成的。生活方式影响着人的健康，例如不良饮食习惯、吸烟、酗酒、吸毒、药物依赖、生活工作紧张、娱乐活动安排不当、家庭结构异常等，可导致机体内部失调而致病。

（4）人际关系：良好的人际关系、和睦的人际氛围，有利于保持一个健康的心理状态；而不良的人际关系与氛围，常使人感到压抑、苦闷，久之则不利于健康。

（5）卫生服务：卫生服务的主要工作是向个人和社区提供范围广泛的促进健康、预防疾病、医疗护理和康复服务，从而保护和改善人群的健康。卫生服务中医疗资源的分配、医疗保健人员的质和量、医疗制度的完善程度及人们获得医疗保健服务的便利与否，都会对人类健康产生重大影响。

(三) 环境与护理的关系

人类的健康与环境密切相关,人们通过不断地调节自身的内在状态去适应环境,以求得内环境的平衡,维持机体健康;同时环境质量的优劣直接影响人类的健康,破坏内环境的平衡,最终导致疾病。人的基本目标是保持机体的平衡,包括内环境的平衡和外环境的平衡。

护理的主要功能就是帮助个体调整其内环境,去适应外环境的不断变化并改造外环境使之有利于个体的生存,以使个体获得维持身心的平衡;同时要求人们自觉地保护自己的生存环境,使人类与环境相互协调,促使环境向着有利于人类健康的方向发展。

护理人员在与个体、家庭、社区和社会接触的日常工作中,应告知他们如何防护具有潜在危害的化学制品、有放射线的废物等,并应用环境知识指导其预防和减轻潜在性危害,帮助发现环境对人类的不良影响及积极影响,采取措施预防环境因素对健康所造成的威胁,同时加强宣传,教育个体、家庭、社区及社会对环境资源进行保护。

二、住院环境的调控

(一) 物理环境

医院的物理环境是影响患者身心健康的重要因素。环境性质影响患者的心理状态,关系着治疗效果及疾病的转归。病室的温度、湿度、安静、通风等非患者自身所能控制,因此护理人员应努力为患者创造整洁、安静、舒适和安全的医院环境。

1. 温度　舒适的病室温度一般为 18～22℃;产房、手术室、儿科病室、老年病室及检查治疗室,室温应以 22～24℃为宜。适宜的温度,患者会感觉舒适、安宁,减少消耗,有利于休息、诊疗和护理的进行。

(1)室温对患者的影响:室温过高,不利于体热的散发,干扰消化及呼吸功能,使人烦躁,影响体力恢复。室温过低则使患者肌肉紧张而产生不适,还会使患者在诊疗护理时受凉。

(2)调节方法:病室内应备有室温计,以随时评估与调节温度。温度过高时,可开窗通风,使用空气调节器、电风扇、室内置冰块等降温措施;温度过低时,可关闭门窗,使用暖气空调、炉火等升温措施。

2. 湿度　湿度是空气中含水分的程度。病室湿度一般指相对湿度,即在单位体积的空气中、一定温度的条件下,所含水蒸气的量与其达到饱和时的含量的百分比。病室相对湿度一般以 50%～60% 为宜。

(1)湿度对患者的影响:湿度过高,空气潮湿,水分蒸发减少,患者会感到气闷不适;高温高湿时,抑制排汗,尿液增加,对心、肾疾病的患者尤为不利;低温高湿时,患者感到潮湿不适,对关节疾病的患者尤为不利;湿度过低时,空气干燥,机体蒸发大量水分,引起口干、咽痛、烦躁等,不适宜呼吸道疾患或气管切开患者。

(2)调节方法:室内备有湿度计,以随时评估与调节湿度。湿度过高时,可打开门窗或使用空调等;湿度过低时,可在地面洒水、使用加湿器或在暖气和火炉上放水槽、水壶等。

3. 通风　通风可调节室内的温度和湿度,增加患者的舒适感;降低空气中微生物的密度,增加氧气含量,减少呼吸道疾病的传播。

(1)污浊的空气对患者的影响:污浊的空气中氧气含量不足,患者可能出现烦躁、疲乏、头晕、食欲不振等表现。

(2)方法:通风换气,可在短时间内置换室内空气,其通风的效果与通风时间、温差大小、气流速度及通风面积有关。病室应每天定时通风换气，一般为 30 min。同时应定期做空气培养，以监测病室内空气质量。

4. **安静**　安静是指没有噪声危害的声音环境。WHO 规定病区日间噪声应控制在 35～40 dB（分贝）之间，安静的环境可使患者得到较好的休息，利于患者康复。

（1）噪声对患者的影响：凡是与环境不协调的声音，患者不需要的并感到不愉快的声音都是噪声。噪声强度在 50～60 dB 时，即能产生相当的干扰。长时间处于 90 dB 以上的高音量环境中，能导致耳鸣、血压升高、血管收缩、肌肉紧张，以及出现烦躁、易怒、头痛、失眠等症状。

（2）保持环境安静的方法：工作人员应做到"四轻"，即说话轻、走路轻、操作轻、开关门轻。工作人员说话声音不要太大，经常评估并保持自身的音量；护士上班穿软底鞋，走路轻巧；护理操作时动作轻稳；床、椅腿应钉橡皮垫，治疗车、病房门、仪器设备等应经常涂油润滑。同时向患者及家属做好宣传，共同保持病室安静。

5. **整洁**　整洁是指病室、床单位、患者及工作人员的整齐清洁。

（1）整洁环境对患者的影响：整洁的病区环境可满足患者的视觉需要，利于患者休息，并可预防医源性感染的发生。

（2）保持病区整洁的方法：病室的陈设规格统一，被服类物品定期更换，及时清除治疗后用物和患者的排泄物；保持患者口腔、头发、皮肤、面部、手足及会阴部的清洁；工作人员仪表端庄，服装整洁大方。

6. **光线**　病室光线有自然光线和人工光线两种。

（1）病室光线对患者的影响：自然光可使患者感到舒适愉快，日光的变化还可减少患者与外界的隔离感，有利于疾病的康复。适宜的日光照射可使照射部位温度升高，血管扩张，血流增快，改善皮肤和组织的营养状况；日光中的紫外线有强大的杀菌作用，直射可杀死细菌和病毒，还可促进机体内生成维生素 D，预防佝偻病与软骨病。人工光源常用于满足夜间照明及平时特殊检查和治疗的需要。

（2）调节方法：病室内要经常开启门窗，使阳光直接射入，或协助患者到户外接受阳光照射。午睡时遮挡窗帘，夜间睡眠时打开地灯，避免光线直接照射患者的眼睛引起目眩。

7. **美观**　优美的病室环境应注意装饰与色彩的应用。

（1）装饰与色彩对患者的影响：优美的病室环境让人感觉身心舒适，利于疾病的恢复。

（2）方法：现代医院病室应布置简单、整洁美观，并注意优美与悦目。不同的病室设计和配备在色彩、图画、窗帘、被单等方面应有变化，以满足不同患者的需求。例如儿科病室的床单和护士服可用暖色，以减少儿童的恐惧感，使人感到温馨甜蜜；普通病室采用部分浅绿色或淡蓝色，给人安静、舒适、信任的感觉。

（二）社会环境

医院是社会的一个特殊组成部分，人的生、老、病、死都与医院有密切的关系。为了保证患者能在安全、舒适的环境中接受治疗和护理，并得到适当的健康照顾，必须为患者创造和维持一个良好的医院内社会环境。

1. **护患关系**　护患关系是一种特殊的人际关系，是医护人员与患者在实施和接受医护活动过程中所建立的一种服务者与服务对象的关系。护士在履行职责时，在具体的医疗护理活动中，在解除患者的身心痛苦时，要做到不分民族、信仰、性别、年龄、职业、职务高低，均一视同仁。一切从患者利益出发，满足患者的身心需要，尊重患者的权利和人格。患者则应该尊重医护人员的职业和劳动，在治疗护理中与护理人员尽力合作，以得到良好疗效，早日康复。

2. 患者与其他人的关系　除了护患关系之外,患者还应与医院内其他医务人员及同室的病友之间建立和睦的人际关系。护理人员应主动将其他医务人员和病友介绍给患者,鼓励患者与他们进行接触和沟通,提倡病友之间互相帮助和照顾,引导病室内的群体氛围向积极的方向发展,从而调动患者情绪,更好地配合各项治疗和护理活动的开展。护理人员还应注意调整患者与其家属之间的关系,家属是患者的重要社会支持系统,家属对于患者情况的了解和对患者的支持有助于患者的早日康复。

3. 医院规则　每个医院根据各自的具体情况都制定有自己的规定,如入院须知、探视陪伴制度等。通过医院规则对患者的指导和对患者及其家属的约束,保证医疗护理工作的正常进行,使预防和控制医院内感染工作便于实施;同时也有助于为患者提供良好的休息环境,达到帮助患者尽快恢复健康的目的。护理人员应根据患者的不同情况主动热情的介绍医院规则,让患者理解医院规则对其疾病康复的积极意义,并能自觉遵守医院规则。

三、住院环境与安全

(一)安全的概念

安全(safety)是指平安而无危险、无伤害。每个人都有安全的需要。

(二)安全的重要性

安全需要是个体生理需要满足后,最急迫的需要。安全的健康照顾和社区环境是个体生存的基本条件。对于患病的人来说,安全尤为重要,因为疾病使人虚弱,以致在日常生活中特别容易发生意外伤害,如跌到、自伤、感染等;当安全的需要得到满足后,能使患者解除紧张情绪,并身心放松,愉快地接受治疗、护理,顺利地恢复健康。

(三)影响患者安全的常见因素

1. 物理性损伤及防范

(1)机械性损伤:最常见的机械性损伤是跌倒。患者从床上、椅上跌下,或行走不稳跌倒。躁动不安、神志不清、年老虚弱或偏瘫患者,以及婴幼儿易发生坠床意外,应适当根据患者情况加强保护措施,如使用床档或其他保护具限制其肢体活动。有些患者因疾病而致肢体无力,移取物品时容易失去平衡而跌倒,应将患者常用物品放在方便患者拿取处,以尽量消除威胁安全的因素。

为防止行走时跌倒,地面应保持整洁、干燥,移开暂时不需要的器械,减少障碍物。患者卧床较长时间后、患者第一次下床活动时,需要给予协助,可用辅助器具或扶助行走,以维持患者身体的平衡稳定。

病室的走廊、浴室、厕所应设置扶手,供患者行走不稳时使用。浴室和厕所还应设置呼叫系统,以利患者必要时呼叫援助。护士需随时对威胁患者安全的环境保持警觉,并及时给予妥善处理。

对在医院内工作的人员而言,最容易造成机械性损伤的威胁是废弃碎玻璃和锐利器具的刺伤。因此,应有特别的容器装置碎玻璃及锐利器具,如针头、刀片等。把这些危险物品与其他物品分开放置,可减少医院工作人员的伤害。

(2)温度性损伤:造成意外事故的温度包括热或冷。热的伤害大部分来自火,或有关热的装置及电路故障。火在建筑物内是较大的威胁,虽然现代医院内有很好的防火设备和措施,但院内的易燃物品较多,如氧气、乙醚及其他液化气体等。加强防火教育、制定安全使用易燃物品的条例,以及加强易燃物品的管理,是预防发生火灾及保证患者安全的有效措施。

医院内的电器设备也是造成热损伤的因素之一。为防止电损伤的意外,医院内的电路及各种电器设备应定期进行检查维修。对患者自带的电器设备,如收音机、电剃刀等,使用前应进行安全检查,并对患者进行安全用电的宣教。应用冷、热疗时,需注意温度的掌握,防止损伤患者。

(3) 压力性损伤:常见有因长期受压所致的压疮、因高压氧舱治疗不当所致的气压伤等。防范措施见相关章节。

(4) 放射性损伤:主要由放射性诊断和治疗过程中处理不当所致,常见有放射性皮炎、皮肤溃疡坏死,严重者可致死亡。其防范措施为:使用X线或其他放射性诊断和治疗过程时,工作人员应穿铅衣外套、戴手套等,做好自我保护;正确掌握照射剂量和时间;尽量减少患者不必要的身体暴露,保持照射野的标记;指导患者保持照射部位皮肤的清洁、干燥,避免用力擦拭、肥皂擦拭及搔抓局部皮肤。

2. **化学性损伤及防范** 化学性意外伤害通常是由于药物使用不当或错用引起。因此,护理人员应该具备药理知识,严格执行药物管理制度。在执行药疗时,一定要核对无误,同时还应该向患者及家属讲解有关安全用药的知识。

3. **生物性损害及防范** 包括微生物及昆虫对人体的伤害。病原微生物侵入人体诱发各种疾病,将直接威胁患者的安全。不同病种的患者带来不同的微生物,而患者又因疾病所致抵抗力下降,容易发生医院内的感染。

昆虫伤害也较多见,如蚊、蝇、虱、蚤、蟑螂等对人体的伤害。昆虫叮咬不仅严重影响患者的休息,还可致过敏性伤害,甚至传播疾病。故应采取措施,予以消灭。

4. **心理性损伤及防范** 患者对疾病的认识和态度及医护人员对患者的行为和态度等均可影响患者的心理,甚至会导致患者心理损伤。护士应以高质量的护理行为取得患者的信任,与患者建立良好的关系,并帮助患者与周围人群建立和谐的人际关系;注意对患者进行有关疾病知识的健康教育,引导患者采取积极乐观的态度对待疾病。

5. **医源性损害** 指由于医务人员言谈及行为上的不慎而造成患者心理或生理上的损害。如个别医务人员对患者不够尊重,在交谈时用语不当而冒犯了患者,或使用语言不够准确,造成患者对疾病、治疗等的误解而情绪波动,加重病情;工作不负责任,发生医疗差错事故会给患者心理及生理上造成痛苦,重者甚至危及生命;或因工作方法不当,造成医院内感染。因此,医院需要加强医务人员的素质教育,强调良好的服务态度,并制定相应的措施杜绝差错事故。

第三节 提供舒适安全的环境

一、病床单位及设备

病床单位是指医疗机构内提供给患者使用的家具与设备,是患者住院期间用以休息、睡眠、饮食、排泄、活动与接受治疗等的最基本的社会单位。病床单位的设备与管理要以患者的舒适、安全和有利于康复为前提。

病床单位的固定设备有:床、床垫、床褥、棉胎或毛毯、枕芯、大单、被套、枕套、橡胶中单和中单(需要时)、床旁桌、床旁椅及床上桌、床头墙壁上有照明灯、呼叫装置、供氧和负压吸引装置等设施(图5-2)。

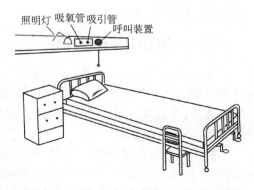

图 5-2 病床单位及设备

1. **床** 床是患者睡眠和休息的用具,是病室中的主要设备。卧床患者的饮食、便溺、活动、娱乐都在床上,所以病床应符合实用、耐用、舒适、安全的原则。一般床长200 cm、宽90 cm、高60 cm。

常用的床有各种不锈钢床(图5-3)和电动控制的多功能床(图5-4)等。不锈钢床的床头、床尾可支起或摇起,方便调节体位;床脚有脚轮,便于移动。电动控制的多功能床,可以自由升降及改换患者的姿势,控制钮设在患者可触及的范围内,便于患者随时调节。

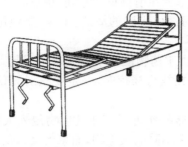
图5-3 不锈钢床

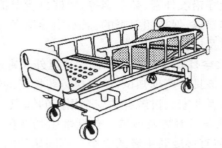
图5-4 电动控制多功能床

2. **床垫** 长宽与床的规格相同,厚10 cm。用棕丝、棉花、木棉、马鬃或海绵作垫芯,垫面选用牢固的布料制作。患者多数时间卧于床上,所以床垫宜坚硬,以免承受重力较多的部位凹陷。

3. **床褥** 长宽与床垫相同,一般用棉花作褥芯。床褥铺于床垫上,吸水性强,并可防止床单滑动。

4. **棉胎** 长230 cm,宽160 cm,多用棉花胎,也可用人造棉或羽绒被。

5. **枕芯** 长60 cm,宽40 cm,内装木棉、蒲绒、羽绒或人造棉。

6. **大单** 长250 cm,宽180 cm,用棉布制作。

7. **被套** 长250 cm,宽170 cm,用棉布制作,开口在尾端并钉有布带。

8. **枕套** 长65 cm,宽45 cm,棉布制作。

9. **中单** 长170 cm,宽85 cm,棉布制作。

10. **橡胶中单** 长85 cm,宽65 cm的橡胶单,两端各加棉布40 cm。

11. **床旁桌** 放在患者床旁,放置患者日常用物。

12. **床旁椅** 病床单位至少应备有一张床旁椅,供患者和探视者用。

13. **床上桌** 供患者在床上进食、写字、阅读或从事其他活动用,由附着在地面的金属架支托,高度和位置可调节。

二、人体力学与护理操作

人体力学(human mechanics)是运用力学原理研究维持和掌握身体的平衡,以及人体从一种姿势变为另一种姿势时身体如何有效协调的一门科学。正确的姿势有利于维持人体正常的生理功能,并且只需消耗较小的能量,就能发挥较大的效能。不正确的姿势易使肌肉产生紧张和疲劳,影响人体健康。

护士在执行各项护理操作中,正确运用力学原理,维持良好的姿势,可减轻自身肌肉紧张及疲劳,提高工作效率。同时,运用力学原理协助患者采取正确的姿势和体位,避免肌肉过度紧张,可增进患者的舒适感,促进健康。

（一）常用的力学原理

1. **杠杆作用**　杠杆是利用直杆或曲杆在外力作用下，能绕杆上一定点转动的一种简单机械。杠杆的受力点称支点，克服阻力的点称阻力点（重点）。支点到力作用线的垂直距离称力臂，支点到阻力作用线的垂直距离称重臂。当力臂大于重臂时，可以省力；力臂小于重臂时就费力；支点在力点和阻力点之间时，可以改变用力方向。人体的活动主要与杠杆作用有关，在运动时，骨骼好比杠杆，关节是运动的支点，骨骼肌是运动的动力。它们在神经系统的调节和各系统的配合下，对身体起着保护、支持和运动的作用。根据杠杆上的力点、支点和阻力点的相互位置不同，杠杆可分为 3 类：

（1）平衡杠杆：支点在动力点和阻力点之间的杠杆，这类杠杆的动力臂与阻力臂等长，也可不等长。例如，人的头部在寰枕关节上进行低头和仰头的动作。寰椎为支点，支点前后各有一组肌群产生作用力（F_1，F_2），头部重量为阻力（L）。当前部肌群产生的力（F_2）与阻力（L）的力矩之和与后部肌群产生的力（F_1）的力矩相等时，头部趋于平衡（图 5-5）。

（2）省力杠杆：阻力点在动力点和支点之间。这类杠杆的动力臂总是比阻力臂长，所以省力。例如，人用脚尖站立时，脚尖是支点。脚跟后的肌肉收缩为作用力（F），体重（L）落在两者之间的距骨上。由于力臂较大，所以用较小的力就可以支持体重（图 5-6）。

（3）速度杠杆：动力点在阻力点和支点之间，是人体最常见的杠杆作用。由于这类杠杆的动力臂总是比阻力臂短，所以比较费力。例如，手臂举起重时的肘关节运动，肘关节是支点，手臂前肌群（肱二头肌）的力作用于支点和重量之间，由于力臂短，就必须要用较大的力。这种杠杆虽费力，但却赢得了速度和运动范围（图 5-7）。手臂后肌群（肱三头肌）的力和手中的重物的力矩使手臂伸直，而肱二头肌的力矩使手臂向上弯曲，当两者相等时，手臂则处于平衡状态。

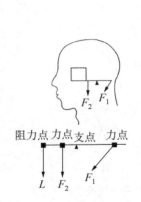

图 5-5　头部平衡杠杆作用
L 为头的重量（阻力）
F_1、F_2 为前后两组肌肉产生的作用力

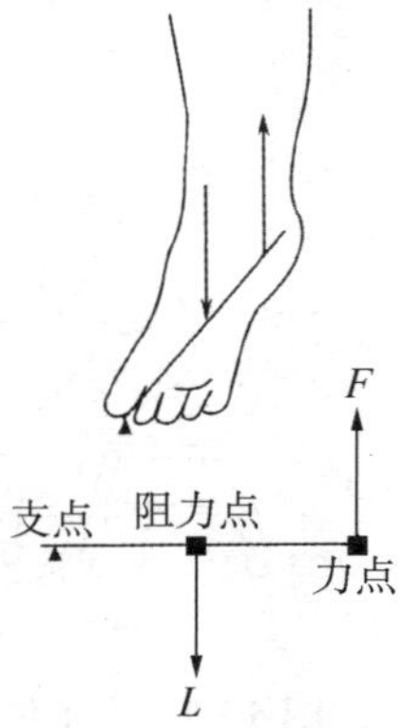

图 5-6　足部省力杠杆作用
L 为体重（阻力）
F 为肌肉收缩产生的作用力

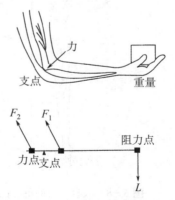

图 5-7　速度杠杆作用（手臂）
L 为所持重物的重量（阻力）
F_1、F_2 为手臂前后肌肉收缩产生的作用力

2. **摩擦力**　两个相互接触的物体在接触面上发生的阻碍相对滑动的力就为摩擦力。摩擦力的方向与运动力的方向相反。摩擦力的大小，取决于正压力的大小（垂直于接触面的压力）和摩擦系数的大小。干燥、粗糙平面的摩擦系数大于平滑面的摩擦系数。摩擦力可分为3种：

（1）静摩擦力：当物体在外力作用下有滑动的趋势但尚未滑动时，作用在物体上阻碍物体开始运动的摩擦力称为静摩擦力。例如物体在粗糙面运动时受的静摩擦力就比在光滑面运动受的静摩擦力大。

(2) 滑动摩擦力:物体在滑动时,所产生的阻碍滑动的摩擦力叫滑动摩擦力。例如定时给治疗车脚轮加油,目的就是为了减少滑动摩擦力;当使用轮闸时,就增加了滑动摩擦力,使治疗车不宜滑动或能迅速停止。

(3) 滚动摩擦力:是圆形物体在滚动时受到的阻力。滚动摩擦系数最小。推动有轮的床比推动没轮的床所需力要小。

3. 平衡与稳定 物体或人的平衡与稳定,是由其重量、支撑面的大小、重心的高低及重力线和支撑面边缘之间的距离而决定的。

(1) 物体的重量与稳定度成正比:物体重量大,稳定度就大。推倒较重的物体比推倒较轻的物体所需的力量要大。在护理操作中,如要把患者移到椅子上,就需有其他的力量支持椅子,如扶住椅子的靠背或将椅子靠墙。

(2) 支撑面的大小与稳定度成正比:支撑面是人或物体与地面接触的面积。支撑面小,则需付出较大的肌肉拉力,才能保持平衡和稳定,如用一只脚站立时,肌肉必须用较大的拉力,才能维持人体的平衡稳定。扩大支撑面可以增加人或物体的稳定度,如平卧比侧卧稳定;老人行走和站立时用手杖扩大支撑面,可增加稳定。

(3) 物体的重心高度与稳定度成反比:人或物体的重心越低,稳定度越大。当物体的组成成分均匀时,重心位于其几何中心。物体的形状发生变化,其重心的位置也会随之变化。人体的重心位置随躯干和四肢的姿势改变而改变。在直力垂臂时,重心位于骨盆的第2骶椎前约7 cm处(图5-8);如举上肢过头顶,重心随之升高,稳定度降低;当身体下蹲时,重心下降,稳定度则会增加。

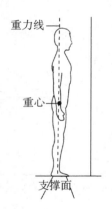

图5-8 人直立时的重心位置

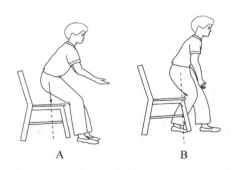

图5-9 由坐位转为站位时,重力线改变情况
A站起时,重力线落在支撑面外,容易倾倒
B站起时,重力线落在支撑面内,能平稳地站起来

(4) 重力线必须通过支撑面才能保持人或物体的稳定:重力线是重量的作用线,是通过重心垂直于地面的线。人体或物体只有在重力线通过支撑面时才能保持平衡和稳定。如人从椅子上站起来时,应该先将身体向前倾,一只脚向后移,使重力线落在扩大后的支撑面内,这样可以平稳地站立起来(图5-9)。如果重力线落在支撑面外,人就容易倾倒。

(二)人体力学的原则

1. 利用杠杆作用 护士操作时应靠近操作物,两臂持物时,两肘紧靠身体两侧,上臂下垂,前臂和物体靠近身体,因重力臂缩短,故省力。在提取重物时,最好把重物分成相等的两部份,分别由两手提拿。若用一只手臂提取重物,另一只手臂则向外伸展,以保持平衡。

2. 扩大支撑面　护士在操作中,应该根据实际需要两脚前后或左右分开,以扩大支撑面。协助或给患者安置体位时,也应尽量扩大支撑面,如患者侧卧时,为了保持平衡和稳定,应协助患者两臂曲肘,一手放于枕前,一手放于胸前,两腿前后分开,上腿弯曲在前,下腿稍伸直,以扩大支撑面。

3. 降低重心　护士在进行低平面的护理操作和取较低位置的物品时,双下肢应随身体动作的方向前后或左右分开,以增加支撑面,同时屈膝屈髋,处于下蹲姿势,减低重心,重力线落在支撑面内,以保持身体的稳定性。

4. 减少身体重力线的偏离　护士在提物时,应尽量将物体靠近身体,如抱起或抬起患者移动时,应将患者靠近自己的身体,以使重力线落在支撑面内。

5. 尽量使用大肌肉和多肌群　进行护理操作时,在能使用整只手时,避免只用手指进行操作;在能使用躯干和下肢肌肉的力量时,尽量避免只用上肢的力量。如端治疗盘时,应五指分开,托住治疗盘并与手臂一起用力,才不易疲劳。

6. 用最小量的肌力作功　移动重物时应注意平衡,有节律并计划好移动的位置和方向,以直线方向移动,尽可能用推或拉代替提取。

三、铺床法

(一) 备用床

备用床(closed bed)见图5-10。

【目的】

保持病室整洁、美观;准备迎接新患者。

【评估】

1. 病床　是否完好、安全、舒适。

2. 床上用物　是否洁净、齐全。

3. 床旁设施　呼叫装置、照明灯是否完好,供氧和负压吸引管道等是否通畅,有无漏气。

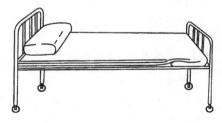

图5-10　备用床

4. 病室环境　是否会因铺床而影响周围患者的治疗、进食或休息。

【计划】

1. 环境准备　同病室内无人进餐或进行治疗。

2. 护士自身准备　衣帽整洁、修剪指甲、洗手、戴口罩。

3. 用物准备　床、床垫、床褥、大单、被套、棉胎或毛毯、枕套、枕芯。

【实施】

1. 操作步骤

操作步骤	要点说明
(1) 备齐用物携至床旁	● 患者进餐或治疗时暂停铺床
(2) 检查并固定病床,必要时调整床的高度	● 保证安全;以免床移位,方便操作
(3) 移开床旁桌,离床约20 cm,移椅至床尾正中,距床15 cm	● 留出空间,便于操作
(4) 将用物按使用先后顺序放于椅上	● 便于取用

操作步骤	要点说明
（5）翻转床垫（从床头向床尾或从床尾向床头），铺床褥于垫上，上缘靠床头	● 避免床垫局部因长时间受压而凹陷
（6）铺大单	● 先床头，后床尾；先右侧，后左侧。操作中动作要轻稳，避免尘埃飞扬
1）取大单放于床褥上，中线对齐床中线，展开，正面向上，一手托起右侧床头床垫，一手伸过床头中线，将大单包塞于床垫下（图5-11）	● 操作者双脚分开，身体靠近床边，上身保持直立，两膝稍曲，确保身体平稳；动作平稳有节律，连续进行
2）包折床角：在距床头约30 cm处，向上提起大单边缘，使其同床边垂直，呈一个等边三角形（图5-12），以床缘为界，将三角形分为两半，先将下半三角形塞于床垫下（图5-13），再将上半三角形塞于床垫下（图5-14）	● 包折床角，使之整齐、美观、不易松散
3）至床尾拉紧大单，同法铺好床角	● 大单铺平、拉紧，中线对齐床中线
4）拉紧大单中部，双手掌心向上，将大单平塞于床垫下（图5-15）；转至对侧同法铺好大单	
（7）套被套 1）将折叠好的被套（尾端开口）正面向外，齐床头平铺于床上，开口端向床尾，中线与床中线对齐	● 盖被平整、美观，被头充实，中线对齐床中线
2）拉开被套开口端上层1/3（图5-16），将折好的棉胎或毛毯置于被套内（图5-17）	
3）拉棉胎或毛毯上缘至被套封口处，展开，内外无皱褶，棉胎或毛毯与被套平齐，使被头充实并与床头平齐（图5-18）	
4）至床尾逐层拉平被套和棉胎或毛毯，系带	
5）将盖被边缘向内折叠与床沿平齐，折成被筒，尾端塞于床垫下	
（8）套枕套：在床尾处套枕套，先横放于床尾，再用两手平拖至床头	● 枕头平紧、四角充实
（9）先移回床旁桌，再移回床旁椅	● 枕套开口背门，使病室完整齐美观
（10）洗手	

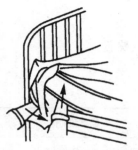

图5-11 将右侧床头大单塞于床垫下

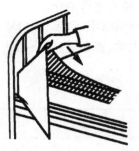

图5-12 提床头大单呈等边三角形

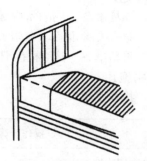

图5-13 将下半三角形塞于床垫下

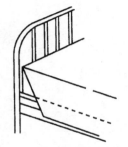

图 5-14 将上半三角形塞于床垫下

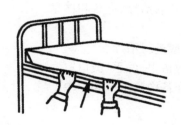

图 5-15 将中部大单平塞于床垫下

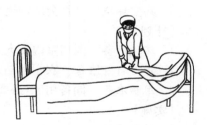

图 5-16 拉开被套上层 1/3

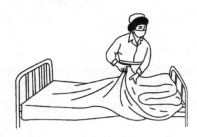

图 5-17 置棉胎于被套内

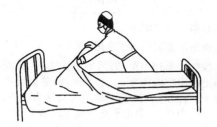

图 5-18 拉平展开棉胎

2. 注意事项

（1）在患者进餐或治疗时应暂停铺床。

（2）铺床前应备齐所需用物，并按使用的先后顺序放置，使整个操作过程井然有序。

（3）操作中动作要轻稳，避免尘埃飞扬。

（4）操作中要应用节力原理。能升降的床应将床摇至方便铺床的高度，以免腰部过度弯曲或伸展；身体靠近床边，上身保持直立，两腿距离与肩同宽，两膝稍屈，两脚根据需要前后或左右分开，以扩大支撑面，降低重心，增加身体稳定性；使用肘部力量，动作平稳，有节律，避免不必要的动作。

【评价】

1. 病床符合实用、耐用、舒适、安全的原则。

2. 大单中缝对齐，四角平整、紧扎。

3. 被头充实，盖被平整、两缘内折对称。

4. 枕头平整充实，开口侧背门放置。

5. 操作流畅，注意节省体力。

6. 病室及患者床单位环境整洁、美观。

（二）暂空床

暂空床（unoccupied bed）见图 5-19。

【目的】

保持病室整洁、美观；供新入院患者或暂离床活动的患者使用。

【评估】

1. **患者病情** 根据患者病情需要，准备用物。

2. **床上用物** 是否洁净、齐全、完好。

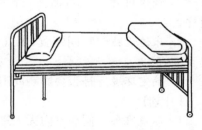

图 5-19 暂空床

3. 床单位设施　是否完好、安全。

4. 病室环境　是否会影响周围患者的治疗、进餐和休息。

【计划】

1. 环境准备　同病室内无人进餐或进行治疗。

2. 护士自身准备　衣帽整洁、修剪指甲、洗手、戴口罩。

3. 用物准备　同备用床,必要时准备橡胶中单和中单。

【实施】

1. 操作步骤

操作步骤	要点说明
(1) 备齐用物携至床旁	
(2) 将备用床盖被四折于床尾(图5-16)	● 方便患者上下床活动
(3) 铺橡胶中单和中单,若需铺于床中部,橡胶中单和中单的上端应距床头为45~50 cm,两单侧边平整地塞入床垫下;若需铺于床头,两单上缘与床头平齐,下端压于床中部的中单上,侧边平整地塞于床垫下	● 根据病情的需要铺橡胶中单和中单,并选择恰当的放置位置,目的是保护床褥免受污染
(4) 转至对侧,同法铺制	
(5) 整理床单位,洗手	

2. 注意事项　同备用床。

【评价】

1. 病床符合实用、耐用、舒适、安全的原则。

2. 操作方法正确,符合节力原则。

3. 用物准备符合病情需要。

4. 患者上、下床方便,躺卧时感觉舒适。

(三)麻醉床

麻醉床(anesthetic bed)见图5-20。

【目的】

1. 便于接受和护理麻醉手术后患者。

2. 使患者安全舒适,预防并发症。

3. 避免床上用物被污染,便于更换。

【评估】

1. 患者病情　手术和麻醉方式。

2. 铺床用物　是否洁净、齐全,正确折叠,放置有序。

3. 床边设施　呼叫装置、氧气、负压吸引的性能是否完好。

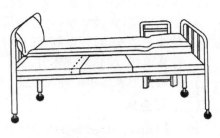

图5-20　麻醉床

4. 病室环境　是否会影响周围患者的治疗、进餐和休息。

【计划】

1. 环境准备　同病室内无人进餐或进行治疗。

2. 护士自身准备　衣帽整洁、修剪指甲、洗手、戴口罩。

3. 用物准备

(1) 床上用物：同备用床，另加橡胶中单和中单各两条。

(2) 麻醉护理盘：治疗巾内备开口器、舌钳、通气导管、牙垫、治疗碗、氧气导管或鼻塞管、吸痰导管、棉签、压舌板、平镊、纱布；治疗巾外备电筒、血液计、听诊器或心电监护仪、治疗巾、弯盘、胶布、护理记录单、笔、输液架等。

【实施】

1. 操作步骤

操作步骤	要点说明
(1) 同备用床法移开床旁桌椅，拆除原有大单、被套、枕套等	● 减少术后感染的危险性
(2) 洗手，携清洁用物于床旁，并按顺序放于床尾床旁椅上	● 提高操作效率，方便操作
(3) 同铺备用床法铺好一侧大单	
(4) 根据患者的麻醉方式和手术部位，按需要铺橡胶中单和中单（同暂空床3）	● 保护床褥和大单免受呕吐物、排泄物、分泌物及血液的污染 ● 非全麻手术者，只需在床中部铺橡胶中单和中单；全麻手术者需铺床中部和头端；下肢手术者，可铺于床尾
(5) 转至对侧，同法铺大单、橡胶中单和中单	● 各床单应铺平整紧扎，中线对齐
(6) 按备用床套被套方法套好盖被，盖被上端与床头平齐，两侧内折与床缘对齐，被尾向内折叠与床尾平齐	● 在气温较冷的冬天，可加毛毯或用热水袋为患者保暖，防止术后循环不良
(7) 将盖被三折于一侧床边	● 方便移患者至床上
(8) 套好枕头，并横立于床头，开口背门	● 防止患者躁动而撞伤头部
(9) 移回床旁桌，将床旁椅放于接受患者对侧床尾（图5-17）	● 避免影响患者移回床上
(10) 麻醉护理盘放置于床旁桌上，其他用物按需放置	● 方便使用

2. 注意事项

(1)～(4) 同备用床。

(5) 更换洁净被单，保证术后患者舒适，避免感染的发生。

(6) 中单要遮盖橡胶单，避免橡胶单与患者皮肤接触，引起患者的不适。

(7) 麻醉未醒的患者应去枕平卧，头偏向一侧。

【评价】

1. 病床符合实用、耐用、舒适、安全的原则。

2. 患者感觉舒适、安全。

3. 护理术后患者的物品齐全，患者能及时得到抢救和护理。

[附]　侧面开口被套式铺床法

【评估】

同尾端开口被套式。

【计划】

同尾端开口被套式。

【实施】

1. 铺大单同尾端开口被套式铺大单

2. 铺盖被

(1) 将折叠好的被套正面向外,被头齐床头平铺于床上,中线与床中线对齐,开口端在床的左侧。

(2) 拉开被套开口上层 1/2,将纵、横均三折的棉胎或毛毯置于被套内,中线对齐床中线。

(3) 展开棉胎或毛毯,使棉胎或毛毯上缘至被头封口处,被头充实并与床头平齐,内外无皱褶。

(4) 余同尾端开口被套式备用床。

(唐庆蓉)

思 考 题

1. 如何接待和护理门诊、急诊患者?

2. 怎样为患者建立良好的治疗环境(医院环境)? 为控制病区噪声,应采取哪些护理措施?

3. 如何在护理操作中正确运用人体力学原理?

4. 比较各种铺床法的目的、操作要点和注意事项。

5. 医院中有哪些情况容易造成意外伤害? 如何预防?

第六章 患者入院和出院及运送的护理

【教学目标】

■ 掌握

 1. 一般患者和急诊患者的入院护理。

 2. 病历和有关护理表格的填写。

 3. 轮椅及平车运送患者的技术。

■ 熟悉

 1. 入院程序。

 2. 出院护理程序。

■ 了解

 1. 入院护理和出院护理的目的。

 2. 分级护理的内容。

  患者入院和出院的护理(admitting and discharging the patient)是护理人员日常工作中必不可少的一部分。护士应该掌握出入院护理的一般程序,对患者的各种需要进行全面了解,正确评估患者的身心需求,促进患者安心接受治疗和护理。患者在入院护理的过程中,对医院产生的印象或感觉,常会影响其住院期间能否与医护人员充分合作及安心接受治疗。因此,护理人员应尽心尽力地帮助患者,使患者有宾至如归的温暖,主动配合治疗及护理,以促进身心健康。

第一节 患者入院的护理

  患者入院护理是指患者经门诊或急诊医生诊察后,因病情需要住院做进一步检查和治疗时,经诊查医生建议并签发住院证后,由护理人员为患者提供的一系列护理工作。

一、入院程序

  入院程序是指门诊或急诊患者根据医生签发的住院证,自办理入院手续至进入病区的过程。

(一) 办理入院手续

  患者或家属持医生签发的住院证到住院处办理入院手续,如缴纳住院保证金、填写登记表格等。手续办完后,由住院处通知相关病区值班护士,根据病情做好新患者入院准备工作。对急需手术的患者,可先手术后补办入院手续。

(二)实施卫生处置

根据患者的病情及身体状况,在卫生处置室对其进行卫生处置,如给患者理发、沐浴、更衣、修剪指甲等。危、急、重症患者可酌情免浴;对有体虱或头虱者,先行灭虱,再沐浴、更衣;传染病患者或疑似传染病患者应送隔离室处理。患者换下的衣服或不需要物品可交家属带回,或由住院处按照手续存放。

(三)护送患者进入病室

由住院处护理人员携门诊病历护送患者入病区。根据病情可选用不同的运送方式,如步行、轮椅、平车等。护送途中注意安全和保暖,不应停止必要的治疗(如输液、给氧等)。根据患者病情安置合适卧位,以免患者不适。护送患者入病区后,与病区值班护士就患者病情、所采取或需继续的治疗与护理措施、患者的个人卫生情况及物品进行交接。

二、患者进入病区后的初步护理

(一)一般患者入病区后的护理

1. **准备床单位** 病区护士接到住院处通知后,立即根据病情需要准备患者床单位,传染病患者应安置在隔离病室。备齐患者所需用物,如面盆、水杯、痰杯、热水瓶等,将备用床改为暂空床,根据病情可在床上加铺橡胶单和中单。

2. **迎接新患者** 护士应以热情的态度、亲切的语言确认并接待患者,引导患者至指定的床位并妥善安置。向患者及家属做自我介绍,说明自己将为患者提供的服务内容及职责;介绍病区其他医务人员及同室病友;介绍患者床单位的设备和使用方法,如呼叫系统、病床调节装置、电视、电话、电灯等;介绍病区布局如洗手间、配餐室、医护办公室等;介绍病区的有关规章制度如探视时间、禁止吸烟等;告知患者常规标本的留取方法及摆放位置;引导患者及家属认识病区环境。亲切的入院接待可以消除患者的不安情绪,帮助患者尽快适应医院环境,增强患者的安全感和对护士的信任。

3. **测量** 测量患者体温、脉搏、呼吸、血压及体重并记录。需要时测量身高。

4. **通知负责医生** 诊察患者,必要时协助医生为患者体检、治疗。

5. **通知营养室** 为患者准备膳食。

6. **填写** 住院病历和有关护理表格

(1)用蓝黑钢笔逐项填写住院病历及各种表格的眉栏。

(2)用红墨水笔将患者入院或转入时间纵行填写在当日体温单相应时间的40~42℃横线之间。

(3)记录首次测得的体温、脉搏、呼吸、血压、体重和身高值。

(4)填写患者入院登记本、诊断卡(一览表卡)、床头(尾)卡。

(5)排列住院病历,顺序为:体温单、医嘱单、入院记录、病历及体格检查、病程记录(手术单、分娩记录单等)、会诊记录、各种检验报告单、护理病案、住院病案首页、住院证及门诊病案。

7. **执行** 入院医嘱及给予紧急护理措施须认真执行。

8. **入院护理评估** 按护理程序收集患者的健康资料。对患者的健康状况进行评估,了解患者身体情况、心理需要及健康问题,为制订护理计划提供依据。

（二）急诊患者入病区后的护理

病区接收的急诊患者多从急诊室直接送入或由急诊室经手术室手术后转入,病区护士接到通知后应根据患者情况做好护理工作。

1. 准备床单位　护士应立即备好床单位,并在床上加铺橡胶单和中单,将患者安置在重危病室或抢救室。对于急诊手术患者应准备好麻醉床。

2. 备好急救物品及药品　如氧气、输液器具、吸引器、心电监护、除颤器、急救车等,通知医生做好抢救准备。

3. 配合抢救　患者入病室后,护士应积极配合医生进行抢救,并密切观察病情变化,做好护理记录。如医生未到位之前,护士应根据病情作出初步判断,给予紧急处理,如吸氧、吸痰、止血、建立静脉输液通道等。

4. 暂留陪送人员　对于不能正确叙述病情和需求的患者,如语言障碍、听力障碍、意识不清的患者或婴幼儿等,须暂留陪送人员,以便询问病情等有关情况。

三、分级护理

分级护理(level of care)是根据患者病情的轻、重、缓、急及对患者自理能力的评估,给予特级、一级、二级、三级共 4 个级别的护理。

（一）特级护理

1. 适用对象　病情危重、需随时观察、以便进行抢救的患者。如严重创伤、复杂疑难的大手术后、器官移植、大面积灼伤、多器官衰竭以及某些严重的内科疾患等。

2. 护理内容

(1) 安排专人 24 h 护理,严密观察病情及生命体征变化,及时准确填写特别护理记录。

(2) 制订护理计划,严格执行各项诊疗及护理措施,及时评价。

(3) 备好急救药品及物品,并定期检查。

(4) 加强基础护理,预防并发症,确保患者安全。

（二）一级护理

1. 适用对象　病情危重、需绝对卧床休息的患者。如各种大手术后、休克、昏迷、瘫痪、高热、大出血、肝肾衰竭和早产婴等。

2. 护理内容

(1) 每 15～30 min 巡视患者 1 次,观察病情及生命体征变化。

(2) 制订护理计划,准确执行各项诊疗及护理措施,及时准确填写特别护理记录。

(3) 加强基础护理,预防并发症,满足患者身心需要。

（三）二级护理

1. 适用对象　病情较重、生活不能自理的患者。如大手术后病情稳定者、年老体弱者、慢性病不宜多活动者,以及幼儿等。

2. 护理内容

(1) 每 1～2 h 巡视患者 1 次,观察病情。

(2) 按护理常规护理。

(3) 给予必要的生活协助及心理护理,满足患者身心需要。

（四）三级护理

1. 适用对象　病情较轻、生活基本自理的患者。如一般慢性病、疾病恢复期及择期手术前的准备阶段。

2. 护理内容

（1）每天到患者床边巡视观察病情 2 次。

（2）按疾病护理常规护理。

（3）给予健康指导，督促患者遵守医院规章制度，满足患者身心需要。

知识链接

分级护理制度

建国初期，国家百废待兴。由于多年战争纷繁，护理工作的状况，除享有盛誉的"协和"和一些设备优良、人才集中、水平较高的医院外，大部分医院护理手段落后，护理程序相对混乱，规范化、制度化、程序化无从谈起。

解放军西北军区第一陆军医院护理部主任张开秀，西北军区后勤部卫生部高级护校校长黎秀芳，均于 20 世纪 40 年代毕业于南京国立中央高级护士学校，20 世纪 50 年代又同在西北军区从事护理工作。她们共同合作，分析研究，精心探索，于 1954 年创造性地提出了根据患者病情分轻、重、危"三级护理"的分级护理制度。这即是目前我国医院普遍实行的护理级别分类（特别护理、一级护理、二级护理、三级护理）的初始。这一制度试行后，差错事故明显减少，护理质量得到提高，并有利于人力的合理安排以及工作的有条不紊。

1956 年，《护理杂志》（《中华护理杂志》前身）发表了黎秀芳《三级护理》一文，引起了国内护理界的关注，97 所医院派人参观学习，"三级护理制度"很快在全国推广。

第二节　患者出院的护理

患者经过住院期间的治疗和护理，病情好转、稳定或痊愈，需出院、转院（科）或不愿接受医生的建议而自动离院时，护理人员均应对其进行一系列的出院护理工作。

一、患者出院前的护理

（一）通知患者及家属

医生根据患者康复情况同意其出院并决定出院日期。护士根据出院医嘱，将出院日期提前通知患者及其家属，协助做好出院准备。

（二）进行健康教育

护士根据患者的康复情况，进行恰当的健康教育，指导患者出院后在饮食、服药、休息、功能锻炼和定期复查等方面的注意事项，必要时向患者及家属提供有关书面资料，便于患者或家属掌握有关的护理知识、技能和要求。

（三）做好心理护理

护士应注意观察患者的情绪变化，特别是自动出院的患者，给予鼓励和安慰，以减轻患者因离开医院所产生的恐惧和焦虑。自动出院的患者应在出院医嘱上注明"自动出院"，并由患者或家属签名认可。

（四）征求患者意见

征求患者及家属对医院工作的意见，以便改进工作，不断提高医疗护理质量。

二、患者出院当日的护理

1. 执行出院医嘱

（1）停止一切医嘱，注销所有治疗、护理执行单，如服药单、注射单、治疗单、饮食单等。

（2）撤去"患者一览表"上的诊断卡及床头（尾）卡。

（3）填写患者出院登记本。

（4）患者出院后需继续服药时，护士按出院医嘱处方到药房领取药物，交给患者或家属带回，并指导用药常识。

（5）用红色钢笔在体温单40～42℃之间，相应出院日和时间栏内竖写出院时间。

2. 填写患者出院护理记录（护理评估单）。

3. 协助患者及家属清理用物　归还寄存的物品，收回患者住院期间所借物品并消毒处理。

4. 协助患者或家属办完出院手续　护理人员收到住院收费处签写的出院通知单后，根据患者病情，步行护送或用平车、轮椅推送患者出院。

三、患者出院后的处理

1. 床单位的处理　患者离开病室出院后方可整理床单位，避免给患者造成心理上的不适感。

（1）撤去病床上污被服，放入污衣袋，由洗衣房收回，根据出院患者疾病种类决定清洗和消毒方法。

（2）用消毒液擦拭床旁桌、床旁椅及床。

（3）非一次性使用痰杯、脸盆，须用消毒液浸泡。

（4）将床垫、床褥、棉胎、枕心等置日光下曝晒，也可选用紫外线灯照射或臭氧机消毒。

（5）病室开窗通风，更新室内空气。

（6）传染性疾病患者离院后，需按传染病终末消毒法进行处理。

2. 铺好备用床　准备迎接新患者。

3. 病历整理　按要求整理病历，交病案室保存。

第三节　运送患者法

凡不能自行活动的患者，在入院、出院、外出检查治疗或室外活动时，护士可根据病情选用轮椅、平车或担架等运送工具运送患者。在运送过程中，护理人员应正确运用人体力学原理，以减轻护患双方疲劳，确保安全。

一、轮椅运送法

【目的】

1. 护送不能行走但能坐起的患者入院、出院、检查、治疗以及室外活动。

2. 帮助患者下床活动，促进血液循环和体力恢复。

【评估】

1. 患者的体重、意识状态、病情与躯体活动能力。
2. 患者病情与合作程度。
3. 轮椅各部件的功能,其性能是否良好。

【计划】

1. 环境准备　地面整洁、干燥、平坦,环境宽敞,便于轮椅通行。
2. 患者准备　了解操作过程及注意事项,愿意配合。
3. 护士自身准备　衣帽整洁、修剪指甲、洗手。
4. 用物准备　轮椅(各部件性能良好),毛毯(根据季节酌情准备),别针,需要时准备软枕。

【实施】

1. 操作步骤

操作步骤	要点说明
(1) 检查与核对:检查轮椅性能,包括车轮、椅座、椅背、脚踏板、制动闸等各部件性能。推轮椅至患者床旁,核对床号、姓名,并说明操作目的、方法和配合事项	● 保证安全
(2) 放置轮椅:使椅背与床尾平齐,椅面朝向床头,扳制动闸将轮椅止动,翻起脚踏板	● 缩短距离,方便患者入座,防止车轮滑动
(3) 天冷需用毛毯时,将单层毛毯两边平均地直铺在轮椅上,使毛毯上端高过患者颈部约 15 cm	● 寒冷季节注意患者保暖
(4) 扶患者坐起,协助其坐于床缘,嘱患者以手掌撑在床面维持坐姿,协助患者穿衣及鞋袜下床	● 询问和观察患者有无眩晕和不适。身体虚弱者,坐起后应适应片刻,以免发生直立性低血压
(5) 上轮椅	
1) 护士面对患者双脚分开站立,嘱患者双手置于护士肩上,护士双手环抱患者腰部,协助患者下床	● 注意观察病情有无变化
2) 护士协助患者转身,嘱患者用手扶住轮椅把手,坐于轮椅中(图 6-1)	● 嘱患者抓紧轮椅扶手 ● 根据患者病情,护士可站在椅背后固定轮椅,让患者自行坐入轮椅
3) 翻下脚踏板,协助患者将脚置于脚踏板上	● 使患者足部得到支托,保持舒适
4) 嘱患者扶着轮椅扶手尽量向后靠,坐稳、抬头,不可前倾、自行站起或下轮椅	● 确保患者安全
5) 将毛毯上端围在患者颈部,用别针固定;将毛毯两侧包裹患者双臂,用别针固定;再用毛毯余下部分围裹患者上身、下肢和双脚(图 6-2)	● 避免患者受凉
6) 整理床单位,铺暂空床	
7) 观察患者,确定无不适后,放松制动闸,推患者至目的地	● 运送途中观察患者,确定无不适感;过门槛时跷起前轮,避免过大震动;下坡时应减速,嘱患者抓紧扶手,保证患者安全
(6) 下轮椅	
1) 将轮椅推至床尾,使椅背与床尾平齐,患者面向床头	
2) 扳制动闸将轮椅止动,翻起脚踏板	
3) 解除患者身上固定毛毯用的别针	
4) 协助患者站起、转身、坐于床缘	● 防止患者摔倒
5) 协助患者脱去鞋子及保暖外衣,躺卧舒适,盖好盖被	
6) 整理床单位	● 观察患者病情
(7) 将轮椅推回原处	● 便于其他人使用

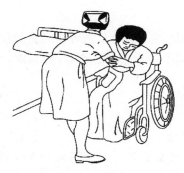
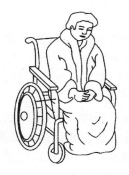

图 6-1　协助患者坐进轮椅　　　　图 6-2　为患者包盖保暖

2. 注意事项

(1) 经常检查轮椅性能,保持完好备用。

(2) 寒冷季节注意患者保暖。

(3) 推轮椅时速度要慢,并随时观察病情,以免患者感觉不适和发生意外,确保患者安全。

3. 健康教育

(1) 解释搬运的过程、配合方法及注意事项。

(2) 告知患者在搬运过程中,如感不适立即向护理人员说明,防止意外发生。

【评价】

1. 患者坐于轮椅上舒适,无疲劳、不适感,无病情改变;搬运安全、顺利;患者主动配合,乐意接受。

2. 护患沟通良好,达到预期结果。

3. 护士操作规范,动作轻稳、省力、协调。

知识链接

助 站 轮 椅

　　助站轮椅是在普通轮椅上增加一个助站机构,平时仍作为普通轮椅使用,当患者需要站立时,自己或他人启动弹簧(或液压式助站装置),推动座面使患者伸髋、伸膝,由坐位变成直立位。

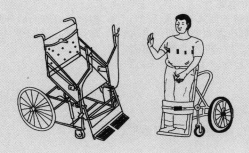

二、平车运送法

【目的】

运送不能起床的患者入院,做各种特殊检查、治疗、手术或转运。

【评估】

1. 患者的一般情况　年龄、体重、病情与躯体活动能力及患者的病变部位。

2. 患者的认知反应　对平车运送技术的认识,以及心理状态、合作程度。

3. 平车性能　平车性能是否良好。

【计划】

1. 环境准备　环境宽敞,便于操作。

2. 患者准备　患者知晓运送步骤并愿意配合。

3. 操作者准备　衣帽整洁,洗手,戴口罩。根据患者情况决定搬运人数,熟悉搬运和平车运送的操作。

4. 用物准备　平车(上置大单和橡胶单包好的垫子及枕头),带套的毛毯和棉被,如为骨折患者,应备木板垫于平车上,并将骨折部位固定稳妥;如系颈椎、腰椎骨折或病情较重的患者,应备有帆布中单或布中单。

【实施】

1. 操作步骤

操作步骤	要点说明
(1) **检查与核对**:检查平车性能,将平车推至床旁,核对患者,向患者或家属说明操作目的、方法和配合事项	● 检查平车:车轮、车面、制动闸等各部件性能良好,保证安全
(2) **安置好患者身上的导管等**	● 避免导管脱落、受压或液体逆流
(3) **搬运患者**	● 根据患者病情及体重,确定搬运方法
▲ **挪动法**	● 适用于病情允许,且能配合者
1) 移开床旁桌椅,松开盖被,嘱患者自行移动至床边	● 平车贴近床边便于搬运
2) 将平车紧靠床边,大轮端靠床头,轮闸制动	● 搬运者应固定平车,防止平车移动
3) 协助患者按上半身、臀部、下肢的顺序依次向平车挪动,让患者头部卧于大轮端(图6-3)	● 自平车移回床上时,先帮助其移动下肢,再移动上半身
▲ **一人搬运法**	● 适用于病情允许,体重较轻者
1) 移床旁椅至对侧床尾,推平车至床尾,使平车头端(大轮端)与床尾成钝角,将闸制动	● 缩短搬运距离,节力原则
2) 松开盖被,协助患者穿好衣服	
3) 搬运者一臂自患者近侧腋下伸入至对侧肩部,另一臂伸入患者臀下;嘱患者双臂过搬运者肩部,双手交叉于搬运者颈后;搬运者抱起患者(图6-4),稳步移动将患者放于平车中央,盖好盖被	● 搬运者双脚前后分开,扩大支撑面;略屈膝屈髋,降低重心,便于转身
▲ **二人搬运法**	● 适用病情较轻,但自己不能活动者
1) 同一人搬运法步骤1)~2)	
2) 搬运者甲、乙二人站在患者同侧床旁,协助患者将上臂交叉于胸腹前	
3) 搬运者甲一手伸至患者头、颈、肩下方,另一手伸至患者腰部下方;搬运者乙一手伸至患者臀部下方,另一手伸至患者膝部下方,两人同时抬起患者至近侧床缘,再同时抬起患者,使其身体向搬运者倾斜,同时移步(图6-5)将患者放于平车中央,盖好盖被	● 身高的操作者托住患者上半身,使患者头处于高位,以减轻不适 ● 患者尽量靠近操作者,缩短阻力,以减轻身体重力线的偏移程度,起到省力作用

续 表

操作步骤	要点说明
▲ 三人搬运法 1) 同一人搬运法步骤1)～2) 2) 搬运者甲、乙、丙三人站在患者同侧床旁,协助患者将上臂交叉于胸腹前 3) 搬运者甲一手臂托住患者头、颈、肩部,另一手臂置胸背部;乙一手臂托住患者腰部另一手臂至臀下;丙一手臂托住患者膝部,另一手臂置小腿处,三人同时抬起患者至近侧床缘,再同时抬起患者,使其身体向搬运者倾斜,同时移步(图6-6)将患者放于平车中央,盖好盖被	● 适用病情较轻,但自己不能活动而体重较重者 ● 三位搬运者由床头按身高顺序排列,身高者在患者头侧,使患者头位于高处,以减轻不适 ● 由一人喊口令同时用力,以保持平衡,减少意外的发生
▲ 四人搬运法 1) 移开床旁桌,松开盖被,在患者腰臀下铺帆布中单 2) 将平车紧靠床边,大轮端靠床头,轮闸制动 3) 搬运者甲站在床头托住患者的头、颈、肩部;乙站于床尾托住患者的两腿;丙、丁二人分别站于病床及平车两侧,紧紧抓住帆布中单四角,四人同时用力抬起患者,将患者轻放于平车中央(图6-7),盖好盖被	● 适用于颈椎、腰椎骨折患者或病情较重者 ● 中单质量一定要能承受住患者的体重 ● 骨折患者车上需垫木板,并固定骨折部位 ● 多人搬运时动作必须协调一致,护士应站于患者头侧,以便观察病情变化 ● 对颈椎损伤的患者,搬运时要保持头部处于中立位,并沿身体纵轴向上略加牵引颈部或由患者自己用手托起头部,缓慢移至平车中央。患者取仰卧位,并在枕下垫小枕及衣物,头颈两侧用衣物或沙袋固定。如果搬运不当会引起高位脊髓损伤,患者则立即发生高位截瘫,甚至在短时间内死亡
(4) **整理床单位** 铺暂空床 (5) 松开平车制动闸推患者至指定地点	● 保持病室整齐、美观 ● 推送患者时,护士应位于患者头部,随时注意患者病情变化 ● 推行中,平车小轮端在前,转弯灵活;速度不可过快;上、下坡时,患者头部应位于高处,减轻患者不适,并嘱患者抓紧扶手,保证患者安全 ● 进、出门时,避免碰撞房门 ● 保持输液管道、引流管道通畅 ● 颅脑损伤、颌面部损伤者及昏迷患者,应将头偏向一侧

知识链接

过 床 器

过床器又称过床易,采用轻型材料制成,并用特殊、光滑材料做外罩,利用两者之间的平滑移动,帮助患者平稳、安全地达到过床或移动的目的。过床器主要用于卧床患者在病床、平车、手术台、各种检查台之间的换床、移位等。过床器的使用减轻了患者被移动、搬动的痛苦,避免在搬运患者过程中造成不必要的损伤,有利于护理质量的提高。同时极大地降低护理人员搬运患者的劳动强度,提高工作效率。

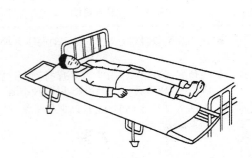

图 6-3　患者挪动上平车法

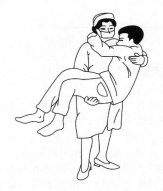

图 6-4　一人搬运患者上平车法

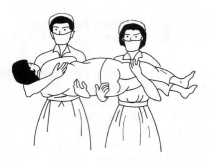

图 6-5　二人搬运患者上平车法

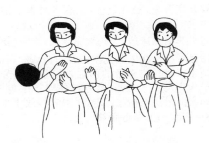

图 6-6　三人搬运患者上平车法

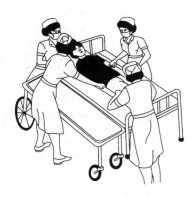

图 6-7　四人搬运患者上平车法

2．注意事项

(1) 搬运时动作轻稳、协调一致，确保患者安全、舒适。

(2) 操作中注意节力原则。

(3) 搬运过程中，注意观察患者的病情变化，避免造成损伤等并发症。

(4) 保证患者的持续性治疗不受影响。

3．健康教育　同轮椅搬运法。

【评价】

1．患者安全、舒适，且无损伤等并发症。患者的持续性治疗不受影响。

2．护患沟通良好，达到预期结果。

3. 护士能运用人体力学原理,操作规范,动作轻缓、省力、协调。

(张　默)

思 考 题

1. 患者入病区后的初步护理包括哪些内容?
2. 比较一般患者与急诊患者入病区后护理工作的不同点。
3. 如何搬运颈椎损伤或怀疑颈椎损伤的患者?
4. 患者宋某,女性,28 岁。因外伤引起多发性骨折,伴创伤性休克。急诊科医生初步给予吸氧、静脉输液等处理后,应立即送往手术室。门诊护士应:
   (1) 平车运送前应准备哪些用物? 先做哪些处理后再搬运?
   (2) 怎样搬运该患者? 搬运时应注意什么?
   (3) 应通知病区护士做好哪些准备?

第七章 医院感染的预防与控制

【教学目标】

■ 掌握

1. 概念：医院感染、感染链、无菌技术、无菌区、无菌物品、清洁、消毒、灭菌、"二消毒一清洗"、隔离。

2. 无菌技术操作原则和无菌技术基本操作。

3. 热力消毒灭菌的方法及其注意事项。

4. 监测压力蒸汽灭菌效果的方法。

5. 紫外线灯管照射消毒的方法及其注意事项。

6. 化学消毒灭菌的方法。

7. 隔离病区的划分及要求。

8. 隔离原则和洗手、消毒手的方法及穿脱隔离衣的操作。

■ 熟悉

1. 常用化学消毒灭菌剂名称、作用原理、使用范围及方法、注意事项。

2. 医院感染的主要原因及预防和控制医院感染的措施。

3. 隔离种类和措施。

■ 了解

1. 医院感染的形成。

2. 医院一般清洁、消毒和灭菌方法。

3. 供应室工作内容。

医院是患者密集的场所，医院感染伴随着医院而产生，并且随着医学的发展而逐渐加剧，尤其是现代医学中各种新医疗技术的开展、大量抗生素和免疫抑制剂的广泛应用，导致医院感染的发生率增加。医院感染不仅影响到患者的健康，还给家庭、国家造成经济方面的损失。预防和控制医院感染已成为当前医学发展和医院管理中的一个重要课题，正日益受到各级卫生行政部门和医院的高度重视。世界卫生组织(WHO)提出有效控制医院感染的关键措施为：清洁、消毒、灭菌、无菌技术、隔离、合理使用抗生素、消毒和灭菌的效果监测。这些措施与护理工作密切相关，并贯穿于护理活动的全过程，护理人员成为预防与控制医院感染的主力军。因此，护理人员必须掌握正确的医院感染知识，认真遵循医院感染的管理规范，严格执行预防与控制医院感染的各项技术。

第一节　医　院　感　染

一、医院感染的概念

广义上讲,医院感染(nosocomial infections)又称医院获得性感染,任何人员在医院活动期间受到病原体侵袭而引起的诊断明确的感染或疾病均称为医院感染。医院感染的研究对象应包括住院患者、医务人员、门诊患者、急诊患者、陪护人员、探视人员及其他医院流动人员。但以上人员除住院患者外,其他人员在医院内停留时间相对短暂,难以确定其感染是否来自于医院,所以医院感染的对象主要是住院患者。

目前,医院感染的概念通常使用狭义的定义:医院感染是指住院患者在医院内获得并产生临床症状的感染。包括患者在住院期间发生的感染和在医院内获得而出院后发生的感染;不包括入院前已开始或入院时已处于潜伏期的感染。

二、医院感染的分类

医院感染按病原体来源不同,可分为外源性感染和内源性感染。

1. **外源性感染**(exogenous infections)　又称交叉感染(cross infections),病原体来自于患者体外的个体或环境,通过直接或间接感染途径,传播给患者而引起感染。

2. **内源性感染**(endogenous infections)　又称为自身感染(autogenous infections),病原体来自于患者自身所固有的正常菌群。这些菌群在正常情况下对人体无感染力,但当患者的免疫功能受损、健康状况不佳或正常菌群发生移位时就可能引起感染。

三、医院感染的形成

医院感染的形成必须具备3个条件,即感染源、传播途径和易感宿主,三者同时存在并相互联系,就构成了感染链,导致医院感染的发生。

(一)感染源

感染源(source of inection)即感染的来源,是指病原微生物自然生存、繁殖并排出的宿主(人或动物)或场所。在医院感染中,主要的感染源有:

1. **已感染的患者及病原携带者**　已感染的患者是最重要的感染源。病原体从患者体内大量排出,通过直接或间接感染途径,由一个人传播给另一个人形成的感染。病原携带者(包括携带病原体的患者、医务人员、探陪人员)由于病原微生物不断生长繁殖并经常排出体外,而携带者自身无自觉症状常常容易被忽视。

2. **自身感染患者**　感染源是患者自身。引起感染的微生物,包括寄居在身体某些特定部位或来自外部环境并定植在这些部位的人体正常菌群,也包括身体其他部位感染的病原微生物。当个体的免疫力下降或发生菌群易位时,可能引起患者自身感染或传播感染。

3. **医院环境**　医院的环境、设备、器械和物品、垃圾、食物等容易受各种病原微生物的污染而成为感染源。

4. **动物感染源**　被病原微生物感染的各种动物都可能成为动物感染源。如鼠类不仅是沙门菌的宿主,而且是鼠疫、流行性出血热等传染病的感染源。

5. 其他　患者家属和探视者、未彻底消毒的器械、不合格的血液制品和药物等,均可成为医院感染的来源。

(二)传播途径

传播途径(mode of trasmission)是指病原体从感染源传到易感宿主的途径和方式。主要包括以下 5 种:

1. 接触传播　是医院感染中最常见也是最重要的传播方式之一。

(1)直接接触传播:病原体由已感染的个体不经媒介直接传给易感宿主的方式,如母婴间疱疹病毒、沙眼衣原体、柯萨奇病毒等的传播感染。

(2)间接接触传播:病原体经过媒介传递给易感宿主的方式,最常见的传播媒介是医务人员的手,其他为共同媒介,如水、食物、医疗器械及生物媒介等。

2. 空气传播　以空气为媒介的传播。空气中带有病原微生物的微粒随气流流动而造成感染传播。包括 3 种形式:

(1)飞沫传播:在咳嗽、打喷嚏、谈笑时可从口腔、鼻腔喷出许多飞沫液滴,其中含有呼吸道黏膜的分泌物及病原体,液滴较大,在空气中悬浮时间不长,只能近距离地传播给周围的密切接触者。其本质是一种特殊形式的接触传播。

(2)飞沫核传播:从感染源传出的飞沫,在降落前,表层水分蒸发,形成含有病原体的飞沫核,能在空气中长时间浮游、长距离传播。

(3)菌尘传播:物体表面上的传染性物质干燥后形成带菌尘埃,通过吸入或菌尘降落于伤口,引起直接感染;或菌尘降落于室内物体表面,引起间接传播。

3. 消化道传播　食物中毒、细菌性痢疾、伤寒等胃肠疾病大多因食物或饮水被患者或带菌者的粪便等排泄物污染后摄入消化道而造成,可导致医院感染暴发流行。

4. 注射、输液、输血传播　通过污染的药物、血制品、注射器或输液器械等途径传播,如输液中的发热反应、输血导致的乙型肝炎等。

5. 生物媒介传播　指动物或昆虫携带病原微生物作为人类传播的中间宿主。如蚊子传播疟疾、乙型脑炎等。

(三)易感宿主

易感宿主是指对感染性疾病缺乏免疫力而易感染的人。如将易感者作为一个总体,则称易感人群。医院是易感人群相对集中的地方,易发生感染和感染的流行。

病原体传播到宿主后是否引起感染主要取决于病原体的毒力和宿主的防御能力。影响宿主防御能力的因素包括:①年龄、性别、种族及遗传;②正常的防御功能是否健全;③疾病与治疗情况;④营养状态;⑤生活型态;⑥精神面貌;⑦持续压力等。

医院内的易感人群主要有:①婴幼儿及老年人;②机体免疫功能严重受损者;③营养不良者;④接受各种免疫抑制剂治疗者;⑤长期使用抗生素者;⑥接受侵入性诊疗操作者;⑦手术时间长者;⑧住院时间长者;⑨精神状态差、缺乏主观能动性者。

四、医院感染的因素

1. 个体抵抗力下降、免疫功能受损　在医院活动的个体,发生医院感染通常与其抵抗力下降、免疫功能受损有关。

2. 侵入性诊治手段增多　如内镜、泌尿系导管、动静脉导管、气管切开、气管插管、吸入装置、脏器移植、牙钻、采血针、吸血管、监控仪器探头等侵入性诊治手段,不仅可把外界的微生物导入体内,而且损伤了机体的防御屏障,使病原体容易侵入机体,导致医院感染。

3. 大量抗生素的滥用 治疗过程中应用多种抗生素或集中使用大量抗生素,使患者体内正常菌群失调、耐药菌株增加,致使病程延长、感染机会增多。

4. 医院管理不完善 医院和医务人员对医院感染及其危害性认识不足;医院建筑布局不合理、卫生设施不良;不能严格地执行无菌技术和消毒隔离制度;医院规章制度不全,无健全的门急诊预检、分诊制度,住院部没有入院卫生处置制度,致使感染源传播。此外,缺乏对消毒灭菌效果的监测,不能有效地控制医院感染的发生。

五、预防和控制医院感染

为保障医疗安全,提高医疗质量,各级各类医院应将医院感染管理纳入医院日常管理工作中,建立健全医院感染管理组织及制度,完善医院感染监控系统,有效预防和控制医院感染。

(一) 建立医院感染管理机构,加强三级监控

医院感染管理机构应有独立完整的体系,设置三级管理组织,即:医院管理委员会→医院感染管理科(配专职人员)→临床各科室医院感染管理小组(设兼职医师、护士)。

医院感染管理委员会由医院感染管理科、医务处、护理部、临床相关科室、辅助科室、后勤部门等的主要负责人和抗感染药物临床应用专家组成,在院长或业务副院长的指导下开展工作。

医院护理部门应在医院管理委员会的领导下,建立层次分明的三级护理管理体系加强医院感染管理,即一级管理—病区护士长和兼职监控护士;二级管理—科护士长;三级管理—护理部主任。做到以预防为主,及时发现、及时汇报、及时处理。

(二) 健全各项规章制度

依照国家有关卫生行政部门的法律、法规,实施健全医院感染管理制度,制定医院感染管理规划、标准、制度及重点部门的感染控制制度,以及医院感染管理检查细则和全面工作目标。与医院感染管理有关的法律法规很多,主要有:《医院感染管理规范》、《医院消毒技术规范》、《医院消毒卫生标准》、《医疗废物管理条例》等。

(三) 落实医院感染管理措施

落实医院感染管理措施必须切实做到控制感染源、切断传播途径、保护易感人群。具体措施主要包括:医院环境布局合理,设施有利于消毒隔离;清洁、消毒、灭菌及其效果监测;无菌技术及隔离技术;合理使用抗生素;医疗废弃物、污水、污物的处理;严格探视制度及陪护制度。

(四) 加强医院感染知识教育

针对医院感染知识教育是医院感染管理的重要环节,应对全体医务人员加强医院感染学的教育,使其明确在医院感染中的职责,增加预防与控制医院感染的自觉性。

第二节 清洁、消毒、灭菌

一、概念

1. 清洁(cleaning) 是指用物理方法清除物体表面的一切污垢、尘埃和有机物,其目的是

去除和减少微生物。适用于医院地面、墙壁、家具、医疗护理用品等物体表面的处理,也是消毒、灭菌的前期处理。

2. 消毒(disinfection) 是指用物理或化学方法杀灭或清除传播媒介上除芽孢以外的所有病原微生物,使之达到无害化效果的处理。

3. 灭菌(sterilization) 是指用物理或化学方法杀灭或清除传播媒介上的所有致病和非致病微生物,包括细菌芽孢和真菌孢子。

4. "二消毒一清洗" 患者使用过的医疗物品,首先进行消毒处理(用化学消毒剂浸泡),然后清洗,达到清洁后,再一次进行消毒(或灭菌)处理的过程,即消毒→清洗→消毒。

二、消毒灭菌的方法

消毒灭菌方法有两大类:物理消毒灭菌法和化学消毒灭菌法。

(一) 物理消毒灭菌法

物理消毒灭菌法是利用物理因素清除或杀灭微生物的方法。常用方法有热力、光照、电离辐射、过滤、微波消毒等。

1. 热力消毒灭菌法 是利用热力破坏微生物的蛋白质、核酸、细胞壁和细胞膜,从而导致其死亡。分为干热法和湿热法两大类。

(1) 干热法:干热法由空气导热,传热较慢,灭菌所需温度高、时间长。

1) 燃烧法:是一种简单、迅速、彻底的灭菌方法。因对物品的破坏性大,故常用于无保留价值的污染物品,如破伤风、气性坏疽、铜绿假单胞菌等特殊感染敷料和污纸的处理。某些金属器械和搪瓷类物品,急用时也可用燃烧法灭菌,将器械放在火焰上烧灼 20 s;搪瓷容器,可倒少量 95% 乙醇,慢慢转动容器,使乙醇分布均匀,点火燃烧至熄灭。

燃烧时要注意安全,须远离易燃易爆物品,如氧气、汽油、乙醚等。燃烧过程不得添加乙醇,以免引起火焰上窜而致灼伤或火灾。锐利刀剪不宜用燃烧灭菌法,以免损坏锋刃。

2) 干烤法:利用专用密闭烤箱进行灭菌,其热力传播和穿透主要依靠空气对流和介质传导,灭菌效果可靠。适用于在高温下不变质、不损坏、不蒸发的物品,如油剂、粉剂、玻璃器皿和金属制品等的灭菌;不适用于纤维织物、塑料制品等的灭菌。一般灭菌条件为:160℃,2 h;170℃,1 h;180℃,0.5 h。

(2) 湿热法:湿热法由空气和水蒸气导热,传热较快,穿透力强。因此,湿热灭菌法比干热灭菌法所需温度低、时间短。

1) 煮沸法:是最早应用的消毒方法之一,适用于耐湿、耐高温的物品,如搪瓷、金属、玻璃、橡胶类等。

方法:将物品刷洗干净,打开轴节或盖子,将其全部浸入水中,加热煮沸。消毒时间从水沸后算起,如中途加入物品,则在第二次水沸后重新计时。水煮沸后保持 5～10 min 可杀灭繁殖体,多数细菌芽孢煮沸 15 min 可被杀灭,但是破伤风杆菌芽孢需煮沸 1 h 方可杀灭,肉毒杆菌芽孢需煮沸 3 h 才能杀灭。将碳酸氢钠加入水中,配成 1%～2% 的浓度时,沸点可达 105℃,能增强杀菌作用,还可去污防锈。在高原地区气压低、沸点低的情况下,要延长消毒时间(海拔每增高 300 m,需延长消毒时间 2 min)。

注意事项:①煮沸前必须将物品刷洗干净,空腔导管预先灌水;②玻璃类物品用纱布包裹,应在冷水或温水时放入,水沸后计时 10～15 min;③橡胶类物品用纱布包好,水沸后放入,消毒 5 min;④器械的轴节及容器的盖应打开,大小相同的容器不能重叠。

2) 压力蒸汽灭菌法:是热力消毒灭菌法中效果最可靠、临床应用最广泛的一种方法。常用于耐高温、耐高压、耐潮湿物品的灭菌。根据排放冷空气的方法和程度的不同,将压力蒸汽灭菌器分为下排气式压力蒸汽灭菌、预真空压力蒸汽灭菌。

下排气式压力蒸汽灭菌是利用重力置换的原理,使热蒸汽在灭菌器中从上而下将冷空气由下排气孔排出,全部由饱和蒸汽取代,利用蒸汽释放的潜热(指 1 g 100℃的水蒸气变成 1 g 100℃水时所释放的热能,为 2 255 J)使物品达到灭菌。当压力达到 102.9～137.3 kPa,温度可达 121～126℃,维持 15～30 min 即可达到灭菌目的。

预真空式高压蒸汽灭菌器是利用机械抽真空的方法,使灭菌柜内形成 2.0～2.7 kPa 的负压,蒸汽得以迅速穿透到物品内部进行灭菌,当蒸汽压力达到 205.8 kPa 时,温度可达 132℃或以上,维持 5～10 min 即可灭菌。

压力蒸汽灭菌法的注意事项:①器械或物品灭菌前须洗净并晾干或擦干;②灭菌包不宜过大,用下排气式压力蒸汽灭菌器灭菌的物品,体积应不超过 30 cm×30 cm×25 cm;用预真空式高压蒸汽灭菌器灭菌的物品体积应不超过 30 cm×30 cm×50 cm;③灭菌包包裹不宜过紧,各包间要有间隙,布类物品应放于金属、搪瓷类物品之上,使蒸汽能对流并易渗透到包裹中央;④消毒前,打开盛放物品的容器的通气孔,有利于蒸汽流通,而且排气时使蒸汽能迅速排出,以保持物品干燥,消毒灭菌完毕,关闭通气孔,以保持物品的无菌状态;⑤灭菌物品待干燥后才能取出,包裹有破损、潮湿、有明显水渍等不作无菌包使用;⑥操作人员必须经过专门训练;严格遵守操作规程;定时检查维修灭菌器;⑦定期监测灭菌效果。

压力蒸汽灭菌效果的监测:①物理监测法:将甩至 50℃以下的 150℃或 200℃的留点温度计放入灭菌包内,灭菌后检查其读数是否达到灭菌温度;②化学监测法:利用化学指示卡或化学指示胶带在 121℃、20 min 或 130℃、4 min 的颜色或性状的改变来判定灭菌是否合格(图 7-1);③生物监测法:是最可靠的监测法,利用对热耐受较强的非致病性嗜热脂肪杆菌芽孢作为指示剂,灭菌后取出培养,全部菌片均无细菌生长表示灭菌合格。

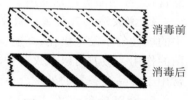

消毒前

消毒后

图 7-1　化学指示胶带检测

2. 光照消毒法　又称辐射消毒。主要是利用紫外线照射,使菌体蛋白发生光解、变性,菌体内的氨基酸、核酸、酶遭到破坏而致细菌死亡。紫外线通过空气时,可使空气中的氧气电离产生臭氧,加强了杀菌作用。紫外线穿透性差,不能透过玻璃、尘埃、纸张和固体物质;透过空气能力较强,透过液体能力很弱。光照消毒对杆菌杀菌力强,对球菌较弱,对真菌、酵母菌更弱。对生长期细菌敏感,对芽胞敏感性差。光照消毒因地区、季节、环境的影响,效果有所差异,当温度低于 4℃,相对湿度超过 50％时,杀菌能力减弱。因此,消毒时,必须提高温度,延长消毒时间,一般室温保持在 10～25℃为宜。减少空气中的尘埃,直接照射物品,可提高消毒的效果。

(1) 日光曝晒法:日光由于其热、干燥和紫外线作用,具有一定的杀菌力。将物品放在直射日光下,曝晒 6 h,定时翻动,使物体各面均受日光照射。此法多用于被褥、床垫、毛毯、书籍等物品的消毒。

(2) 紫外线灯管消毒法:紫外线属于电磁波辐射,因其光谱位于紫色可见光之外,故称紫外线。根据波长可分为 A 波、B 波、C 波和真空紫外线。消毒用的是 C 波紫外线,其波长范围为 200～275 nm,杀菌作用最强的波段为 250～270 nm。主要用于空气、物品表面和液体的消毒。

1) 杀菌机制:①破坏菌体蛋白使其光解变性;②使微生物 DNA 失去转化能力;③降低

菌体内氧化酶的活性;④使空气中的氧电离产生具有极强杀菌作用的臭氧。

2)使用方法:常用的紫外线灯管有 15 W、20 W、30 W、40 W 四种,可采用悬吊式、移动式灯架照射,或紫外线消毒箱内照射。①空气消毒:每 10 m² 安装 30 W 紫外线灯管一只,有效距离不超过 2 m,照射时间为 30~60 min;②物品消毒:有效距离为 25~60 cm,照射时间为 20~30 min。

3)注意事项:①保持紫外线灯管清洁:灯管表面至少每周用无水乙醇擦拭一次;②注意保护眼睛、皮肤:照射时人应离开房间,必要时给患者戴防护镜,用被单遮盖肢体,以免引起眼炎或皮炎;③保证消毒效果:紫外线消毒的适宜温度为 20~40℃,相对湿度为 40%~60%;因紫外线穿透力差,被消毒物品应摊开或挂起,并定时翻转;应从灯亮 5~7 min 后计时,关灯后应间隔 3~4 min 后才能再次开启,一次可连续使用 4 h;填写使用登记卡,每隔 3~6 个月检测灯管照射强度,如强度低于 70 μW/cm² 时或使用时间超过 1 000 h 应予更换;④定期进行空气培养,监测消毒效果。

(3)臭氧灭菌灯消毒法:灭菌灯内装有臭氧发生管,在电场作用下,将空气中的氧气转换成高纯臭氧。臭氧主要依靠其强大的氧化作用而杀菌。主要用于空气、医院污水、诊疗用水、物品表面等的消毒。臭氧对人体有害,消毒时人员须离开现场,消毒结束后 20~30 min 方可进入。

3. 电离辐射灭菌法 应用放射性核素 γ 源或直线加速器发生的高能量电子束进行辐射灭菌,在常温下进行灭菌,又称"冷灭菌"。适用于不耐热的物品灭菌,尤其对一次性应用的医疗器材、密封包装后需长期储存的器材、精密医疗器材和仪器,以及移植和埋植的组织和人工器官,节育用品等特别适用。因放射线对人体有害,应选用机械传递物品。

4. 微波消毒灭菌法 微波是频率高、波长短的电磁波,在电磁波的高频交流电场中,物品中的极性分子发生极化、高速运动,并频繁改变方向、互相摩擦,使温度迅速上升,达到消毒灭菌的作用。微波可以杀灭各种微生物,包括细菌繁殖体、真菌、病毒和细菌芽孢、真菌孢子等,常用于食品及餐具的处理、医疗药品及耐热非金属材料、器械的消毒灭菌。

5. 过滤除菌 通过三级空气过滤器,使室外空气通过空隙<0.2 μm 的高效过滤器,选用合理的气流方式,除掉空气中 0.5~5 μm 的尘埃,达到洁净空气的目的。

(二)化学消毒灭菌法

利用化学药物渗透细菌的体内,使菌体蛋白凝固变性,干扰细菌酶的活性,抑制细菌代谢和生长或损害细胞膜的结构,改变其渗透性,破坏其生理功能等,从而起到消毒灭菌作用。所用的药物称化学消毒剂。

凡不适于物理消毒灭菌而耐潮湿的物品,如锐利的金属、刀、剪、缝针和光学仪器(胃镜、膀胱镜等)及皮肤、黏膜,患者的分泌物、排泄物、病室空气等均可采用此法。

1. 化学消毒剂的分类 各种化学消毒剂按其作用分为灭菌剂,以及高、中、低效消毒剂四类。

(1)灭菌剂(sterilant):可以杀灭一切微生物,包括细菌芽孢,并使其达到灭菌效果的制剂,如甲醛、戊二醛、过氧乙酸、环氧乙烷等。

(2)高效消毒剂(high-efficacy disinfectant):指可以杀灭一切细菌繁殖体(包括分枝杆菌)、病毒、真菌及其孢子,并对细菌芽孢有显著杀灭作用的制剂,如含氯消毒剂、过氧化氢等。

(3)中效消毒剂(moderate-efficacy disinfectant):能杀灭除细菌芽孢以外的细菌繁殖体、真菌、病毒及其他微生物的制剂。如乙醇、碘消毒剂等。

(4)低效消毒剂(low-efficacy disinfectant):只能杀灭细菌繁殖体、亲脂病毒和某些真菌的制剂。如酚类、胍类、季铵盐类等。

2. 化学消毒灭菌剂的使用原则

(1) 根据物品的性能及病原体的特性,选择合适的消毒剂。

(2) 严格掌握消毒剂的有效浓度、消毒时间和使用方法。

(3) 需消毒的物品应洗净擦干,浸泡时打开轴节,将物品浸没于溶液里。

(4) 消毒剂应定期更换,挥发剂应加盖并定期测定比重,及时调整浓度。

(5) 消毒剂中不能放置纱布、棉花等物,以防降低消毒效力。

(6) 浸泡过的物品,使用前需用无菌等渗盐水冲洗,以免消毒剂刺激人体组织。

3. 化学消毒灭菌的常用方法

(1) 浸泡法(immersion):将物品洗净、擦干后浸没于消毒液中,在标准的浓度和时间内,达到消毒灭菌作用。如用 70%～75% 的乙醇浸泡体温计 30 min。

(2) 擦拭法(rubbing):选用易溶于水、穿透性强的消毒剂,擦拭物品表面,如擦拭桌椅、墙壁、台面等,在标准的浓度和时间里达到消毒灭菌作用。

(3) 熏蒸法(fumigation):加热或加入氧化剂,使消毒剂呈气体,在标准的浓度和时间里达到消毒灭菌作用。如手术室、换药室等用甲醛熏蒸消毒空气;用甲醛气体或环氧乙烷气体灭菌物品等。

(4) 喷雾法(nebulization):借助喷雾器,使消毒剂产生微粒气雾弥散在空气和物品表面,在标准浓度和时间达到消毒作用。如墙壁、地面的消毒。

4. 常用的化学消毒剂　临床常用的化学消毒剂见表 7-1。

表 7-1　常用化学消毒剂及使用方法

消毒剂名称	消毒水平	作用原理	使用范围及方法	注意事项
戊二醛 (Gluara-ldchyde)	灭菌剂	与菌体蛋白质反应,使之灭活。能杀灭细菌、真菌、病毒和芽胞	① 用于浸泡不耐高温的医疗器械和精密仪器的消毒与灭菌,如手术器械、内镜等 ② 常用于灭菌的是 2% 戊二醛溶液 ③ 浸泡消毒需 20～45 min,灭菌需 10 h	① 盛装消毒剂的容器应加盖,定期检测浓度,每 2 周更换消毒液 1 次 ② 浸泡金属类物品时,加入 0.5% 亚硝酸钠作为防锈剂 ③ 灭菌后的物品,使用前用无菌蒸馏水冲洗 ④ 内镜连续使用需间隔消毒 10 min,每天使用前后各消毒 30 min,消毒后用冷开水冲洗
环氧乙烷 (Ethylene Oxide)	灭菌剂	与菌体蛋白结合,使酶代谢受阻而导致死亡。能杀灭细菌、真菌、病毒、立克次体和芽胞。低温为无色液态,超过 10.8℃ 变为气态	① 用于电子仪器、光学仪器和不耐高温物品,如皮革、皮毛、化纤织物、一次性高分子医疗器材等的灭菌处理 ② 少量物品可放入丁基橡胶袋中消毒;大量物品可放入环氧乙烷灭菌柜内,可自动调节温度、相对湿度和投药量进行消毒灭菌,灭菌时间 6 h	① 易燃、易爆具有一定毒性,工作人员要严格遵守操作程序 ② 存放在阴凉通风、无火源、无静电处 ③ 储存温度不可超过 40℃,以防爆炸 ④ 灭菌后的物品,清除环氧乙烷残留量后方可使用。不可用于食品类、油脂类灭菌 ⑤ 每次消毒时,应进行效果检测及评价

消毒剂名称	消毒水平	作用原理	使用范围及方法	注意事项
过氧乙酸（Peracetic Acid）	灭菌剂	能产生新生态氧，将菌体蛋白质氧化，使细菌死亡	① 适用于耐腐蚀物品、皮肤及环境等消毒灭菌 ② 常用消毒方法有浸泡、擦拭、喷洒 ③ 0.05%～1%溶液用于浸泡污染物品，灭菌需达30 min；0.2%～0.4%溶液用于环境喷洒，需30～60 min；0.2%溶液用于皮肤消毒，作用1～2 min；0.02%溶液用于黏膜冲洗消毒	① 对金属有腐蚀性，对织物有漂白作用，消毒后立即用清水冲洗干净 ② 易氧化分解而降低杀菌力，需现配现用 ③ 浓溶液有刺激性和腐蚀性，配制时要戴口罩和橡胶手套 ④ 存于阴凉避光处，防高温引起爆炸
甲醛（37%～40%的甲醛溶液）（Formalin）	灭菌剂	使菌体蛋白变性，酶失去活性。能杀灭细菌、真菌、芽胞和病毒	① 适用于易腐蚀、对湿热敏感物品的消毒灭菌 ② 根据消毒物品的种类选择合适的浓度和消毒时间 ③ 甲醛2～10 ml/m³ 加水4～20 ml加热，作为室内物品消毒；40～60 ml/m³ 加高锰酸钾20～40 g，柜内熏蒸，密闭6～12 h；10%甲醛采用浸泡法进行器械消毒；4%～10%甲醛溶液用于解剖材料、病理组织标本的固定	① 器械、衣物必须在消毒、灭菌箱中进行 ② 因蒸汽穿透力弱，所以被消毒物品应摊开、挂起消毒 ③ 消毒效果易受温度、湿度影响，要求室温在18℃以上，相对湿度为70%～90% ④ 对人有一定毒性和刺激性，使用时注意防护 ⑤ 有致癌作用，不宜用于室内空气消毒
含氯消毒剂（常用的有液氯、漂白粉、漂白粉精、次氯酸钠、二氯异氰脲酸钠、酸性氧化电位水等）	高、中效	在水溶液中释放出有效氯，破坏细菌酶的活性，使菌体蛋白凝固变性	① 适用于餐具、环境、水、疫源地等的消毒 ② 常用消毒方法有浸泡、擦拭、喷洒及干粉消毒等 ③ 待消毒物品：含有效氯500 mg/L的消毒液，浸泡10 min以上；被乙肝病毒、结核杆菌、细菌芽胞污染的物品：有效氯2 000～5 000 mg/L的消毒液，浸泡30 min；如用喷洒法，有效氯的含量、消毒时间均要加倍 ④ 干粉加入排泄物中，按有效氯10 000 mg/L搅拌，放置2～6 h；干粉加入医院污水中，按有效氯50 mg/L搅拌，2 h后排放	① 消毒剂保存在密闭容器内，置于阴凉、干燥、通风处，减少有效氯的丧失 ② 配制的溶液性质不稳定，应现配现用 ③ 有腐蚀及漂白作用，不宜用于金属制品、有色衣服及油漆家具的消毒 ④ 消毒时如存在大量有机物，应延长作用时间 ⑤ 消毒后物品及时用清水冲净

消毒剂名称	消毒水平	作用原理	使用范围及方法	注意事项
乙醇 （Alcohol）	中效	破坏细菌胞膜的通透性屏障，使蛋白质漏出或与细菌酶蛋白起碘化反应使之失活	① 适用于皮肤、物品表面及医疗器械的消毒 ② 70%～75%溶液作为消毒剂，多用于皮肤消毒 ③ 75%溶液对细菌繁殖体污染的物品浸泡消毒，作用10 min以上	① 易挥发易燃，需加盖保存于避火处，定期测定，保持有效浓度 ② 因不能杀灭芽胞，不适于手术器械灭菌 ③ 使用浓度勿超过80%，因乙醇杀菌需一定量的水分，浓度过高或过低均影响杀菌效果 ④ 有刺激性，不宜用于黏膜及创面消毒
含碘消毒剂 碘伏 （iodophor）	中效	碘可直接与菌体蛋白质结合，使之变性	① 适用于皮肤、黏膜等的消毒 ② 0.5%～2.0%有效碘溶液用于外科手术及注射部位皮肤消毒，涂擦2次，作用3 min ③ 0.05%有效碘溶液用于黏膜、创面消毒，作用3～5 min ④ 0.05%～0.1%有效碘溶液用于浸泡消毒，作用时间30 min	① 碘伏稀释后稳定性差，宜现用现配 ② 避光密闭保存，放阴凉处 ③ 皮肤消毒后不用乙醇脱碘 ④ 对二价金属制品有腐蚀性，不作相应金属制品的消毒
碘酊 （iodine tincture）	高效	碘可直接与菌体蛋白质结合，使之变性。能杀灭大部分细菌、真菌、芽胞和原虫	① 2.5%溶液主要用于创伤、手术、注射部位的皮肤消毒 ② 作用1 min后，再用70%～75%乙醇脱碘	① 消毒液中的碘在常温下可挥发，应保存在密闭容器内 ② 对伤口及黏膜有刺激性，不宜使用 ③ 消毒部位有脓、血等会降低消毒效果
苯扎溴铵 （新洁尔灭） 新洁灵	低效	能改变细胞的渗透性，使蛋白质变性，破坏细菌酶的活性	① 适用于皮肤、黏膜、环境、物品的消毒 ② 常用消毒方法有浸泡、擦拭、喷洒等 ③ 500～1 000 mg/L的消毒液，用于皮肤消毒，作用3～5 min；500 mg/L用于黏膜消毒，作用3～5 min；1 000～2 000 mg/L用于环境表面消毒，作用30 min	① 易被污染，宜现配现用 ② 阴离子表面活性剂如肥皂、洗衣粉等可降低其消毒效果 ③ 存在有机物时会降低消毒效果，应加大消毒液的浓度或延长作用时间
胍类消毒剂 氯已定	低效	能破坏菌体细胞膜的酶活性，使胞质膜破裂	① 适用于外科洗手、皮肤、黏膜等的消毒 ② 4%氯已定乙醇溶液擦拭皮肤2遍，作用2 min ③ 0.05%～0.1%的氯已定水溶液冲洗黏膜、创面	① 阴离子表面活性剂如肥皂、洗衣粉等可降低其消毒效果 ② 消毒物品应先清洁，带污垢的物品一般不用此法

三、医院清洁、消毒、灭菌工作

医院清洁、消毒、灭菌工作是指根据一定的原则对医院环境、物品、患者分泌物及排泄物等进行消毒处理的过程,其目的是最大可能地减少医院感染的发生。

(一)医院选择消毒、灭菌方法的原则

医院清洁、消毒、灭菌工作应严格遵守消毒程序,凡是接触过患者的器械和物品均应先预消毒,再清洗,然后按以下方法进行合理的消毒或灭菌。

1. 根据医院用品的危险性选择消毒、灭菌的方法

(1)高度危险性物品:必须选用灭菌法以杀灭一切微生物。这类物品是穿过皮肤、黏膜而进入无菌的组织或器官内部的器械或与破损的组织、皮肤、黏膜密切接触的器材和物品。如手术器械、注射器、血液和血制品、脏器移植物等。

(2)中度危险性物品:可选择中效消毒法或高效消毒法。这类物品仅和皮肤、黏膜相接触,不进入无菌组织。如体温计、血压计袖带、压舌板、胃肠道内镜等。

(3)低度危险性物品:选用中效或低效的消毒方法或清洁处理。这类物品不进入人体组织、不接触黏膜,仅直接或间接地与健康皮肤相接触。如口罩、衣被、毛巾等。

2. 根据污染微生物的种类和数量选择消毒灭菌方法

(1)处理致病性细菌芽孢污染必须选择灭菌方法,如炭疽杆菌污染的物品处理。

(2)处理真菌及其孢子、抵抗力强的细菌、病毒等微生物污染应选用高效或中效的消毒方法,如结核杆菌、乙肝病毒污染的物品处理。

(3)处理抵抗力较弱的一般细菌繁殖体、亲脂性病毒等微生物污染,可选用中效或低效的消毒方法,如肠道致病微生物污染的物品处理。

3. 根据物品的性质选择消毒方法

(1)耐高温、耐潮湿的物品和器材,应首选压力蒸汽灭菌或干热灭菌。

(2)怕热、忌湿和贵重物品,应选择甲醛或环氧乙烷气体消毒灭菌。

(3)金属器械的浸泡灭菌,应选择腐蚀性较小的灭菌剂。

(4)在消毒物体表面时,应考虑到表面性质,光滑表面可选择紫外线消毒或液体消毒剂擦拭,多孔材料表面可选择喷雾消毒法。

(二)严格遵守消毒程序

所有接触患者的器材和物品均应先消毒再清洗,然后再按物品危险性的种类选择合理的消毒灭菌方法进行处理。

(三)医院日常的清洁、消毒、灭菌

1. 医院环境　医院环境常被患者、带菌者排出的病原微生物污染,构成感染的媒介,因此医院环境的清洁与消毒是控制医院感染的基础。

(1)环境空气消毒

1)Ⅰ类环境:Ⅰ类环境包括层流洁净手术室和层流洁净病房,这类环境要求空气中细菌总数≤10 cfu/m³,只能采用层流通风达到此标准。

2)Ⅱ类环境:Ⅱ类环境包括普通手术室、产房、婴儿室、早产儿室、烧伤病房、重症监护室。这类环境要求空气中的细菌总数≤200 cfu/m³,可采用循环风紫外线空气消毒器或静电吸附式空气消毒器消毒。

3)Ⅲ类环境:Ⅲ类环境包括儿科病房、妇产科检查室、注射室、换药室、供应室清洁区、急

诊室、化验室、各类普通病房和诊室。这类环境要求空气中细菌总数≤500 cfu/m³,除可采用循环风紫外线空气消毒器或静电吸附式空气消毒器消毒外,还可采用紫外线消毒、过氧乙酸、含氯消毒剂熏蒸或喷雾消毒。

(2)环境表面消毒:除做好环境卫生,还应定时用消毒液湿扫或擦拭地面、门窗、家具、病历夹、门把手、水龙头、便池等。

2. 预防性和疫源地消毒

(1)预防性消毒:指没有发现明显的感染源存在。对可能被病原微生物污染的环境、物品施行的消毒处理。目的是预防感染的发生。

(2)疫源地消毒:指对存在感染或者曾经存在感染源及病原体污染的环境、物品施行消毒处理。目的是杀灭或清除感染源排出的病原体,预防感染的传播和扩散,包括随时消毒和终末消毒。

1)随时消毒:是指感染源仍然存在于疫源地,对其随时产生的可能含有病原体的排泄物、分泌物及被污染的环境、物品所实施的及时性消毒处理。

2)终末消毒:是指感染源已经离开了疫源地,对其曾经产生的含有病原体的排泄物、分泌物及被污染的环境、物品所实施的最后一次消毒处理。

3. 被服类消毒　各科患者用过的被服可集中起来,送被服室,经环氧乙烷灭菌后再送洗衣房清洗、备用。如无条件成立环氧乙烷灭菌间,可根据不同物品采用不同的方法消毒:①棉织品,如患者的床单、衣服经一般洗涤后高温消毒;②毯子、棉胎、枕芯、床垫可用日光暴晒或紫外线消毒;③传染患者的被服与普通患者的被服分开清洗和消毒;④工作人员的工作服应与患者的被服分开清洗和消毒。

4. 皮肤和黏膜消毒

(1)皮肤消毒:①用2%碘酊涂擦,待干后再用75%乙醇擦拭;②用含有效碘0.5%的碘伏涂擦皮肤2遍,待干。

(2)黏膜消毒:常用含有效碘0.5%的碘伏涂擦2遍。

5. 器械物品的清洁、消毒、灭菌　医疗器械及其他物品是导致医院感染的重要途径之一,必须根据消毒灭菌的原则进行妥善的清洁、消毒与灭菌。

第三节　无　菌　技　术

无菌技术(aseptic technique)是医疗、护理操作中预防和控制医院感染的一项重要基本操作。在无菌操作过程中,任何一个环节都不得违反操作原则,否则就可能造成交叉感染的机会,给患者带来不应有的痛苦和危害。因此,医务人员必须加强无菌观念,准确熟练地掌握无菌技术,严格遵守无菌操作规程。

一、无菌技术的概念

1. 无菌技术　是指在执行医疗、护理技术过程中,防止一切微生物侵入机体和保持无菌物品及无菌区域不被污染的操作技术和管理方法。

2. 无菌物品　经过物理或化学方法灭菌后,未被污染的物品称无菌物品。

3. 无菌区域　经过灭菌处理而未被污染的区域,称无菌区域。

4. 非无菌物品或区域　未经灭菌或经灭菌后被污染的物品或区域,称非无菌物品或区域。

二、无菌技术操作原则

1. 环境清洁宽敞 环境要宽敞并定期消毒,操作前半小时须停止打扫、更换床单等工作,减少人员走动,防止尘埃飞扬。

2. 工作人员着装符合无菌操作要求 无菌操作前,衣帽穿戴整洁,口罩遮住口鼻,修剪指甲、洗手。

3. 物品管理 无菌物品和非无菌物品应分开放置,并有明显标志;无菌物品必须存放于无菌包或无菌容器内;无菌包外注明物品名称、灭菌日期,并按失效期先后顺序排放;无菌包的有效期一般为 7 天,10 月 1 日至次年 5 月 1 日有效期可延长至 14 天,过期或受潮应重新灭菌处理;无菌物品一经取出,虽未使用也不能再放回无菌容器内;无菌物品已被污染或疑有污染,即不可使用,应予更换并重新灭菌;一套无菌物品只供一位患者使用,以防交叉感染。

4. 操作中的原则要求 取用无菌物品应使用无菌持物钳(镊);操作者身体应与无菌区保持一定距离;手臂及无菌物品应保持在腰部或治疗台面以上,面向无菌区域操作;避免面对无菌区谈笑、咳嗽、打喷嚏;未经消毒的手和物品不可触及无菌物品或跨越无菌区域。

三、无菌技术基本操作方法

(一)无菌持物钳(镊)的使用

专门用于夹取或传递无菌物品的钳子或镊子称为无菌持物钳(镊)。

【评估】

1. 操作环境是否符合无菌技术操作要求;操作台是否清洁、干燥、平坦。

2. 持物钳是否符合要求、是否适合于拟夹取的物品。

(1) 无菌持物钳(镊)的类别:临床常用的持物钳(镊)有卵圆钳、三叉钳和镊子(图 7 - 2)。

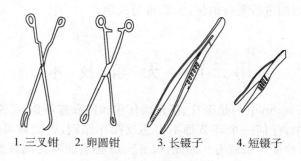

1. 三叉钳　2. 卵圆钳　3. 长镊子　4. 短镊子

图 7 - 2　无菌持物钳

1)卵圆钳:有弯头和直头两种,钳的柄部有两环,使用时手指套入环内,钳的下端(持物端)有两个小环,可用以夹取刀、剪、钳、镊、治疗碗及弯盘等无菌物品。由于下端较细,而且两环平行紧贴,不能持重物,不能夹取较大物品。

2)三叉钳:结构和卵圆钳相似,不同处是钳的下端为三叉形,呈弧形向内弯曲。可用于夹取盆、盒、瓶、罐等较重的物品。

3)镊子:镊的尖端细小,使用时灵巧方便。适用于夹取棉球、棉签、针头、缝针等小物品。

（2）无菌持物钳（镊）的存放

1）湿式保存法：将持物钳及容器经压力蒸汽灭菌后，盛入消毒液，消毒液面浸没无菌持物钳轴节以上 2～3 cm 或镊子长度的 1/2 处。每个容器内只能放一把无菌持物钳（镊），容器深度与钳的长度比例适合（图 7-3(1)）。

2）干燥保存法：将持物钳和容器经压力蒸汽灭菌后，在集中治疗前开包，4～8 h 更换 1 次。

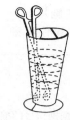

图 7-3(1) 无菌持物钳浸泡在消毒液中

【实施】

1. 操作步骤

操作步骤	要点说明
（1）护士着装整洁，洗手、戴口罩	
（2）根据操作目的准备环境及用物，检查有效期	● 如超过有效期不可使用
（3）操作者打开容器盖，手持持物镊的指环或持物钳的上 1/3 处，闭合镊（钳）前端，移至容器中央	● 取放时，不可触及容器口边缘及液面以上的容器内壁，以免污染
（4）保持钳端闭合向下取出持物钳，在容器上方滴尽消毒液后再使用	● 以免消毒液反流而污染钳端
（5）使用时，始终保持钳端向下，在腰部以上视线范围内活动，不可倒转向上（图 7-3(2)）	● 保持无菌持物钳的无菌状态
（6）用后闭合钳端，垂直放入容器内，松开轴节，关闭容器盖	● 松开轴节便于与消毒液充分接触 ● 防止无菌持物钳在空气中暴露过久而污染

2. 注意事项

（1）严格遵循无菌操作原则。

（2）无菌持物钳（镊）只能用于夹取无菌物品，不能用于夹取油纱或换药。

（3）取放无菌持物钳（镊）时钳端闭合，不可触及容器口边缘及液面以上的容器内或灌口边缘；使用过程中始终保持钳端向下，不可触及非无菌区。

（4）到距离较远处取物时，应将持物钳和容器一起移至操作处，就地使用。

（5）无菌持物钳（镊）及其浸泡容器，应定期消毒灭菌：

1）湿式保存法：一般病房可每周灭菌处理并更换消毒液；外科病室每周灭菌更换 2 次；手术室、门诊换药室或其他使用较多的部门，应每日灭菌更换 1 次；如被污染或可疑污染时，应重新消毒灭菌。

2）干燥保存法：4～8 h 更换 1 次。

（二）无菌容器的使用

用于盛放无菌物品并保持其无菌状态的器具称无菌容器，如无菌盒、储槽、罐等。

【评估】

1. 操作环境是否符合无菌技术操作要求；操作台是否清洁、干燥、平坦。

2. 根据操作目的准备合适的无菌容器。

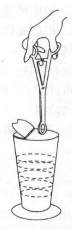

图 7-3(2) 取放无菌持物钳

【实施】

1. 操作步骤

操作步骤	要点说明
(1) 护士着装整洁,洗手、戴口罩	
(2) 根据操作目的准备用物,检查无菌容器名称、灭菌日期	● 如超过有效期不可使用
(3) 打开容器盖,内面向上置于稳妥处或拿在手中(图7-4)	● 防止污染盖内面 ● 拿盖时手不可触及盖的边缘及内面
(4) 用无菌持物钳从无菌容器内夹取无菌物品	● 无菌持物钳及物品不可触及容器边缘
(5) 立即盖上容器盖	● 避免容器内物品在空气中暴露过久
(6) 若需手持无菌容器,应托住容器底部(图7-5)	● 手不可触及容器的边缘及内面

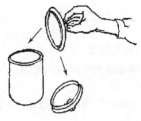 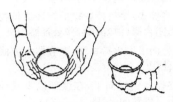

图7-4 打开无菌容器法   图7-5 持无菌容器法

2. 注意事项

(1) 严格遵循无菌操作原则。

(2) 从无菌容器内取出的无菌物品,虽未使用,也不可再放回无菌容器内。

(3) 无菌容器应定期消毒。

(三) 无菌包的使用

无菌包是指用包布包裹物品灭菌处理之后,并保持无菌物品处于无菌状态的包。其内可存放器械、敷料以及各种技术操作用物,经灭菌处理后备用。

【评估】

1. 操作环境是否符合无菌技术操作要求;操作台是否清洁、干燥、平坦。

2. 根据操作目的准备无菌包,灭菌后使用。无菌包的包布通常选择质厚、致密、未脱脂的棉布制成。

包扎方法:将物品置于包布中间,内角盖过物品,而后折盖左右两角(角尖端向外翻折),盖上外角,用"+"字形系好带子(图7-6),在包外贴上指示胶带、注明物品名称和灭菌日期。

【实施】

1. 操作步骤

操作步骤	要点说明
(1) 护士着装整洁,洗手、戴口罩	
(2) 根据操作目的准备用物,检查无菌包的名称、灭菌日期及灭菌指示胶带;检查包有无潮湿或破损	● 如超过有效期或有潮湿、破损不可使用

续　表

操作步骤	要点说明
（3）将无菌包放在清洁、干燥、平坦处,解开系带	● 保持无菌包内物品的无菌
（4）打开无菌包外角（系带放于包布下面）,再揭开左右两角,最后打开内角	● 手不可触及包布的内面
（5）用无菌持物钳从无菌包内夹取无菌物品,放于已准备好的无菌区域内	● 不可跨越无菌区域
（6）若包内物品没有用完,则按原折痕包扎（"一"字形系带）,并注明开包时间	● 表示包已开过,在未污染或潮湿的情况下有效时间为 24 h
（7）若包内物品需一次用完,可将无菌包托在手中打开,另一手抓住四角,稳妥地将包内物品放入已准备好的无菌区域,放妥包布（图 7-7）	● 避免触及无菌物品,同时使无菌面朝向无菌区域

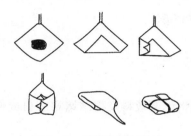

图 7-6　无菌包的包扎法

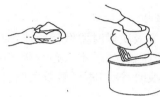

图 7-7　投无菌纱布

2. 注意事项

（1）严格遵循无菌操作原则。

（2）打开包布时手只能接触包布四角的外面,不可触及包布内面,不可跨越无菌面。

（3）如包内物品超过有效期、被污染或包布潮湿,则需重新灭菌。

（四）无菌溶液的取用法

【评估】

1. 操作环境是否符合无菌技术操作要求;操作台是否清洁、干燥、平坦。

2. 根据操作的需要准备无菌溶液。

【实施】

1. 操作步骤

操作步骤	要点说明
（1）护士着装整洁,洗手,戴口罩,备齐用物	
（2）核对无菌溶液的名称、剂量、浓度和有效期,检查瓶盖有无松动,瓶身有无裂缝,溶液有无沉淀、混浊或变色	● 倒转瓶体,对冲后对光检查,确定溶液正确、质量可靠方可使用
（3）撬开瓶盖,用拇指和示指捏住瓶塞边缘拉出瓶塞。有反折的**瓶塞**:用拇指和示指或双手拇指将瓶边缘向上翻起,再用一手拇指和示指捏住瓶塞边缘拉出瓶塞（图 7-8）无反折的**瓶塞**:用拇指和示指捏住瓶塞边缘拉出瓶塞	● 手不可触及瓶塞内面和瓶口
（4）另一手掌心对着瓶签拿起液体瓶,倒出少量溶液旋转冲洗瓶口,再由原处倒出无菌溶液至无菌容器内	● 以防沾湿瓶签,影响查对 ● 保证所取溶液的无菌

续　表

操作步骤	要点说明
(5) 倒溶液后,塞进瓶塞。有反折的瓶塞:消毒后盖好,在瓶签上注明开瓶时间,余下溶液在 24 h 内可以使用;无反折的瓶塞:尽量集中使用,一次性用完	● **防止污染**

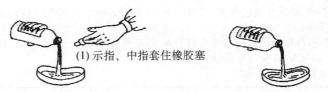

(1) 示指、中指套住橡胶塞

(2) 先倒出溶液冲洗瓶口　　　(3) 由原处倒出溶液至无菌容器中

图 7 - 8　取用无菌溶液法

2. **注意事项**

(1) 检查溶液质量时要倒转瓶体,对光检查。

(2) 翻、盖瓶盖时,手不可触及瓶塞的内面。

(3) 倒溶液时,瓶口不可触及无菌容器,亦不能将无菌敷料及棉球堵塞瓶口或伸入瓶内蘸取溶液。

(4) 已倒出的溶液,虽未使用或用完,也不能倒回瓶内。

(五) 铺无菌盘

将无菌治疗巾铺在清洁、干燥的治疗盘内,使其内面为无菌区,可放置无菌物品,以供治疗和护理操作使用。有效期限不超过 4 h。

【评估】

1. 操作环境是否符合无菌技术操作要求　操作台是否清洁、干燥、平坦。

2. 根据操作的需要准备合适的用物　无菌持物钳、无菌治疗巾包、无菌物品、治疗盘、记录的纸和笔。

无菌包内治疗巾的折叠方法:

(1) 纵折法:治疗巾纵折 2 次,再横折 2 次,开口边向外(图 7 - 9)。

(2) 横折法:治疗巾横折后纵折,再重复 1 次(图 7 - 10)。

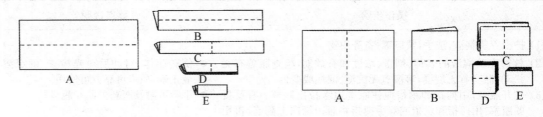

图 7 - 9　纵折治疗无菌巾　　　　**图 7 - 10　横折治疗巾**

【实施】

1. **操作步骤**

操作步骤	要点说明
(1) 护士着装整洁,洗手,戴口罩	
(2) 检查无菌物品名称、包装是否完整及灭菌有效期	● 同无菌包使用法
(3) 打开无菌治疗巾包,用无菌持物钳取出一块无菌治疗巾放于治疗盘内	● 如治疗巾未用完,应按要求包好包,注明开包时间,24 h 内使用
(4) 铺盘	● 注意不要跨越无菌区和污染无菌面
▲ 单层底铺法:双手捏住治疗巾上层外面两角将其双折平铺于治疗盘上,将上层扇形折叠至对侧,开口向外(图7-11)	
▲ 双层底铺法:双手捏住治疗巾外面两角,轻轻抖开,从远到近3折成双层底,上层呈扇形折叠,开口向外(图7-12)	
(5) 根据需要将无菌物品放于无菌治疗巾内	● 保持物品无菌
(6) 双手捏住上层治疗巾的外面,拉开遮盖于物品上,上下层边缘对齐	● 手不可触及无菌巾内面
(7) 将开口处向上反折两次,两侧边缘向下反折一次	● 保持盘内物品无菌
(8) 注明铺盘时间及无菌盘名称,整理用物	● 铺好的无菌盘4 h 内有效

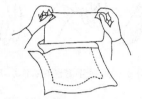   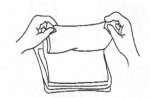

图 7-11　铺单层底无菌盘法　　　图 7-12　铺双层底无菌盘法

2. 注意事项

(1) 严格遵循无菌操作原则。

(2) 保持无菌盘的清洁干燥,避免潮湿污染。

(3) 铺好的无菌盘尽早使用,保留时间不得超过 4 h。

(六) 戴无菌手套的方法

【评估】

1. 操作区是否整洁、宽敞、安全。

2. 根据需要选择合适的手套。

【实施】

1. 操作步骤

操作步骤	要点说明
(1) 护士着装整洁、洗手、剪指甲、戴口罩,备齐操作用物放于适当处	● 修剪指甲防止刺破手套
(2) 核对手套号码、灭菌有效日期及包装是否完整	● 选择大小合适的手套
(3) 打开手套包装,取出滑石粉涂擦双手	● 方便戴手套
(4) 戴袋装手套(图7-13)	● 防止手套外面(无菌面)触及任何非无菌的物品
▲ 分次取手套法:一手掀开手套袋开口处,另一手捏住一只手套的反折部分(手套内面)取出手套,对准五指戴上;未戴手套的手掀起另一只袋口,再用戴好手套的手指插入另一只手套的反折内面(手套外面),取出手套,同法戴好(图7-14)	

操作步骤	要点说明
▲ 一次性提取法：两手同时掀开手套袋开口处，分别捏住两只手套的反折部分，取出手套；将两手套五指对准。先戴一只手，再以戴好手套的手指插入另一只手套的反折面内面，同法戴好(图 7 - 15)	
(5) 双手推擦手指与手套贴合	
(6) 操作毕，一手捏住另一手套的外口翻转脱下，将手套的内面翻在外面，脱出大拇指	● 避免污手套污染双手
(7) 用脱出手套的大拇指伸入另一只手套内口翻转将其脱下	
(8) 将用过的手套剪毁后放入医用垃圾袋内处理	● 手套一次性使用，防止交叉感染

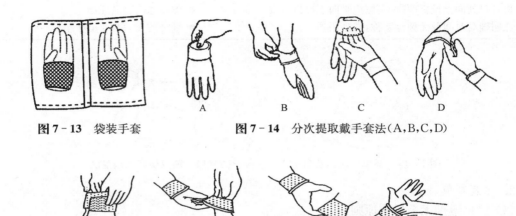

图 7 - 13　袋装手套　　　　图 7 - 14　分次提取戴手套法(A,B,C,D)

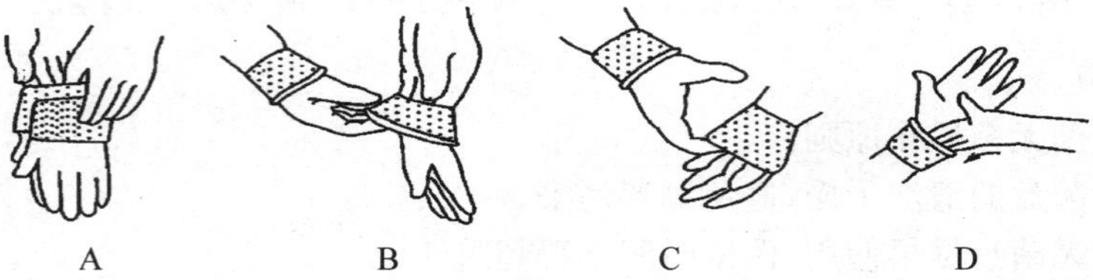

图 7 - 15　一次提取戴手套法(A,B,C,D)

2. 注意事项

(1) 未戴手套的手不可接触无菌手套的外面，已戴手套的手不可触及未戴手套的手及手套的内面。

(2) 戴手套后如发现手套破损或不慎污染，应立即更换。

(3) 戴手套后，手臂不可下垂，应保持在腰部以上、肩以下范围内活动。

第四节　隔　离　技　术

隔离是通过将传染患者及带菌者在传染期间安置在指定的地点与健康人群分开，达到控制感染源、切断感染途径、保护易感人群，防止微生物传播的目的的措施。隔离既有利于防止传染病的蔓延，便于集中治疗和护理，也有利于患者的康复。隔离可分为传染病隔离和保护性隔离两大类。

传染病隔离：将处于传染期的传染病患者、可疑的传染病患者及病原携带者安置在特定区域,与一般人群暂时分离,缩小污染范围,减少传染病传播机会,并便于污染物的集中消毒及处理。

保护性隔离:将免疫功能极度低下的易感者安置于基本无菌的环境中,使其免受感染,也称反向隔离。

一、隔离基本知识

(一)传染病区的设置要求

传染病区应与普通病区分开,并远离水源、食堂和其他公共场所。传染病区应设有多个出入口,以便工作人员和患者分道进出。病区内配置必要的卫生、消毒设备。隔离单位的划分,有3种方式:

1. 以患者为隔离单位　每位患者有单独的生活环境和用具,与其他患者(包括同病种和不同病种患者)隔开,如综合性医院普通病区的隔离患者。

2. 以病种为隔离单位　同种传染病的患者,可住在同一病室,但应与其他病种的传染患者相隔离。

3. 单间隔离　凡未确诊、发生混合感染、危重患者及有强烈传染性的患者应住单独隔离室。

(二)隔离区域的划分及隔离要求

1. 清洁区　凡未被病原微生物污染的区域称为清洁区,如更衣室、值班室、配膳室及库房等。

隔离要求:患者及患者接触过的物品不得进入清洁区;工作人员接触患者后需消毒手、脱去隔离衣及鞋方可进入清洁区。

2. 半污染区　有可能被病原微生物污染的区域称为半污染区,如医护办公室、治疗室、化验室、病区内走廊等。

隔离要求:患者或穿隔离衣的工作人员通过走廊时,不得接触墙壁、家具等;各类检验标本应放在指定的盘内或架上,检验后的标本及容器等应严格按要求分别处理。

3. 污染区　患者直接和间接接触而被病原微生物污染的区域称为污染区,如病室、厕所、浴室、病区外走廊等。

隔离要求:污染区内的物品未经消毒不准带出;工作人员进入污染区时,必须穿隔离衣,戴帽子、口罩,必要时换隔离鞋;离开污染区前脱隔离衣、鞋,并消毒双手。

二、隔离原则

1. 明确清洁与污染的概念　病室门口和病床要悬挂隔离标志,门口备有泡手的消毒液及洒有消毒液的擦鞋垫和挂隔离衣用的立柜或壁橱。

2. 进出隔离室应符合要求　工作人员进入隔离区按规定戴工作帽、口罩及穿隔离衣。穿隔离衣前,备齐所需用的物品,不易消毒的物品应放入塑料袋内避免污染;穿隔离衣后,只能在规定范围内活动。接触患者或污染物后、护理另一患者前、离开隔离室前均必须消毒双手。

3. 正确处理隔离单位物品　病室内污染物品必须先经过消毒后再进行清洁处理;已经在地上或落地的任何物品均视为污染,必须经过消毒后再用;患者接触过的用物,须经严格消毒后方可递交,患者的信件、票证、书籍等须经熏蒸消毒处理后才能重新使用;患者的排泄物、分泌物、呕吐物须经消毒处理后方可排放;需送出病区处理的物品,应有专门的污物袋,袋外有明显的标记。

4. 隔离室环境消毒　病室每日空气消毒,并用消毒液擦拭病床及床旁桌椅。

5. 重视对隔离患者的心理护理　向患者及家属解释隔离的重要性和意义,以取得其信任与配合。了解患者的心理,尽量解除患者因疾病和隔离而产生的恐惧、孤独、自卑等心理反应。

6. 严格掌握解除隔离的标准　患者的传染性分泌物培养 3 次,结果均为阴性或已度过隔离期,经医生开出医嘱后解除隔离。

7. 终末消毒　终末消毒是对出院、转科或死亡患者及其用物、所住病室和医疗器械进行的消毒处理。

(1) 患者的终末处理:患者出院或转科前应沐浴,换上清洁衣服,个人用物须消毒后带出。如患者死亡,须用消毒液作尸体护理,并用浸透消毒液的棉球填塞口、鼻、耳、阴道、肛门等孔道,然后用一次性尸单包裹尸体。

(2) 病室的终末处理:将布类包好注明隔离用物送洗衣房消毒清洗;棉被展开,床垫、枕芯竖放,打开抽屉、柜门,紧闭门窗后用紫外线灯消毒或消毒液熏蒸消毒;被褥、枕芯也可用日光曝晒消毒;用消毒液擦拭家具、墙面及地面。

三、隔离种类及措施

(一) 传染病隔离

1. 严密隔离(strict isolation)　对传染性强、传播途径不明、死亡率高的传染病均需采取严密隔离。适用于经飞沫、分泌物、排泄物直接或间接传播的烈性传染病,如鼠疫、霍乱、传染性非典型肺炎(SARS)等。隔离措施有:

(1) 设专用隔离室:患者住单人房间,通向走廊的门窗需关闭,室内物品力求简单并耐消毒,门口挂有醒目标志。

(2) 进出隔离室要求:进入隔离室需戴好口罩和帽子,穿隔离衣、隔离鞋,戴手套。

(3) 污物处理:患者的分泌物、呕吐物和排泄物应严格消毒处理;污染敷料装袋标记后焚烧处理。

(4) 室内环境消毒:室内空气、地面、物品表面用消毒液喷洒或紫外线照射消毒,每天一次。

(5) 转送患者及探陪:一般应禁止患者离开病室和探视、陪护。若需到其他科室检查或转送,应做好隔离;探视者应得到医务人员同意并采取隔离措施方可进入;患者出院或死亡后病室及其用物应严格消毒。

2. 呼吸道隔离(respiratory tract isolation)　适用于病原体通过空气中飞沫传播的传染性疾病的隔离方法,如肺结核、麻疹、百日咳、腮腺炎、流行性脑脊髓膜炎等。隔离措施有:

(1) 设专用隔离室:同种疾病的患者可住一室,通向走廊的门窗需关闭,门口挂有醒目标志。

(2) 进出隔离室要求:进入隔离室需戴好口罩和帽子,必要时穿隔离衣、隔离鞋,戴手套。

(3) 口鼻分泌物处理:为患者准备专用痰杯,口鼻分泌物经消毒处理后方可丢弃。

(4) 室内环境消毒:室内空气用紫外线照射消毒或消毒液喷洒,每天一次。

(5) 探视要求:探视者进入隔离室,应得到值班人员同意并采取相应的隔离措施。

3. 肠道隔离（enteric isolation）　适用于由患者的排泄物直接或间接污染食物、食具或水源引起传播的疾病，如甲型肝炎、伤寒、细菌性痢疾等。通过隔离以切断粪-口传播途径。隔离措施有：

（1）设隔离室：不同病种患者尽可能分室收住，同病种患者可住一室，应做好床旁隔离，每张病床应加隔离标记，患者不得互相交换物品。病室应有防蝇设备，应无蟑螂、无鼠。

（2）进出隔离室要求：接触不同病种患者时需分别穿隔离衣，接触污物应戴手套。

（3）食具、便器处理：为患者准备专用的食具、便器，用后严格消毒；剩余的食物或患者的排泄物均应消毒处理后方可倒掉。

（4）污物处理：被粪便污染的物品要随时装袋，作好标记送消毒或焚烧处理。

（5）探视要求：探视者进入隔离室，应得到值班人员同意并采取相应的隔离措施。

4. 接触隔离（contact isolation）　适用于经体表或伤口直接或间接接触而感染的疾病，如破伤风、气性坏疽等。隔离措施有：

（1）设专用隔离室：患者住单间病室，不能接触他人，门口挂隔离标志。

（2）进出隔离室要求：进入隔离室前需戴好帽子、口罩，穿隔离衣；工作人员在接触被污染的物品时应戴手套，手或者皮肤有破损的应尽量避免接触患者。

（3）污物处理：患者接触过的物品，如被单、衣物、换药器械等均应先灭菌，然后再进行清洁、消毒、灭菌。被污染的敷料应装袋标记后送焚烧处理。

（4）探视要求：探视者进入隔离室，应得到值班人员同意并采取相应的隔离措施。

5. 血液-体液隔离（blood-body fluid isolation）　适用于预防直接或间接接触传染性血液或体液而传播的疾病，如乙型肝炎、艾滋病、梅毒等。隔离措施有：

（1）设隔离室：同病种患者可同住一室，必要时单人隔离。室内应有防蚊虫、防虱、虮设备。室外悬挂隔离标志。

（2）进出隔离室要求：接触血液或体液时应戴口罩、手套，必要时戴护目镜。若血液或体液可能污染工作服时，需穿隔离衣。严防被注射针头等利器刺破皮肤，若手被血液、体液污染或可能被污染，应立即用消毒液洗手。

（3）污物处理：注射器、针头、输液器、侵入性导管等须严格按"一人一针一管一巾"的要求，被血液或体液污染的物品，应装袋标记后集中消毒或焚烧；患者用过的针头应放入防水、防刺破并有标记的容器内，焚烧处理。

（4）探视要求：探视者进入隔离室，应得到值班人员同意并采取相应的隔离措施。

6. 昆虫隔离（insect isolation）　适用于以蚊、虱、蚤等昆虫传播的疾病，如流行性乙型脑炎、流行性出血热、疟疾、斑疹伤寒等。应根据昆虫种类采取隔离措施，如病室应有蚊帐及其他防蝇设施；斑疹伤寒患者应经灭虱处理后再进入病房。

（二）保护性隔离

适用于抵抗力低下或易感染的患者，如严重烧伤、早产婴儿、白血病、脏器移植及免疫缺陷患者。隔离措施有：

1. 设专用隔离室　患者住单人隔离室，室外悬挂明显的隔离标志。室内空气、家具及地面应严格消毒，保持通风换气。

2. 进出隔离室要求　进病室应穿戴灭菌后的隔离衣、帽子、口罩、手套及拖鞋；凡患呼吸道疾病和咽部带菌者（包括工作人员）均应避免接触患者；未经消毒处理的物品不可带入隔离区；接触患者前、后及护理另一患者前均应洗手。

3. 污物处理　所有污物分类分装,标记后送指定地点。

四、常用隔离技术

(一)工作帽及口罩的使用

使用帽子、口罩可以保护患者和工作人员,避免交叉感染,防止飞沫污染无菌物品或清洁物品;必要时可戴面罩和护目镜,防止患者的血液、体液溅到工作人员的面部和眼睛。

1. 帽子的使用　帽子可以防止工作人员飘落的头屑和头发污染操作区或物品,也可以防止头发被污染。在隔离病房,一般应戴圆帽,遮住全部头发,并保持帽子的清洁。离开隔离区前将帽子放入特定污物袋内,以便集中处理。

2. 口罩的使用　口罩是为了保护患者和工作人员,避免互相传染,防止飞沫污染无菌物品、伤口或清洁食品等。

(1)医用口罩:医用口罩由面体和拉紧带组成。面体分为内、中、外三层,内层为普通卫生纱布或无纺布,中层为超细聚丙烯纤维熔喷材料层,外层为无纺布或超薄聚丙烯熔喷材料层。一般要求达到 N95 标准,N 代表其材质仅适用于过滤非油性粉尘,95 代表其过滤效能至少达 95%。

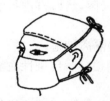

图 7-16　口罩、帽子
的佩戴

(2)佩戴注意事项:①口罩应能罩住口、鼻和眼眶以下的大部分面积(图 7-16);②口罩和脸之间必须紧贴密封,鼻架条必须用力沿鼻轮廓按下,使其密封;③口罩不能悬挂在胸前,不可用污染的手触摸口罩;④注意保持口罩的清洁、干燥;⑤定时更换口罩,纱布口罩使用2~4 h应更换;无纺一次性口罩使用不能超过 4 h;潮湿或可疑污染,应立即更换;⑥离开传染病房污染区前,应将口罩放入特定污物袋内,集中处理。

(二)手的清洁及消毒法

1. 洗手　用清洁剂涂满双手并对手的所有面按顺序进行强有力的短时搓擦,然后用流水冲洗的过程,称洗手。有效的洗手可清除手上 99% 以上的各种暂住菌,切断通过手传播感染的途径。

【目的】
清除手上污垢和大部分细菌。

【评估】
下列情况下需洗手:
(1)进入和离开病房前;
(2)接触清洁物品前和处理污染物品后;
(3)无菌操作前后;
(4)接触伤口前后;
(5)护理患者前后;
(6)上厕所前后均应洗手。

【计划】
1. 环境准备　清洁、宽敞。
2. 护士自身准备　衣帽整洁,修剪指甲,取下手表,卷袖过肘。
3. 用物准备　洗手池、清洁剂、擦手纸、毛巾或干手机,盛放擦手纸和毛巾的容器。

【实施】

1. 操作步骤

操作步骤	要点说明
(1) 打开水龙头,调节合适水流和水温,湿润双手,关上水龙头	● 水龙头最好是感应式或可用肘、脚踏控制的开关。水流不可太大,水温不可太热或太冷
(2) 按"七步"洗手法搓擦双手(图7-17),持续15 s以上	● 注意指尖、指缝、拇指、指关节等处的清洁
(3) 打开水龙头,流水冲净双手及手臂	
(4) 关闭水龙头,擦干或烘干双手	● 擦手巾应保持清洁干燥,最好用干手机烘干

    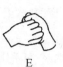

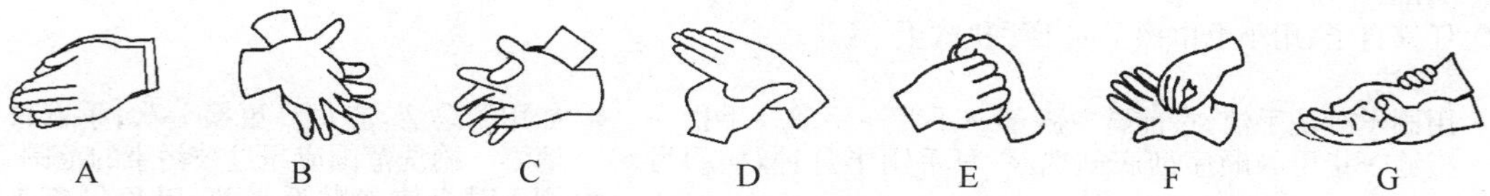

A   B   C   D   E   F   G

图7-17 "七步"洗手过程

A.掌心相对,手指并拢相互搓擦;B.手心对手背沿指缝相互搓擦,两手交替;C.掌心相对,双手交叉沿指缝相互搓擦;D.一手握住另一手大拇指旋转搓擦,两手交替;E.弯曲各指关节,在另一掌心旋转搓擦,两手交替;F.指尖在掌心中转动搓擦,两手交替;G.旋转式搓擦手腕、手臂,两手交替。

2. 注意事项

(1) 洗手方法正确,各个部位均应洗净。

(2) 注意调节合适的水温、水流,避免污染周围环境。

(3) 洗手后经检测,应没有致病微生物。

3. **手的消毒** 医务人员接触污染物品或传染病患者后,手可被大量细菌污染,必须消毒双手,才能达到预防交叉感染的目的。

【目的】

清除致病性微生物,预防感染与交叉感染,避免污染无菌物品和清洁物品。

【评估】

下列情况需进行手的消毒:

(1) 实施浸入性操作前;

(2) 护理免疫力低下的患者或新生儿前;

(3) 接触血液、体液和分泌物后;

(4) 接触被致病微生物污染的物品后;

(5) 护理传染病患者后。

【计划】

1. **环境准备** 清洁、宽敞、物品放置合理、取用方便。

2. **护士自身准备** 操作前衣帽整洁、取下手表、卷袖过肘、洗净双手并擦干。

3. **用物准备**

(1) 洗手池,无洗手池可备消毒液和清水各一盆。

(2) 治疗盘内盛:消毒剂或消毒液、清洁干燥小毛巾、避污纸、盛已用过小毛巾和避污纸的容器。如用刷手法消毒手,应备刷手液、已消毒的手刷、盛已用刷子的容器。

【实施】

1. 操作步骤

操作步骤	要点说明
▲ 涂擦消毒法 (1) 用消毒剂依次涂擦双手,方法为:手掌对手掌、手背对手背、指尖对手掌、两手指缝相对互擦,重复 3 次,持续约 2 min (2) 任其自干或干手机吹干	● 消毒剂要求:作用速度快、不损伤皮肤、不引起过敏反应 ● 注意指尖、拇指、指缝的涂擦 ● 使消毒剂充分发挥作用
▲ 浸泡消毒法 (1) 双手完全浸入消毒液的液面下,按涂擦消毒法互相搓擦 2 min (2) 任其自干、用小毛巾擦干或干手机吹干	● 消毒液应浸没肘部及以下
▲ 刷手法 (1) 用刷子蘸洗手液,按前臂→腕部→手背→手掌→手指→指缝→指甲的顺序彻底刷洗,一只手刷半分钟,换刷另一只手,反复两次,总共刷 2 min (2) 用流动水冲洗,指尖朝下,使污水从前臂流向指尖 (3) 用小毛巾从上至下擦干双手,或用干手机吹干	● 如用肥皂液,应每日更换一次;手刷每日消毒。刷洗范围应超过被污染的范围 ● 刷手时身体勿贴近水池,以免隔离衣污染水池或水溅身上 ● 腕部要低于肘部,使污水从前臂流向指尖;勿使水流入衣袖 ● 保持水龙头的清洁

2. 注意事项

(1) 消毒前洗净双手并擦干。

(2) 按操作流程进行消毒。消毒过程中不可污染干净的刷子、水龙头、洗手液或消毒液等,不可溅湿工作服或隔离衣。

(三) 使用避污纸

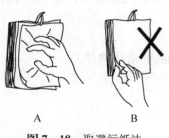

避污纸是备用的清洁纸片,做简单隔离操作时,使用避污纸可保持双手或物品不被污染,以省略消毒程序。取避污纸时,应从页面抓取(图 7 - 18A),不可掀开撕取(图 7 - 18B),并注意保持避污纸清洁,以防交叉感染。避污纸用后弃于污物桶内,集中焚烧处理。

A   B

图 7 - 18　取避污纸法

(四) 穿、脱隔离衣

为了保护患者和医护人员,避免相互感染,在护理隔离患者时,需按规定穿隔离衣。

【目的】

保护工作人员和患者;避免相互间交叉感染;避免无菌物品或无菌区域被污染。

【评估】

下列情况需穿隔离衣:

(1) 护理患者时可能被有感染性的分泌物、排泄物等污染。

(2) 护理严密隔离患者。

(3) 护理免疫力低下的患者,如大面积烧伤、器官移植患者等。

【计划】

1. 环境准备　清洁、宽敞。

2. 护士自身准备　衣帽整洁、取下手表、卷袖过肘、戴口罩、洗手。

3. 用物准备　隔离衣、刷手及泡手设备。

【实施】

1. 操作步骤

操作步骤	要点说明
▲ **穿隔离衣**(图 7 - 19) (1) 取衣:手持衣领取下隔离衣,清洁面朝自己;将衣领两端向外折齐,对齐肩缝,露出袖子内口	● 取隔离衣时,应注意隔离衣长短、大小是否合适,是否完好无损,有无潮湿 ● 视隔离衣的内面和衣领为清洁区
(2) 穿袖:右手持衣领,左手伸入袖内;右手将衣领向上拉,使左手套入后露出;换左手持衣领,右手伸入袖内;伸举双手将袖抖上	● 穿已经穿过的隔离衣时,手触及袖口就被污染
(3) 系衣领:两手持衣领,由领子中央顺着边缘向后将领扣扣好	● 袖口不可触及衣领、面部和帽子
(4) 扣袖口:扣好袖口或袖带	
(5) 系腰带:将隔离衣一边约在腰下 5 cm 处渐向前拉,直到见边缘,则捏住;同法捏住另一侧边缘,注意手勿触及衣内面。然后双手在背后将边缘对齐,向一侧折叠,一手按住折叠处,另一手将腰带拉至背后压住折叠处,将腰带在背后交叉,回到前面系好	● 手不可触及衣内面 ● 后侧边缘须对齐,折叠处不能松散 ● 隔离衣应该将工作服全部遮盖 ● 穿好隔离衣后,双臂保持在腰部以上、视线范围内;不能再进入清洁区,避免接触清洁物品或墙面
▲ **脱隔离衣**(图 7 - 20) (1) 解腰带:解开腰带,在前面打一活结	
(2) 解袖口:解开两袖口,在肘部将部分袖子塞入袖内,便于消毒双手	● 不可使衣袖外面接触手臂和塞入袖内
(3) 消毒双手	● 不可溅湿隔离衣,不可污染洗手设备
(4) 解领扣:解开领口	● 注意保持衣领清洁和防止衣袖触及面部和帽子 衣袖不可污染手和手臂
(5) 脱衣袖:右手伸入左手衣袖内,拉下袖子过手;用遮盖着的左手握住右手隔离衣袖的外面,将右侧衣袖拉下,双手转换从袖管中退出。用左手自衣内握住双肩肩缝,撤右手,再用右手握住衣领外面反折,脱出左手	● 双手不可触及隔离衣外面
(6) 挂隔离衣:左手握住领子,右手将隔离衣两边对齐挂在衣钩上。不再穿的隔离衣脱下清洁面向外,卷好投入污染袋中	● 若挂在半污染区,隔离衣的清洁面向外,挂在污染区,则污染面朝外 ● 若要送洗或为一次性隔离衣,脱下时使清洁面向外,衣领及衣边卷至中央,放入污衣袋内送洗或弃去,然后消毒双手

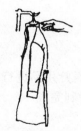 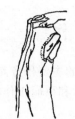 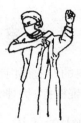 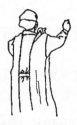 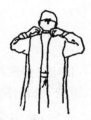

A. 取隔离衣　　　B. 清洁面朝自己　　　C. 穿上一袖　　　D. 穿上另一袖　　　E. 系领扣

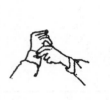 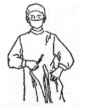 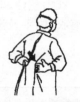 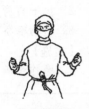

F. 扣衣袖　　G. 将一侧衣边捏至前面　　H. 同法捏另一边　　I. 将两侧衣边对齐　　J. 扎起腰带

图 7 - 19　穿隔离衣法

[附]

穿衣口诀 1：右提衣领穿左手，再伸右臂齐上抖；

系好领扣扎袖口，折襟系腰半屈肘。

穿衣口诀 2：一穿左，二穿右，三系领，四扣袖，

五拉左，六拉右，腰带系在前面右。

  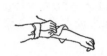 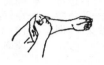 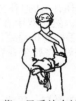 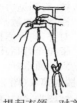

A. 松开腰带在前　　B. 将衣袖向上拉，塞在　　C. 用清洁手，拉袖　　D. 将一只手放在袖内，　　E. 提起衣领，对齐衣
　面打一活结　　　　上臂衣袖下　　　　口内的清洁面　　　拉另一袖的污染面　　　边，挂在衣钩上

图 7 - 20　脱隔离衣法

脱衣口诀：松开腰带解袖口，套塞双袖消毒手，

解开领扣退双袖，对肩折领挂衣钩。

2. 注意事项

(1) 保持隔离衣里面及领部清洁，系、解领带（或领扣）时勿使衣袖及袖带触及面部，以及衣领和工作帽等。隔离衣须全部覆盖工作服，有破洞或潮湿时，应立即更换。

(2) 穿隔离衣时避免接触清洁物和墙壁；穿隔离衣后，只限在规定区域内进行工作，不允许进入清洁区及走廊。

(3) 隔离衣应每天更换 1 次，潮湿后马上更换。接触不同病种患者时应更换隔离衣。

第五节　供应室工作

供应室是医院供应无菌医疗器械和敷料的专业部门。它的主要任务是对医疗用品进行回收、清洗、包装、消毒、保管和发放工作，以保证医疗、护理、教学和科研工作的顺利完成。

一、供应室在预防和控制医院感染中的作用

供应室是医院各种病菌、污染物最集中的场所，同时又是各种无菌物品的供应基地，其关

系到每个科室的每位患者的诊治,是最容易造成医院感染的媒介之一。因此,供应室是控制医院感染的关键部门。

二、供应室的设置与布局

供应室的设置和布局,应根据医院的条件决定。一般要求位于住院部和门诊部之间,其周围环境清洁、无污染源,成为一个相对独立的区域。室内应有足够的照明、通风、净化和污水排放设施,墙面、地面应光滑,便于冲洗。供应室一般可分为3个区,即污染区、清洁区和无菌区。清洁、消毒物品的路线不可逆行。

(一) 污染区

1. 回收室　负责回收各种用过的污染物品,并进行分类。

2. 洗涤室　负责清洗各种回收物品,如注射器、针头、输液器、导管、器械及各种治疗物品。

(二) 清洁区

1. 包装室　将已清洗的物品进行包装,标明名称,送灭菌处理。

2. 敷料室　负责加工各种敷料。

3. 储藏室　储藏各种器械和未加工的原料,如棉花、纱布等。

(三) 无菌区

1. 高压蒸汽灭菌室　应单独设置,由专人负责将包装好的物品进行灭菌处理,给灭菌的物品标明灭菌日期。

2. 发放室　存放已灭菌物品和分发各种无菌物品。

三、供应室的工作内容

(一) 回收物品并初步处理

1. 对回收的已使用后的污染物品　在固定的房间内拆包、分类,选用恰当的方法浸泡消毒后送入洗涤间。

2. 对回收的未使用或已过期的物品　重新灭菌处理。

(二) 洗涤物品

1. 洗涤过程　洗涤过程包括去污、去热原、去洗涤剂、精洗4个环节。

2. 洗涤要求　玻璃类光亮透明不挂水珠、无划痕;金属器械光亮清洁、无血迹、无污、无锈;橡胶类表面光滑、管腔通畅、弹性良好。

(三) 灭菌物品

1. 每日灭菌前常规清洁和检查灭菌器

2. 根据物品的特点和灭菌要求选用灭菌方法

(1) 压力蒸汽灭菌:一般诊疗包、金属器械、敷料首选压力蒸汽灭菌。

(2) 干热灭菌:油剂、粉剂、膏剂一般采用干热灭菌。

(3) 气体灭菌:介入导管、内镜、精密仪器、植入物等不耐热的物品,并选用环氧乙烷气体灭菌。

3. 物品灭菌合格率要求达到100%

（四）储存和发放无菌物品

1. 储存　灭菌后的物品应排放在无菌区存放间的储物架上，物品应距地面 20 cm、距天花板 50 cm、距墙壁 5 cm 以上；每日检查无菌物品的有效期，并有序存放。

2. 发放　每日 2 次由专人送常用无菌物品到各病房，供应室也设有专门窗口由专人发放无菌物品。

（五）一次性物品的管理

应严格把握采购、使用和回收处理三个环节。

1. 采购　应认真检查是否有省级以上卫生部门颁发的"生产许可证"、"卫生许可证"、"产品准销证"三证。

2. 使用　对每个批号输液器、注射器、头皮针等按卫生部规定抽样进行热原检测，合格后再发放；使用前应检查是否在有效期内，包装有无漏气、破损。

3. 处理　实行以旧换新制度；使用后的一次性物品应使用高效消毒剂浸泡消毒后分类毁形处理，达到无害化。

（唐庆蓉）

思 考 题

1. 简述医院感染的定义与分类。护理人员在预防及控制医院感染方面的职责是什么？
2. 简述清洁、消毒与灭菌的概念。
3. 物理与化学消毒灭菌的方法、作用原理及具体要求是什么？
4. 高压蒸汽灭菌效果的监测方法有哪些？
5. 同一温度下，湿热较干热灭菌效果好，为什么？
6. 紫外线杀菌原理是什么？有效距离是多少？消毒时的注意事项有哪些？
7. 简述福尔马林室内熏蒸消毒的方法。
8. 何谓无菌技术？在进行无菌技术操作中应如何掌握操作原则？
9. 隔离的意义是什么？
10. 传染区内的清洁区、半污染区和污染区是怎样划分的？
11. 隔离消毒原则是什么？
12. 隔离如何分类？各适用于哪些情况？各采用什么措施？

第八章 舒适与护理

【教学目标】

■ **掌握**

　　1. 舒适、被动卧位、被迫卧位、主动卧位、疼痛的概念。

　　2. 常见的卧位姿势和适用范围。

　　3. WHO 推荐的癌性疼痛"三阶梯"药物止痛疗法及药物止痛的注意事项。

　　4. 能正确为患者安置各种卧位姿势和卧位变换；根据患者情况正确应用保护具约束带。

　　5. 疼痛患者的护理措施。

■ **熟悉**

　　1. 不舒适患者的护理原则。

　　2. 睡眠的分期及促进睡眠的护理措施。

　　3. 评估疼痛的常用方法。

■ **了解**

　　1. 不舒适的原因。

　　2. 休息的条件。

　　2. 疼痛的机制。

　　舒适需要是人类的基本需要，涉及生理、心理、社会、环境等各个方面。在处于健康状态时，每个人都能自主或不自主的调节机体，以适应环境，来满足自己身体舒适的需要。当患病时，个体正常的平静安宁受到破坏，舒适受到威胁，需要依赖他人的协助，才能维持舒适，寻求安全。护理人员直接为患者提供护理服务，可利用护理工作时与患者的接触，以及运用护理程序的方法来发现患者的需要，提供适当的护理措施，在满足患者生理需要的同时，满足患者舒适的要求。

第一节 概　　述

一、舒适与不舒适的概念

（一）舒适

　　舒适（comfort）是个体在环境中保持一种平静安宁的精神状态，是一种自我满足的感觉，是身心健康、没有疼痛、没有焦虑的轻松自在的感觉。舒适是主观感觉,每个人根据自己的生理、心理、社会、精神、文化背景的特点和经历,对舒适有不同的解释和体验。一般来说,最高水平的舒适是一种健康状态,表现为心理稳定、心情舒畅、精力充沛、感到安全与完全放松,生理与心理需要均得到满足。舒适是患者最希望通过护理得到的基本需要之一。

(二)不舒适

当个体遇到来自身体、心理、精神、社会和环境等方面的刺激时,就会感到不舒适(discomfort)。因此,当一个人害怕或担心时,就如同感受寒冷、疼痛一样,都是不舒适的状态。当患者基本生理需要不能全部满足,周围环境有不愉快的事情发生,或身体某部分出现病理现象,感到疼痛,对舒适的感觉程度逐渐下降,不舒适最终代替舒适。

不舒适表现为烦躁不安、紧张、精神不振、不能入睡、消极失望,以及身体无力、难以坚持日常工作和生活。疼痛通常是不舒适中最为严重的形式。

二、不舒适的原因

(一)身体方面的原因

1. 个人卫生 患者因疾病而致日常活动受限,不能进行保持个人清洁卫生的活动,导致个人卫生不良,引起不适。

2. 姿势和体位不正确 致使肌肉和关节疲劳、疼痛,影响其他生理功能。

3. 压力和摩擦 因疾病限制不能随意翻身或绷带、石膏过紧,使局部皮肤和肌肉受压,引起疼痛。

4. 机体内部原因 疾病或环境因素所致机体不适,如出现恶心、咳嗽、疼痛、饥饿、口渴,以及某些脏器疼痛等症状。

(二)社会方面的原因

1. 缺乏支持系统 与家人隔离或被亲朋好友忽视;缺乏经济支持。

2. 患者角色适应不良 担心家庭、家人和工作;环境陌生、生活不习惯等。

(三)心理精神方面的原因

1. 恐惧、焦虑 对疾病感到害怕,担心疾病造成伤害;对必须依赖别人照顾而感到焦虑。

2. 担心不受关心与尊重 害怕被冷落,担心得不到护理人员照顾与关心。

3. 面对压力 对必须面对的手术及治疗感到担心,对疾病康复缺乏信心。

(四)环境方面的原因

1. 通风不良 室内空气不洁,人体正常生理及心理状态受到干扰。

2. 陌生的环境 新住院的患者常会因为进入一个陌生的环境而紧张,产生焦虑情绪。

3. 异味 患者不熟悉的气味刺激,会引起生理和心理的不适。

4. 噪声及干扰 病室内探视者过多、同室病友的呻吟和痛苦表情,或治疗仪器的嘈杂声,都会引起患者不适。

三、休息

休息(rest)是指一段时间内相对地减少活动,使身体各部位放松,没有紧张、焦虑,处于一种良好的心理状态,以恢复精力和体力的过程。

（一）休息的意义

1. 恢复体力　人在过度劳累后可以通过适当的休息，以解除身体的疲劳和恢复体力。

2. 恢复精力　当人感到困乏、注意力下降、不能使机体保持最佳功能状态时，可以通过休息以恢复良好的精神状态和能力。

3. 促进疾病的康复　良好的休息，会减少机体的能量消耗，加快受损组织的恢复，并能缩短病程、提高疗效，早日恢复。

（二）休息的条件

1. 充足的睡眠　得到良好休息的最基本的先决条件是充足的睡眠。只有满足了一定的睡眠时数，才能得到真正的休息。如果不能满足最低限度的睡眠时数，常会出现易怒、精神紧张并伴有全身疲劳。

2. 心理上的放松　只有减少紧张和焦虑，心理上才能得到放松；只有心理上得到了放松，才能保证休息的质量。患者无法满足社会、家庭、职业等方面对其个人角色的需要，以及对医院环境及医务人员感到陌生，对自身疾病的担忧等，患者常会感到紧张和焦虑。因此，医护人员应运用科学的医学护理知识，满足其各种需要，减少紧张和焦虑，提高休息质量。

3. 生理上的舒适　生理上的舒适，在促进患者休息方面非常重要。在休息前必须将患者身体上的不舒适减低到最低程度，以保证良好的休息质量。护理人员可通过提供舒适的环境和各种增加舒适的服务，来降低生理上的不舒适程度，如解除或控制明显的疼痛原因，加强生活护理，提供舒适的体位，调节适宜的温、湿度及光线等。

四、睡眠

觉醒（wake）和睡眠（sleep）是生理活动所必需的过程。睡眠是指由不同时相组成并周期发生的，并对周围的环境可相对不作出反应的知觉的特殊状态。

（一）睡眠的原理

在脑干尾端存在有睡眠中枢，能引起睡眠和脑电波同步化，它发出的冲动向上传导可作用于大脑皮质，与控制觉醒状态的脑干网状结构上行激动系统的作用相对，从而调节睡眠与觉醒的相互转换。

（二）睡眠的分期

睡眠具有不同的时相状态。一是脑电波呈同步化慢波的时相，称为慢波睡眠（slow wave sleep，SWS）或非快速动眼（nonrapid eye movement，NREM）睡眠；二是脑电波呈现去同步化快波的时相，称为快波睡眠（fast wave sleep，FWS），或称快速动眼（rapid eye movement，REM）睡眠或异相睡眠（paradoxical sleep，PS）。

1. 慢波睡眠　慢波睡眠又分为 4 个期：

第Ⅰ期：是从清醒到入睡的过渡阶段，睡眠最浅，只维持几分钟，容易被唤醒；生理活动开始减慢；脑电图（EEG）显示的一些特点与清醒时相同。

第Ⅱ期：睡眠逐渐加深，但仍易唤醒，持续 10～20 min；生理活动继续变慢，肌肉逐渐松弛；脑电图显示为梭状波。

第Ⅲ期：为熟睡期，持续 15～30 min；肌肉完全放松，心跳缓慢，血压下降，难以唤醒；脑电图显示为大而低频的慢波。

第Ⅳ期：为深睡期，持续 10 min；全身放松，无任何活动，体内分泌大量的生长激素，组织愈合加快,可能发生遗尿和梦游,极难唤醒;脑电图同第Ⅲ时相。

2. **快波睡眠** 其睡眠的特点是眼球转动很快,脑电图活跃,与清醒时极为相似。肌电图显示肌张力极低,伴有像瘫痪时肌肉所具有的那种不活动状态。出现这种静止状态是由于脑干中的特有神经元过度极化的缘故。故在快波睡眠中,躯干基本上是松弛状态,但体温、血流及大脑的耗氧量均有增加,心率、血压和心输出量也有增加,经常接近清醒时的水平。

(三) 睡眠的周期

人的睡眠是周期发生的,而睡眠本身也由几个周期组成(图 8-1)。每一周期都含有从 60~120 min 不等的有顺序的睡眠时相,平均为 90 min。成人平均每晚出现 4~6 个睡眠周期。大部分 NREM 睡眠发生在上半夜,REM 睡眠则多发生在下半夜。

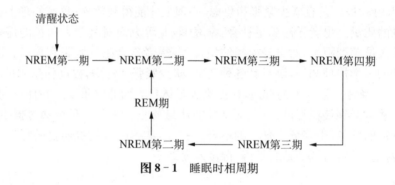

图 8-1 睡眠时相周期

(四) 促进睡眠与休息的护理

患者住院后,由于医院的环境、规则、人群等与患者原有的生活习惯、生活方式不同,短时间内不容易适应;由于疾病的原因,会给患者带来许多痛苦与不适,往往产生不安、焦虑而导致失眠。因此,护理人员应与患者共同讨论有关休息和睡眠的知识,在此基础上制定护理计划,采取各种护理措施,保证患者的休息与睡眠。

【评估】

1. **评估影响因素**

(1) 生理因素:①年龄:人类睡眠的需要量与年龄成反比,婴儿每天需要 16~20 h 睡眠时间,成人每天需要 7~8 h,老人每天只需 6~7 h 即可;②疲劳:适度的疲劳易于入睡,但过度疲劳则会导致入睡困难;③昼夜节律:人的睡眠和觉醒与生理变化具有生物钟式的节律性,节律的破坏会影响睡眠;一般夜间睡眠质量较日间高;④习惯:长期养成的睡眠前习惯被改变,可能会导致睡眠障碍,如睡前习惯喝热饮料、阅读、洗澡等;⑤内分泌变化:如妇女月经前期和月经期常出现嗜睡现象。

(2) 疾病因素:许多疾病及其症状都可影响睡眠,如甲状腺功能减退、未控制的疼痛、精神分裂症、强迫症、腹泻、呼吸不畅等。

(3) 环境因素:安静、舒适的环境有助于睡眠和休息;睡眠环境的变化可以改变睡眠状况,在新的环境,REM 睡眠减少,入睡时间延长,觉醒的次数也会增加。

(4) 其他:一些食物和饮料的摄入会改变睡眠状况。肉类、乳制品和豆类食物中含有较多的 L-色氨酸,能促进入睡;睡前喝热牛奶有助于入睡;咖啡、浓茶则会影响睡眠。

2. **评估睡眠形态** 包括通常就寝和起床时间、有无午休习惯、睡前有无特殊习惯、入睡所需的时间、夜间是否醒来及次数和原因、睡眠过程中有无梦游、夜尿、晨起是否感觉精力充沛等。

【诊断】 与睡眠相关的常见护理诊断如下：

1. 失眠(insomnia) 是睡眠形态紊乱中最常见的一种，主要表现为难以入睡、易醒等。常与疾病导致身体不舒适、环境改变、紧张、焦虑等有关。

2. 睡眠过多(hypersomnias) 指睡眠时间过长或长期处于嗜睡的状态。与进食失调和病态的肥胖有关，也常见于抑郁的患者。

3. 发作性睡眠(narcolepsy) 其特点是无法控制的短时间的嗜睡，是 REM 睡眠的失调。

4. 睡眠呼吸暂停综合征(sleep apneas) 是一种在睡眠间发生自我抑制、没有呼吸的现象。

【护理】

1. 满足休息的 3 个基本条件 使患者做到生理上舒适、心理上无紧张和焦虑，并保证基本的睡眠时间。

2. 提供舒适的休息环境 加强病区环境的管理，降低周围环境对患者休息的干扰，如护士在安排各项护理措施时，应相对集中，尽量减少对患者的干扰。

3. 尊重患者的睡眠习惯 如睡前给予热饮、阅读、洗澡等，以促进睡眠。

4. 解除患者身体的不适 就寝前应做好晚间护理，检查身体各部位引流管、牵引、敷料的情况。对机体有疼痛或不适的患者，应根据医嘱给予镇痛药物，帮助患者处于正确的卧位，枕、被舒适，促进放松等。

5. 加强心理护理 多与患者交谈，掌握患者的心理动态，了解其心理需要并尽量给予满足；鼓励患者在护理人员的帮助下从心理上战胜失眠，不再认为自己是失眠的患者。

6. 健康教育 与患者共同探讨有关休息与睡眠的问题，使其了解休息对健康与康复的重要作用；帮助患者改变不利于健康的生活方式，养成良好的睡眠习惯。

知识链接

睡眠呼吸暂停综合征

睡眠呼吸暂停综合征是一种常见的睡眠呼吸障碍性疾患，是指每晚 7 小时睡眠中，呼吸暂停反复发作在 30 次以上，每次持续时间≥10 秒，并伴有一定程度血氧饱和度下降者。睡眠呼吸暂停综合征患病率为 1%～4%，65 岁以上人群发病率高达 20%～40%，已成为威胁现代人健康的严重隐患之一。

睡眠呼吸暂停综合征分为 3 型：①阻塞型：指鼻和口腔无气流，但胸、腹式呼吸仍然存在，临床上最为常见。②中枢型：指鼻和口腔气流与胸、腹式呼吸运动同时暂停。③混合型：指一次呼吸暂停过程中，开始时出现中枢型呼吸暂停，继之出现阻塞型呼吸暂停。临床上主要表现为打鼾、憋醒、白天嗜睡、晨起头痛、乏力、记忆力减退等；患者由于睡眠时反复呼吸暂停而缺氧，可引起高血压、心律失常、冠心病、哮喘、肺源性心脏病、脑血栓或脑出血、糖尿病等，严重时可导致睡眠猝死。肥胖、男性、颌面部异常包括颌面发育不全、鼻咽部软组织或淋巴组织增生、鼻阻塞、内分泌异常及家族史是易引起睡眠呼吸暂停综合征的相关因素。睡眠呼吸暂停综合征必须通过多导睡眠图检测才能够确诊。治疗包括一般措施和特殊治疗，一般措施：①控制体重；②避免乙醇和镇静剂；③改变睡眠姿势。特殊治疗：①机械通气；②口腔矫治器；③外科治疗，目标是矫正不合适的解剖结构；④射频消融微创治疗。

第二节 卧位与舒适

卧位即患者卧床的姿势。临床上常根据患者的病情与治疗护理的需要调整适当的卧位。正确的卧位对增进患者舒适、预防并发症均能起到良好的作用。护士在临床护理工作中,应熟悉各种卧位的基本要求和安置方法,协助患者卧于舒适、安全、正确的位置。

一、舒适卧位的基本要求

舒适卧位是指身体的各部位均处于合适的位置,感到轻松自在。为了协助或指导患者卧于正确而舒适的位置,护理人员必须了解舒适卧位的基本要求,并按照患者的实际需要使用合适的支持物或保护性设施。

1. 卧床姿势 卧床姿势应尽量符合人体力学的要求,将体重平均分配到身体的负重部位,维持关节于正常功能位,保证体腔内脏器拥有最大空间。

2. 体位变换 应根据患者病情及受压部位情况经常变换体位,至少每2 h变换1次。

3. 身体活动 在无禁忌的情况下,患者身体各部位每天均应活动,变换卧位时进行全范围关节运动练习。

4. 受压部位 加强局部皮肤护理,预防压疮的发生。

5. 保护隐私 适当遮盖患者身体,保护患者隐私,促进身心舒适。

二、卧位的分类

1. 根据患者的活动能力及自主性 通常可将卧位分为主动卧位、被动卧位和被迫卧位三种。

(1)主动卧位:患者根据自己的意愿和习惯采用最舒适、最随意的卧位卧于床上,称主动卧位。见于轻症、术前及恢复期患者。

(2)被动卧位:患者自身无能力变换卧位,躺在被安置的卧位,称被动卧位。常见于昏迷、极度衰弱的患者。

(3)被迫卧位:患者意识清晰,也有变换卧位的能力,但为了减轻疾病所致的痛苦或因治疗需要而被迫采取的卧位,称被迫卧位。如肺源性心脏病患者由于呼吸困难而被迫采取端坐卧位。

2. 根据卧位的平衡性 可分为稳定卧位和不稳定卧位。

(1)稳定卧位:支撑面大,重心低,平衡稳定,患者感到舒适,如平卧位。

(2)不稳定卧位:支撑面小,重心较高,难以平衡,患者为保持一定的卧位造成肌肉紧张,易疲劳,不舒适。如两腿并齐伸直,两臂也在两侧伸直的侧卧位。

三、常用卧位

(一)仰卧位(supine position)

仰卧位又称平卧位,为一种自然的休息姿势。仰卧位的基本姿势为患者仰卧,头下置一枕,两臂放于身体两侧,两腿自然放置。根据病情、检查或治疗的需要仰卧位可分为:

1. 去枕仰卧位

(1)适用范围:①全身麻醉未清醒或昏迷患者,可防止呕吐物流入气管,引起窒息或肺部并发症;②脊椎麻醉或脊椎腔穿刺后患者,预防颅内压减低而引起的头疼。

（2）姿势：协助患者去枕仰卧，头偏向一侧，两臂放于身体两侧，枕头横放于床头（图8-2）。

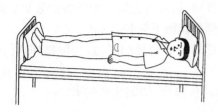

图8-2 去枕仰卧位

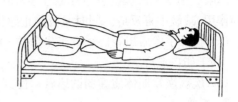

图8-3 中凹卧位

2. 中凹卧位

（1）适用范围：用于休克患者。抬高头胸部，有利于保持气道通畅，改善缺氧症状。抬高下肢，有利于静脉血回流，增加心输出量而缓解休克。

（2）姿势：抬高头部为10°～20°，抬高下肢为20°～30°（图8-3）。

3. 屈膝仰卧位

（1）适用范围

1）接受腹部检查的患者，可帮助放松腹肌，便于检查；

2）女患者导尿、会阴冲洗等，以暴露操作部位。

（2）姿势：患者仰卧，头下垫枕，两臂放于身体两侧，两脚踏于床上，两膝屈起，并稍向外分开（图8-4）。

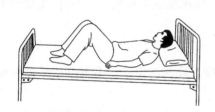

图8-4 屈膝仰卧位

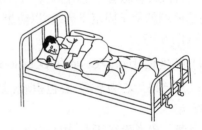

图8-5 侧卧位

（二）侧卧位（lateral position）

1. 适用范围

（1）灌肠、肛门检查，以及配合胃镜、肠镜检查等。

（2）预防压疮。侧卧位与平卧位交替，便于护理局部受压部位。

（3）臀部肌内注射（上腿伸直，下腿弯曲）。

2. 姿势 患者侧卧，两臂屈肘，一手放在枕旁，一手放在胸前，下腿伸直，上腿弯曲。在两膝之间、胸腹部、背部可放置软枕来支撑患者（图8-5）。

（三）半坐卧位（Fowler's position）

1. 适用范围

（1）某些面部及颈部手术后患者。采取半坐卧位可减少局部出血。

（2）急性左心衰竭患者。采用半坐卧位，利用重力作用，使部分血液滞留在下肢和盆腔，回心血量减少，从而减轻肺淤血和心脏负担。

（3）心肺疾病所引起的呼吸困难的患者。半坐卧位时，由于重力作用，膈肌位置下降，胸腔容量扩大，同时腹内脏器对心、肺的压力也减轻，使呼吸困难得到改善。

（4）腹腔、盆腔手术后或有炎症的患者。采取半坐卧位,可使腹腔渗出液流出盆腔,促使感染局限。因盆腔腹膜抗感染性能较强,而吸收性能较弱,这样可达到减少炎症扩散和毒素吸收的作用,减轻中毒反应。同时又可防止感染向上蔓延引起膈下脓肿。

（5）腹部手术后患者。采取半坐卧位,可减轻腹部切口缝合处的张力,缓解疼痛,促进舒适,有利于伤口愈合。

（6）疾病恢复期体质虚弱的患者。使其逐渐适应体位改变,协助站立起来。

2. 姿势

（1）摇床:先摇床头支架成 30°～50°,再摇起膝下支架,以防患者下滑。床尾可置一枕,垫于患者的足底;放平时,先摇平膝下支架,再摇平床头支架(图 8－6)。

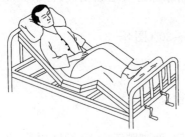 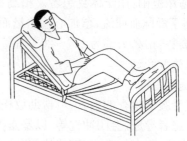

图 8－6　半坐卧位(摇床)　　　　　图 8－7　半坐卧位(靠背架)

（2）靠背架:将患者上半身抬高,在床褥下放一靠背架,下肢屈膝,用中单包裹膝枕,垫在膝下,中单两端的带子固定于床缘,以防患者下滑。床尾足底垫软枕。放平时,先放平下肢,再放平床头(图 8－7)。

（四）端坐位(high-Fowler's position)

1. 适用范围　心力衰竭、心包积液、支气管哮喘发作时的患者。患者由于呼吸极度困难,被迫日夜端坐。

2. 姿势　患者坐在床上,用靠背架或摇起将床头抬高 70°～80°,使患者的背部能向后依靠;放好床上桌,桌上放一软枕,患者身体稍向前倾,可伏桌休息(图 8－8)。

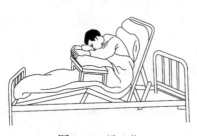 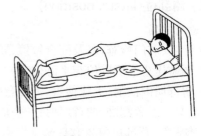

图 8－8　端坐位　　　　　　　　图 8－9　俯卧位

（五）俯卧位(prone position)

1. 适用范围

（1）做腰背检查的患者。

（2）脊椎手术或腰、背、臀部有伤口,不能平卧或侧卧的患者。

（3）胃肠胀气所致腹痛。采取俯卧位,使腹腔容积增大,可缓解胃肠胀气所致的腹痛。

2. 姿势　患者俯卧,两臂屈放于头的两侧,两腿伸直,胸下、髋部及踝部各放一个枕头,头偏向一侧(图8-9)。

(六)头低足高位(Trendelenburg's position)

1.适用范围

(1)肺部分泌物引流,使痰易于咳出。

(2)十二指肠引流,有利于胆汁引流。妊娠时胎膜早破,防止脐带脱落。

(3)下肢骨折牵引,利用人体重力作为反牵引力。

2.姿势　患者仰卧,枕头横放于床头,以防碰伤头部,床尾脚用支托物垫高15～30 cm(图8-10)。这种体位使患者感到不适,不宜使用时间过长。颅内高压者禁用。

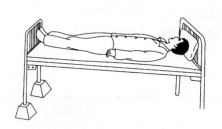

图8-10　头低足高位

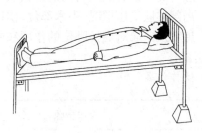

图8-11　头高足低位

(七)头高足低位(dorsal elevated position)

1.适用范围

(1)颈椎骨折的患者作颅骨牵引时,用作反牵引力。

(2)减轻颅内压,预防脑水肿。

(3)颅脑手术后的患者。

2.姿势　患者仰卧,床头脚用支托物垫高15～30 cm或根据病情而定,床尾横立一枕(图8-11)。如果是电动床,可使整个床面向床尾倾斜。

(八)膝胸位(knee-chest position)

1.适用范围

(1)作肛门、直肠、乙状结肠镜检查及治疗。

(2)矫正臀先露的胎位及子宫后倾。

(3)促进产后子宫复原。

2.姿势　患者跪于床面,两腿稍分开,小腿伸直平放床上,大腿与床面垂直;胸部紧贴床面,腹部悬空,背部伸直,臀部抬起;头转向一侧,两臂屈肘放于头两侧或两手交叉于头上(图8-12)。

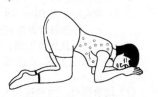

图8-12　膝胸位

(九)截石位(lithotomy position)

1.适用范围

(1)患者接受会阴、阴道、子宫颈及肛门检查、治疗和手术。

(2)产妇分娩时的卧姿。

(3)执行阴道灌洗及会阴冲洗护理。

2.姿势　患者仰卧于检查台上,两腿分开,放于支腿架上(支腿架上放软垫);臀部齐台边,臀下垫纸巾或治疗巾,避免皮肤直接接触橡胶垫套;两手放在身体两侧或胸前(图8-13)。注意遮挡患者及保暖。

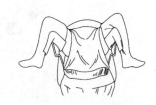

图8-13　截石位

四、变换卧位法

（一）协助患者翻身侧卧

【目的】

1. 协助不能起床的患者更换卧位，使患者感觉舒适。
2. 预防并发症，如压疮、坠积性肺炎等。
3. 配合诊断、治疗和护理的需要，如背部护理、更换床单或整理床单位等。

【评估】

1. 患者的年龄、体重、目前的健康状况、需变换卧位的原因、活动能力。
2. 局部皮肤受压情况、手术部位、伤口和引流情况及固定、牵引等情况。
3. 患者及家属对变换卧位的作用和操作方法的了解程度、配合能力等。

【实施】

1. 操作步骤

操作步骤	要点说明
（1）查对床号、姓名 （2）解释操作目的、过程和注意事项，并介绍操作要点 （3）将各种引流管及输液装置放置妥当，对手术后患者，先检查敷料，若已脱落或浸湿，应先换药再翻身，必要时将盖被折叠至床尾或一侧	● 建立患者的安全感，以取得配合 ● 颅脑术后，一般只能卧于健侧或平卧 ● 颈椎、颅骨牵引的患者，翻身时不可放松牵引 ● 防止翻身引起导管连接处脱落或扭曲受压
（4）患者仰卧，两手放于腹部 （5）协助翻身 ▲ 一人协助法 　1）依次将患者肩、臀和下肢移向护士侧床缘（图8-14A） 　2）一手托肩，一手扶膝，将患者转向对侧，背向护士（图8-14B、8-14C）	● 适用于体重较轻者 ● 使患者靠近护士，达到省力的目的 ● 不可拖、拉、推，以免擦破皮肤
▲ 二人协助法（图8-15） 　1）两人站在床的同一侧，一人托住患者的头颈肩部和腰部，另一人托住患者臀部和腘窝，两人同时将患者抬起移向近侧 　2）分别托扶患者的肩、腰、臀和膝部，将患者翻向对侧	● 适用于体重较重或病情较重者 ● 两人的动作应协调轻稳
（6）按侧卧位要求，在患者背部、胸前及两膝间垫上软枕，以保持该卧位	● 增进舒适，确保卧位稳定、安全
（7）记录翻身时间和皮肤情况	● 翻身后检查引流管、伤口和敷料等，并将患处放于适当位置，防止受压

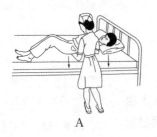 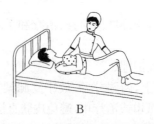 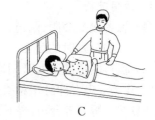

A　　　　　　　　　B　　　　　　　　　C

图8-14 一人协助患者翻身侧卧法

2. 注意事项

(1) 辅助患者变换卧位时应将患者身体稍抬起再移动或翻身,切忌拖、拉、推等动作,以免擦伤皮肤。

(2) 根据病情及皮肤受压情况确定翻身间隔时间。如局部皮肤发红或破损,应及时处理并增加翻身次数,同时做好交班。

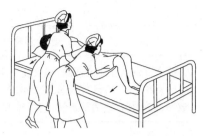

图 8-15　二人协助患者翻身侧卧

(3) 为特殊患者变换卧位时应注意:①术后患者:应先固定好敷料,若敷料已被浸湿应先更换,翻身后检查伤口有无受压;②牵引患者:不可改变牵引的力量、位置和方向,保证牵引的有效性;③颅脑外伤或手术患者:避免剧烈震动,防止发生脑疝;④石膏固定的患者:翻身后注意石膏的位置,防止受压;⑤带有引流管的患者:应先松开固定,将导管安置妥当,避免因牵拉而滑脱;变换卧位后妥善固定,防止受压、扭曲,保持引流通畅。

(4) 注意应用节力原则,让患者尽量靠近护士,使重力线通过支撑面保持平衡,缩短重力臂,达到省力、安全的目的。

【评价】

1. 患者与家属明确翻身目的并能配合。

2. 护士动作轻稳、节力、协调,患者感觉舒适、安全,未发生并发症。

3. 患者皮肤受压情况得到改善。

4. 护患沟通有效,患者乐意接受操作。

(二) 协助患者移向床头法

【目的】

协助滑向床尾的患者移向床头,恢复正确而舒适的卧位。

【评估】

1. 患者的意识状态、体重、身体下滑的情况及向床头移动的距离。

2. 患者身体状况是否能配合操作。

3. 有无输液、引流管、石膏或夹板固定。

【实施】

1. 操作步骤

操作步骤	要点说明
(1) 向患者解释操作目的、过程及配合要领	● 便于操作
(2) 将各种导管及输液装置安置妥当,必要时将盖被折叠至床尾或一侧	
(3) 根据病情放平床头支架,枕横立于床头	● 避免撞伤头部
(4) 移动患者	
▲ 一人协助法:	● 适用于体重较轻或恢复期患者
1) 患者仰卧屈膝,双手握住床头栏杆	
2) 护士一手托住患者肩部,一手托住臀部	
3) 护士抬起患者的同时,嘱患者脚蹬床面,挺身上移(图 8-16)	
▲ 二人协助法:	● 适用于体重较重或重症患者
1) 患者仰卧屈膝	

操作步骤	要点说明

2) 护士分别站在床的两侧,交叉托住患者颈肩部和臀部,或一人托住肩及腰,一人托住臀及腘窝,两人同时抬起患者移向床头

(5) 放回枕头,协助患者取舒适卧位,整理床单位

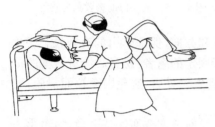

图 8-16　一人协助患者移向床头法

2. 注意事项

(1) 根据患者的病情、意识状态、体重、身体下移的情况及向床头移动的距离选择移动的方法。

(2) 如患者身上带有各种导管,移动前应将各种导管安置妥当,移动后应检查导管是否脱落、移位、扭曲、受压,以保持通畅。

(3) 在操作中应避免拖拉患者,以免擦伤患者的皮肤。

【评价】

1. 患者上移达到预定的高度。

2. 患者感觉舒适、安全。

3. 护士动作轻稳、协调,未造成患者皮肤损伤。

4. 护患沟通有效,患者乐意接受操作。

五、保护具的应用

保护具(protective devices)是用来限制患者身体或机体某部位的活动,以达到维护患者安全与治疗效果的各种器具。

【目的】

防止小儿、高热、谵妄、躁动、昏迷及危重患者因意识不清,或其他原因而发生坠床、撞伤、抓伤等意外,确保患者安全。

【评估】

患者的病情、年龄、意识、生命体征、肢体活动等情况。

患者和家属对使用保护具的目的和方法的了解、配合程度。

【计划】

1. 环境准备　必要时移开床旁桌椅。

2. 患者准备　患者和家属了解使用保护具的重要性,并能配合。

3. 护士自身准备　衣帽整洁、洗手、戴口罩。

4. 用物准备　根据患者的需要准备各种适宜的保护具。

【实施】

1. 床档(bedside rail restraints)　主要预防患者坠床(图 8-17、8-18)。

(1) 多功能床档:使用时插入两边床缘,不用时插于床尾。

(2) 半自动床档:固定于两侧床缘,按需升降。

(3) 木制床档:将床档放置在床的两侧。

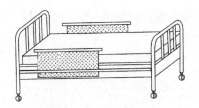

图 8-17 多功能床挡图

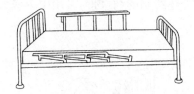

图 8-18 半自动床挡

2. 约束带(restraints) 是一种保护患者安全的装置,用于躁动患者或因治疗需要固定患者身体某一部位时。

(1) 宽绷带约束:常用于固定手腕和踝部。使用时,先用棉垫包裹手腕部或踝部,再用宽绷带打成双套结(图 8-19),套在棉垫外稍拉紧,以使肢体不脱出、不影响血液循环为宜,然后将带子系于床缘上(图 8-20)。

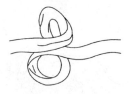

图 8-19 双套结

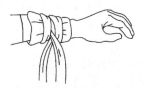

图 8-20 宽绷带约束法

(2) 肩部约束带:用于固定肩部,限制患者坐起。肩部约束带用宽布带制成,宽 8 cm,长 120 cm,一端制成袖筒(图 8-21)。操作时,患者两侧肩部套上袖筒,腋窝衬棉垫,两袖筒上的细带在胸前打结固定,把两条较宽的长带尾端系于床头(图 8-22)。

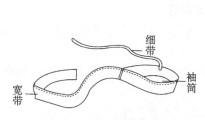

图 8-21 肩部约束带

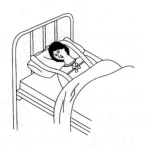

图 8-22 肩部带约束法

(3) 膝部约束带:用于固定膝部,限制患者下肢活动。膝部约束带用布制成宽 10 cm,长 250 cm,宽带中部相距 15 cm 分别钉二条两头带(图 8-23)。操作时,两膝衬棉垫,将约束带横放于两膝上,两头带各缚住一侧膝关节,然后将宽带两端系于床缘(图 8-24)。

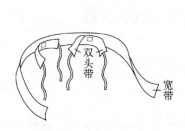

图 8-23 膝部约束带

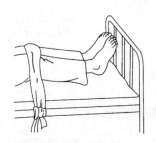

图 8-24 膝部约束法

若无上述特制的约束带,可用中单或大单代替,固定双肩和膝部(图 8 - 25,图 8 - 26)。

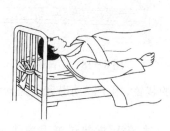 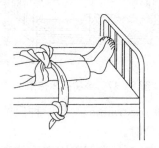

图 8 - 25　大单约束双肩　　　　　图 8 - 26　大单约束膝部

3. 支被架(over-bed cradle)　主要用于肢体瘫痪或极度衰弱的患者,防止被盖压迫肢体,影响肢体的功能位置,而造成永久性伤害。也可用于烧伤患者的暴露疗法需要保暖时(图 8 - 27)。

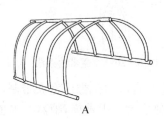 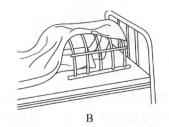

图 8 - 27　支被架(A,B)

【注意事项】

1. 严格掌握保护具应用的适应证,维护患者自尊。

2. 保护具只能短期使用,用时使肢体处于功能位置,并协助患者翻身,保证患者安全、舒适。

3. 使用约束带时,应加衬垫,固定松紧适宜,并保持肢体于功能位。密切观察局部血液循环情况,必要时进行局部按摩,以促进血液循环。

4. 定时松解约束带,协助患者翻身活动,防止并发症发生。

【健康教育】

向患者及家属介绍约束带使用的必要性,消除其心理障碍;说明使用约束带的操作要点和注意事项,防止发生并发症。

第三节　疼痛患者的护理

一、概述

(一) 疼痛的概念

疼痛(pain)是一种令人苦恼和痛苦的感觉,是不舒适的最高形式。这种感觉大多是由局部特定的神经末梢刺激引起的。疼痛是临床护理中最常见、最重要的征象和症状,是患者最痛苦的感受,是不舒适中最常见的表现。疼痛是一种生理与心理的综合现象,其在生物方面的功能是激发个体反应,用以逃避一切外来有害的刺激。由于个人对疼痛的经验不一样,个体对外来刺激源所造成的神经肌肉不适的反应不同,所以,疼痛带给人们在情感、感觉与身体状况等方面的变化较难估计。

(二) 疼痛的表现形式

疼痛是指个体的身体与心理两方面同时经历的感受,是个体的防御功能被破坏所致。身体疼痛是指身体某一部位感觉不舒适,如手指切割伤,疼痛仅在手指部位,这是由于皮肤表层组织的完整性被破坏,神经末梢受到刺激所致;心理疼痛是指精神方面的防御功能被破坏,个体的情绪完整受到伤害,而心理疼痛的不舒适感觉,往往很难确定疼痛的准确部位,如失去亲人引起忧郁和伤心。身体与心理的痛觉都具有自我保护及对身体提供危险警告信号的作用。身体痛觉是警告身体有被伤害的危险,心理痛觉则警告个体的某些重要事件受到威胁,如不能及时采取有效的护理措施,则将对患者的身体和心理造成不良的影响和严重的后果。

(三) 疼痛的特征

1. 疼痛是个体的防御功能或整体性受到侵害。
2. 疼痛是一种对身心有危险的警告。
3. 疼痛是指发生一种不舒适的感觉。

二、疼痛的原因及影响因素

(一) 疼痛的原因

1. 温度刺激　身体的表面接触过高或过低的温度,均会损伤组织,受伤的组织释放组胺等化学物质,刺激神经末梢,导致疼痛。高温可引起灼伤,低温会致冻伤。

2. 化学刺激　化学物质如强酸、强碱,不仅直接刺激神经末梢,导致疼痛,而且化学灼伤也与高温灼伤一样,使被损组织细胞释放化学物质,再次作用于疼痛感受器,使疼痛加剧。

3. 物理损伤　刀切割、针刺、碰撞、身体组织受牵拉、肌肉受压、挛缩等,均可使局部组织受损,刺激神经末梢而引起疼痛。大部分物理损伤引起的缺血、淤血、发炎等都促使组织释放化学物质而加剧疼痛并使疼痛,时间延长。

4. 病理改变　疾病造成体内某些管腔堵塞,组织缺血缺氧,空腔脏器过度扩张,平滑肌痉挛或过度收缩,局部炎性浸润等均可引起疼痛。

5. 心理因素　心理状态不佳、情绪紧张或低落、愤怒、悲痛、恐惧等都能引起局部血管收缩或扩张而导致疼痛。如神经性疼痛即常因心理因素引起。此外,疲劳、睡眠不足、用脑过度可导致功能性头痛。

(二) 影响疼痛的因素

人体对疼痛的感受和忍耐力有很大的差异,同样性质、同样强度的刺激可引起不同个体的不同疼痛反应。人体所能感受到的最小疼痛称为疼痛阈(pain threshold)。个体所能忍受的疼痛强度和持续时间称为疼痛耐受力(pain tolerance)。影响疼痛阈或疼痛耐受力的因素,既受年龄、疾病等生理因素的影响,也受个人经验、文化教养、情绪、个性及注意力等心理社会因素的影响。此外,护士对疼痛知识的掌握程度直接影响为患者提供疼痛护理的水平。

1. 年龄　年龄是影响疼痛的重要因素之一,个体对疼痛的敏感程度随年龄而不同。婴幼儿不如成人对疼痛敏感,随着年龄增长,对疼痛的敏感性也随之增加。老年人对疼痛的敏感性又逐步下降。所以,疼痛护理对于不同年龄组的患者应采取不同的护理措施,特别是儿童和老年人更应注意其特殊性和个体差异。

2. 社会文化背景 患者所生活的社会环境、多元文化的背景,对患者在疼痛的忍受和意义认识上有很大影响。患者所生活的特殊社会文化环境的影响可使其与他人有不同的态度、人生观、价值观,因而对疼痛的反应也不一样。若患者生活在鼓励忍耐和推崇勇敢的文化背景中,往往更能耐受疼痛。患者的文化教养也会影响其对疼痛的反应和表达方式。

3. 个人经历 包括个体以往对疼痛的经验,以及个体对疼痛原因的理解和态度。个体对任何一种单独刺激所产生的疼痛,都会受到以前类似疼痛经验的影响。疼痛经验是个体自身对刺激体验所获得的感受,并再从行为中表现出来,而个人对疼痛的态度则直接影响其行为表现。

4. 注意力 个体对疼痛的注意程度会影响对疼痛的感觉程度。当注意力高度集中在别的事件时,痛觉可以减轻甚至消失。松弛疗法、手术后听音乐、看电视、愉快交谈等均可分散患者对疼痛的注意力,从而减轻疼痛。某些精神治疗镇痛,就是利用分散注意力可减轻疼痛的原理。

5. 情绪 情绪可改变患者对疼痛的反应。积极的情绪可减轻疼痛,而消极的情绪可使疼痛加剧。如焦虑使疼痛加剧,而疼痛又会增加焦虑情绪。愉快的情绪则有否认疼痛知觉的趋向,在快乐和满足的情绪下,虽然承受了与忧虑时同样的伤害,但对疼痛的感觉却轻得多。

6. 疲乏 当患者十分疲乏时,对疼痛的感觉加剧,而忍耐性降低。这种情况对于长期慢性疾病的患者尤为明显。当睡眠充足,得到很好休息后,疼痛感觉减轻,反之则加剧。

7. 个体差异 疼痛的程度和表达方式常因个体的性格和所处的特定环境不同而有所差异。自控力及自尊心较强的人常能忍受疼痛;善于情感表达的患者主诉疼痛的机会较多。患者单独在一个环境中,常能忍受疼痛;如果周围有较多的人,特别是有护士陪伴时,对疼痛的耐受性则明显下降。

8. 患者的支持系统 疼痛患者常依靠家属的支持、帮助或保护。经历疼痛时,如有家属或亲人陪伴,可以减轻患者的孤独和恐惧感,从而减轻痛感。对病儿来说,有父母陪伴尤为重要。

9. 护理人员的因素

(1) 许多治疗和护理操作都有可能给患者带来疼痛的感觉,如注射、输液等。护士在执行可能引起疼痛的操作时,应尽可能以轻柔、熟练的动作来完成,并尽量满足患者的生理和心理需求,用言语安慰患者。

(2) 护士掌握疼痛的理论知识与实践经验,可影响对疼痛的正确判断与处理。

(3) 缺少必要的药理知识,过分担心药物的副作用和成瘾性,使患者得不到必要的镇痛处理。

(4) 评估疼痛方法不当,仅依靠患者的主诉判断是否存在疼痛,而使一部分患者得不到及时的处置。

三、疼痛患者的护理评估

(一) 询问病史

询问疼痛的时间、规律、部位、性质、程度以及有无其他伴随症状。在与患者的交流过程中,注意患者的语言和非语言表达,从而获得较为客观的资料。

（二）观察

观察患者的面部表情，身体动作。评估身体运动情况可以观察到患者对疼痛的感受、程度、部位等。常见的身体动作有4种：

1. **静止不动** 患者维持在某一种最舒适的体位或姿势，四肢或外伤疼痛的患者一般不喜欢移动他们的身体。

2. **无目的的乱动** 有些患者在严重疼痛时常会无目的的乱动，以分散对疼痛的注意力。

3. **保护动作** 患者对疼痛的一种逃避性反射动作。

4. **规律性或按摩动作** 患者使用这种动作常是为了减轻疼痛的程度和感受。如头疼时用手指按压头部，内科性腹痛时按揉腹部。

5. **声音** 评估患者发出的各种声音，如呻吟、喘息、尖叫、呜咽、哭泣等。评估其音调的大小、快慢、节律、时间。因为从这些音调的变化中，可反映出疼痛患者的痛觉行为。特别是没有语言交流能力的病儿，更应注意收集这方面的资料。

（三）患者控制疼痛的模式

个体社会文化背景、对疼痛的经验等心理社会因素会促使患者发展出控制自己疼痛的方式，如有些患者对疼痛的忍耐力很强，且不愿意寻求帮助。

（四）评分法测定疼痛程度

用评分法来测量疼痛程度，比询问患者对疼痛的感受较为客观。目前国际上常用的疼痛程度评分法有4类：

1. **数字评分法**（numerrical rate scale，NRS） 用数字代替文字表示疼痛的程度。在一条直线上分段，按0～10分次序评估疼痛程度。0分时表示不痛，10分时表示剧痛，请患者自己评分（图8-28）。此评分法适用于疼痛治疗前后效果测定对比。

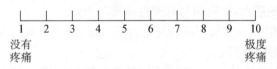

图8-28 数字评分法

2. **文字描述评分法**（verbal descriptors scale，VDS） 把一条直线等分成5份，每个点表示不同的疼痛程度，0＝无痛，1＝微痛，2＝中度疼痛，3＝重度疼痛，4＝剧痛，不能忍受。请患者按照自身疼痛的程度选择合适的描述（图8-29）。

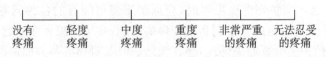

图8-29 文字描述评分法

3. **视觉模拟评分法**（visual analogue scale，VAS） 用一条直线，不作任何划分，仅在直线的两端分别注明不痛和剧痛，请患者根据评估时自己对疼痛的实际感觉在线上标记疼痛的程度。这种评分法使用灵活方便，患者有很大的选择自由，不需要仅选择特定的数字或文字。

4. **面部表情图**（face expressional，FES） 采用从微笑、悲伤到哭泣的6种面部表情来表达疼痛程度。适用于3岁以上的儿童，6个面孔分别代表不同的疼痛程度，儿童可从中选择一个面孔来表示自己的疼痛感受（图8-30）。

图 8－30 面部表情图

四、疼痛患者的护理措施

随着护理人员对疼痛的认识和知识逐渐增加,将患者视为整体人,正确使用止痛药物及配合其他护理措施,协助患者减轻疼痛,是护士执行护理措施的主要目标。

(一)止痛

首先应减少或消除引起疼痛的原因,解除疼痛刺激原。如外伤引起的疼痛,应酌情给予止血、包扎、固定、处理伤口、止痛等措施;胸腹部手术后,患者因咳嗽或呼吸引起伤口疼痛,术前应对患者进行健康教育,指导术后深呼吸及有效咳嗽的方法,术后可协助患者按压伤口后,再鼓励患者咳嗽和深呼吸。

1. 药物止痛　仍然是目前解除疼痛的重要措施之一。护理人员应掌握药理知识,了解患者身体状况和有关疼痛治疗的情况,正确运用镇痛药。镇痛药种类甚多,在诊断未明确前不能随意使用镇痛药,以免掩盖症状,延误病情。对慢性疼痛的患者应掌握疼痛发作的规律,最好在疼痛发生前给药,这比疼痛发生后给药效果好、投药量小。患者所需的护理活动应安排在药物显效时限内,使其易于接受。当疼痛缓解或停止时应及时停药,防止副作用及耐药性,某些药物长期应用可致成瘾性更应慎用。

在用药过程中,护理人员应注意观察病情,把握好用药的阶段,严格掌握用药的时间和剂量,同时了解药物的副作用。如麻醉性镇痛药具有成瘾性和耐受性,故应用于重度疼痛的患者,而轻度和中度疼痛的患者,以应用非麻醉性镇痛药为好。

2. 物理止痛　应用冷、热疗法可减轻局部疼痛(详见第十三章)。此外,理疗、按摩与推拿也是临床上常用的物理止痛方法。

3. 针灸止痛　根据疼痛的部位,选用不同的穴位用针刺来达到止痛的目的。一般认为,针刺镇痛的机制是来自穴位的针刺信号和来自疼痛部位的痛觉信号,在中枢神经系统的不同水平上相互作用、进行整合的结果。在这个整合过程中,既有与镇痛有关的中枢神经的参加,又有包括内源性阿片肽和 5-羟色胺在内的各种中枢神经递质的参与。

(二)心理护理

1. 建立信赖关系　当护理疼痛患者时,会遇到患者可能有的各种问题,为了彼此能顺利交流,使患者相信护士可以帮助其控制和处理疼痛问题,必须与患者建立起相互信赖的友好关系。只有当患者相信护士会真心关怀他,会在情绪、知识、身体等各方面协助他克服疼痛时,患者才会无保留地把自己的感受告诉护士。

2. 尊重患者对疼痛的反应　有些患者害怕别人对自己在疼痛时的行为反应不理解,不了解他的痛苦,或不能接纳他的困境,这些担心会引起患者的不安和焦虑,而加重疼痛程度。因此护士需要鼓励患者表达其疼痛的感受及对适应疼痛所作的努力,护士有责任帮助患者及家人接受其行为反应,这样才能与患者建立良好的关系。

3. 教导有关疼痛的知识　帮助患者学习有关疼痛的知识,有助于减轻患者对疼痛的焦虑和其他影响因素。根据患者的情况,选择教育内容。一般应包括:疼痛的机制、疼痛的原因、如何面对疼痛、减轻疼痛的各种措施等。

4. 减轻心理压力 紧张、忧虑、焦虑、恐惧,或对康复失去信心等,均可加重疼痛的程度,而疼痛的加剧又反过来影响情绪,形成不良循环。护理人员应以同情、安慰和鼓励的态度支持患者,设法减轻患者的心理压力。患者情绪稳定、心境良好、精神放松,可以增强对疼痛的耐受性。

5. 分散注意力 分散患者对疼痛的注意力可减少其对疼痛的感受强度,可采用的方法有:

(1) 参加活动:组织患者参加有兴趣的活动,能有效的转移其疼痛的注意力。如唱歌、游戏、看电视、愉快的交谈、下棋、画画等。对病儿来说,护士的爱抚、微笑、有趣的故事、玩具、糖果等都能有效的转移注意力。

(2) 音乐:运用音乐分散对疼痛的注意力是有效的方法之一。优美的旋律对降低心率、减轻焦虑和抑郁、缓解疼痛、降低血压等都有很好的效果。应注意根据患者的不同特性和喜好,选择不同类型的音乐。

(3) 有节律按摩:嘱患者双眼凝视一个定点,引导患者想象物体的大小、形状、颜色等。同时在患者疼痛部位或身体某一部分皮肤上作环形按摩。

(4) 深呼吸:指导患者进行有节奏的深呼吸,用鼻深吸气,然后慢慢从口将气呼出,反复进行。

(5) 想象:治疗性的想象是利用一个人对某特定事物的想象而达到特定正向效果,可引起松弛,减轻疼痛。想象的焦点不仅只在对过去愉快事情经历的叙述,而且需要尽可能把各种知觉与这种经验结合起来,主动地去想,使个体感受到目前的行为反应就像这件愉快的事情是现在发生的一样。

(6) 松弛疗法:松弛疗法是通过教会人有意识地去感觉主要肌肉群的紧张和放松,从而达到放松的目的。①松弛疗法的作用:松弛可以使身体或精神上的紧张消除,并促进睡眠。肌肉松弛、充分休息及足够的睡眠有助于缓解焦虑,减轻疼痛;②松弛疗法的应用范围:可应用于愤怒、哮喘、抑郁、疼痛、疱疹、高血压、失眠、胃肠激惹综合征、惊恐、小便失调等情绪和躯体状态;③松弛疗法的原理:通过全身肌肉的逐步放松,可降低血压、减慢心率和呼吸的频率,使身体能够及时监督大量的控制信号,从而自动地缓解不需要的紧张;④松弛疗法的方法:为求助者穿戴宽松的衣服→创造舒适的环境→指导者示范松弛练习→引导患者从头到脚逐步放松→评估松弛的效果;⑤禁忌证:肌肉严重创伤、呼吸困难、严重的焦虑或恐惧等。

(三) 促进舒适

通过护理活动促进舒适是减轻或解除疼痛的重要护理措施。无论运用何种措施来协助患者解除疼痛,最终目的仍是满足患者对舒适的需要。帮助患者取用正确的姿势、舒适整洁的病床单位、良好的采光和通风设备、适宜的室内温度等都是促进舒适的必要条件。

(唐庆蓉)

思 考 题

1. 如何增进住院患者的舒适?

2. 一位肝癌晚期患者,因持续疼痛而严重影响睡眠,请问护士应如何减轻患者的痛苦,保证睡眠时数和质量?

3. 中凹位和半坐卧位分别适用于哪些患者? 为什么?

4. 如何协助术后患者变换卧位?

5. 患者吴某,50岁。因"多发性子宫肌瘤"收入院,在持续硬脊膜外麻醉下行全子宫切除术:

   (1) 术前给予留置导尿,患者应采取何种体位?

   (2) 患者术后返回病房,护士应为其安置何种体位? 为什么?

   (3) 术后第二天,患者诉伤口疼痛,应协助患者采取何种体位? 为什么?

第九章 清洁与护理

【教学目标】

■ 掌握

1. 特殊口腔护理方法，口腔护理常用溶液。
2. 压疮的预防及护理措施。
3. 压疮发生的原因、危险因素及易发部位。

■ 熟悉

1. 床上梳头及洗头法。
2. 床上擦浴的方法。
3. 卧床患者更换床单的方法。

■ 了解

1. 口腔卫生指导。
2. 晨晚间护理的目的及内容。
3. 会阴部护理原则及方法。

清洁是指去除身体表面的一切污垢，如尘埃、排泄物、分泌物等，使皮肤保持清爽洁净，维持其防御功能，促进血液循环，保护人体健康。此外，身体的清洁可使人心情轻松、愉快，在改善自我身体形象的同时获得自尊和自信。

无论是健康人还是患者，都有对身体清洁的需求，而且当一个人患病时，对清洁的需求会比健康状态时更强烈。一方面，人体在患病状态下，自理能力会有不同程度的下降；另一方面，患者由于治疗的需要，在身体活动上可能有所限制。因此，掌握良好的清洁护理知识、技术，指导与协助患者做好清洁卫生工作，不仅可以使患者舒适，还能建立良好的护患关系，满足患者的身心需要。

第一节 口 腔 护 理

一、口腔卫生指导

(一) 选择口腔清洁用具

1. 牙刷

(1) 牙刷头的大小：根据美国牙科协会的规定，牙刷头的长度应为 2.5～3 cm，宽度为

0.8～1 cm,有 2～4 排刷毛,每排 5～12 束刷毛,牙刷头前端应为圆钝形。

(2)刷毛的硬度:应选择尼龙刷毛牙刷,因为尼龙刷毛的弹性、均匀性及硬度更有利于口腔保健。

(3)刷毛的顶端:每根刷毛的顶部应该是圆钝型的,不能有锐角,以防损伤口腔黏膜。

(4)牙刷应每隔 3 个月更换 1 次。

2. 牙线　牙线多为尼龙线、丝线或涤纶线,用牙线来清洁牙的邻面菌斑很有效,特别是对平的或凸的牙面最好。

3. 牙膏　目前我国使用的牙膏分为普通牙膏、氟化物牙膏和药物牙膏三大类。

(1)普通牙膏的主要成分包括摩擦剂、洁净剂、润湿剂、防腐剂、芳香剂,具有一般牙膏共有的作用,如果牙齿健康情况较好,选择普通牙膏即可。

(2)氟化物牙膏有氟化钠,氟化钾、氟化亚锡及单氟磷酸钠。有研究证明,常用这种牙膏,龋病发病率降低 40% 左右。但 3～4 岁前的儿童不宜使用。

(3)药物牙膏则是在普通牙膏的基础上加一定药物,刷牙时牙膏到达牙齿表面或牙齿周围环境中,通过药物的作用,减少牙菌斑,从而起到防龋病和牙周病的作用。

(二)刷牙方法

1. 刷牙时间　指导患者每天晨起后、晚上临睡前及餐后刷牙,每次刷牙 2～3 min。

2. 正确的刷牙方法

(1)竖刷法:将牙刷毛束尖端放在牙龈和牙冠交界处,顺着牙齿的方向稍微加压,刷上牙时向下刷,刷下牙时向上刷,牙的内外面和咬合面都要刷到。在同一部位要反复刷数次。这种方法可以有效消除菌斑及软垢,并能刺激牙龈,使牙龈外形保持正常。

(2)颤动法:刷牙时刷毛与牙齿成 45°角,使牙刷毛的一部分进入牙龈与牙面之间的间隙,另一部分伸入牙缝内,来回做短距离的颤动。当刷咬合面时,刷毛应平放在牙面上,作前后短距离的颤动。每个部位可以刷 2～3 颗牙齿,将牙的内外侧面都刷干净。

3. 牙线使用方法　截取约 45 cm 长的牙线(约与手臂同长),两端绕在两手示指或中指上,指尖留 14～17 cm 长的牙线。把牙线带进牙缝,并沿牙齿滑进牙齿与牙龈交接的缝内,遇到自然的阻力为止。然后将牙线绷紧牙齿的面,并作上下运动刮牙齿的面。刮完一边的牙面后,再刮同一牙缝的另一个牙面。使用牙线刮牙面时,要绷紧牙齿的面,且略成"C"形,使牙线的接触面积能涵盖整个邻接面(图 9-1)。

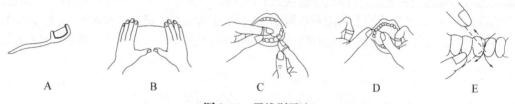

图 9-1　牙线剔牙法
A. 牙签线　B. 使用丝线或尼龙线作牙线　C. 使用牙线清洁下牙齿
D. 使用牙线清洁上牙齿　E. 将牙线用力弹出,每个牙缝反复多次

(三)义齿的清洁与护理

患者佩戴义齿,既可帮助咀嚼食物,又可保持良好的形象。但是,义齿也需要定时清洗,以减少食物残屑,保持口腔卫生,避免牙龈损伤。

义齿的清洁方法为：

（1）取义齿：取义齿时，应先取上颌部分，再取下颌部分。取下的义齿放在装有冷水的清洁盒内浸泡。

（2）清洁义齿：义齿的清洁方法与正常牙齿一样。将义齿刷洗干净后，用冷水冲洗，患者漱口后戴上。

（3）义齿保存：暂时不戴的义齿，在清洗干净后，应置于装有冷水的清洁盒内保存，并需每天更换1次清水。不可将义齿泡在热水或乙醇中，以免义齿变色、变形和老化。

知识链接

口腔内环境

口腔具有辅助说话、咀嚼食物、水解淀粉及分泌唾液等重要功能。口腔内的唾液腺主要有3对：腮腺、下颌下腺、舌下腺。另外口腔黏膜中还有许多小的唾液腺，这些大小唾液腺分泌的液体通过腺管排放于口腔即组成唾液。唾液近于中性 $pH6.0 \sim 7.0$，比重 $1.002 \sim 1.012$，唾液中含有黏蛋白、免疫球蛋白、α-唾液淀粉酶、溶菌酶及无机离子等。唾液的生理作用：

（1）化学性消化：α-唾液淀粉酶能分解淀粉为麦芽糖。

（2）对口腔起清洁和保护作用：唾液的分泌和吞咽，可清除口腔中的细菌和食物颗粒；溶菌酶和免疫球蛋白有杀菌和杀病毒作用。因此唾液分泌不足，口腔易感染及发生龋病。

（3）湿润口腔，利于吞咽与说话。

（4）溶解食物，引起味觉。

二、特殊口腔护理

特殊口腔护理（special oral care）主要适用于：昏迷、禁食、鼻饲、危重、高热、口腔疾患、大手术后及血液病等生活不能自理的患者，一般每日2～3次。若病情需要，应酌情增加次数。

【目的】

1. 去除口腔异味和残留物，促进食欲，保持口腔正常功能。

2. 保持口腔清洁，促进患者舒适，促进口腔血液循环，增进牙齿健康，防止和治疗口腔感染。

3. 促进口腔手术后及口腔病变的伤口愈合。

4. 观察口腔黏膜和舌苔的变化及特殊气味，提供病情变化的动态信息，帮助诊断、治疗。

【评估】

1. 身体状况　患者病情及自理能力。

2. 口腔情况　包括口唇、口腔黏膜、牙、牙龈、舌、扁桃体、口腔气味等。

3. 患者的心理状态和合作程度

【计划】

1. 环境准备　环境宽敞，光线充足或有足够的照明。床旁桌上无多余用物，便于放置口腔护理盘。

2. 患者准备　了解口腔护理的目的和方法，取舒适体位。

3. 护士自身准备　着装符合操作要求，修剪指甲，洗手，戴口罩。

4. 用物准备

（1）治疗盘内备：治疗碗1个、弯盘1个、弯血管钳1把、镊子1把、压舌板2支、吸水管1

根、治疗巾1块、水杯(杯内盛水)1个、棉球16～18个、手电筒1个。昏迷患者另备:开口器1个。

(2) 治疗盘外备:常用漱口液(表9-1)、口腔外用药(按需准备,锡类散、西瓜霜、冰硼散、制霉菌素甘油、新霉素、口腔薄膜、金霉素甘油、口洁净、液体石蜡等)。

表9-1 口腔护理常用溶液

溶液名称	浓度	作用及适用范围
氯化钠溶液	0.9%	清洁口腔、预防感染
复方硼砂溶液(朵贝尔液)		除臭、抑菌,适用于轻度口腔感染
过氧化氢溶液	1%～3%	防腐、防臭,适用于口腔感染有溃烂、坏死组织者
醋酸溶液	0.1%	适用于铜绿假单胞菌感染
硼酸溶液	2%～3%	酸性防腐溶液,抑菌、防臭
碳酸氢钠溶液	1%～4%	碱性溶液,适用于真菌感染
呋喃西林溶液	0.02%	清洁口腔,广谱抗菌
甲硝唑溶液	0.08%	适用于厌氧菌感染
氯已定(洗必泰)	0.01%	清洁口腔,广谱抗菌
中药漱口液		清热、解毒、消肿、止血、抗菌

【实施】

1. 操作步骤

操作步骤	要点说明
(1) **核对、解释**:核对床号、姓名,向患者及家属解释口腔护理目的、过程及合作方法	● 告知患者,做好准备
(2) **评估**:评估患者病情并嘱其张口,一手持手电筒,一手用患者牙刷或筷子,轻轻撑开颊部,观察口腔情况	● 有无手术、插管,口腔溃疡、感染、出血、特殊气味等
(3) **备物**:备齐口腔护理用物,携至患者床旁。再次核对、解释	● 确认患者,取得合作
(4) **体位**:协助患者侧卧或仰卧,头偏向一侧,面向护士	● 便于分泌物或多余水分从口角内流出,防止反流造成误吸
(5) **铺巾**:铺治疗巾于患者颌下,弯盘置于口角旁(图9-2)	● 防止床单、枕头及患者衣物被浸湿
(6) **漱口**:用弯止血钳夹取含有无菌溶液的棉球,拧干棉球,擦拭口唇。协助患者用吸水管吸水漱口	● 防止口唇干裂者直接张口时破裂出血 ● 昏迷患者禁止漱口 ● 根据患者口腔 pH 值选择合适的漱口液
(7) **观察**:嘱患者张口,一手持手电筒,一手用压舌板轻轻撑开颊部,观察患者口腔情况	● 昏迷或牙关紧闭者用开口器张口,观察顺序:唇、齿、颊、腭、舌、咽 ● 使用开口器应从白齿处放入,牙关紧闭者不可使用暴力使其张口,以免造成损伤 ● 对长期使用抗生素者,注意观察有无真菌感染 ● 有活动义齿者,协助取下,浸泡在冷水杯内
(8) **按顺序擦洗**:擦洗前,夹取并拧干棉球: 　1) 嘱患者咬合上、下齿,用压舌板轻轻撑开左侧颊部,沿纵向擦洗左侧牙齿外面,按顺序由白齿擦洗向门齿。同法擦洗右侧牙齿外面	● 擦洗时应夹紧棉球,棉球不宜过湿 ● 擦洗动作应轻柔,钳端用棉球包裹,以免造成黏膜损伤及患者不舒适

操作步骤	要点说明
2)嘱患者张开上、下齿,擦洗牙齿左上内侧面、左上咬合面,左下内侧面、左下咬合面,以弧形擦洗左侧颊部;同法擦洗右侧牙齿 3)擦洗硬腭部、舌面及舌下,最后擦洗口唇	● 每次更换1个棉球,1个棉球擦洗1个部位 ● 擦洗过程中动作应轻柔,特别是对凝血功能差的患者,应防止碰伤黏膜及牙龈 ● 擦洗时勿触及咽部,以免引起恶心
(9)再次漱口:擦洗完毕,协助患者用吸水管吸水漱口,将漱口水吐入弯盘内	● 使口腔清爽
(10)撤盘、清点棉球	● 避免棉球遗留在口腔内
(11)再次观察口腔:用治疗巾拭去口角水渍,嘱患者张口,借助手电筒及压舌板,观察患者口腔情况	● 确定口腔清洁的效果,是否需涂药
(12)按需涂药:溃疡:锡类散、西瓜霜、冰硼散;真菌:制霉菌素甘油;口唇干裂:液体石蜡油。	
(13)操作后处理 　1)撤除治疗巾、弯盘,整理床单位,协助患者取舒适体位,清理用物,消毒备用 　2)洗手,记录	● 必要时协助患者清洁并佩戴义齿 ● 记录口腔的卫生状况并观察护理效果

2. 注意事项

(1)擦洗时动作轻柔,特别是对凝血功能差的患者,要防止碰伤黏膜及牙龈。

(2)昏迷患者禁忌漱口,需用张口器时,应从臼齿处放入,牙关紧闭者不可用暴力助其张口。

(3)擦洗口腔时需用弯止血钳夹紧棉球,每次1个,防止棉球遗留在口腔内;棉球蘸漱口水不可过湿,以防患者将溶液误吸入呼吸道。

(4)指导患者正确的漱口方法。化疗、放疗、使用免疫抑制剂的患者可用漱口液清洁口腔。

(5)传染病患者的用物按消毒隔离原则处理。

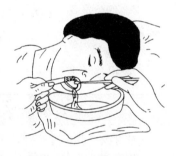

图 9 - 2　特殊口腔护理

【评价】

1. 患者口唇润泽,感到清爽、舒适、无刺激,口腔卫生改善,黏膜、牙齿无损伤。

2. 患者出现异常情况时,护士处理及时。

3. 患者及家属知晓护士告知事项,对服务满意。

第二节　头 发 护 理

　　头发护理(hair care)是维持患者舒适的重要护理操作之一。清洁、整齐、外观美丽的头发对维护个人形象、保持良好心态及增强自信十分重要。经常梳理和清洁头发,可及时清除头皮屑及灰尘,使头发清洁易梳理。同时,经常梳头和按摩头皮,可促进头部血液循环,增进上皮细胞的营养,促进头发生长,预防感染发生。对于病情较重、自我完成头发护理受限的患者,护士应予以适当协助。

一、床上梳发

【目的】

1. 使患者整洁、舒适、美观,维护患者自尊和自信,建立良好护患关系。

2. 按摩头皮,促进局部血液循环,促进头发的生长和代谢。

3. 去除头皮屑及污物,减少头发异味,预防头虱及头皮感染。

【评估】

1. 评估头发　头发的长度、弹性、清洁情况、颜色、有无头虱等。

2. 评估头皮　头皮是否油腻,有无瘙痒、破损、感染等情况。

3. 评估患者　患者的病情、自理能力、心理状况、合作程度及对头发清洁的习惯、需要等。

【计划】

1. 环境准备　环境宽敞、明亮、无异味。

2. 患者准备

(1) 了解梳头的目的、方法、注意事项及配合要点。

(2) 病情允许时,可坐起或取半坐卧位。

3. 护士自身准备　衣帽整洁,修剪指甲,洗手。

4. 用物准备　治疗盘内备:梳子1把,治疗巾1块,30%乙醇适量,纸袋1个,必要时备发夹、发圈。

【实施】

1. 操作步骤

操作步骤	要点说明
(1) **核对**:备齐用物携至床旁,核对患者床号和姓名	● 确认患者,避免差错
(2) **体位**:协助患者取坐位或半坐位	● 取得患者配合
(3) **铺巾**:将治疗巾铺于患者肩上,如患者只能平卧铺治疗巾于枕上,背向护士	● 避免碎发和头皮屑掉落在枕头或床单上
(4) **梳头**:将头发从中间分成两股,左手握住一股头发,右手持梳,由发梢向发根梳理。同法梳理另一边	● 长发如遇打结时,可将头发绕在示指上慢慢梳理,避免强行梳拉,造成患者疼痛 ● 如患者头发已纠集成团,可用30%乙醇湿润后,再小心梳顺
(5) **编辫子**:根据患者需要与喜好,将头发编成辫或扎成束	● 发辫不可扎得太紧,以免阻碍血液循环或造成患者疼痛 ● 每天至少将发辫松开,重新梳理一次
(6) **操作后处理** 1) 将脱落头发装入纸袋中,撤除治疗巾 2) 协助患者取舒适体位,整理床单位,清理用物 3) 洗手,记录	 ● 促进患者舒适,保持病室整洁 ● 记录执行时间及护理效果,以利于评价

2. 注意事项

(1) 护士为患者进行头发护理时,应注意患者的个人喜好,尊重患者的习惯。

(2) 对于将头发编成辫的患者,每天至少将发辫松开一次,经梳理后再编好。

(3) 头发梳理过程中,可用指腹按摩头皮,促进头部血液循环。

【评价】

1. 患者及家属能够知晓护士告知的事项,对服务满意。

2. 患者头发清洁、整齐,感觉舒适。

3. 护理过程安全,患者出现异常情况时,护士处理及时。

二、床上洗发

在梳头过程中,发现患者头皮屑过多、头皮油脂分泌旺盛、头发粘结污垢,应及时为患者洗发。长期卧床患者,根据病情,应每周给予床上洗发(shampooing in bed)一次,患者如有头虱,须经过灭虱处理后,再将头发洗净。

【目的】

1. 清除头皮屑和污垢,保持头发清洁,使患者舒适,促进身心健康。

2. 按摩头皮,促进局部血液循环,促进头发的生长和代谢。

3. 建立良好护患关系。

【评估】

同床上梳发。

【计划】

1. 环境准备　环境安全,保暖,调节室温 22～26℃。

2. 患者准备

(1) 了解洗头的目的、方法、注意事项和配合要点。

(2) 按需要给予便盆,协助患者排便。

3. 护士自身准备　衣帽整洁、修剪指甲、洗手。

4. 用物准备

(1) 治疗盘内备:大、小橡胶单,浴巾,毛巾,别针,纱布,棉球(以不吸水棉球为宜),量杯,洗发液,30%乙醇,纸袋,梳子。

(2) 治疗盘外备:橡胶马蹄形卷或自制马蹄形垫(可用洗头车代替)、水壶(内盛 43～45℃温水或按患者习惯配制)、脸盆、污水桶,需要时备电吹风。

【实施】

1. 操作步骤

操作步骤	要点说明
(1) **核对**:备齐用物携至床旁,核对患者床号和姓名并解释	● 确认患者,避免差错
(2) **调整环境**:冬季关门、窗,调节室温 22～26℃。摇平床头,移开床旁桌、椅	● 注意保暖,防止患者受凉
(3) **围毛巾**:将衣领松开向内折,将毛巾围于颈下,用别针别好	
(4) **体位**:将小橡胶单和浴巾铺于枕上,协助患者取舒适卧位	● 保护床单、枕头及盖被不被沾湿
▲ 马蹄形卷洗发	
协助患者斜角仰卧,移枕于肩下,将大橡胶单围于马蹄形卷上形成水槽,协助患者颈部枕于马蹄形卷的突起处,头部置于水槽中(图 9-3),大橡胶单的下端置于污水桶中,也可用马蹄形垫代替(图 9-4)。患者屈膝,可垫枕于两膝下	● 保证患者体位安全、舒适

操作步骤	要点说明
▲ 扣杯式洗发 移枕于肩下,将大橡胶单铺于患者头部床单上,取一脸盆,盆底放毛巾一块,其上倒扣搪瓷杯,杯上垫四折的毛巾,外裹隔水薄膜。将患者头部枕于搪瓷杯薄膜上(图9-5)。脸盆内置一橡胶管,用血管钳固定,下接污水桶	● 用物需增加脸盆、搪瓷杯、毛巾、血管钳、橡胶管 ● 橡胶管内充满水,用血管钳固定,利用虹吸原理,将污水引入污水桶内
▲ 洗头车洗发(图9-6) 将洗头车推至床旁,患者斜角仰卧,双腿屈膝,头部枕于洗头车的头托上,或将接水盆置于患者头下	
(5) 保护眼耳:用棉球塞好双耳,用纱布盖好双眼	● 防止操作中水流入眼部和耳部
(6) 洗发:试水温,患者确定水温合适后,充分湿润头发。将洗发液均匀涂抹在患者的头发上,用指腹揉搓头发和按摩头皮,方向由发际向头顶部。梳去脱落的头发,缠绕成团置于纸袋中,用热水冲洗头发,至洗净为止	● 确保水温合适(43～45℃,或符合患者习惯) ● 按摩可促进头部血液循环 ● 头发上若残留洗发液,会刺激头皮和头发,并使头发变得干燥
(7) 擦干头发:解下颈部毛巾,擦去头发上的水分,取下眼部的纱布和耳内的棉球。用毛巾包好头发,擦干面部	● 及时擦干头发,避免患者着凉感冒
(8) 操作后处理 　1) 撤去马蹄形卷或脸盆、接水管,或移去洗头车 　2) 枕从患者肩下移向床头,协助患者仰卧于床正中,枕于枕上 　3) 解下包头的毛巾,再用浴巾擦干头发,用梳子梳理整齐。用电吹风吹干头发,梳理成型 　4) 协助患者取舒适卧位,整理床单位 　5) 整理用物 　6) 洗手 　7) 记录	 ● 确保患者舒适、整洁 ● 减少致病菌的传播 ● 记录执行时间及护理效果,以利评价

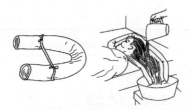

图9-3　马蹄形卷洗头法

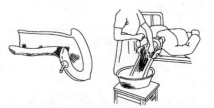

图9-4　马蹄形垫洗头法

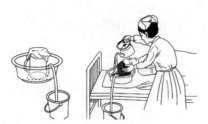

图9-5　扣杯法洗头法

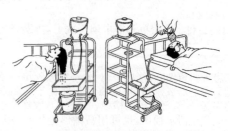

图9-6　洗头车洗头法

2. 注意事项

(1) 注意保暖，同时避免水溅入眼、耳内。

(2) 洗头时间不宜过久，以防头部充血和疲劳，引起不适。

(3) 洗头过程中，随时观察病情变化，如面色、脉搏、呼吸等，有异常情况出现应立即停止操作，给予处理。

(4) 极度衰弱患者，不宜洗发。

【评价】

1. 患者头发清洁，感觉舒适，个人形象良好。

2. 操作动作轻稳，保证患者安全，正确运用节力原则。

3. 护患沟通有效，保护患者的自尊，满足患者身心需要。

三、灭头虱、虮法

虱子是通过接触传播的。寄生于人体的有头虱、体虱和阴虱。虱子可引起皮肤发痒，抓伤后可导致感染，同时它还能传播疾病，如流行性斑疹伤寒、回归热等。若发现患者有虱、虮应立即进行灭虱、虮处理。

【目的】

1. 消灭头虱、虮，使患者舒适。

2. 预防头虱、虮在人群间传染。

3. 预防某些疾病的传播。

【评估】

1. 患者的病情及对灭虱、虮处理的理解与合作程度。

2. 患者头发上虱、虮的分布情况。

3. 患者对头发清洁卫生知识的了解程度。

【计划】

1. 环境准备　同床上洗头法。

2. 患者准备

(1) 了解灭头虱、虮的目的、方法、注意事项及配合要点。

(2) 必要时应动员患者剪短头发，剪下的头发应用纸袋包裹焚烧。

3. 护士自身准备　穿好隔离衣、修剪指甲、洗手，戴口罩、手套。

4. 用物准备

(1) 治疗盘内备：洗头用物、治疗巾 2 或 3 块、篦子（齿内嵌少许棉花）、治疗碗内盛灭虱药液、纱布数块、塑料帽子、隔离衣、布口袋（或枕套）、纸袋、清洁衣裤、清洁大单、被套、枕套。

(2) 治疗盘外备：常用灭虱、虮药液。

5. 常用灭虱、虮药液配制

(1) 30％含酸百部酊剂：取百部 30 g 放入瓶中，加 50％乙醇 100 ml（或 65 度白酒 100 ml），再加入纯乙酸 1 ml，盖严瓶盖，48 h 后方可使用。

(2) 30％百部含酸煎剂：取百部 30 g，加水 500 ml 煎煮 30 min，以双层纱布过滤，将药液挤出。将药渣再加水 500 ml 煎煮 30 min，再以双层纱布过滤，挤出药液。将两次药液合并浓缩至 100 ml，冷却后加入纯乙酸 1 ml，即制得 30％百部含酸煎剂。如无乙酸，可用食醋代替，纯乙酸 1 ml 相当于市售食醋 30 ml。

百部草外用有杀虫、止痒、灭虱的功能。其有效成分为多种生物碱，游离的生物碱一般不溶或难溶于水,而其同乙酸生成的盐能溶于水及含水的乙醇。将乙醇或醋加入百部酊剂和煎剂中,能提高百部的溶解度,破坏虮的黏附性,并可使虮蛋白变性。50％乙醇对百部的有效成分提取较多,且对虮外膜渗透力较强。温度在 35℃时虮的发育最快,故以 35℃药液处理虮,可加快虮中毒。

【实施】

1. 操作步骤

操作步骤	要点说明
(1) 核对:携用物至患者床旁,核对患者	● 便于操作
(2) 擦拭药液:按洗头法做好准备。将头发分成若干小股,用纱布蘸灭虱药液,按顺序擦遍头发,并反复揉搓 10 min,使之湿透全部头发	● 彻底发挥灭虱药的作用
(3) 戴帽子包住头发	● 避免挥发,保证作用
(4) 篦虱和虮:24 h 后取下帽子,用篦子篦去死虱和虮卵,并清洗头发	● 如发现仍有活虱须重复用药
(5) 消毒:灭虱完毕,协助患者更换衣裤被服,将污衣裤和被服放入布口袋内,扎好袋口,送压力蒸汽灭菌消毒	● 防止虱、虮传播
(6) 操作后处理	
1) 整理床单位,清理用物	
2) 除去篦子上的棉花,用火焚烧,将梳子和篦子消毒后用刷子刷净	● 彻底消灭虱、虮避免传播
3) 洗手	● 减少致病菌的传播
4) 记录	● 记录执行时间及护理效果,以利评价

2. 注意事项

(1) 操作中应注意防止药液溅入患者面部及眼部。

(2) 用药后注意患者局部及全身反应的情况。

(3) 护士在操作过程中,应注意保护自己,免受传染。

【评价】

1. 虱、虮彻底灭除,无虱、虮传播。

2. 患者无全身及局部反应。

3. 患者掌握灭除虱、虮的方法。

四、头发健康与保养

健康美丽的头发离不开平时的保养和护理,每个人的头发情况各不相同,护士应根据患者的发质和状态,针对性地予以指导。

1. 养成头发卫生习惯　即定期洗发。洗发是保持头发秀美最基本的方法,通过洗发可以去除头发和头皮的污垢,保持头发清洁,促进头皮的血液循环和生理功能的发挥,为头发获取足够的营养创造条件。洗发次数应根据头发的性质及季节灵活掌握,一般每周洗发 1～2 次。

2. 指导正确梳发　梳发可理顺头发,防止头发断裂和脱落,使头发整齐美观。梳发时要选择合适的梳子,以胶木、木质和牛角的较好,梳齿不要太锐利,以钝圆为宜。梳发时动作要轻,一般从发根梳向发梢。长发要从发梢逐段梳理至发根,梳顺为止。每日梳发 2～3 次。

3. 选择洗发护发用具　洗发护发用品种类较多,如多功能洗发香波具有去油去污、去屑止痒、营养头发等作用,洗发时不需要再用护发用品。也可根据个人发质的特点选用合适的洗发剂和护发素。

4. **掌握护发方法** 洗发后最好自然晾干,如用电吹风吹干则温度不宜过高;束发不要过紧;烫发染发次数不宜过多;冬季应对头发保暖;夏天防止日光曝晒;经常按摩头皮。

5. **注意全身保养** 健康的体魄、良好的心态是头发健美的基础,也是头发养护的必要条件。因此,要拥有健康的秀发,必须从日常生活做起。饮食要注意营养均衡,适当增加粗粮、黑芝麻、核桃仁、黑米、红豆等具有美发、护发功能的食物;保证充足的睡眠,合理安排工作与学习,注意劳逸结合,生活有规律,保持心情舒畅,保障身体健康,为头发提供充足的营养。

知识链接

头皮按摩的方法

按摩头皮可促进头皮血液循环,保证头发的健康生长。头部按摩可结合洗发进行,也可单独进行。如能结合穴位或药物护发素,则效果更为明显。头部的按摩,主要是用手指对头皮进行揉(摩)、搓(擦)、推(捏)、叩(打)等,使头皮肌肉放松,血液循环流畅,生理功能得以充分发挥。基本方法是:五指分开,手呈弓形,指腹放于头皮上,手掌离开头皮,稍用力向下按,轻轻揉动,每次手指停留在一个部位揉动数次后再换另一个部位。按摩顺序是从前额到头顶,再从颞部至枕部,反复揉搓至头皮发热,每天1～2次。

第三节 皮肤护理

皮肤是人体最大的器官,具有保护机体、调节体温、排泄、感觉、吸收及分泌等功能。完整的皮肤构成了抵御外界有害物质入侵的第一道防线。

皮肤的新陈代谢迅速,其代谢产物如皮脂、汗液及表皮碎屑等能与外界细菌及尘埃结合形成污垢,黏附于皮肤表面,如不及时清除,可刺激皮肤,降低皮肤的抵抗力,以致破坏皮肤的屏障作用,成为细菌入侵的门户。

皮肤的清洁与护理有助于维持身体的完整性,使人体舒适,预防感染、压疮及其他并发症。同时还可维护患者的自身形象,促进身心健康。

一、沐浴或盆浴

一般情况良好,有自理能力的患者,可采用淋浴(shower bath)或盆浴(tub bath)。护士应根据患者的病情与需要,为其选择适当的洗浴方式、时间与次数,并给予指导和帮助。

【目的】

1. 保持皮肤清洁,预防皮肤感染,使患者舒适。

2. 促进皮肤血液循环,增强其排泄功能,预防感染、压疮等并发症。

3. 观察全身皮肤有无异常,为临床诊治提供依据。

4. 活动患者肢体,预防肌肉挛缩、关节僵硬等并发症,维持良好精神状态。

【评估】

1. 患者的机体状况及自行完成沐浴的能力。

2. 皮肤的状况及有无异常改变,如皮肤的清洁度、颜色、温湿度、柔软度、厚度、弹性和气味等;皮肤的感觉功能有无异常;皮肤有无水肿、破损、斑点、丘疹、水疱和硬结等改变。

3. 患者及家属对皮肤清洁卫生知识的了解程度和要求。

【计划】

1. **环境准备** 调节室温到 22℃以上,水温维持在 40～45℃,也可按患者习惯调节。

2. **患者准备** 协助了解沐浴的目的,做好准备。沐浴须在进食 1 h 后进行,以免影响消化。

3. **操作者准备** 确定洗浴患者、洗浴时间及洗浴方式。

4. **用物准备** 沐浴液适量(或浴皂 1 块)、毛巾 2 条、大毛巾 1 条、清洁衣裤 1 套、拖鞋 1 双。

【实施】

1. 操作步骤

操作步骤	要点说明
(1) **备物**:检查浴盆或浴室是否清洁。协助患者准备洗浴用品和润肤用品。将用物放于浴盆或浴室内易取处	● 防止致病菌传播 ● 防止患者在取用物时出现意外性跌倒
(2) **解释**:协助患者入浴室。嘱患者穿好浴衣和拖鞋。指导患者如何调节冷、热水的开关。嘱患者进、出浴室应扶好安全把手。浴室不应闩门,将"正在使用"的标记挂于浴室门上	● 防止患者出现意外性跌倒 ● 避免患者受凉或意外性烫伤 ● 热水易使血管扩张导致眩晕 ● 一旦发生意外,护士能及时入内 ● 在确保安全的前提下,注意保护患者的隐私
(3) **沐浴**:患者沐浴时,护士应在能呼唤到的地方,并每隔 5 min 检查 1 次患者的情况,注意观察患者在沐浴过程中的反应	● 必要时可在旁守护,防止发生意外 ● 确保患者安全
(4) 当患者使用信号铃时,护士应先敲门后进入浴室。如患者使用盆浴,应根据情况协助患者移出浴盆,帮助患者擦干皮肤	● 注意保护患者的隐私 ● 在浴盆中浸泡的时间不应超过 20 min,浸泡过久容易导致疲倦
(5) 操作后处理 　1)酌情协助患者穿好清洁衣裤、拖鞋。协助患者回病房,并取舒适卧位	● 保暖,防止患者受凉
2)清洁浴盆或浴室,整理用物放回原处。将"未用"的标记挂于浴室的门上	● 防止致病菌通过脏单或潮湿的物品传播
3)洗手	● 减少致病菌的传播
4)记录	● 记录执行时间及护理效果,以利评价

2. 注意事项

(1) 浴室放置防滑垫,配备安全扶手,防止滑倒、跌伤。

(2) 传染病患者应根据病情,按隔离原则进行沐浴。

(3) 向患者解释并告之注意事项:①妊娠 7 个月以上的孕妇禁用盆浴。②进食 1 h 后才能沐浴,以免影响消化功能。③信号铃的使用方法,不用湿手触碰电开关;如在沐浴中感到虚弱无力、眩晕时,应立即按铃呼叫帮助。④水温调节方法,防止受凉或烫伤。⑤贵重物品妥善保管。

(4) 患者入浴时间以 5～10 min 为宜,应按时询问和巡视。

(5) 若遇患者发生晕厥,应立即将其抬出、平卧、保暖,并配合医生给予急救。

【评价】

1. 患者沐浴过程安全,无意外发生。

2. 沐浴后患者感到舒适、清洁,精神放松、愉快。

3. 患者皮肤感到温暖、无刺激,血液循环良好。

二、床上擦浴

病情较重、长期卧床、活动受限、生活不能自理的患者,可选用床上擦浴(bath in bed)。

【目的】

1. 保持患者皮肤清洁,使患者舒适。

2. 促进机体血液循环,增强皮肤的排泄功能,预防感染和压疮等并发症。

3. 观察患者的一般情况,提供病情信息。

【评估】

1. 皮肤的清洁状况,有无异常改变。

2. 患者的卫生习惯,患者及家属对皮肤清洁卫生知识的了解程度和要求。

3. 患者的病情、意识状态、肢体活动能力、自理能力等。

【计划】

1. 环境准备 调节室温到24℃以上,关好门窗,拉上窗帘或使用屏风遮挡。

2. 患者准备

(1) 了解床上擦浴的目的、方法、注意事项及配合要点。

(2) 病情稳定,全身状况较好。

3. 护士自身准备 衣帽整洁,修剪指甲,洗手、戴口罩。

4. 用物准备

(1) 治疗盘内备:沐浴液适量(或浴皂1块)、毛巾2条、浴巾2条、小剪刀、梳子、浴毯、50%乙醇、护肤品(润肤剂、爽身粉)。

(2) 治疗盘外备:脸盆2个、水桶2个(一桶盛50～52℃热水,并按年龄、季节和个人习惯增减水温;另一桶盛污水用),清洁衣裤和被服。另备便器、便器巾和屏风。

【实施】

1. 操作步骤

操作步骤	要点说明
(1) **核对**:备齐用物携至床旁,将用物放于易取、稳妥处。核对患者并询问患者有无特殊的需求	● 便于操作
(2) **按需要给予便盆**	● 温水擦浴时容易引起患者的排尿和排便反射
(3) **关好门窗,用屏风遮挡患者**	● 防室内空气对流,防患者受凉;保护患者隐私
(4) **体位**:协助患者移近护士侧,并取舒适卧位,保持身体平衡	● 确保患者舒适,利于护士操作时节力,减少肌肉紧张和疲劳
(5) **盖浴毯**:根据病情放平床头及床尾支架,松开盖被,移至床尾,将浴毯盖于患者身上	● 移去盖被可防止洗浴中弄脏或浸湿盖被。浴毯可保暖及维护隐私性
(6) **备水**:将脸盆和浴皂放于床旁椅上,倒入温水约2/3满	● 温水可促进患者身体舒适和肌肉放松,避免机体受凉

操作步骤	要点说明
（7）擦洗面部及颈部	
1）将一条浴巾铺于患者枕上，将另一条浴巾盖于患者胸部。将毛巾叠成手套状，包于护士手上（图9-7）。将包好的毛巾放入水中，彻底浸湿	● 避免擦浴时弄湿床单和盖被 ● 毛巾折叠可保持擦浴中毛巾的温度，避免毛巾边缘过凉刺激患者的皮肤
2）先用温水擦洗患者眼部，使用毛巾的不同部位，由内眦擦至外眦，轻轻擦干眼部	● 避免使用浴皂，以免引起眼部的刺激症状 ● 可避免交叉感染 ● 可防止眼部分泌物进入鼻泪管
3）询问患者面部擦洗是否使用肥皂。按顺序彻底洗净并擦干前额、面颊、鼻部、颈部和耳部	● 由于脸部皮肤比身体其他部位的皮肤更容易暴露于外界；浴皂容易使脸部皮肤干燥 ● 除眼部外，其他部位一般采用清水1遍、浴皂1遍、清水擦净、浴巾擦干的顺序擦洗
（8）擦洗上肢和手	
1）为患者脱去上衣，盖好浴毯。先脱近侧后脱远侧。如有肢体外伤或活动障碍，应先脱健侧，后脱患侧	● 充分暴露擦洗部位，以便擦浴。先脱健侧可便于操作，避免患侧关节的过度活动
2）移去近侧上肢浴毯，将浴巾纵向铺于患者上肢下面	
3）将毛巾涂好浴皂，擦洗患者上肢，从远心端到近心端，至腋窝，然后用清水擦净，并用浴巾擦干	● 擦洗皮肤时，力量要足以刺激肌肉组织，以刺激皮肤的血液循环
4）协助患者侧卧，面向护士，将浴巾纵向铺于患者对侧上肢下面，同法擦洗对侧上肢	
5）将浴巾对折，放于患者床边处，置脸盆于浴巾上。协助患者将双手置于脸盆中，洗净双手并擦干	
（9）擦洗胸、腹部	
1）根据需要换水，检查水温	
2）将浴巾盖于患者胸部，将浴毯向下折叠至患者脐部。护士一手掀起浴巾的一边，用另一包有毛巾的手擦洗患者的胸部，女性患者擦洗中应特别注意擦净女性乳房下的皮肤皱褶处。必要时，可将乳房抬起擦洗下面的皮肤。擦洗过程中应保持浴巾遮挡患者胸部，擦干胸部皮肤	● 尽量减少患者身体不必要的暴露，注意保护患者的隐私 ● 注意保暖 ● 注意擦净腋窝、乳房下，以及脐部和腹股沟皱褶处皮肤
3）将浴巾纵向盖于患者胸、腹部（可使用两条浴巾）。将浴毯向下折叠至会阴部。护士一手掀起浴巾的一边，用另一包有毛巾的手擦洗患者的腹部。擦洗过程中应保持浴巾遮挡患者腹部彻底擦干腹部皮肤	● 注意观察患者病情与反应 ● 擦洗乳房应环形用力；腹部以脐部为中心，顺结肠走向擦洗
（10）擦洗背部、臀部	
1）协助患者取侧卧位，背向护士。将浴巾纵向铺于患者身下	● 露出背部和臀部，便于擦洗
2）将浴毯盖于患者肩部和腿部。从颈部至臀部擦洗患者	● 应特别注意擦净患者臀部和肛门周围的皮肤皱褶处
3）进行背部按摩（见背部按摩护理）	● 注意观察背部皮肤有无异常，用50%乙醇按摩背部皮肤和骨突出部位，预防压疮发生

操作步骤	要点说明
4) 协助患者穿好清洁上衣,先穿远侧后穿近侧。如有肢体外伤或活动障碍,应先穿患侧,后穿健侧。将浴毯盖于患者胸、腹部。换水、换盆	
(11) **擦洗下肢、足部及会阴部**	
1) 协助患者平卧,脱裤,将浴毯盖于远侧下肢,确保遮盖住会阴部。将浴巾纵向铺于近侧下肢下面,从远端到近端擦洗下肢各面。洗净后彻底擦干	● 从远端擦洗向近端可促进静脉回流
2) 将浴毯盖于洗净的腿上,护士移至对侧,同法擦净另一侧下肢各面	
3) 将浴巾对折铺于床尾,置脸盆于浴巾上。协助患者将双足置于脸盆中,洗净并擦干双足	
4) 用温水浸湿小毛巾,交给患者自行擦洗会阴部或进行会阴冲洗(见会阴部护理),协助穿好清洁裤子	● 保护患者的隐私
(12) 根据需要使用润肤用品,修剪指甲,梳头	● 润肤用品可防止皮肤干燥、粗糙 ● 维护患者的个人形象
(13) **整理**:更换清洁被单,整理床单位。撤去脏单,置于治疗车下层,清理用物,放回原处	● 为患者提供清洁环境
(14) **洗手**	● 减少致病菌的传播
(15) **记录**:记录执行时间及护理效果	● 以利评价

2. 注意事项

(1) 遵循节力原则,减少体力消耗。

(2) 根据水温和擦洗部位,及时更换或添加热水,更换面盆和毛巾。

(3) 擦洗时注意观察病情变化及皮肤有无异常,若患者出现寒战、面色苍白等情况,应立即停止擦洗,给予适当处理。

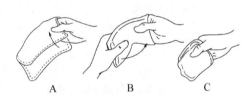

图9-7　小毛巾包手法

(4) 操作时注意检查和妥善固定各种管路,保持其通畅。

(5) 保护患者安全,维护患者自尊,减少暴露,防止受凉。

(6) 保持床单位的清洁与干燥。

【评价】

1. 患者感到清洁、舒适,身心愉快。

2. 护理措施恰当,未发生受凉、皮肤损伤等情况。

3. 患者及家属获得床上擦浴知识及技能,护患关系良好。

三、背部按摩

【目的】

1. 促进皮肤的血液循环,预防压疮等并发症。

2. 观察患者一般情况,满足身心需要。

3. 活动背部肌肉,减少劳累与酸痛。

【评估】

1. 患者的病情、意识状态、卧床时间、卧位、皮肤的状况等。

2. 患者肢体活动能力、自理能力。

3. 皮肤的清洁度、患者对预防压疮知识的了解程度。

【计划】

1. 环境准备 （见床上擦浴）

2. 患者准备 病情平稳,机体状况良好,接受并能配合操作。

3. 护士自身准备 衣帽整洁、修剪指甲、洗手、戴口罩。

4. 用物准备 清洁衣裤、脸盆(内盛40～45℃水)、毛巾、浴巾、润滑剂、50％乙醇、屏风、必要时备便盆及便盆巾。

【实施】

1. 操作步骤

操作步骤	要点说明
(1) 核对:备齐用物携至床旁,核对患者床号和姓名	● 便于操作,确认患者
(2) 备水:将盛有温水的脸盆放于床旁桌或椅上	
(3) 体位:协助患者取俯卧位或侧卧位,背向操作者。拉好隔帘或使用屏风	● 有利于背部按摩,保护患者的隐私并有利于患者放松
(4) 按摩	
▲ 俯卧位背部按摩	
1) 铺浴巾:暴露患者背部、肩部、上肢和臀部。将身体的其他部位用盖被盖好。将浴巾纵向铺于患者的背部下面	● 减少不必要的身体暴露。防止液体过多弄湿床单
2) 擦洗:用毛巾擦洗患者的颈部、肩部、背部和臀部	
3) 按顺序按摩:将两手掌蘸少许50％乙醇,以手掌的大小鱼际按摩。先将手放于骶尾部,以环行方式按摩,从臀部向肩部按摩。再从上臂沿背部的两侧向下按摩至髂嵴部位。如此有节奏地按摩数次	● 温和、稳重的按摩可促进肌肉组织放松。持续皮肤按摩可刺激皮肤组织的血液循环
4) 用拇指指腹蘸50％乙醇,由骶尾部沿脊柱旁按摩至第7颈椎处(图9-8)	
5) 用手掌大小鱼际蘸50％乙醇紧贴皮肤按摩其他受压处	
▲ 侧卧位背部按摩	
1) 同俯卧位背部按摩1)～5)	
2) 协助患者转向另一侧卧位,以便按摩另一侧髋部	
(5) 更换衣服:用浴巾将背部过多的乙醇擦净。协助患者穿好衣服	● 过多的乙醇可刺激皮肤;舒适卧位可增加背部按摩效果
(6) 操作后处理	
1) 协助患者取舒适卧位,整理床单位,拉开窗帘或撤去屏风	
2) 整理床单位,清洁用物	● 预防感染发生
3) 洗手	● 减少致病菌传播
4) 记录	● 记录执行时间及护理效果,以利于评价

2. 注意事项

(1) 操作中,注意监测患者的心率、血压及呼吸情况,如有异常应立即停止操作。

(2) 操作时,符合人体力学原则,注意节时省力。

【评价】

1. 患者背部皮肤清洁,背部肌肉酸痛感消失,感觉舒适。

2. 护理措施恰当,未发生受凉、皮肤损伤等情况。

3. 患者及家属获得背部按摩知识及技能,护患关系良好。

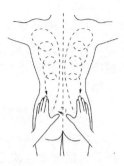

图9-8　背部按摩法

第四节　压疮的预防与护理

压疮(pressure ulcer)是指局部组织长时间受压,血液循环障碍,局部持续缺血、缺氧、营养不良而致的软组织溃烂和坏死。压疮最早称为褥疮,来源于拉丁文"decub",意为"躺下",因此容易使人误解为压疮是"由躺卧引起的溃疡"。实际上,压疮可发生于长期躺卧或长期坐位(如坐轮椅)的患者,并非仅由躺卧引起。引起压疮最基本、最重要的因素是由于压力而造成局部组织缺血、缺氧,故称为"压力性溃疡"更妥当,即强调了形成溃疡的主要原因。

压疮本身不是原发性疾病,它大多是由于其他原发病未能很好地护理而造成的皮肤损伤。一旦发生压疮,不仅给患者带来痛苦,加重病情,延长疾病康复的时间,严重时还会因继发感染引起败血症而危及生命。因此,必须加强对患者的皮肤护理,预防和减少压疮的发生。

一、压疮发生的原因

(一) 压力因素

当持续性的垂直压力超过毛细血管压(正常为16～32 mmHg),组织会发生缺血、溃烂、坏死。压疮可由垂直压力引起,也可由摩擦力和剪切力引起,通常是2种或3种力联合作用引起。

1. **垂直压力**(pressure)　对局部组织的持续性垂直压力是引起压疮的最重要原因。压疮的形成与压力的大小和持续的时间有密切关系。压力越大,压力持续时间越长,发生压疮的概率就越高。皮肤和皮下组织可在短时间内耐受一定的压力而不发生组织坏死。如果压力高于32 mmHg,并持续作用不缓解,组织就会发生缺氧,血管塌陷、形成血栓,出现压疮。

2. **摩擦力**(friction)　是由两层相互接触的表面发生相对移位而产生。摩擦力作用皮肤时,易损害皮肤的角质层。患者在床上活动或坐轮椅时,皮肤随时都可受到床单和轮椅表面的逆行阻力的摩擦。皮肤擦伤后,受潮湿、污染而发生压疮。

3. **剪切力**(shearing force)　是因为骨骼及深层组织由于重力作用会向下滑行,而皮肤及表皮组织由于摩擦力的缘故仍停留在原位,使两层组织产生相对性移动所引起的。两层组织间发生剪切力时,血管被拉长、扭曲、撕裂而发生深层组织坏死。剪切力是由压力和摩擦力相加而成,与体位有密切关系。如患者平卧抬高床头时,身体下滑,皮肤与床铺之间出现摩擦力,加上身体垂直方向的重力,从而导致剪切力的产生,引起局部皮肤血液循环障碍而发生压疮(图9-9)。

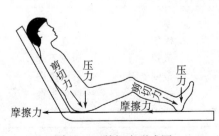

图9-9　剪切力形成图

(二)潮湿或排泄物刺激

皮肤可因汗液、尿液及各种引流、渗出液等因素变潮湿,加上尿液及粪便的刺激,而出现酸碱度改变,致使皮肤松弛、表皮角质层的保护能力下降,皮肤组织受力破溃,且易合并继发感染。

(三)营养状况

全身营养障碍时,患者蛋白质合成减少,负氮平衡,皮下脂肪减少,肌肉萎缩,局部组织受压后骨隆突部位缺乏肌肉和脂肪组织的保护,容易引起血液循环障碍,出现压疮。过度肥胖患者,卧床时体重对皮肤的压力较大,容易发生压疮。机体脱水时皮肤弹性变差,在压力或摩擦力的作用下容易变形;而水肿的皮肤由于弹性、顺应性下降而易受损伤,同时组织水肿使毛细血管与细胞间距离增加,氧和代谢产物在组织细胞的溶解和运送速度减慢,皮肤出现营养不良,容易导致压疮发生。

(四)年龄

老年人皮肤松弛、干燥,缺乏弹性,皮下脂肪萎缩、变薄,皮肤易损性增加。

(五)体温升高

体温升高可使组织代谢增快,需氧量增加。在持续压力引起组织缺氧的情况下,体温升高使组织缺氧更严重,因此,伴有高热的严重感染患者有组织受压的情况下,发生压疮的概率升高。

(六)矫形器械使用不当

应用石膏固定和牵引时,限制了患者身体的活动。特别是夹板内衬垫放置不当、石膏内不平整或有渣屑、矫形器械固定过紧或肢体有水肿时,容易使肢体血液循环受阻,而导致压疮发生。

二、压疮的评估

(一)危险因素

对危险因素的评估是预防压疮的关键。容易引发压疮的危险因素有活动受限、意识状态改变或感觉障碍、营养不良或代谢紊乱、皮肤受潮湿的刺激、体温升高、应用矫形器械、应用某些药物(镇静、催眠药,血管收缩药,类固醇消炎药等)及全身缺氧。

压疮危险因素评估工具有助于护士评估患者发生压疮的高危因素。常用的评估工具有Norton量表(表9-2)。

表 9-2　Norton 量表

项目/分值	4	3	2	1
1. 一般健康状况	好	一般	差	非常差
2. 意识状态	清醒	淡漠	模糊	昏迷
3. 活动	可走动	需要帮助	依赖轮椅	卧床不起
4. 身体移动	移动自如	轻度受限	重度受限	移动障碍
5. 排泄失禁	无	偶然	经常	两便失禁
6. 用药	未使用镇静剂和类固醇	使用镇静剂	使用类固醇	两者均使用

(说明:该量表包括6个参数,每项1~4分,满分为24分。评分<16分时,有发生压疮的危险;评分<12分时,极易发生压疮。)

(二) 高危人群

易发生压疮的高危人群有:

1. 昏迷、瘫痪患者　自主活动丧失,长期卧床,身体局部组织长期受压。

2. 老年人　老年人机体活动减少,皮肤老化、松弛、干燥、缺乏弹性,皮下脂肪变薄、萎缩,皮肤易受损。

3. 肥胖者　身体超重,使机体承受部位的压力增加。

4. 石膏固定的患者　翻身、活动受限。

5. 疼痛患者　为避免疼痛而处于强迫体位,同时机体活动减少。

6. 使用镇静剂的患者　自主活动减少。

7. 大小便失禁患者　皮肤经常受污物、潮湿的刺激,局部抵抗力下降。

8. 发热患者　体温升高可致排汗增多,汗液刺激皮肤。

9. 身体瘦弱、营养不良者　受压处缺乏肌肉、脂肪组织的保护。

10. 水肿患者　水肿降低了皮肤的抵抗力,并增加了承重部位的压力。

(三) 好发部位

压疮多发生于缺乏脂肪组织保护、无肌肉包裹或肌层较薄、又经常受压的骨隆突处,与卧位有密切关系(图 9-10)。

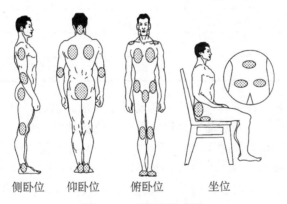

侧卧位　　仰卧位　　俯卧位　　坐位

图 9-10　压疮好发部位

1. 仰卧位　好发于枕骨粗隆、肩胛部、肘部、脊椎体隆突处、骶尾部、足跟部、足趾处。

2. 侧卧位　好发于耳郭、肩峰、肘部、髋部、膝关节的内外侧、内外踝。

3. 俯卧位　好发于耳郭、面颊、肩部、女性乳房、肋缘突出部、男性生殖器、髂前上棘、膝部、足趾。

4. 坐位　好发于坐骨结节。

(四) 压疮的分期及临床表现

1. 淤血红润期　淤血红润期也称Ⅰ度压疮。局部皮肤受压或受潮湿刺激后,出现暗红色,伴有肿、热、麻木或触痛。判断标准为:解除对该部的压力 30 min 后,皮肤颜色不能恢复正常。此期损伤仅限于表皮,为可逆性改变,如及时去除致病原因,可阻止压疮的发展。

2. 炎性浸润期　炎性浸润期又称Ⅱ度压疮。受压部位皮肤呈紫红色,皮下产生硬结,皮肤因水肿变薄,有炎性渗出,出现大小不一的水泡,极易破溃。此期损伤达到皮下脂肪层,患者有痛感。

3. 溃疡期　溃疡期又称Ⅲ度压疮。此期损伤可达皮下和深层组织。根据组织坏死程度,可分为浅度溃疡期和坏死溃疡期。浅度溃疡期表皮水泡破溃,可显露出潮湿红润的疮面,疮面有黄色渗出液,感染后表面有脓液覆盖,浅层组织坏死,溃疡形成,疼痛加剧。坏死溃疡期为压疮的严重期,坏死组织发黑,脓性分泌物增多,有臭味;感染向周围及深部扩展,坏死组织侵入真皮下层和肌肉层,可达骨骼;严重者甚至引起败血症,造成全身感染,危及患者生命。

三、压疮的预防措施

绝大多数压疮是能够预防的,预防压疮的关键在于消除诱发因素。因此护士在工作中要做到"七勤一好":勤观察、勤翻身、勤按摩、勤擦洗、勤整理、勤更换、勤交班、营养好。

(一)避免局部组织长期受压

1. 经常更换体位　更换卧位可以减少组织的压力。鼓励和协助患者经常更换卧位,每2 h翻身一次,必要时每小时翻身一次。建立床头翻身记录卡,每次翻身时,应观察皮肤状况(表9-3)。

表9-3　翻身记录卡

姓名:		床号:	
日期/时间	卧位	皮肤情况及备注	执行者

2. 保护骨隆突处和支持身体空隙处　对易发生压疮的患者,体位安置妥当后,可在身体空隙处垫软枕或海绵垫等,或在骨隆突处和易受压部位垫软垫、海绵垫、气垫褥等。但这些措施不能替代定时翻身,因压力虽减小,但时间过长,仍可阻断血流,导致组织损伤。

3. 正确使用石膏绷带、夹板、牵引或其他矫正器械　衬垫应平整、松紧适度,应仔细观察局部和肢端皮肤的颜色、温度的变化情况,重视患者的主诉,适当予以调节。

(二)避免局部刺激

1. 保持床铺清洁、平整、无皱褶、干燥、无碎屑。

2. 有大小便失禁、呕吐、出汗者,应及时擦洗干净,衣服、被单随湿随换;伤口若有分泌物,要及时更换敷料,不可让患者直接卧于橡胶单上;避免使用肥皂、含酒精的用品为患者清洁皮肤。

3. 使用便器时,应选择无破损便器,抬起患者腰骶部,不要强塞硬拉。必要时在便器边缘垫上纸或布垫,以防擦伤皮肤。

4. 在给患者翻身或搬运患者时,应将患者身体抬离床面,避免拖、拉、推等动作,防止损伤皮肤;对于长期卧床的患者,床头抬高不宜超过30°,半卧位时注意防止身体下滑。

(三)促进皮肤血液循环

1. 对长期卧床的患者,可每日进行全范围的关节运动,维持关节的活动性和肌肉的张力,促进肢体血液循环。

2. 经常进行温水擦浴,局部按摩,定时用50％乙醇按摩全背或受压处,促进血液循环,改善局部营养状况,增强皮肤抵抗力;避免对骨骼隆起处和已发红的皮肤进行按摩,以免加重皮肤损伤。

（四）改善机体营养状况

对有发生压疮危险性的患者，在病情允许的情况下给予高热量、高蛋白、高维生素及富含锌的饮食；不能正常进食者，应给予胃肠外营养治疗，以改善患者的营养状态。

（五）健康教育

护士帮助患者及家属了解预防压疮的重要性，了解压疮发生、发展及预防和护理知识，使患者和家属掌握预防压疮的知识和技能，积极参与预防压疮的护理活动。

四、压疮的治疗与护理

（一）全身治疗

积极治疗原发病，加强基础护理，防止并发症；加强营养，增加蛋白质、维生素和微量元素的摄入，改善患者的全身情况；注意心理护理和健康教育。

（二）创面治疗及护理

1. 淤血红润期　此期护理的关键在于去除危险因素，避免压疮进展。应增加翻身次数，避免局部长期受压；保持床铺平整、清洁、干燥、无碎屑，避免摩擦、潮湿和排泄物对皮肤的刺激；改善局部血液循环，可采用红外线、紫外线照射等方法；加强营养的摄取以增强机体的抵抗力。由于皮肤已经受损，此期不宜局部按摩。

2. 炎性浸润期　此期护理的重点在于保护创面，预防感染。除继续加强上述措施外，还应保护已受损皮肤避免破溃，小水泡可加盖厚滑石粉包扎，以减少摩擦，促进水泡自行吸收；大水泡应用无菌注射器经消毒皮肤后抽出泡内液体（不剪表皮），然后涂以 0.1% 氯已定或 0.02% 呋喃西林溶液，再用无菌敷料包扎；已经破溃、露出创面的水泡，应消毒创面及周围皮肤后，用无菌纱布包扎。

可用紫外线或红外线局部照射治疗。紫外线照射有消炎和干燥作用，对Ⅰ、Ⅱ期压疮疗效明显。遵医嘱每日或隔日照射一次，每次 15～20 min。红外线照射有消炎、促进血液循环、增强细胞功能等作用，同时可使疮面干燥，减少渗出，有利于组织的再生和修复。

3. 溃疡期　此期护理原则为解除压迫，控制感染，去除坏死组织，促进肉芽组织生长。

（1）浅度溃疡期：避免局部继续受压，保持局部清洁干燥。可用物理疗法，如用鹅颈灯照射疮面，距离 25 cm，每日 1～2 次，每次 10～15 min，照射后以外科无菌换药法处理疮面。对无感染的疮面也可采用新鲜鸡蛋内膜、纤维蛋白膜、骨胶原膜等贴于疮面治疗。感染的疮面应进行药物治疗，局部可涂擦 3%～5% 碘酊。碘酊有杀菌、使组织脱水、促进疮面干燥的作用。

（2）坏死溃疡期：疮面有感染时，可用无菌生理盐水或 1∶5 000 呋喃西林溶液清洗疮面，再用无菌凡士林纱布及敷料包扎，1～2 d 更换敷料 1 次。对于溃疡较深、引流不畅者，可用 3% 过氧化氢溶液冲洗，以抑制厌氧菌生长。感染的创面应每周采集分泌物作细菌培养及药物敏感试验，根据试验结果选用敏感抗生素。一些具有清热解毒、活血化瘀、去腐生肌作用的中医膏剂、散剂，也可应用于治疗压疮。

此外，可用空气隔绝后局部持续吹氧法治疗压疮。其原理是利用纯氧抑制疮面厌氧菌生长，提高疮面组织供氧，改善局部组织有氧代谢；利用氧的气流将疮面吹干，形成薄痂，利于愈合。方法是用塑料袋罩住疮面并固定四周，通过小孔向袋内吹氧，氧流量 5～6 L/min，每日 2 次，每次 15 min。治疗完毕，疮面用无菌纱布覆盖或暴露均可。

对大面积、深达骨骼的压疮,上述治疗不理想时,可采用外科手术治疗,加速愈合,如清除坏死组织、植皮修补缺损等。

知识链接

治疗压疮的其他方法

(1)胰岛素加维生素C湿敷:胰岛素溶液8U开始起用,均匀喷洒于创面,如创面较大且深,以每次4U递增,逐渐加量,并加用维生素C 0.5～1.0 g敷于创面,外用封闭敷料封闭,初次使用和每次加用胰岛素的最初2 d需在敷用后30 min监测血糖,对糖尿病患者需根据血糖结果采取措施,以确保安全有效。

(2)皮瓣移植:对大面积深度压疮或久治不愈者,使用手术清除坏死组织后,进行带血管蒂的肌皮瓣或筋膜皮瓣转移修复压疮伤口,缩短了伤口愈合时间,治疗效果满意。

近年来高压氧疗、高频电疗、直流电药物离子导入、氦-氖激光照射等治疗手段也用于压疮治疗。

第五节 晨晚间护理

晨晚间护理(morning and evening care)是根据人们的生活习惯,满足患者日常清洁需要的护理措施。根据病情需要,为危重、昏迷、瘫痪、高热、大手术后或年老体弱等生活不能自理的患者,在晨间和晚间实施生活护理,称为晨晚间护理。病情较轻的患者,晨晚间护理可在护士指导或协助下进行。

一、晨间护理

晨间护理(morning care)是基础护理一项重要的工作。特别是生活不能自理的患者必须给予晨间护理,晨间护理一般于清晨诊疗工作前完成。

【目的】

1. 使患者清洁舒适,预防压疮及肺炎等并发症的发生。

2. 保持病床及病室整洁、美观、舒适。

3. 观察和了解病情,为诊断、治疗和护理提供依据。

【评估】

1. 患者状况　患者的病情、自理能力、精神状态、睡眠情况、皮肤情况、心理需要等。

2. 病室和床单位　床单位的整洁程度、床上用物是否需要更换,病室的温度、湿度和通风情况等。

【内容】

1. 轻患者

(1)鼓励患者自行洗漱。

(2)进行卫生宣教和心理护理。

(3)整理床单位,需要时更换衣服和床单,酌情开窗通风。

2. 重患者　如危重、高热、昏迷、瘫痪、大手术后或年老体弱者,护士应协助其完成晨间护理,内容包括:

（1）协助患者排便、洗漱，必要时进行口腔护理。

（2）注意观察病情，病情许可，协助其梳头、翻身。检查皮肤受压情况，用温水擦洗背部并用50％乙醇按摩骨隆突处。

（3）给予必要的心理护理和健康教育。

（4）整理床单位，按需更换衣服和床单。

（5）整理病室，酌情开窗通风，保持病室内空气新鲜。

二、晚间护理

为使患者清洁而舒适的入睡，应认真地进行晚间护理（evening care）。特别对危重患者，晚间护理是满足其身心需要的必要措施。

【目的】

1. 保持病室安静、整洁、空气流通，使者清洁、舒适，易于入睡。

2. 观察、了解病情和患者心理需求，做好心理护理。

3. 预防压疮的发生。

【评估】

1. 患者的状况　患者的病情、自理能力、身体是否有不适、睡眠的习惯和需要等。

2. 病室和床单位　病室的温度、湿度、光线等是否适合患者的睡眠，床铺是否整洁、舒适。

【内容】

1. 轻患者

（1）检查卫生情况，是否准备就寝。

（2）按时熄灯（关大灯、开地灯），督促患者入睡。

2. 重患者

（1）协助患者洗漱，必要时给予口腔护理，用热水泡脚，女患者协助其冲洗会阴。检查全身皮肤受压情况，按摩背部及骨隆突处，根据情况更换衣服和床单，整理床铺。

（2）协助患者排便。使用便器时，护士一手托（扶）住患者的腰或骶尾部，另一手将便器的扁平部置于患者臀下，开口向下（图9-11）。

（3）保持病室安静，空气流通，减少噪声，调节室内光线和温度，创造良好的睡眠环境，根据需要增减盖被。

（4）指导患者养成良好的睡眠习惯，如晚餐不能吃得过饱，临睡前不能饮水过多，不饮浓茶、咖啡，避免过度兴奋等。

（5）经常巡视病房，了解患者的睡眠情况，观察病情，并酌情处理。

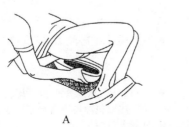
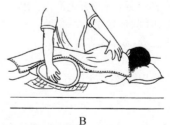

A　　　　　　　　　　　　　　　　　B

图9-11　便器使用法

A. 仰卧位置便器法　B. 侧卧位置便器法

三、卧有患者床更换床单法

长期卧床患者因疾病限制,只能在床上活动。患者体位的改变,易使床单出现皱褶;出汗或排泄会使床单潮湿、污染,影响患者的舒适,并易引发压疮。为卧有患者床更换床单(change an occupied bed),可保持病床单位清洁、干燥、平整,使患者舒适,病室整洁美观;还有利于观察病情,预防压疮的发生。

【目的】

1. 使病床单位清洁,病室整洁美观,增进患者舒适。

2. 观察病情,协助患者改变卧位,预防压疮、坠积性肺炎等并发症。

【评估】

1. 患者情况　评估患者的病情、活动能力。

2. 病室及病床单位　评估患者床单位的整洁程度、床上用物是否需要更换、病室的温度。

【计划】

1. 环境准备　同病室内无患者进行治疗或进餐等。酌情关闭门窗,按季节调节室内温度。必要时用屏风遮挡患者。

2. 患者准备　了解更换床单的目的、方法、注意事项及配合要点。

3. 护士自身准备　衣帽整洁、修剪指甲、洗手、戴口罩。

4. 用物准备　大单、按需备中单、枕套、被套、浸有消毒液的扫床巾(或床刷及床刷套)、清洁衣裤、便器及便器巾。

【实施】

1. 操作步骤

操作步骤	要点说明
(1) 评估、核对:评估病室环境及患者情况,向患者解释操作目的、方法及配合事项,核对患者床号和姓名	● 判断操作时间是否适宜 ● 取得患者的理解与合作
(2) 协助排便:询问患者是否需要便器;需要时协助患者床上排便	
(3) 备齐用物:洗手,备齐用物携至床旁	
(4) 移患者至对侧:移开床旁桌椅,松开床尾盖被,将枕头移向对侧,协助患者翻身侧卧,背向护士	● 患者半卧位时,如病情允许,暂时放平床头和膝下支架 ● 注意观察患者面色、脉搏、呼吸等情况 ● 防止坠床 ● 注意保暖
(5) 松近侧污单:从床头至床尾松开近侧各层床单	
(6) 清扫近侧橡胶中单和床褥 　　1) 将布中单向上卷,塞于患者身下 　　2) 扫净橡胶中单后搭在患者身上 　　3) 将大单上卷至中线处,塞于患者身下 　　4) 扫净床褥	● 将使用过的中单、大单向上卷,污染面朝内 ● 清扫原则:从床头扫至床尾;自床中线扫至床外缘。注意扫净枕下及患者身下的渣屑
(7) 铺大单:将清洁大单中线与床中线对齐,展开近侧大单,将对侧卷紧塞于患者身下(图9-12);近侧大单按床头、床尾、中部顺序先后展开,拉紧并铺好	● 对侧大单由远至近,卷至中线处

续 表

操作步骤	要点说明
(8) **铺中单**：放下橡胶中单，铺布中单于橡胶中单上。中线对齐，展开近侧，对侧中单卷紧塞于患者身下；近侧下垂的两中单一并塞于床垫下	● 对侧中单由远至近，卷至中线处
(9) **移患者至近侧**：移枕头至近侧，协助患者翻身侧卧于铺好的一边，面向护士	● 观察患者面色、脉搏、呼吸等情况，询问患者有无不适
(10) **松对侧污单**：护士转至床对侧，从床头至床尾松开各层床单	● 保持恰当的姿势，注意节力
(11) **清扫对侧橡胶中单和床褥**	
1) 将污布中单由患者身下取出，卷至床尾；扫净橡胶中单后搭在患者身上	
2) 将污大单从患者身下取出，由床头卷至床尾，与中单一起放入污衣袋内	
3) 从床头至床尾扫净床褥，同法铺好各层床单	
(12) 协助患者平卧，将患者枕头移向床中间	● 避免患者受凉
(13) **更换被套**	
1) 展开盖被，取出棉胎平铺于污被套上	
2) 取清洁被套平铺于棉胎上，被套内面向外	● 清洁被套的内面向外
3) 一手伸入清洁被套内，抓住棉胎及被套上端一角，翻转清洁被套；同法翻转另一角	
4) 整理被头，一手抓住盖被上端，一手将清洁被套向下拉平，同时撤除污被套，丢入污衣袋内	● 避免被头空虚
(14) **整理盖被**：将盖被上端请患者抓住或压在患者肩下；至床尾逐层拉平盖被后系带子；折成被筒为患者盖好	● 被筒不可太紧，勿使患者足部受压，以防足下垂
(15) 取出枕头，更换枕套，协助患者取舒适卧位	
(16) **铺床后处理**	
1) 移回床旁桌椅，整理床单位，清理用物	
2) 酌情摇起床头和膝下支架，开窗通风	● 促进患者舒适，保持病室整洁
3) 洗手，记录	● 记录执行时间及护理效果，以利于评价

2. **注意事项**

（1）同备用床。

（2）根据患者病情、年龄、体重、意识、配合能力，有无引流管、伤口，有无大小便失禁等情况，采取相适应的整理床单位方法。

（3）操作中，避免引流管或导管牵拉、脱落，密切观察病情，发现异常及时处理。

（4）操作后，对躁动、易发生坠床的患者拉好床栏，防止意外。

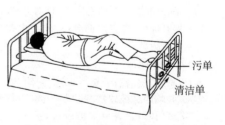

污单

清洁单

图 9 - 12 卧有患者床更换床单法

（5）及时与患者沟通，了解其感受及需求，保证患者安全。

【评价】

1. 患者及家属能够知晓护士告知的事项，对服务满意。

2. 病床单位整洁，患者卧位舒适，符合病情要求。

3. 操作过程规范、准确,患者安全。

[附] 会阴部护理

会阴部的各个孔道彼此很接近,容易发生交叉感染。尿道口是会阴部最清洁的部位,而肛门是相对最不清洁的部位。因此,进行会阴部清洁时,首先应清洁尿道口周围,最后擦洗肛门。

【目的】

1. 去除会阴部异味,预防或减少感染。

2. 防止皮肤破损,促进伤口愈合。

3. 增进舒适,指导患者清洁的原则与方法。

【评估】

1. 会阴部有无异味、瘙痒,有无分泌物过多。

2. 会阴部皮肤有无破损、炎症、肿胀及触痛等。

3. 尿液有无异味、浓稠、颜色改变,小便时有无灼热感、疼痛等不适。

4. 有无大、小便失禁,以及留置导尿管、泌尿生殖系统或直肠手术等情况。

【计划】

1. 环境准备 拉上窗帘或使用屏风遮挡,操作时予以遮挡,减少暴露。

2. 患者准备

(1) 了解会阴部护理的目的、方法、注意事项及配合要点。

(2) 患者取仰卧位。

3. 护士自身准备 衣帽整洁、修剪指甲、洗手、戴口罩。

4. 用物准备 便盆、屏风、橡胶单、中单、清洁棉球、大量杯、镊子、浴巾、毛巾、水壶(内盛50~52℃温水)、清洁剂或呋喃西林棉球。

【实施】

1. 操作步骤

操作步骤	要点说明
(1) 备齐用物,携至患者床旁,核对并解释	● 确认患者,取得合作
(2) 展开屏风,患者取仰卧位,将浴巾盖在患者会阴部及腿部。	● 保护患者隐私 ● 注意保暖
(3) 擦洗会阴部	
▲ 男患者:戴清洁手套,一手提起阴茎,一手取毛巾或呋喃西林棉球擦洗阴茎头部、下部和阴囊。擦洗肛门时,患者可取侧卧位,护士一手将臀部分开,一手用毛巾或棉球将肛门擦洗干净	● 每擦拭一处,更换一次毛巾的清洁部位,之后再擦另一处 ● 如患者有会阴部或直肠手术,应使用无菌棉球轻轻擦净手术部位及肛门周围
▲ 女患者:将橡胶单及中单置于患者臀下,再置便盆于患者臀下。护士一手持装有温水的大量杯,一手持夹有棉球的大镊子,边冲水边擦洗。冲洗后擦干各部位,撤去便盆及橡胶单、中单	● 防止浸湿床单 ● 顺序为:尿道口、阴道口、大小阴唇、会阴、肛门 ● 每冲洗一处,更换一次棉球

续 表

操作步骤	要点说明
(4) 酌情更换衣裤及床单,协助患者穿好衣裤,取舒 适卧位,整理病床单位	
(5) 整理用物,清洁处理	
(6) 洗手,记录	● 记录执行时间及护理效果,以利于评价

2. 注意事项

(1) 擦洗会阴时,每擦洗一处均需变换毛巾的部位。如用棉球擦洗,每擦洗一处均应更换棉球。

(2) 患者如有会阴部或直肠手术,应使用无菌棉球轻轻擦净手术部位及会阴部周围。

(3) 按需准备用物及环境,保护患者隐私,注意保暖。

(4) 操作时,护士应保持良好身体姿势,符合人体力学原则,节时省力。

【评价】

1. 患者及家属能够知晓护士告知的事项,对服务满意。

2. 患者会阴部清洁。

3. 患者出现异常情况时,护士能及时处理。

(毛雅琴)

思 考 题

1. 哪些患者需要进行口腔护理? 为什么?

2. 为昏迷患者进行口腔护理时应注意什么?

3. 例举口腔护理常用溶液,并说出其使用范围。

4. 简述发生压疮的原因,压疮的临床分期及其护理。

5. 简述预防压疮的护理措施。

6. 患者张某,男性,69 岁。因长期卧床,骶尾部皮肤呈紫红色,触之局部有硬结,并在表面有数个大小不等的水泡,请问该患者出现了什么并发症? 属哪一期? 如何进行护理?

第十章 生命体征的评估与护理

【教学目标】

■ 掌握

1. 体温、脉搏、呼吸、血压的正常值及其生理性变化。

2. 稽留热、弛张热、间歇热、体温过低、间歇脉、短绌脉、潮式呼吸、间断呼吸、呼吸困难、高血压、低血压的概念。

3. 异常体温、脉搏、呼吸、血压的测量方法及注意事项。

4. 高热患者、呼吸困难患者的评估及护理。

5. 体温计的消毒及检测。

■ 熟悉

1. 缺氧的临床表现及氧疗的适应证。

2. 血压计的构造,给氧装置,氧流量、氧浓度的换算。

3. 氧气吸入疗法的操作步骤、注意事项。

4. 常规痰标本、24 h痰标本的采集方法及注意事项。

■ 了解

1. 氧疗的副作用及预防措施。

2. 吸痰术的操作步骤、注意事项。

3. 痰培养标本、咽拭子标本的采集方法及注意事项。

体温、脉搏、呼吸、血压是生命维持的基本征象,是机体内在活动的客观反映,是衡量机体状况的指标,临床上将之合称为生命体征(vital signs)。人的生命体征受大脑皮质控制,正常情况下,应在一定范围内相对稳定,相互之间保持内在联系。病理情况下,生命体征能反映身心的微小变异,通过观察生命体征可以了解疾病的发生、发展与转归,为预防、诊断、治疗与护理提供依据。为此,生命体征的观察与护理是护士必须掌握的基本技能。

第一节 体温的评估与护理

体温(body temperature)是人体内产热与散热平衡的结果。通常所说的体温是指人体内部(胸腔、腹腔、中枢神经)的温度,亦称体核温度(core temperature),较高且相对稳定;人体表层的温度称为体壳温度(shell temperature),由于受环境温度的影响,各部位体壳温度相差显著,且体壳温度低于体核温度。

一、正常体温及其生理性变化

(一) 体温的产生与生理性调节

1. **体温的产生**　人体不断地进行着糖、脂肪、蛋白质的代谢,这3大营养物质通过氧化分解产生的能量,有50%左右变为体热以维持体温,并不断以热量形式散发于体外,其余的能量转移到三磷腺苷(ATP)的高能磷酸键中,供机体利用,最终仍转化为热量散发于体外。正常情况下,通过体温调节,人体的产热和散热速度保持一致,所以人体拥有恒定的体温。

2. **体温的调节**　体温调节分生理性调节与行为性调节。

(1) 生理性体温调节指通过下丘脑的体温调节中枢,控制产热与散热效应器的活动,将体温维持在一个调定点,约37℃。机体的温度感受装置能经常感受体温的高低并发出反馈信息到达下丘脑的体温调节中枢,下丘脑的体温调节中枢能根据这种反馈信息与调定点比较,不断地调整产热与散热的活动,如血管的舒缩、骨骼肌及汗腺的活动,使体温和调定点相一致(图10-1)。

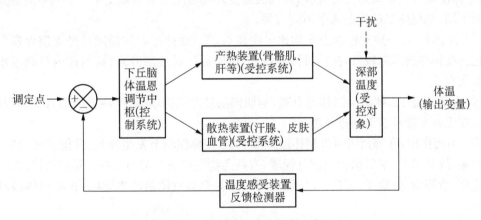

图 10-1　体温调节自动控制示意图

(2) 行为性体温调节是以生理性体温调节为基础,根据环境温度与个人对冷热的感觉来进行调节,主要通过调整身体姿势和行为来达到。如天冷时,人们会增加衣服或蜷曲四肢和身体。

3. **热的产生与散失**　人体以化学方式产热,以物理方式散热。

(1) 产热的主要器官为内脏、肌肉。使产热增加的活动有:进食、寒战、强烈的情绪反应、交感神经兴奋、甲状腺素分泌增加、环境温度增加或暂时性降低;相反,禁食、肌肉活动减少、抵抗力下降、体温降低等会使产热减少。

(2) 散热的途径有皮肤、呼吸和排泄。皮肤是最主要的散热器官,占总散热量的70%;呼吸散热占20%;排泄散热占10%。人体物理散热方式有4种:辐射、传导、对流、蒸发。

(二) 正常体温与生理性变化

1. **正常体温**　温度以摄氏温度(℃)和华氏温度(℉)来表示,℃与℉的换算公式为:

$$℃ = (℉ - 32) \times 5/9 \quad ℉ = ℃ \times 9/5 + 32$$

临床上常以口腔、直肠、腋下等处的温度来代表体温,在 3 种测量方法中直肠温度是最接近人体深部温度的,而日常生活中采用口腔、腋下测量温度更为方便。正常体温是一个温度范围,而不是一个具体的温度点,体温正常范围见表 10-1。

表 10-1　成人体温正常范围及平均值

部位	正常范围	平均温度
腋温	36.0～37.0℃	36.5℃
口温	36.3～37.2℃	37.0℃
肛温	36.5～37.7℃	37.5℃

2. **生理性变化**　体温可随昼夜、年龄、性别、运动、用药等因素而出现生理性波动,但其变化范围很小,一般不超过 0.5～1.0℃。

(1) 昼夜变化:正常人体温在 24 h 内呈周期性波动,一般清晨 2～6 时最低,午后 2～8 时最高。这种昼夜的规律性变化与机体活动的生物节奏有关。

(2) 年龄差异:儿童体温略高于成年人,成年人体温略高于老年人。新生儿尤其是早产儿,由于体温调节功能尚未发育完善,体温极易受环境温度的影响而变化。不同年龄的人其体温有所不同,与机体基础代谢水平不同有关。

(3) 性别差异:一般女性体温平均比男性高 0.3℃,女性基础体温随月经周期而发生规律性变化。在排卵前体温较低,排卵日体温最低,排卵后体温逐渐升高,这与体内孕激素水平周期性变化有关。

(4) 运动状态:人体活动时体温升高,与肌肉活动时代谢增强、产热量增加有关。因此,临床上应在患者安静状态下测量体温。

(5) 用药作用:麻醉药物可抑制体温调节中枢,使体温调节发生障碍,并能扩张血管,导致散热增加,故对术中、术后患者要注意保暖;有些药物则可通过抑制汗腺分泌而使体温升高。

此外,情绪激动、紧张、进食、环境温度的变化等都会对体温产生影响,在测量体温时应加以考虑。

二、异常体温的评估与护理

(一) 体温过高

体温过高(hyperthermia)又称发热(fever)。指体温在致热原作用下,体温调节中枢的调定点上移而引起的调节性体温升高。当体温上升超过正常值 0.5℃ 或一昼夜体温波动在 1℃ 以上即可称为发热。

1. **临床分级** (以口腔温度为例)

低热:	37.5～37.9℃	(99.5～100.2℉)
中等热:	38.0～38.9℃	(100.4～102.0℉)
高热:	39.0～40.9℃	(102.2～105.6℉)
超高热:	41.0℃以上	(105.8℉以上)

2. **发热过程**

(1) 体温上升期:其特点为产热大于散热。患者主要表现为畏寒、皮肤苍白、无汗、皮肤温度下降,有些患者可出现寒战。体温上升有骤升和渐升 2 种形式。如体温在数小时内迅速升至高峰称为骤升,见于肺炎球菌性肺炎、疟疾;如体温在数小时内逐渐上升称为渐升,见于伤寒等。

(2) 高热持续期:其特点是产热和散热在较高水平上趋于平衡,体温维持在较高状态。患者主要表现为颜面潮红、皮肤灼热、口唇干燥、呼吸和脉搏加快、尿量减少等。

(3) 退热期:其特点是散热增加而产热趋于正常,体温调节水平恢复至正常。此期患者表现为大量出汗和皮肤温度降低。退热有骤退和渐退2种方式,骤退时由于体温急剧下降,大量出汗使体液丧失,年老体弱和心血管患者易出现血压下降、脉搏细速、四肢厥冷等虚脱或休克现象,应严密观察并及时给予处理。

3. 常见热型 临床上把各种体温曲线的形态称为热型。不同的发热性疾病可表现出不同的热型,加强观察有助于疾病的诊断。常见热型如下(图10-2)。

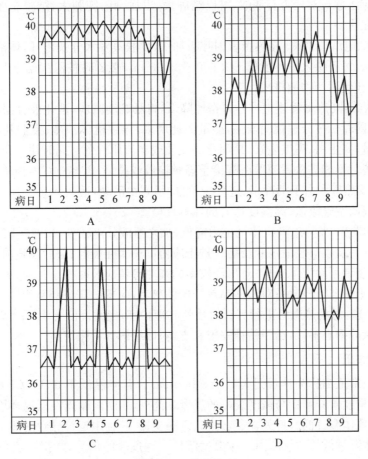

图10-2 常见热型
A. 稽留热 B. 弛张热 C. 间歇热 D. 不规则热

(1) 稽留热(constant fever):体温持续在39~40℃,达数日或数周,24 h波动范围不超过1℃。常见于肺炎球菌性肺炎、伤寒等。

(2) 弛张热(remittent fever):体温在39℃以上,24 h内温差超过1℃,但最低温度仍高于正常水平。常见于败血症、风湿热、化脓性疾病等。

(3) 间歇热(intermittent fever):体温骤升至39℃以上,持续数小时或更长,然后下降至正常或正常以下,经过一段时间的间歇,体温又升高,并反复发作,即高热期和无热期交替出现。

常见于疟疾等。

（4）不规则热（irregular fever）：发热无一定规律，且持续时间不定。常见于流行性感冒、癌性发热等。

4. 护理措施

（1）降低体温：可根据病情采用物理降温或药物降温方法。如体温超过 39℃可用冰袋冷敷头部；体温超过 39.5℃可用温水（或乙醇）拭浴，以达到降温目的。根据医嘱给予药物降温时应注意药物剂量，防止退热时大量出汗而引起虚脱或休克。采取降温措施 30 min 后应测量体温，并做好记录和交班。患者出现寒战时应注意保暖。

（2）病情观察：定时测量体温，一般每日测量 4 次，高热患者每 4 h 测量体温 1 次，待体温恢复正常 3 天后，改为每日 2 次。同时注意观察呼吸、脉搏、血压、发热类型、发热程度及出汗情况。此外还应注意观察是否有寒战、淋巴结肿大、出血，肝、脾肿大，结膜充血、单纯疱疹、关节肿痛等伴随症状。

（3）维持水、电解质平衡：高热患者因呼吸加快，皮肤蒸发水分及出汗，体液大量丧失。应鼓励患者多饮水，每日摄入量不能低于 2 500～3 000 ml，必要时按医嘱给予静脉输液以补充水分，促进毒素和代谢产物的排出。

（4）补充营养：高热患者迷走神经兴奋性降低，胃肠蠕动减弱，消化液分泌减少，影响食物的消化和吸收；同时机体分解代谢增强，能量消耗增多，导致机体消瘦、衰弱甚至营养不良，应及时给予高热量、高蛋白、高维生素、易消化的流质或半流质饮食。同时注意食物的色、香、味，嘱患者少量多餐。不能进食者遵照医嘱给予静脉输液或鼻饲，以补充营养物质及电解质。

（5）休息：发热患者由于消耗多、进食少，可酌情减少活动，适当休息。高热者应绝对卧床休息，并提供安静、空气流通、温湿度适宜的休养环境。

（6）预防并发症：发热患者机体抵抗力降低，加之唾液分泌减少，口腔黏膜干燥，有利于病原体生长、繁殖，易发生口腔溃疡和炎症。护士应协助患者在晨起、餐后及睡前漱口，保持口腔清洁，如口唇干裂者可涂液体石蜡；对出汗较多的高热患者应及时擦干汗液，更换衣服和床单，保持皮肤清洁、干燥，防止着凉；对长期高热卧床的患者，应预防压疮和坠积性肺炎等并发症。

（7）心理护理：对高热患者进行有针对性的心理护理，经常询问患者，了解其感受，对体温变化及伴随症状等耐心解答，给予精神安慰和支持，以缓解其紧张情绪。

（二）体温过低

体温低于正常范围称为体温过低（hypothermia）。若体温低于 35℃ 以下称为体温不升，常见于早产儿、重度营养不良与极度衰竭的患者。此外，长时间暴露在低温环境中使机体散热过多过快，可导致体温过低。另外，颅脑外伤、脊髓受损、药物中毒等导致的体温调节中枢功能受损也是造成体温过低的常见原因。体温过低是一种危险的信号，常提示疾病的严重程度和不良预后。

1. 临床分级（以口腔温度为例）

轻度：　　　32～35℃　　　　　（89.6～95.0°F）

中度：　　　30～32℃　　　　　（86.0～89.6°F）

重度：　　　<30℃　　　　　　（86.0°F）瞳孔散大，对光反射消失

致死温度：　23～25℃　　　　　（73.4～77.0°F）

2. 临床表现　体温过低时患者常有体温不升、皮肤苍白、四肢冰冷、呼吸减慢、脉搏细弱、血压下降，感觉和反应迟钝，嗜睡，甚至昏迷等。

3. 护理措施

(1) 保暖措施:采取适当的保暖措施,首先应提高室温在 22～24℃,其次可采取局部保暖措施,如给患者加盖被,给予温热饮料、足部放置热水袋等方法,以提高机体温度。

(2) 观察病情:密切观察患者的生命体征,加强体温监测,至少每小时测量体温 1 次,直至体温恢复正常并稳定,同时注意呼吸、脉搏、血压的变化。

(3) 病因治疗:采取积极的治疗措施去除引起体温过低的原因,使体温逐渐恢复至正常。

(4) 随时做好急救准备工作。

三、体温的测量

(一) 体温计的种类及构造

1. 玻璃体温计　又称水银体温计(mercury thermometer),为临床最常用的体温计。它是一种外标刻度的真空毛细玻璃管,玻璃管末端为储汞槽,当储汞槽受热后,汞膨胀沿毛细管上行,其上行高度与受热程度成正比,毛细玻璃管与储汞槽之间有一凹陷处,可防止汞遇冷时下降,以便检视温度。玻璃汞柱式体温计分腋表、口表和肛表 3 种(图 10 - 3)。腋表的玻璃管呈扁平状,口表和肛表的玻璃管则呈三棱柱状;腋表和口表的储汞槽较细长,有利于测体温时扩大接触面;肛表的储汞槽较粗短,可防止插入肛门时折断或损伤直肠黏膜。

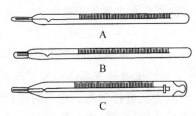

图 10 - 3　玻璃体温计种类
A. 口表　B. 肛表　C. 腋表

玻璃体温计有摄氏体温计和华氏体温计 2 种。摄氏体温计(centigrade thermometer)的刻度为 35～42℃,每 1℃之间分成 10 个小格,每小格为 0.1℃,在 0.5℃和 1℃的刻度处用较粗的线标记,有的在 37℃处以红线标记,以示醒目。华氏体温计(Fahrenheit thermometer)刻度为 94～108℉,每2℉之间分成 10 个小格,每小格为 0.2℉(图 10 - 4)。

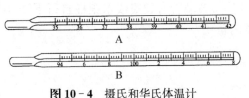

图 10 - 4　摄氏和华氏体温计
A. 摄氏体温计　B. 华氏体温计

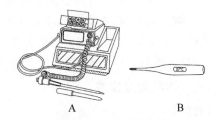

图 10 - 5　电子体温计
A. 医院用电子体温计　B. 个人用电子体温计

2. 电子体温计(electronic thermometer)　此种体温计由电子感温器及显示器等部件组成,用电子感温探头测量体温,温度值由数字显示器显示。具有读数直观、使用方便、测量准确、灵敏度高等特点。有医院使用和个人使用 2 种(图 10 - 5),医院用电子体温计,使用时只需将探头放入外套内,单人单套使用,以防止交叉感染;个人用电子体温计,形状如钢笔,使用较方便。

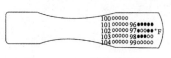

图 10 - 6　可弃式体温计

3. 可弃式体温计(disposable thermometer)　又称化学点式体温计,为一次性使用体温计,其构造是对热敏感的化学指示点薄片(图 10 - 6),每个指示点上都有相对应的化学感温试剂,受热时指示点的颜色会改变,当颜色点由白色变成墨绿色或蓝色时,即为所测的温度。

知识链接

新型测温工具

(1)感温胶片:对身体敏感的胶片,可置于前额或腹部,根据其颜色的改变可知晓体温的变化,但不能显示具体的体温数值,只能用于判断是否在正常范围。适用于小儿。

(2)额温仪:利用远红外线的感应功能,快速测试人体温度,常用于人员聚集较多而又需快速测体温时,如车站、机场、码头等。在防控"非典"中发挥了重要作用。

(3)报警体温计:是一种能够连续监测患者体温的器械,体温计的探头与报警器相连,当患者的体温超过一定的限度时,它就会自动报警。一般用于危重患者。

(4)红外线耳温枪:采用最新红外线技术原理,将耳温枪伸入耳道,轻按按钮,1 s即能测出正常体温。优点是可连续测温,没有使用次数的限制。适用于体弱多病的卧床老人,以及哭闹或睡眠中的孩子。

(二)体温计的消毒与检测

1.**体温计消毒法** 为了防止交叉感染,使用后的体温计应进行消毒处理,采用有盖容器浸泡方式进行消毒。常用的消毒溶液有含氯消毒剂、70%乙醇、1%过氧乙酸等。消毒液每日更换1次,容器、离心机等每周消毒1~2次。

(1)玻璃体温计的消毒:①口表、腋表消毒法:将使用后的体温计放入盛有消毒液的容器中浸泡,5 min后取出,清水冲洗,用离心机将体温计的水银柱甩至35℃以下,再放入另一消毒容器中浸泡30 min,取出后用冷开水冲洗,擦干后放入清洁容器中备用。②肛表消毒法:先用卫生纸擦净,再按上述方法单独进行浸泡消毒。

(2)电子体温计的消毒:仅消毒电子感温探头部分,消毒方法应根据制作材料的性质选择不同的消毒方法,如浸泡、熏蒸等。

2.**体温计检测法** 为保证测量准确,使用中的体温计(包括新使用的体温计)应定期进行准确性检测。检测时,先将全部体温计的水银柱甩至35℃以下,再同时放入已测好的40℃以下的水中,3 min后取出检查。如误差在0.2℃以上、玻璃管有裂痕或水银柱自行下降,则不能使用;合格体温计用纱布擦干后,放入清洁容器内备用。

(三)体温测量技术

【目的】

1.判断体温有无异常。

2.检测体温变化,分析热型,观察伴随症状。

3.为疾病的诊断、治疗、康复、护理和预防提供依据。

【评估】

1.患者的年龄、病情、意识、治疗情况,以及心理状态与合作程度。

2.患者对测量体温的目的、方法、注意事项及配合要点的知晓度。

【计划】

1.**环境准备** 室温适宜、光线充足、环境安静。

2.**患者准备**

(1)了解测量体温的目的、方法、注意事项和配合要点。

(2)体位舒适,情绪稳定。

（3）测量前 20～30 min 有无剧烈运动，以及进食、冷热敷、洗澡、灌肠等影响体温的因素。

3. **护士自身准备** 衣帽整洁、修剪指甲、洗手、戴口罩。

4. **用物准备**

（1）治疗盘内备：容器 2 个（一为清洁容器盛放已消毒的体温计，另一为盛放测量后的体温计）、含消毒液纱布、表（有秒针）、记录本、笔。

（2）若测肛温，另备润滑油、棉签、卫生纸。

【实施】

1. **操作步骤**

操作步骤	要点说明
（1）**核对**：携用物至患者床旁，核对床号、姓名，	● 确认患者
（2）**选择测量体温的方法**	
▲ 口温	
1）部位：口表水银端斜放于舌下热窝（图 10-7）	● 舌下热窝是口腔中温度最高的部位，在舌系带两侧，左右各一，由舌动脉供血
2）方法：闭紧口唇，用鼻呼吸，勿咬体温计	● 获得正确的测量结果
	● 避免体温计被咬碎，造成损伤
3）时间：3 min	
▲ 腋温	
1）部位：体温计水银端放腋窝处（图 10-8A）	
2）方法：擦干汗液，体温计紧贴皮肤，屈臂过胸，夹紧（图 10-8B）	● 形成人工体腔，保证测量准确性；腋下有汗，导致散热增加，影响所测体温的准确性
3）时间：10 min	● 不能合作者，应协助完成
	● 需较长时间，才能使腋下人工体腔的温度接近机体内部温度
▲ 肛温	
1）体位：侧卧、俯卧、屈膝仰卧位，暴露测温部位	● 便于测量
2）方法：润滑肛表水银端，插入肛门 3～4 cm；婴幼儿可取仰卧位，护士一手握住患儿双踝，提起双腿；另一手将已润滑的肛表插入肛门（婴儿 1.25 cm，幼儿 2.5 cm，图 10-9）并握住肛表用手掌根部和手指将双臀轻轻捏拢，固定	● 便于插入，避免擦伤或损伤肛门及直肠黏膜
3）时间：3 min	● 若测肛温，用卫生纸擦净患者肛门处
（3）**取表**：取出体温计，用消毒纱布擦拭	
（4）**读数**	● 评估体温是否正常，若与病情不符应重新测量，有异常及时处理
（5）**记录**	● 将体温值记录在记录本上
（6）协助患者穿衣、裤，取舒适体位	● 工作的完整性
（7）**消毒**：体温计消毒	● 备用
（8）**绘制**：洗手后绘制体温单	● 体温曲线绘制见第十八章

2. **注意事项**

（1）测量体温前，应认真清点体温计的数量，检查体温计是否完好，水银柱是否在 35℃ 以下。

（2）精神异常、昏迷、婴幼儿、口腔疾患、口鼻手术或呼吸困难及不能合作者，不宜测口温，进食或面颊部冷、热敷后，应间隔 30 min 后测量。

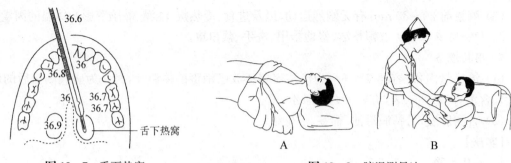

图 10-7　舌下热窝

图 10-8　腋温测量法

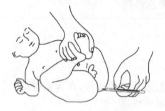

图 10-9　肛温测量法

（3）腋下出汗较多，腋下有创伤、手术、炎症者，肩关节受伤或极度消瘦夹不紧体温计者，不宜测腋温。

（4）腹泻、直肠或肛门手术者禁忌测肛温；心肌梗死患者不宜测肛温，以免刺激肛门引起迷走神经反射，导致心动过缓；坐浴或灌肠者须待 30 min 后方可测直肠温度。

（5）如患者不慎咬破体温计，应立即清除玻璃碎屑以免损伤唇、舌、口腔、食管和胃肠道黏膜，再口服蛋清或牛奶以延缓汞的吸收。若病情允许，可服用粗纤维食物，以促进汞的排出。

（6）发现体温与病情不相符合时，应在床边监测，必要时测口温与肛温作对照。

（7）严格做好体温计的清洁、消毒工作，防止交叉感染。传染病患者的体温计应固定使用。

（8）认真执行测量体温的一般常规：①新入院患者当日测量体温 4 次，第二天起每天测量 2 次。②手术患者，术前 1 天晚 8 点测量体温，术后每天测量 4 次，连续测量 3 天，体温恢复正常改为每天测量 2 次。

【评价】

1. 患者了解测量体温的目的及相关知识，愿意配合。

2. 测量结果准确。

3. 测量过程中患者有安全感、舒适感。

第二节　脉搏的评估与护理

在每个心动周期中，由于心脏的收缩和舒张，动脉内的压力和容积发生周期性的变化，导致动脉管壁产生有节律的搏动，称为动脉脉搏（arterial pulse），简称脉搏（pulse）。正常情况下，脉律与心率是一致的，当脉搏微弱不易测定时，应测心率。

一、正常脉搏及生理性变化

（一）正常脉搏

1. 脉率　脉率（pulse rate）即每分钟脉搏搏动的次数，正常成人在安静状态下，脉率为 60～100 次/分钟，它可随多种生理因素变化而发生一定范围的波动。

2. 脉律　脉律（pulse rhythm）指脉搏的节律性。它一定程度上反映了心脏的功能，正常脉搏搏动均匀规则，间隔时间相等。但在正常儿童、青少年和部分成年人中，可出现脉律随呼吸改变,即吸气时增快,呼气时减慢,称窦性心律不齐,一般无临床意义。

3. 脉搏的强弱　指血流冲击血管壁的力量强度的大小。正常情况下每搏强弱相同。脉搏的强弱取决于动脉的充盈程度、脉压大小及动脉壁的弹性。

4. 动脉壁的情况　正常动脉管壁光滑、柔软,富有弹性。

(二) 生理性变化

1. 年龄　一般新生儿、幼儿脉率较快,成人逐渐减慢,老年人稍增快。各年龄组的平均脉率见表 10 - 2。

表 10 - 2　各年龄组平均脉率

年　龄	平均脉率(次/分钟)	
出生～12 个月	120	
1～3 岁	100	
3～6 岁	100	
6～12 岁	90	
	男	女
12～14 岁	85	90
14～16 岁	80	85
16～18 岁	75	80
18～65 岁	72	
65 岁以上	75	

2. 性别　女性的脉搏比男性稍快,通常每分钟相差 5 次左右。

3. 活动、情绪　一般在运动、情绪激动时可使脉率增快,休息、睡眠时则脉率减慢。

4. 药物、饮食　使用兴奋剂、饮浓茶或咖啡及进食可使脉率加快,使用镇静剂、洋地黄类药物和禁食可使脉率减慢。

二、异常脉搏的评估及护理

(一) 异常脉搏

1. 脉率异常

(1) 速脉(tachycardia):指在安静状态下成人脉率每分钟超过 100 次,又称心动过速。常见于发热、甲状腺功能亢进、大出血、疼痛等患者。一般体温每升高 1℃,成人脉率每分钟约增加 10 次,儿童则增加 15 次。

(2) 缓脉(bradycardia):指在安静状态下成人脉率每分钟少于 60 次,又称心动过缓。常见于颅内压增高、甲状腺功能减退、房室传导阻滞或服用某些药物如地高辛等。

2. 节律异常

(1) 间歇脉(intermittent pulse):在一系列正常均匀的脉搏中,出现一次提前而较弱的脉搏,其后有一较正常延长的间歇(代偿性间歇),称间歇脉,亦称过早搏动。如每隔一个或两个正常搏动后出现一次过早搏动,前者称二联律,后者称三联律。常见于各种器质性心脏病或洋地黄中毒等患者。正常人在过度疲劳、精神兴奋时偶尔也出现间歇脉。

(2) 脉搏短绌(pulse deficit):在同一单位时间内脉率少于心率,称脉搏短绌或绌脉。听诊时心律完全不规则,心率快慢不一,心音强弱不等。常见于心房颤动的患者。

3. 强弱异常

(1) 洪脉(bounding pulse):当心输出量增加,周围动脉阻力较小,动脉充盈度和脉压较大时,脉搏搏动强大有力,称洪脉。常见于高热、甲状腺功能亢进、主动脉瓣关闭不全等患者。

(2) 丝脉(thready pulse):当心输出量减少,周围动脉阻力较大,动脉充盈度降低时,脉搏搏动细弱无力,扪之如细丝,称丝脉。常见于心功能不全、大出血、休克等患者。

(3) 交替脉(alternating pulse):指节律正常而强弱交替出现的脉搏。交替脉主要由于心室收缩强弱交替出现而引起,是左心室衰竭的重要体征。常见于高血压性心脏病、冠心病、主动脉瓣关闭不全等患者。

(4) 奇脉(paradoxical pulse):当平静吸气时脉搏明显减弱或消失称为奇脉。由于左心室排血量减少所致。常见于心包积液、缩窄性心包炎的患者。

(5) 水冲脉(water pulse):脉搏骤起骤落,急促而有力,如潮水涨落样,称水冲脉。主要由于收缩压偏高、舒张压偏低使脉压增大所致。常见于甲状腺功能亢进、先天性动脉导管未闭、主动脉瓣关闭不全、严重贫血等患者。

4. 动脉壁异常 早期动脉硬化表现为动脉壁变硬,失去弹性,触诊呈条索状,如按琴弦上,严重者出现动脉迂曲或结节。

(二) 护理措施

1. 休息与活动 根据病情指导患者适量活动,必要时增加卧床时间,以减少心肌耗氧量。

2. 密切观察病情 观察脉搏有无频率、节律和强弱的异常,动脉壁的弹性;观察药物疗效及不良反应。

3. 备齐急救物品 各种急救物品齐全,急救仪器处于良好的备用状态。

4. 心理护理 进行有针对性的心理护理,以缓解患者的紧张、恐惧情绪。

5. 健康教育 指导患者及家属合理饮食,戒烟限酒;认识脉搏监测的重要性,掌握正确监测方法,学会自我护理。

三、脉搏的测量

【目的】

1. 判断脉搏有无异常。

2. 监测脉搏变化,间接了解心脏的功能状态。

3. 为疾病的诊断、治疗、康复、护理和预防提供依据。

【评估】

1. 患者的年龄、病情、意识、治疗情况,心理状态及合作程度。

2. 患者对测量脉搏的目的、方法、注意事项及配合要点的知晓度。

【计划】

1. 环境准备 室温适宜、光线充足、环境安静。

2. 患者准备

(1) 了解测量脉搏的目的、方法、注意事项和配合要点。

(2) 体位舒适,情绪稳定。

(3) 测量前 20～30 min 无剧烈运动、情绪激动等影响脉搏的因素。

3. 护士自身准备 衣帽整洁、修剪指甲、洗手、戴口罩。

4. 用物准备

(1) 治疗盘内备:表(有秒针)、记录本、笔。

(2) 必要时备听诊器

【实施】

1. 操作步骤

操作步骤	要点说明
(1) **核对**:备齐用物携至床旁,核对患者床号和姓名	● 确认患者
(2) **体位**:协助患者取卧位或坐位;手腕伸展,手臂放舒适位置	● 患者舒适,护士便于测量
(3) **测量**:护士以示指、中指、无名指的指端按压在桡动脉处,按压力量适中,以能清楚测得脉搏搏动为宜(图 10 - 10)	● 压力过大阻断脉搏搏动,压力过小感觉不到脉搏搏动
(4) **计数**:正常脉搏测 30 s,乘以 2。若发现患者脉搏短绌,应由 2 名护士同时测量,一人听心率,另一人测脉率,由听心率者发出"起"或"停"口令,计时 1 min(图 10 - 11)	● 测量时须注意脉律、脉搏强弱等情况 ● 得到正确的心率及脉率 ● 心脏听诊部位可选择左锁骨中线内侧第 5 肋间处
(5) **记录**	● 将脉率数值记在记录本上 ● 脉搏短绌,以分数式记录,记录方式为心率/脉率。如心率为 200 次/分,脉率为 60 次/分,则应写成 200/60 次/分
(6) **绘制**:洗手后绘制体温单	● 体温曲线绘制见第十八章

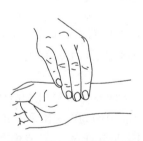

图 10 - 10　桡动脉测量法

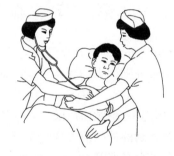

图 10 - 11　脉搏短绌测量法

2. 注意事项

(1) 选择合适的测量部位:浅表、靠近骨骼的大动脉均可作为测量脉搏的部位,如桡动脉、颞动脉、颈动脉、肱动脉、腘动脉、足背动脉、胫骨后动脉和股动脉等(图 10 - 12)。

(2) 不可用拇指诊脉,因拇指小动脉搏动较强,易与患者的脉搏相混淆。

(3) 为偏瘫或肢体有损伤的患者测脉率,应选健侧肢体测量,以免影响测量结果。

(4) 异常脉搏应测量 1 min;脉搏细弱难以触诊时,应测心尖搏动 1 min。

(5) 测量脉率的同时,应注意脉搏的节律、强弱,以及动脉管壁的弹性、软硬度等情况。

【评价】

1. 患者了解测量脉搏的目的及相关知识,愿意配合。

2. 测量结果准确。

3. 测量过程中患者有安全感、舒适感。

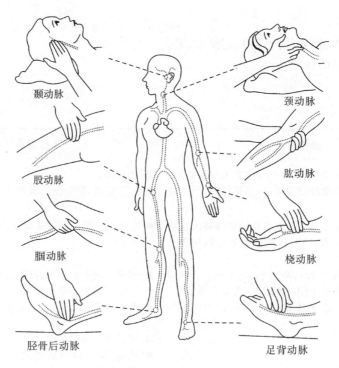

颞动脉

颈动脉

股动脉

肱动脉

腘动脉

桡动脉

胫骨后动脉

足背动脉

图 10-12　常用诊脉部位

第三节　血压的评估与护理

血压(blood pressure,BP)是血管内流动着的血液对单位面积血管壁的侧压力(压强)。在不同血管内,血压被分别称为动脉血压、毛细血管压和静脉血压,而一般所说的血压是指动脉血压。

在一个心动周期中,动脉血压随着心室的收缩和舒张而发生规律性的波动。在心室收缩时,动脉血压上升达到的最高值称为收缩压(systolic pressure);在心室舒张末期,动脉血压下降达到的最低值称为舒张压(diastolic pressure);收缩压与舒张压的差值称为脉压(pulse pressure);在一个心动周期中,动脉血压的平均值称为平均动脉压(mean arterial pressure)。简略估算方法为:

$$平均动脉压 \approx 舒张压 + 1/3 脉压$$

一、正常血压及生理性变化

(一) 正常血压

以肱动脉血压为标准,正常成人安静状态下的血压范围为收缩压 90～139 mmHg(12.0～18.6 kPa),舒张压 60～89 mmHg(8.0～12.0 kPa),脉压 30～40 mmHg(4.0～5.3 kPa)。血压的计量单位有 mmHg 和 kPa 两种,mmHg 和 kPa 之间的换算关系:

$$1\,mmHg = 0.133\,kPa, \quad 1\,kPa = 7.5\,mmHg$$

(二) 生理性变化

正常人的血压经常在小范围内波动,保持着相对的恒定。但可因各种因素的影响而有所改变,并且以收缩压的改变为主。

1. 年龄与性别 血压随年龄增加而逐渐增高,并以收缩压升高更为显著。青春期前男女之间血压差异较小,更年期以前女性血压略低于男性,更年期后无明显差别。

2. 昼夜和睡眠 通常清晨血压最低,然后逐渐升高,至傍晚血压最高,过度劳累或睡眠不佳时血压可偏高。

3. 环境温度 在寒冷环境中由于末梢血管收缩血压可上升,高温环境下由于皮肤血管扩张血压可略下降。

4. 体位改变 立位血压高于坐位,坐位血压高于卧位,此种情况与重力引起的代偿机制有关。但长期卧床、贫血或使用降压药物的患者,若由卧位变成立位时可出现头晕、心慌等直立性低血压的表现。

5. 测量部位 一般右上肢血压略高于左上肢 10～20 mmHg,下肢收缩压比上肢高 20～40 mmHg(如用上肢袖带测量)。

6. 其他 情绪激动、剧烈运动、疼痛、吸烟等均可导致收缩压升高,舒张压一般无变化。此外,饮酒、摄盐过多、应用药物等对血压也有影响。

二、异常血压的评估与护理

(一) 异常血压

1. 高血压 高血压(hypertension)指 18 周岁以上成年人收缩压≥140 mmHg 和(或)舒张压≥90 mmHg。

关于高血压的标准,目前采用的是 1999 年世界卫生组织与国际高血压联盟(WHO/ISH)制定的标准(表 10-3)。

表 10-3 高血压水平的定义和分类(WHO/ISH)

分 级	收缩压(mmHg)	舒张压(mmHg)
理想血压	<120	<80
正常血压	<130	<85
正常高值	130～139	85～89
高血压	≥140	≥90
1 级高血压(轻度)	140～159	90～99
亚组:临界高血压	140～149	90～94
2 级高血压(中度)	160～179	100～109
3 级高血压(重度)	≥180	≥110
单纯收缩期高血压	≥140	<90

2. 低血压 血压低于 90/60 mmHg 称为低血压(hypotension)。常见于大量出血、休克、急性心力衰竭等患者。

3. 脉压变化

(1) 脉压增大:脉压超过 40 mmHg 称脉压增大。常见于主动脉硬化、主动脉瓣关闭不全、甲状腺功能亢进等。

(2) 脉压减小:脉压低于 30 mmHg 称脉压减小。常见于心包积液、缩窄性心包炎、末梢循环衰竭等。

新修订的《中国高血压防治指南》中将血压 120～139/80～89 mmHg 列位正常高值是根据我国流行病学数据分析的结果,血压处在此范围内者,应认真改变生活方式,及早预防,以免发展为高血压。

(二)护理措施

1. 监测血压　如发现血压有异常时,应加强血压监测,及时了解血压变化,同时密切观察其伴随症状。

2. 劳逸结合　根据血压情况合理安排休息与活动,高血压初期不限制一般的体力活动,但避免重体力劳动;可进行散步、打太极拳等适度活动,颐养身心。患者血压较高时应嘱其卧床休息,如血压过低,应迅速安排患者平卧位,针对病因给予应急处理。

3. 心理护理　长期的抑郁或情绪激动、急剧而强烈的精神创伤可使交感——肾上腺素活性增强、血压升高,因此保持良好的心理状态非常重要。可通过了解患者性格及有关社会心理因素对其进行疏导,说明疾病过程,训练患者自我控制能力,消除紧张和压抑的心理,保持良好心理状态,主动配合治疗与护理。

4. 合理饮食　选择易消化、低脂、低胆固醇、低盐、高维生素、富含纤维素的食物。控制烟、酒、浓茶、咖啡等的摄入。

5. 健康教育　教会患者测量和判断异常血压的方法;生活有度、作息有时、修身养性、合理营养、戒烟限酒等。低血压的患者应注意适度运动,增强体力;避免受凉;提供营养丰富食物;必要时应用中药调治。

三、血压的测量

血压测量可分为直接测量和间接测量两种方法。直接测量法是将溶有抗凝药的长导管经皮插入动脉内(常为肱动脉),导管与压力传感器连接,显示实时的血压数据,可连续监测动脉血压的动态变化。数值精确、可靠,但它属于一种创伤性检查,临床仅限于急危重患者、特大手术及严重休克患者的血压监测。间接测量法是应用血压计间接测量血压,它是根据血液通过狭窄的血管形成涡流时发出响声而设计的,也是目前临床上广泛应用的方法。

(一)血压计的种类

常用的血压计主要有汞柱式血压计(台式和立式)、表式血压计(弹簧式)和电子血压计 3 种。

(二)血压计的构造

血压计主要由 3 个部分组成。

1. 输气球及调节空气压力的阀门

2. 袖带　为长方形扁平的橡胶袋,外层是布套。袖带的长度和宽度应符合标准,一般其宽度要比被测肢体的直径宽 20% 以上,长度需足够环绕被测肢体及固定。通常,袖带橡胶袋长 24 cm,宽 12 cm;布套长 48 cm。下肢袖带长约 135 cm,比上肢袖带宽 2 cm。小儿袖带要求为:新生儿长 5～10 cm,宽 2.5～4 cm;婴儿长 12～13.5 cm,宽 6～8 cm;儿童长 17～22.5 cm,宽 9～10 cm。橡胶袋上有两根橡胶管,一根连输气球,另一根与压力表相接。

3. 测压计

(1) 汞柱式血压计(图 10 - 13):又称水银血压计(mercury manometer),分台式和立式两种。立式血压计高度可调节。在血压计盒盖内壁上固定有一根玻璃管,管面刻度为 0～300 mmHg(0～40 kPa),采用双刻度,最小分度值分别为 2 mmHg 和 0.5 kPa。玻璃管上端和

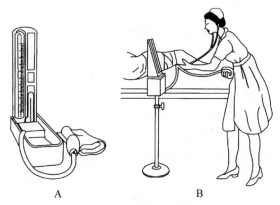

图 10-13　汞柱式血压计
A. 台式　B. 立式

大气相通,其下端和汞槽相通,汞槽内装有汞。在输气球送入空气后,汞由玻璃管底部上升,汞柱顶端的中央凸起可指出压力的刻度。使用汞柱式血压计测量血压的方法为听诊法。汞柱式血压计应定期校验,准确定标,误差不可超过 3 mmHg。汞柱式血压计的优点是测得的数值较准确可靠,但它较笨重且玻璃管易破裂。

（2）表式血压计:又称弹簧式血压计、压力表式血压计或无液血压计(aneroid manometer)（图 10-14）。外形似表,呈圆盘状,正面盘上标有刻度及读数,盘中央有一指针,以指示血压数值。其优点为体积小、便于携带,但应定期和汞柱式血压计校验。

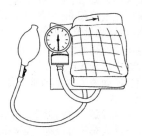

图 10-14　表式血压计

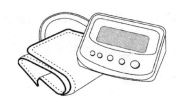

图 10-15　电子血压计

（3）电子血压计(electronic manometer)（图 10-15）:袖带内有一换能器,可自动采样微电脑控制数字运算、自动放气程序。用电子血压计测血压时,无需用听诊器听诊。血压值可以 mmHg、kPa 两种单位显示在液晶显示屏上,清晰直观、使用方便,也可排除测量者听觉不灵敏、噪声干扰等造成的误差,但欠准确。对严重心律不齐或心力衰竭者、处于急救或手术后的重症监护患者、手臂过细或过短的婴幼儿不适用。

（三）血压测量技术

【目的】

1. 判断血压有无异常。

2. 监测血压变化,间接了解循环系统的功能状态。

3. 为疾病的诊断、治疗、护理和预防提供依据。

【评估】

1. 患者的年龄、病情、意识、治疗情况,以及心理状态与合作程度。

2. 患者对测量血压的目的、方法、注意事项及配合要点的知晓度。

【计划】

1. 环境准备 室温适宜、光线充足、环境安静。

2. 患者准备

(1) 了解测量血压的目的、方法、注意事项和配合要点。

(2) 体位舒适,情绪稳定。

(3) 测量前如有吸烟、运动、情绪变化等,应休息 15～30 min 后再测量。

3. 护士自身准备 衣帽整洁、修剪指甲、洗手、戴口罩。

4. 用物准备 治疗盘内备:血压计、听诊器、记录本、笔。

【实施】

1. 操作步骤

操作步骤	要点说明
(1) 核对:备齐用物携至床旁,核对患者床号和姓名	● 确认患者
(2) 测量血压	
▲ 肱动脉	
1) 体位:手臂位置(肱动脉)与心脏同一水平。坐位:平第四肋;平卧:平腋中线	● 若肱动脉高于心脏水平,测得血压值偏低;肱动脉低于心脏水平,测得血压值偏高
2) 患者手臂:卷袖,露臂,手掌向上,肘部伸直	● 必要时脱袖,以免衣袖过紧影响血流,影响测量值的准确性
3) 血压计:打开,垂直放妥,开启水银槽开关	● 避免倾倒
4) 缠袖带:驱尽袖带内空气,平整置于上臂中部,下缘距肘窝 2～3 cm,松紧以能插入一指为宜	● 袖带缠得太松,充气后呈气球状,有效面积变窄,使血压测量值偏高;袖带缠得太紧,未注气已受压,使血压测量值偏低
5) 注气:听诊器胸件置肱动脉搏动最明显处(图 10-16),一手固定,另一手握加压气球,关气门,注气至肱动脉搏动消失再升高 20～30 mmHg	● 避免听诊器胸件塞在袖下,以免局部受压较大和听诊时出现干扰声 ● 肱动脉搏动消失表示袖带内压力大于心脏收缩压,血流被阻断 ● 打气不可过猛、过快,以免水银溢出和患者不适 ● 充气不足或充气过度都会影响测量结果
6) 放气:缓慢放气,速度以水银柱下降4 mmHg/s 为宜,注意水银柱刻度和肱动脉声音的变化	● 放气太慢、使静脉充血、舒张压值偏高;放气太快,可导致来不及听诊到正确血压读数
7) 判断:听诊器出现的第一声搏动音,此时水银柱所指的刻度,即为收缩压;当搏动音突然变弱或消失,水银柱所指的刻度即为舒张压	● 眼睛视线保持与水银柱弯月面同一水平。视线低于水银柱弯月面读数偏高,反之读数偏低 ● 第一声搏动音出现表示袖带内压力降至与心脏收缩压相等,血流能通过受阻的肱动脉 ● WHO 规定成人应以动脉搏动音的消失作为判断舒张压的标准
▲ 腘动脉	
1) 体位:仰卧、俯卧、侧卧	● 一般不采用屈膝仰卧位
2) 患者:卷裤,卧位舒适	● 必要时脱一侧裤子,暴露大腿,以免裤腿过紧影响血流及测量的准确性
3) 缠袖带:袖带缠于大腿下部,其下缘距腘窝3～5 cm,听诊器置腘动脉搏动最明显处(图 10-13B)	● 袖带松紧适宜
4) 其余操作同肱动脉	

续 表

操作步骤	要点说明
(3) **整理血压计**：排尽袖带内余气，扣紧压力活门，整理后放入盒内；血压计盒盖右倾 45°，使水银全部流回槽内，关闭水银槽开关，盖上盒盖，平稳放置	● 避免玻璃管破裂，水银溢出
(4) **恢复体位**	● 必要时协助患者穿衣穿裤
(5) **记录**：将所测血压值按收缩压/舒张压 mmHg (kPa)记录在记录本上如：120/84 mmHg	● 当变音与消失音有差异时，两读数都要记录，方式是收缩压/变音/消失音 mmHg，如：120/84/60 mmHg
(6) **转记**	● 洗手后将血压值转记至体温单上

2. 注意事项

(1) 定期检测、校对血压计。测量前需检查血压计，包括玻璃管有无裂损，水银有无漏出，加压气球和橡胶管有无老化、漏气，听诊器是否完好等。

(2) 对需密切观察血压者，应做到"四定"，即定时间、定部位、定体位、定血压计，有助于测定的准确性和对照的可比性。

(3) 为偏瘫、肢体外伤或手术患者测血压时，应选择健侧肢体测量。

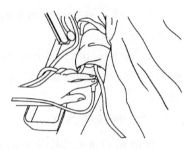

图 10-16 听诊器放置部位（肱动脉搏动最明显处）

(4) 发现血压听不清或异常，应重测。重测时，待水银柱降至"0"点，稍等片刻后再测量，一般连测 2～3 次，取其最低值，必要时可行双侧肢体血压测量对照。

【评价】

1. 患者了解测血压的目的及相关知识，愿意配合。

2. 测血压前患者无剧烈运动、吸烟或情绪激动等影响血压的情况。

3. 操作正确，测量结果准确。

4. 测量过程中患者有安全感。

第四节 呼吸的评估与护理

机体在新陈代谢过程中，需要不断地从外界环境中摄取氧气，并把自身产生的二氧化碳排出体外，机体与环境之间所进行的气体交换过程称为呼吸(respiration)。呼吸是维持机体新陈代谢和生命活动所必需的基本生理过程之一，一旦呼吸停止，生命也将终结。

一、正常呼吸及生理性变化

(一) 呼吸过程

呼吸的全过程由 3 个相互关联的环节组成(图 10-17)。

1. **外呼吸**(external respiration) 即肺呼吸，是指外界环境与血液之间在肺部进行的气体交换，包括肺通气和肺换气 2 个过程。

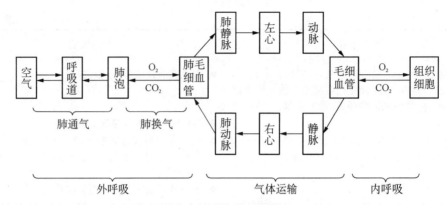

图 10-17 呼吸过程三环节

2. 气体运输(gas transport) 通过血液循环将氧由肺运送到组织细胞,同时将二氧化碳由组织细胞运送到肺。

3. 内呼吸(internal respiration) 即组织换气,指血液与组织、细胞之间的气体交换。交换的结果使动脉血变成静脉血,体循环毛细血管的血液不断地从组织中获得二氧化碳,释放出氧气。

(二) 呼吸的调节

呼吸运动是通过神经和化学途径进行调节,以维持血液中O_2、CO_2、H^+的正常浓度。

1. **中枢性神经调节** 在呼吸运动的调节过程中,各级呼吸中枢发挥不同的作用。脑干的延髓和脑桥产生基本的呼吸节律,大脑皮质可控制随意的呼吸运动。

2. **化学性调节**

(1) 化学感受器:化学感受器分中枢性化学感受器和周围性化学感受器。前者位于延髓,对CO_2浓度敏感。周围化学感受器位于主动脉体和颈动脉窦中,动脉血中CO_2、H^+浓度升高和O_2浓度下降可刺激化学感受器,后者再通过兴奋神经调节器,改善通气,以维持动脉血气正常水平。

(2) CO_2、H^+、O_2对呼吸的调节

1) CO_2:CO_2是调节呼吸运动的最重要的生理性化学因素。在一定范围内动脉血CO_2分压(P_aCO_2)升高,呼吸加深加快;但如果CO_2堆积,P_aCO_2超过一定限度时,则对呼吸中枢有抑制和麻醉效应,发生呼吸困难、头痛、头昏,甚至昏迷,出现CO_2麻醉。

2) H^+:动脉血的H^+浓度增加,呼吸加深加快,肺通气增加,H^+浓度降低,呼吸受到抑制。

3) O_2:吸入气O_2分压降低时,肺泡血、动脉血P_aO_2也随之降低,使呼吸加深、加快、肺通气增加。但一般在动脉血$P_aO_2 < 80$ mmHg(10.64 kPa)时肺通气才出现可觉察到的增加,因而P_aO_2对正常呼吸调节作用不大。低P_aO_2对呼吸的刺激作用完全是通过外周化学感受器对呼吸运动进行调节。

3. **反射性调节**

(1) 牵张反射:是由肺扩张或缩小而引起的吸气抑制或兴奋的一种反射,称为牵张反射(pulmonary stretch reflex)。此反射属于一种负反馈调节,可使吸气不致过长,促使吸气动作向呼气转化,维持正常的呼吸节律。

(2) 呼吸肌本体感受性反射:呼吸肌属于骨骼肌,肌梭和腱器官是骨骼肌的本体感受器。当吸气中枢的下行冲动引起膈肌、肋间外肌等收缩的同时,也使这些肌肉的本体感受器兴奋,

后者的传入冲动可反射地调节膈肌和肋间外肌的收缩,当呼吸肌负荷增加时,呼吸运动也相应增强。以维持机体需要的通气量。

（3）防御性呼吸反射:咳嗽反射、喷嚏反射是最常见的防御反射,当呼吸道受到机械或化学刺激时,以达到排除呼吸道刺激物和异物,保护呼吸道的作用。

(三) 呼吸的生理性变化

1. 正常呼吸　正常成人安静状态下呼吸频率为 16～20 次/分钟,节律规则,呼吸运动均匀平稳,无声且不费力。呼吸与脉搏的比例为 1:4。一般情况下,男性及儿童以腹式呼吸为主;女性以胸式呼吸为主。

2. 生理性变化

（1）年龄:年龄越小,呼吸频率越快,如新生儿呼吸约 44 次/分钟。

（2）性别:女性较同龄男性呼吸稍快。

（3）运动:由于剧烈的运动机体代谢增加,可引起呼吸加快,而休息、睡眠时呼吸则减慢。

（4）情绪:强烈的情绪变化,如恐惧、愤怒、害怕、悲伤或兴奋,可引起呼吸加快。

（5）血压:血压大幅度变化时,可以反射性影响呼吸。血压升高,呼吸减慢减弱;血压降低,呼吸加快加强。

（6）其他:环境温度升高可使呼吸加深加快;气压的变化也会影响呼吸,如在高山或飞机上的高空低氧环境时,吸入的氧气不足以维持机体的耗氧量,呼吸会代偿性地加深加快。

二、异常呼吸的评估及护理

(一) 异常呼吸

1. 频率异常

（1）呼吸过速:成人在安静状态下呼吸频率超过 24 次/分钟,称为呼吸过速(tachypnea)。常见于发热、疼痛、甲状腺功能亢进、贫血等患者。一般体温每升高 1℃,呼吸频率增加 3～4 次/分。

（2）呼吸过缓:成人在安静状态下呼吸频率低于 12 次/分钟,称为呼吸过缓(bradypnea)。常见于颅内压增高、巴比妥类药物中毒等。

2. 深浅度异常

（1）深度呼吸:又称库斯莫(Kussmaul's)呼吸,是一种深而规则的大呼吸,可伴有鼾声。常见于糖尿病、尿毒症等引起的代谢性酸中毒的患者。

（2）浅快呼吸:是一种浅表而不规则的呼吸,有时呈叹息样。可见于呼吸肌麻痹、肺与胸膜疾病、肋骨骨折、严重腹胀、腹水者,也可见于濒死的患者。

3. 节律异常

（1）潮式呼吸:又称陈-施(Cheyne-Stokes)呼吸,是一种周期性的呼吸异常,其表现为呼吸由浅慢逐渐变为深快,再由深快转为浅慢,经一段时间的呼吸暂停(5～20 s)后,又开始重复以上的周期性变化。其形态犹如潮水起伏,其周期可长达 0.5～2 min。潮式呼吸是呼吸中枢兴奋性减弱或高度缺氧的表现,多见于中枢神经系统疾病,如脑膜炎、颅内压增高、巴比妥类药物中毒等患者。产生机制是由于呼吸中枢的兴奋性降低,只有当缺氧严重、二氧化碳积聚到一定程度,才能刺激呼吸中枢,使呼吸恢复或加强,当积聚的二氧化碳呼出后,呼吸中枢又失去有效的兴奋,呼吸又再次减弱继而暂停,从而形成了周期性变化。

（2）间断呼吸:又称毕奥(Biots)呼吸,表现为有规律的呼吸几次后,突然停止,间断一段时间后又开始呼吸,如此反复交替。间断呼吸是呼吸中枢兴奋性显著降低的表现。多见于颅内病变或呼吸中枢衰竭的患者,预后严重,常在呼吸完全停止前发生。

4. 声音异常

(1) 蝉鸣样(strident)呼吸:即吸气时产生一种极高的音响,似蝉鸣样。多因声带附近受压、空气吸入困难所致。常见于喉头水肿、痉挛、喉头异物等。

(2) 鼾声(stertorous)呼吸:即呼吸时发出一种粗大的鼾声。由于气管或支气管内有较多的分泌物积蓄所致,多见于昏迷患者,也可见于睡眠呼吸暂停综合征患者。

5. 形态异常

(1) 胸式呼吸减弱,腹式呼吸增强:正常女性以胸式呼吸为主。由于肺、胸膜或胸壁的疾病,如肺炎、胸膜炎、肋骨骨折、肋骨神经痛等产生剧烈的疼痛,均可使胸式呼吸减弱,腹式呼吸增强。

(2) 腹式呼吸减弱,胸式呼吸增强:正常男性及儿童以腹式呼吸为主。如由于腹膜炎、大量腹水、肝脾极度肿大,腹腔内巨大疾病等疾病,使膈肌下降受限,造成腹式呼吸减弱,胸式呼吸增强。

6. 呼吸困难 呼吸困难(dyspnea)是一个常见的症状和体征,患者主观上感到空气不足,客观上表现为呼吸费力,可出现发绀、鼻翼扇动、端坐呼吸,辅助呼吸肌参与呼吸活动,造成呼吸频率、深度、节律的异常。临床上可分为:

(1) 吸气性呼吸困难:患者表现为吸气困难,吸气时间延长,伴有明显的三凹症(胸骨上窝、锁骨上窝、肋间隙凹陷)。由于上呼吸道部分梗阻,气体进入肺部不畅,呼吸肌收缩,肺内负压增高所致。多见于喉头水肿、喉头异物等。

(2) 呼气性呼吸困难:患者表现为呼气费力、呼气时间延长。由于下呼吸道部分梗阻、气体呼出不畅所致。多见于支气管哮喘、阻塞性肺气肿等。

(3) 混合性呼吸困难:患者表现为吸气、呼气均感费力,以及呼吸表浅、频率增加。由于广泛性肺部病变使呼吸面积减少,影响换气功能所致。常见于重症肺炎、广泛性肺纤维化、大量胸腔积液、大面积肺不张等。

正常呼吸与异常呼吸类型的特点比较见表10-4。

表10-4 正常呼吸与异常呼吸类型的特点比较

呼吸类型	呼吸形态	呼吸特点
正常呼吸		规则、平稳
呼吸过速		规则、快速
呼吸过缓		规则、缓慢
深度呼吸		深而大
潮式呼吸		潮水般起伏
间断呼吸		呼吸和呼吸暂停交替出现

(二) 护理措施

1. 保持呼吸道通畅　及时清除呼吸道分泌物,指导患者有效咳嗽,进行体位引流,对痰液黏稠者给予雾化吸入以稀释痰液,必要时采取电动吸引器吸痰,以保持呼吸道通畅。

2. 协助治疗　根据医嘱给药;给予氧气吸入或使用呼吸机,提高动脉血中的氧含量,促进气体交换,以改善呼吸困难。

3. 改善环境　调节室内温度和湿度,保持空气清新、湿润,以减少呼吸道不适感;提供安静环境以利于患者休息,减少耗氧量。

4. 监测呼吸　观察呼吸频率、节律的变化,有无呼吸困难及其他伴随症状。

5. 心理护理　紧张、恐惧的情绪因素可加重缺氧,应细心安慰和呵护患者,使患者情绪稳定。

6. 健康教育　戒烟限酒,减少呼吸道黏膜的刺激;培养良好的生活方式;教会患者呼吸训练的方法,如缩唇呼吸、腹式呼吸等。

三、呼吸的测量

【目的】

1. 判断呼吸有无异常。

2. 监测呼吸变化,间接了解呼吸系统的功能状态。

3. 为疾病的诊断、治疗、护理和预防提供依据。

【评估】

1. 患者的年龄、病情、意识、治疗情况,心理状态及合作程度。

2. 患者对测量呼吸的目的、方法、注意事项及配合要点的知晓度。

【计划】

1. 环境准备　室温适宜、光线充足、环境安静。

2. 患者准备

(1) 了解测量呼吸的目的、方法、注意事项和配合要点。

(2) 体位舒适,情绪稳定,保持自然呼吸状态。

(3) 测量前如有剧烈运动、情绪激动等,应休息 20～30 min 后再测量。

3. 护士自身准备　衣帽整洁、修剪指甲、洗手、戴口罩。

4. 用物准备

(1) 治疗盘内备:表(有秒针)、记录本、笔。

(2) 必要时备棉花。

【实施】

1. 操作步骤

操作步骤	要点说明
(1) 核对:携用物至患者床旁,核对患者床号、姓名	● 确认患者
(2) 体位:舒适	● 精神放松
	● 避免引起患者的紧张
(3) 方法:护士将手放在患者的诊脉部位似诊脉状,眼睛观察患者胸部或腹部的起伏(图 10 - 18)	● 女性以胸式呼吸为主,男性和儿童以腹式呼吸为主

操作步骤	要点说明
(4) 观察：呼吸频率(一起一伏为一次呼吸)、深度、节律、音响、形态及有无呼吸困难	● 协助诊断，为预防、治疗、康复、护理提供依据
(5) 计数：正常呼吸测 30 s，乘以 2	● 异常呼吸患者或婴儿应测 1 min
(6) 记录	● 将所测呼吸值记录在记录本上
(7) 转记：洗手后将呼吸值转记到体温单上	● 呼吸曲线绘制见第十八章

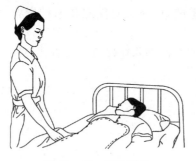

图 10 - 18　呼吸测量

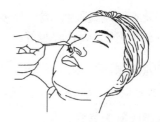

图 10 - 19　危重患者呼吸测量

2. 注意事项

(1) 呼吸受意识控制，因此测量呼吸前不必解释，在测量过程中不使患者察觉，以免紧张，影响测量的准确性。

(2) 幼儿宜先测量呼吸后再测量体温以及其他生命体征。因测量体温幼儿易哭闹不配合，而影响呼吸测量。

(3) 测量呼吸的同时应观察呼吸的深浅度、节律，有无异常声音等，以准确评估患者的整体呼吸状况。

(4) 危重患者呼吸微弱，可用少许棉花置于患者鼻孔前，观察棉花被吹动的次数，计时应 1 min(图 10 - 19)。

【评价】

1. 患者和家属了解测量呼吸的目的及相关知识，愿意配合。

2. 测呼吸前患者无剧烈运动、情绪激动等影响呼吸的情况。

3. 测量结果准确。

四、促进呼吸功能的护理技术

(一) 协助患者咳嗽排痰术

1. 有效咳嗽　咳嗽是一种防御性呼吸反射，可排出呼吸道内的异物、分泌物，具有清洁、保护和维持呼吸道通畅的作用。护理人员应指导、帮助患者学会有效咳嗽的方法。

有效咳嗽的步骤为：患者取坐位或半坐卧位，屈膝，上身前倾，双手抱膝在胸部和膝盖之间置一枕头并用两肋夹紧，深吸气后屏气 3 s(有伤口者，护理人员应将双手压在切口的两侧)，然后患者腹肌用力，两手抓紧支持物(脚和枕)，用力做爆破性咳嗽，将痰咳出。

2. 叩击(percussion)　叩击是用手叩打胸背部，借助振动，使呼吸道分泌物松脱而易于排出体外的技术。方法如下：①患者取坐位或侧卧位，操作者将手固定成背隆掌空状；

②放松腕、肘、肩部,有节奏地叩击需引流的肺段,从下往上叩击胸和背部,边叩边鼓励患者咳嗽(图10-20);③叩击时可听见空洞声,患者应无疼痛感觉;④不可在裸露的皮肤上叩打,患者可穿单层内衣;不得在纽扣、拉链上叩打;不得叩击脊柱、乳房、肋骨以下的部位,以防损伤组织;⑤每天叩击数次,每次30~60 s。

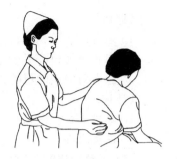

图10-20 叩击

3. 体位引流(postural drainage) 体位引流是将患者置于特殊的体位,借重力的作用将肺及支气管内所存积的分泌物引流至较大气管,通过咳嗽排出体外的过程。主要适用于支气管扩张、肺脓肿等大量脓痰者。可起到有效的治疗作用。对严重高血压、心力衰竭、高龄、极度衰竭、意识不清等患者应禁忌。其实施要点为:

(1)患者体位是患肺处于高位,其引流的支气管开口向下,便于分泌物顺体位引流而咳出。临床上应根据病变部位不同采取相应的体位进行引流。

(2)嘱患者间歇深呼吸并尽力咳痰,护理人员轻叩相应部位,提高引流效果。

(3)痰液黏稠不易引流时,可给予蒸汽吸入、超声雾化吸入、祛痰药,有利排出痰液。

(4)实施时间与次数为每日2~4次,每次15~30 min。宜选择在空腹进行。

(5)监测,内容包括:①患者的反应,如出现头晕、面色苍白、出冷汗、血压下降等,应停止引流。②引流液的色、质、量,并予以记录;如引流液大量涌出,应注意防止窒息;如引流液每日＜30 ml,可停止引流。

叩击与体位引流后,随即进行深呼吸和咳嗽,有利于分泌物的排出。

4. 吸痰术(sputum suctioning) 是指利用负压作用,用导管经口、鼻腔、人工气道将呼吸道分泌物吸出,以保持呼吸道通畅的一种方法,适用于年老体弱、新生儿、危重、麻醉未醒、气管切开等不能进行有效咳嗽者。

临床上常用的吸痰装置有中心负压吸引装置和电动吸引器两种:①中心负压吸引装置:医院设中心负压装置,将吸引器管道连接到各病房床单位,使用时只需接上吸痰导管,开启开关,即可吸取。②电动吸引器:电动吸引器由马达、偏心轮、气体过滤器、压力表、安全瓶、储液瓶组成(图10-21)。安全瓶和储液瓶可储液1 000 ml,瓶塞上有2个玻璃管,并通过橡胶管相互连接。接通电源后马达带动偏心轮,从吸气孔吸出瓶内空气,并由排气孔排出,不断循环转动,使瓶内产生负压,将痰液吸出。

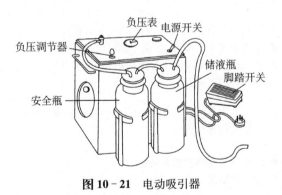

图10-21 电动吸引器

在紧急状态下,可用注射器吸痰及口对口吸痰。前者用50~100 ml注射器连接导管进行抽吸;后者由操作者托起患者下颌,使其头后仰并捏住患者鼻孔,口对口吸出呼吸道分泌物,解除呼吸道梗阻症状。

【目的】

1. 清除呼吸道分泌物,保持呼吸道通畅。

2. 促进呼吸功能,改善肺通气。

3. 预防并发症发生。

【评估】

1. 患者的年龄、病情、意识、治疗情况,心理状态及合作程度。

2. 患者有无将呼吸道分泌物排出的能力。

3. 患者对吸痰的目的、方法、注意事项及配合要点的知晓度。

【计划】

1. 环境准备　室温适宜、光线充足、环境安静。

2. 患者准备

(1) 了解吸痰的目的、方法、注意事项及配合要点。

(2) 体位舒适,情绪稳定。

3. 护士自身准备　衣帽整洁、修剪指甲、洗手、戴口罩。

4. 用物准备

(1) 治疗盘内备:有盖罐2只(1只盛无菌生理盐水,1只盛放已消毒的吸痰管数根)、弯盘、消毒纱布、无菌血管钳或镊子。

(2) 治疗盘外备:电动吸引器或中心吸引器、试管(内盛有消毒液,置于床栏处)、可消毒吸引器上玻璃接管。必要时备压舌板、张口器、舌钳、电插板等。

【实施】

1. 操作步骤

操作步骤	要点说明
(1) **核对**:备齐用物携至床旁,核对患者床号、姓名	● 确认患者
(2) **调节**:接通电源,打开开关,检查吸引器性能,调节负压	● 一般成人 40.0～53.3 kPa(300～400 mmHg);儿童<40.4 kPa
(3) **检查**:患者口、鼻腔,取下活动义齿	● 若口腔吸痰有困难,可由鼻腔吸引;昏迷患者可用压舌板或张口器帮助张口
(4) **体位**:患者头部转向一侧,面向操作者	
(5) **试吸**:连接吸痰管,试吸少量生理盐水	● 检查吸痰管是否通畅,同时润滑导管前端
(6) **吸痰**	● 插管时不可有负压,以免引起呼吸道黏膜损伤
1) 一手反折吸痰导管末端,另一手用无菌血管钳(镊)持吸痰管前端,插入 10～15 cm 进入口咽部,然后放松导管末端,吸口咽部分泌物	● 若气管切开吸痰,注意无菌操作,先吸气管切开处,再吸口(鼻)部
2) 更换吸痰管,在患者吸气时顺势将吸痰管插入气管一定深度(约 15 cm),放松导管末端,吸气管内分泌物	● 采取左右旋转并向上提管的手法,以利于呼吸道分泌物的充分吸引
(7) **抽吸**:吸痰管退出时,用生理盐水抽吸	● 以免分泌物堵塞吸痰导管
(8) **观察**:气道是否通畅;患者的反应,如面色、呼吸、心率、血压等;吸出液的色、质、量	● 动态评估患者
(9) **安置患者**:拭净脸部分泌物,体位舒适,整理床单位	● 使患者舒适
(10) **整理用物**:吸痰管重新消毒或按一次性用物处理,吸痰管的玻璃接管插入盛有消毒液的试管中浸泡	● 吸痰用物根据吸痰操作性质每班更换或每日更换1或2次
(11) **记录**:洗手后记录	

2. 注意事项

(1) 吸痰前,检查电动吸引器性能是否良好,连接是否正确。

（2）严格执行无菌操作，每吸痰一次应更换吸痰管。

（3）吸痰动作轻柔，防止呼吸道黏膜损伤。

（4）痰液黏稠时，可配合叩击、蒸汽吸入、雾化吸入，提高吸痰效果。

（5）储液瓶内吸出液应及时倾倒，不得超过 2/3。

（6）每次吸痰时间<15 s，以免造成缺氧。

【评价】

1. 患者愿意配合，有安全感。

2. 患者呼吸道痰液及时吸出，气道通畅，呼吸功能改善。

3. 呼吸道黏膜未发生机械性损伤。

（二）氧气疗法（oxygenic therapy）

氧是生命活动所必需的物质，如果组织得不到足够的氧或不能充分利用氧，组织的代谢、功能、甚至形态结构都可能发生异常改变，这一过程称为缺氧。氧气疗法是指通过给氧，提高动脉血氧分压（P_aO_2）和动脉血氧饱和度（S_aO_2），增加动脉血氧含量（C_aO_2），纠正各种原因造成的缺氧状态，促进组织的新陈代谢，维持机体生命活动的一种治疗方法。

1. **缺氧的分类和程度**

（1）缺氧分类：根据缺氧的原因可将缺氧分为 4 类（表 10-5）。在这 4 种类型的缺氧中，氧疗对低张性缺氧的患者疗效最好，能迅速提高 P_aO_2、S_aO_2 和 C_aO_2。氧疗对心功能不全、休克、严重贫血、一氧化碳中毒等患者也有一定的疗效。

表 10-5　缺氧的类型

类　型	常　见　原　因
低张性缺氧	吸入气体中氧气浓度过低、外呼吸功能障碍、静脉血分流入动脉血等，如高山病、慢性阻塞性肺病、先天性心脏病等
血液性缺氧	贫血、CO 中毒、高铁血红蛋白血症、输入大量库存血
循环性缺氧	休克、心功能不全、血管意外
组织性缺氧	氰化物、硫化物、磷等引起的中毒，大量放射线照射、维生素的严重缺乏

（2）缺氧程度与氧疗标准：缺氧的程度（表 10-6）是判断是否需要氧疗的重要依据。

表 10-6　缺氧的程度与症状

程度	发绀	呼吸困难	神志	血气分析 动脉氧分压（P_aO_2）（mmHg）	血气分析 动脉血氧饱和度（S_aO_2）%
轻度	不明显	不明显	清楚	>50	>80
中度	明显	明显	正常或烦躁不安	30~50	60~80
重度	显著	严重、三凹征明显	昏迷或半昏迷	<30	<60

轻度缺氧：一般不需氧疗，如果患者有呼吸困难可给予低流量的氧气（1~2 L/min）。中度缺氧：需氧疗。重度缺氧：是氧疗的绝对适应证。当患者 P_aO_2 低于 50 mmHg，均应氧疗。慢性阻塞性肺炎合并冠心病患者 P_aO_2<60 mmHg 时即需给予氧疗。

2. 氧气疗法的适应证

(1) 肺活量减少,因呼吸系统疾患而影响肺活量者,如哮喘、支气管肺炎或气胸等。

(2) 心肺功能不全,使肺部充血而致呼吸困难者,如心力衰竭时出现的呼吸困难。

(3) 各种中毒引起的呼吸困难,氧不能由毛细血管渗入组织而产生缺氧,如巴比妥类药物中毒、麻醉剂中毒或 CO 中毒等。

(4) 昏迷患者,如脑血管意外或颅脑损伤患者。

(5) 其他,某些外科手术前后患者、大出血休克患者、分娩时产程过长或胎儿心音不良等。

3. 供氧装置 供氧装置有氧气筒及氧气压力表和管道氧气装置(中心供氧装置)两种。

(1) 氧气筒及氧气表装置(图 10 - 22)。

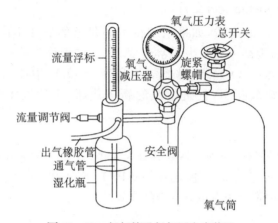

图 10 - 22 氧气筒及氧气压力表装置

1) 氧气筒:氧气筒是一圆柱形无缝钢筒,筒内可耐高压达 14.7 MPa(150 kg/cm²)的氧,容纳氧气 6 000 L。氧气筒的顶部有一总开关,控制氧气的进出。氧气筒颈部的侧面,有一气门与氧气表相连,是氧气自筒中输出的途径。

2) 氧气表:由压力表、减压器、流量表、湿化瓶及安全阀组成。压力表可测知氧气筒内的压力,以 MPa(kg/cm²)表示。减压器是一种弹簧自动减压装置,将来自氧气筒内的压力减至 2～3 kg/cm²(0.2～0.3 MPa),使流量平稳,保证安全。流量表用来测量每分钟氧气的流出量,流量表内有浮标,从浮际上端平面所指的刻度,可知每分钟氧气的流出量。湿化瓶内装 1/3～1/2 蒸馏水或冷开水,通气管浸入水中,湿化瓶出口和鼻导管相连。安全阀的作用是当氧流量过大、压力过高时,安全阀内部活塞自行上推,过多的氧气由四周小孔流出,以确保安全。

3) 装表法:氧气表装在氧气筒上,以备急用。方法是:将氧气筒置于氧气架上,打开总开关,使少量气体从气门处流出,随即迅速关上,达到避免灰尘吹入氧气表、清洁的目的。然后将氧气表稍向后倾置于氧气筒气门上,用于初步旋紧,再用扳手拧紧,使氧气表直立于氧气筒旁。接湿化瓶,检查氧气流出是否通畅,有无漏气,关紧流量开关,推至病房待用。为此,装表法可简单归纳口诀为:一吹(尘)、二上(表)、三紧(拧紧)、四查(检查)。

氧气筒内的氧气供应时间可按下列公式计算:

$$可供应时间 = \frac{压力表压力 - 5(kg/cm^2) \times 氧气筒窖(L)}{1\ kg/cm^2 \times 氧流量(L/min) \times 60\ min}$$

氧气浓度与流量的关系:

$$吸氧浓度(\%) = 21 + 4 \times 氧流量(L/min)$$

（2）氧气管道装置（中心供氧装置）：医院氧气集中由供应站负责供给，设管道至病房、门诊、急诊。供应站有总开关控制，各用氧单位配氧气表，打开流量表即可使用（图 10 - 23）。此法迅速、方便。

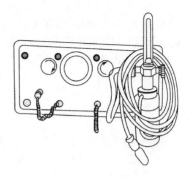

图 10 - 23　中心供氧装置

4. **氧疗方法**　鼻导管给氧法有单侧鼻导管给氧法和双侧鼻导管给氧法两种：①单侧鼻导管给氧法：是将一根细氧气鼻导管插入一侧鼻孔，经鼻腔到达鼻咽部，末端连接氧气的供氧方法。鼻导管插入长度为鼻尖至耳垂的 2/3（图 10 - 24）。此法患者不易耐受，且导管对鼻腔产生压力而易被分泌物堵塞，因而目前不常用。②双侧鼻导管给氧法：是将双侧鼻导管插入鼻孔内约 1 cm，导管环固定稳妥即可（图 10 - 25）。此法比较简单，患者感觉比较舒适，容易接受，因而是目前临床上常用的给氧方法之一。

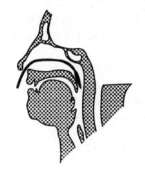

图 10 - 24　单侧鼻导管插入长度

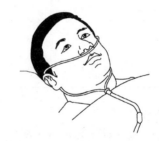

图 10 - 25　双侧鼻导管给氧法

【目的】

1. 纠正各种原因造成的缺氧状态，提高P_aO_2和S_aO_2，增加C_aO_2。

2. 促进组织的新陈代谢，维持机体生命活动。

【评估】

1. 患者的年龄、病情、意识、治疗情况，心理状态及合作程度。

2. 患者对吸氧的目的、方法、注意事项及配合要点的知晓度。

【计划】

1. 环境准备　室温适宜、光线充足、环境安静、远离火源。

2. 患者准备

（1）了解吸氧的目的、方法、注意事项及配合要点。

（2）体位舒适，情绪稳定，愿意配合。

3. 护士自身准备　衣帽整洁、修剪指甲、洗手、戴口罩。

4. 用物准备

（1）治疗盘内备：小药杯（内盛冷开水）、纱布、弯盘、鼻导管、棉签、扳手。

（2）治疗盘外备：管道氧气装置或氧气筒及氧气压力表装置、用氧记录单、笔。

【实施】

1. **操作步骤（双侧鼻导管给氧法）**

操作步骤	要点说明
(1) **核对**:备齐用物携至床旁,核对患者床号和姓名	● 确认患者
(2) **清洁**:用湿棉签清洁双侧鼻孔	● 检查鼻腔有无分泌物堵塞及异常
(3) **连接**:将鼻导管与湿化瓶的出口相连接	
(4) **调节氧流量**	● 轻度缺氧 1~2 L/min,中度缺氧 2~4 L/min,重度缺氧 4~6 L/min,小儿 1~2 L/min
(5) **湿润鼻导管**	● 鼻导管前端放于小药杯冷开水中湿润,且可检查鼻导管是否通畅
(6) **插管**:将鼻导管插入患者双侧鼻孔 1 cm	● 动作轻柔,以免引起黏膜损伤
(7) **固定**:将导管环绕患者耳部向下放置,根据情况调整松紧度	● 松紧适宜,防止因导管太紧引起皮肤破损
(8) **记录**:给氧时间、氧流量、患者反应	● 便于对照
(9) **观察**:缺氧症状、实验室指标、氧气装置是否漏气及通畅、有无出现氧疗副作用	● 有异常及时处理
(10) **停止用氧**:先取下鼻导管	● 防止操作不当,引起组织损伤
(11) **安置患者**:体位舒适	● 整理床单位
(12) **卸表**:关氧气筒总开关,放出余气后,关流量开关后卸表	● 卸表口诀:一关(总开关及流量开关)、二扶(压力表)、三松(氧气筒气门与氧气表连接处)、四卸(表)
(13) **用物处理**	● 一次性用物消毒后集中处理,湿化瓶等定期消毒更换,防止交叉感染
(14) **记录**	● 停止用氧时间及效果

2. 注意事项

(1) 用氧前,检查氧气装置有无漏气、是否通畅。

(2) 严格遵守操作规程,注意用氧安全,切实做好"四防",即防震、防火、防热、防油。氧气筒搬运时要避免倾倒撞击。氧气筒应放阴凉处,周围严禁烟火及易燃品,至少距明火 5 m,距暖气 1 m,以防引起燃烧。氧气表及螺旋口勿上油、也不用带油的手装卸。

(3) 使用氧气时,应先调节流量后应用。停用氧气时,应先拔出导管,再关闭氧气开关。中途改变流量,先分离鼻导管与湿化瓶连接处,调节好流量再接上。以免一旦开关出错,大量氧气进入呼吸道而损伤肺部组织。

(4) 常用湿化液有冷开水、蒸馏水。急性肺水肿用 20%~30% 乙醇,具有降低肺泡内泡沫的表面张力,使肺泡泡沫破裂、消散,改善肺部气体交换,减轻缺氧症状的作用。

(5) 氧气筒内氧勿用尽,压力表至少要保留 5 kg/cm² (0.5 MPa),以免灰尘进入筒内,再充气时引起爆炸。

(6) 对未用完或已用尽的氧气筒,应分别悬挂"满"或"空"的标志,既便于及时调换,也便于急用时搬运,提高抢救速度。

(7) 用氧过程中,应加强监测。

【评价】

1. 患者愿意配合,有安全感。

2. 患者缺氧情况改善,感觉舒适。

【护理措施】

1. **鼻塞法** 鼻塞是一种用塑料制成的球状物,鼻塞法是将鼻塞塞入一侧鼻前庭内给氧的

208

方法(图 10-26)。此法刺激性小,患者较为舒适,且两侧鼻孔可交替使用。

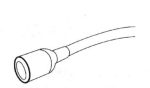

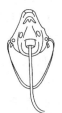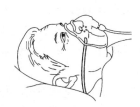

图 10-26　鼻塞给氧法　　　　　　　　**图 10-27　面罩给氧法**

2. **面罩法**　将面罩置于患者的口鼻部供氧,氧气自下端输入,呼出的气体从面罩两侧孔排出(图 10-27)。由于口、鼻部都能吸入氧气,效果较好。给氧时必须有足够的氧流量,一般需 6~8 L/min。可用于病情较重、氧分压明显下降者。

3. **氧气头罩法**　将患者头部置于头罩里,罩面上有多个孔,可以保持罩内一定的氧浓度、温度和湿度(图 10-28)。头罩与颈部之间要保持适当的空隙,防止二氧化碳潴留及重复吸入。此法主要用于小儿。

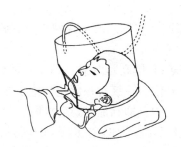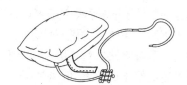

图 10-28　氧气头罩给氧法　　　　　　**图 10-29　氧气枕给氧法**

4. **氧气枕法**　氧气枕是一长方形橡胶枕,枕的一角有一橡胶管,上有调节器可调节氧流量,氧气枕充入氧气,接上湿化瓶即可使用(图 10-29)。此法可用于家庭氧疗、危重患者的抢救或转运途中,以枕代替氧气装置。

5. **家庭供氧方法**　随着便携式供氧装置的面世和家庭用氧源的发展,一些慢性呼吸系统疾病和持续低氧血症的患者可以在家中进行氧疗。家庭氧疗一般采用制氧器、小型氧气瓶及氧气枕等方法,对改善患者的健康状况,提高他们的生活质量和运动耐力有显著疗效。

(1) 氧立得:是一种便携式制氧器,于 1990 年问世。原理为制氧剂 A 和催化剂 B 在反应仓中与水产生化学反应制造出氧气。优点是:①制氧纯度高,完全符合医用标准,纯度>99.0%;②供氧快:立用立得,方便快捷;③易操作:制氧器结构简单,易学易会;④好携带:制氧器小巧轻灵(加水后仅 500 g),便于携带。缺点是:维持时间短(一次反应制出氧气仅维持20 min),因此患者如需反复用氧,要不断更换制剂。

(2) 小型氧气瓶:小型瓶装医用氧,同医院用氧一样,系天然纯氧。具有安全、小巧、经济、实用、方便等特点。有各种不同容量的氧气瓶,如 2 L、2.5 L、4 L、8 L、10 L、12 L、15 L 等,尤其适用于冠心病、肺心病、哮喘、支气管炎、肺气肿等慢性疾病患者的家庭氧疗。

6. **氧疗监护**

(1) **缺氧症状**:患者由烦躁不安变为安静、心率减慢、血压上升、呼吸平稳、皮肤红润温暖、发绀消失,说明缺氧症状改善。

（2）实验室检查：实验室检查指标可作为氧疗监护的客观指标。主要观察氧疗后 PaO_2（正常值 12.6～13.3 kPa 或 95～100 mmHg）、$PaCO_2$（正常值 4.7～5.0 kPa 或 35～45 mmHg）、SaO_2（正常值 95%）、混合静脉血氧分压（PvO_2）（正常值 5.18±0.45 kPa 或 39±3.4 mmHg）等。

（3）氧气装置：有无漏气，管道是否通畅。

（4）氧疗的副作用：当氧浓度高于 60%、持续时间超过 24 h，可能出现氧疗副作用。常见的副作用有：

1）氧中毒：其特点是肺实质的改变，表现为胸骨下不适、疼痛、灼热感，继而出现呼吸增快、恶心、呕吐、烦躁、断续的干咳。预防措施是避免长时间、高浓度氧疗，定期监测血气分析，动态观察氧疗的治疗效果。

2）肺不张：吸入高浓度氧气后，肺泡内氮气被大量置换，一旦支气管有阻塞时，其所属肺泡内的氧气被肺循环血液迅速吸收，引起吸入性肺不张。表现为烦躁，呼吸、心率增快，血压上升，继而出现呼吸困难、发绀、昏迷。预防措施是鼓励患者做深呼吸，多咳嗽和经常改变卧位、姿势，防止分泌物阻塞。

3）呼吸道分泌物干燥：氧气是一种干燥气体，如持续吸入未经湿化且浓度较高的氧气，可导致呼吸道黏膜干燥，分泌物黏稠，不易咳出，且有损纤毛运动。预防的关键是吸入氧气前要先湿化，定期做雾化吸入。

4）晶状体后纤维组织增生：仅见于新生儿，以早产儿多见。由于视网膜血管收缩、视网膜纤维化，最后出现不可逆转的失明，因此应控制氧浓度和吸氧时间。

5）呼吸抑制：见于Ⅱ型呼吸衰竭者（PaO_2 降低、$PaCO_2$ 增高），由于 $PaCO_2$ 长期处于高水平，呼吸中枢失去了对二氧化碳的敏感性，呼吸的调节主要依靠缺氧对外周化学感受器的刺激来维持，吸入高浓度氧，解除缺氧对呼吸的刺激作用，使呼吸中枢抑制加重，甚至呼吸停止。因此对Ⅱ型呼吸衰竭患者应给予低浓度、低流量（1～2 L/min）吸氧，维持 PaO_2 在 60 mmHg（8 kPa）即可。

五、痰及咽拭子标本采集方法

痰液（sputum）是气管、支气管和肺泡所产生的分泌物，正常情况下分泌很少。当呼吸道黏膜受到刺激时，分泌物增多，痰量也增多，但大多为清晰、水样。当肺部炎症、肿瘤时，痰量增多，且不透明并伴有性状改变，痰液的主要成分是黏液和炎性渗出物。虽然唾液和鼻咽分泌物可混入痰内，却非痰的组成成分。

（一）痰标本采集

常用的痰标本检查分为常规痰标本、痰培养标本、24 h 痰标本三种。

【目的】

1. 常规痰标本　检查痰液中的细菌、虫卵或癌细胞。

2. 痰培养标本　检查痰液中的致病菌，为选择抗生素提供依据。

3. 24 h 痰标本　检查 24 h 的痰量，并观察痰液的性状，协助诊断。

【评估】

1. 患者的年龄、病情、意识、治疗情况，以及心理状态与合作程度。

2. 患者对采集痰标本的目的、方法、注意事项及配合要点的知晓度。

3. 检查的项目，采集痰标本的种类。

【计划】

1. 环境准备　室温适宜、光线充足、环境安静。

2. 患者准备

(1) 了解留取痰标本的目的、方法、注意事项及配合要点。

(2) 漱口。

3. 护士自身准备　衣帽整洁、修剪指甲、洗手、戴口罩。

4. 用物准备

(1) 常规痰标本:痰盒、化验单(标明病室、床号、姓名)。

(2) 痰培养标本:无菌痰盒、漱口溶液、检验单(标明病室、床号、姓名)。

(3) 24 h 痰标本:大容量集痰器,化验单(标明病室、床号、姓名)。

(4) 无力咳痰者或不合作者:集痰器、吸痰用物(吸引器、吸痰管),化验单(标明病室、床号、姓名),一次性手套。如收集痰培养标本,所需物品必须无菌。

【实施】

1. 操作步骤

操作步骤	要点说明
(1) 核对:携用物至患者床旁,核对患者床号和姓名	● 确认患者
(2) 填单、检查:填写化验单,选择容器并检查有无破损	● 防止发生差错
(3) 收集痰标本	
▲ 常规标本	
1) 能自行留痰者	
a. 时间:晨起并漱口	● 用清水漱口,去除口中杂质
b. 方法:深呼吸数次后用力咳出气管深处的痰液置于痰盒中	● 如痰液不易咳出,可配合雾化吸入等方法
2) 无力咳痰或不合作者	
a. 体位:合适体位,叩击胸背部	● 使痰液松动
b. 方法:集痰器分别连接吸引器和吸痰管吸痰(图 10-30),置痰液于集痰器中	● 集痰器开口高的一端连接吸引器,低的一端连接吸痰管
	● 操作者戴手套,注意自我保护
▲ 痰培养标本	
1) 能自行留痰者	
a. 时间:晨起并漱口	● 先用漱口液漱口,再用清水漱口
b. 方法:深呼吸数次后用力咳出气管深处的痰液置于无菌痰盒中	● 无菌操作,防止污染
2) 无力咳痰或不合作者	
同常规标本收集	
▲ 24 h 痰标本	● 物品均需无菌
1) 时间:晨起漱口后(上午 7 点钟)第一口痰起至次晨漱口后(上午 7 点钟)第一口痰止	● 正常人痰量很少,24 h 约 25 ml 或无痰液
2) 方法:24 h 痰全部收集在痰盒内	
(4) 洗手	● 防止交叉感染
(5) 观察	● 痰液的色、质、量
(6) 记录	● 记录痰液的外观和性状
	● 24 h 痰标本应记录总量
(7) 送检	● 将化验单标签贴于标本盒上,连同化验单立即送验

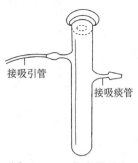

接吸引管

接吸痰管

图 10-30 集痰器吸痰

2. 注意事项

（1）如查癌细胞，应用 10% 甲醛溶液或 95% 乙醇溶液固定痰液后立即送验。

（2）不可将唾液、漱口水、鼻涕等混入痰液中。

（3）收集痰液时间宜选择在清晨，因此时痰量较多，痰内细菌也较多，以提高阳性率。

【评价】

1. 患者及家属能够知晓护士告知的事项，愿意配合。

2. 根据检查的项目，正确采集痰标本。

（二）咽拭子标本采集

【目的】

取咽部及扁桃体分泌物做细菌培养或病毒分离，以协助诊断。

【评估】

1. 患者的年龄、病情、意识、治疗情况，心理状态及合作程度。

2. 患者对采集咽拭子标本的目的、方法、注意事项及配合要点的知晓度。

【计划】

1. 环境准备　室温适宜、光线充足、环境安静。

2. 患者准备

（1）了解咽拭子标本采集的目的、方法、注意事项及配合要点。

（2）体位舒适，愿意配合，进食 2 h 后再留取标本。

3. 护士自身准备　衣帽整洁、修剪指甲、洗手、戴口罩。

4. 用物准备　治疗盘内备：无菌咽拭子培养管、酒精灯、火柴、压舌板、检验单（标明病室、床号、姓名）。

【实施】

1. 操作步骤

操作步骤	要点说明
（1）**核对**：携用物至患者床旁，核对床号、姓名	● 确认患者
（2）**填单、检查**：填写检验单，检查容器有无破损	
（3）**暴露咽喉部**：点燃酒精灯，嘱患者张口，发"啊"音	● 必要时用压舌板轻压舌部
（4）**方法**：用培养管内长棉签擦拭两侧腭弓、咽及扁桃体上分泌物	● 动作敏捷而轻柔
（5）**消毒**：试管口在酒精灯火焰上消毒，然后将棉签插入试管中，塞紧	● 防止标本污染
（6）**洗手**	● 防止交叉感染
（7）**记录、送检**	● 将检验单标签贴于标本盒上，连同检验单立即送验

2. 注意事项

（1）作真菌培养时，须在口腔溃疡面采集分泌物。

（2）避免交叉感染。

（3）注意棉签不要触及其他部位，防止污染标本，影响检验结果。

（4）避免在进食后 2 h 内留取标本,以防呕吐。

【评价】

1. 患者及家属能够知晓护士告知的事项,愿意配合。

2. 根据检查的项目,正确采集咽拭子标本。

（丁桂芬）

思 考 题

1. 临床常见的热型有哪些? 各有何特点?

2. 测量体温应注意什么? 若测口温时不慎咬破体温计应如何处理?

3. 临床常见哪些异常呼吸? 对异常呼吸患者应采取什么护理措施?

4. 什么是间歇脉? 何谓二联律和三联律?

5. 简述引起测血压产生误差的原因及预防措施。

6. 何谓绌脉? 其基本特点是什么? 如何测量?

7. 如何清理呼吸道分泌物? 保持呼吸道通畅的护理措施有哪些?

8. 如何判断缺氧程度? 氧疗的适应证是什么? 氧疗有哪些副作用? 如何预防?

9. 怎样进行吸痰操作? 操作时应注意哪些问题?

10. 为慢性阻塞性肺病患者实施氧气疗法时应注意什么?

11. 某患者使用一次性双侧鼻导管吸氧,所需氧浓度为 33%,试计算氧流量为多少?

12. 病例分析

患者李某,男性,53 岁。主诉:头痛、头晕、失眠、注意力不集中 2 个月余,劳累或精神紧张后加重前来就诊。体格检查:体温 36.6℃,脉搏 80 次/分,呼吸 20 次/分,血压 142.5/91.5 mmHg(19/12.2 kPa)。患者有高血压病史。

请问:(1) 根据患者的临床表现评估其血压的类别。

（2）为保证血压的准确性,测量时应注意哪些事项?

饮食与营养

【教学目标】

■ **掌握**

　　1. 医院膳食的种类及每种饮食的主要类别。

　　2. 基本饮食、治疗饮食的原则及用法。

　　3. 常用试验饮食的临床意义及使用方法。

　　4. 患者一般饮食护理的具体内容及要求。

■ **熟悉**

　　1. 饮食与营养的重要性及患者营养状况的评估内容。

　　2. 管喂饮食的概念,鼻饲法的操作步骤及要点。

　　3. 检查胃管是否在胃内的方法。

　　4. 患者出入液量记录的方法及要求。

■ **了解**

　　1. 要素饮食的应用方法及护理要点。

　　2. 胃肠外营养的应用方法及护理要点。

　　饮食与营养(diet and nutrition)是维持机体正常生理功能、生长发育及新陈代谢等生命活动的基本条件。中国的饮食文化具有几千年的历史,唐代孙思邈在《千金药方·食疗》中所说:"食能祛邪而安脏腑,悦神,爽志,以资气血"。

　　合理的饮食与营养不但可以提高机体抵抗力,而且在对疾病的预防、治疗、康复与保健中起到举足轻重的作用。护士在实施护理程序的过程中,应正确评估患者的营养状态及营养要求,注意饮食与病情的关系、饮食与药物的关系,给予正确的饮食护理,以达到缩短病程,促进康复的目的。

第一节　概　述

一、人体对饮食的要求

　　人体是通过对食物的摄入、消化和吸收来维持机体正常的生长发育、组织更新和保持良好健康状态的动态过程。不同生理人群对营养的要求不同。某种膳食结构可能与某种特定的疾病有关,如富含维生素及纤维素的膳食可能减少肠癌的发生;低脂低钠膳食可能减少心血管病的并发症。因此,坚持合理营养、平衡膳食,才能促进身体健康。

二、人体对营养的需要

(一) 热量

热量(heat energy)是人体进行各种生命活动所需要消耗的能量。能量是人体生命的基本条件,人体每天所需的能量主要是来自食物中的产能营养素,包括糖类、脂肪、蛋白质。1 g 糖类可供能 16.7 kJ(4 kcal),1 g 蛋白质可供能 16.7 kJ(4 kcal),1 g 脂肪可供能 37.6 kJ(9 kcal)。

人体对热量的需要量受年龄、性别、生理特点及劳动强度、环境等因素的影响。根据中国营养学会的推荐标准,我国成年男子的热量供给量为 10.0~17.5 MJ/d,成年女子为 9.2~14.2 MJ/d。

(二) 营养素(表 11-1)

表 11-1 各种营养素的生理功能、供给量与来源

营养素 (nutrients)	功 能	来 源	每日供给量 (成人)
蛋白质(protein)	构成和修补人体组织;维持体液的平衡;维持酸碱平衡;形成激素和酶;构成抗体;供给热量	禽、肉、水产、蛋、乳及豆类	男性:80 g 女性:70 g 占膳食总热量的10%~14%
脂肪(fat)	供给与储存能量;构成人体组织;供给必需脂肪酸;促进脂溶性维生素的吸收;维持体温、保护脏器;改善食物感官性状,增加饱腹感	动物性食品、食用油、坚果类等	占膳食总热量的20%~30%
糖类(carbohydrates)	供给热量;参与构成重要的生命物质;解毒保肝作用	谷类和根茎类食品(如粮食和薯类),各种食糖(如蔗糖、麦芽糖等)	占膳食总热量的60%~70%
矿物质(minerals) 钙	构成和维持骨骼及牙齿的主要成分;调节心脏和神经的正常生理活动;参与凝血过程;激活多种酶;维持肌肉紧张度;降低毛细血管和细胞膜的通透性	奶及奶制品、虾皮、海带、豆类、绿色蔬菜、骨粉、蛋壳粉	800 mg
磷	构成骨骼、牙齿、软组织的重要组成部分;参与多种酶、辅酶的合成;调节酸碱平衡	广泛存在于动、植物食品中	700 mg
铁	构成血红蛋白、肌红蛋白、细胞色素 A 的成分,与红细胞形成和成熟有关;促进抗体的产生及药物在肝脏的解毒	动物内脏、动物全血、肉类及鱼类	男性:15 mg 女性:20 mg
碘	参与合成甲状腺素,若缺乏可致克汀病(呆小病)或地方性甲状腺肿	海产品、海盐	150 μg
锌	酶的组成成分或酶的激活剂,促进生长发育和组织再生,促进食欲,促进维生素A代谢,参与免疫功能	肉类、海产品、豆类、家禽、坚果类等	男性:15.5 mg 女性:11.5 mg

续　表

营养素 （nutrients）	功　能	来　源	每日供给量 （成人）
维生素（vitamins）			
脂溶性维生素			
维生素 A	参与正常视觉活动和上皮生长，促进骨骼发育，过量可致中毒	动物肝脏、鱼肝油、奶制品、蛋黄、胡萝卜、绿色蔬菜及水果等	男性：800 μg RE 女性：700 μg RE （视黄醇当量）
维生素 D	调节钙磷代谢，促进钙磷吸收，过量会中毒	动物肝脏、鱼肝油、禽蛋类、奶油、日光照射等	5μg
维生素 E	抗氧化作用；能保持红细胞的完整性；参与 DNA、辅酶 Q 的合成	植物油、谷类、坚果类、绿叶蔬菜等	10 mg
维生素 K	参与凝血因子的合成	菠菜、白菜等，肠道菌群可合成	20～100 μg
水溶性维生素			
维生素 B_1	构成辅酶，参与糖代谢，调节神经生理活动，维持心脏、神经及肌肉的正常功能	豆类、肉类、动物内脏、花生和未加工的谷类	男性：1.4 mg 女性：1.3 mg
维生素 B_2	构成体内多种氧化酶，激活维生素 B_6，与体内铁代谢有关	乳类、蛋类、肉类、动物内脏，谷类、新鲜绿叶蔬菜、水果	男性：1.4 mg 女性：1.2 mg
维生素 B_6	参与多种酶系代谢（尤其是氨基酸代谢）	禽类、动物肝脏、豆类及鱼类。	1.2 mg
叶酸	参与各种代谢，促进红细胞生成及 RNA、DNA、蛋白质的合成	绿色蔬菜、肝、肾、蛋、牛肉、菜花及马铃薯等	400 μg DEF （膳食叶酸当量）
维生素 C	促进胶原、抗体合成，参与胆固醇代谢，防治坏血病，保护细胞膜，治疗贫血，促进铁吸收	新鲜水果和蔬菜	100 mg
维生素 B_{12}	形成辅酶，提高叶酸利用率，促进红细胞发育和成熟	肉类、鱼类、禽类、贝壳类、蛋类	2.4 μg
水	构成人体组织；运送代谢和营养物质；维持体温；溶解营养素和代谢物；维持消化、吸收功能	代谢产生的水、食物中含有的水、饮料水	2～3 L

注：本表主要营养素供给量采用 2001 年中国营养学会正式发布的"中国居民膳食营养参考摄入量 DRIs"中成年人中度劳动的标准

（三）膳食纤维

很久以来，膳食纤维没有统一的科学定义。随着膳食纤维在饮食、健康中所起到的重要作用日益为人们所认识，准确地界定膳食纤维这一概念成为世界各国科学家们关心的问题。1999 年美国谷物化学家学会和国际生命科学会共同成立了关于膳食纤维定义的工作委员会，经过多次讨论，最后将膳食纤维（dietary fiber）定义为：能抗人体小肠消化吸收的而在人体大肠能部分或全部发酵的可食用的植物性成分、糖类（碳水化合物）及其相类似物质的总和。主要包括纤维素、半纤维素、果胶、树胶、多糖、寡糖、木质素等成分。

膳食纤维在人们的饮食营养中具有如下功能：

1. 延迟胃的排空，产生饱腹感，从而避免进食过量。

2. 增进肠蠕动，通过促进排便，减少有害代谢产物和外源食入的有害物质与肠壁接触的机会，预防大肠癌。

3. 经结肠细菌酵解后可产生短链脂肪酸,提供肠黏膜所需能量,并可调节胃肠道神经系统功能,平衡激素水平,刺激消化酶分泌,控制血糖浓度,调节脂质代谢,降低血胆固醇,预防胆结石。

4. 影响肠内细菌代谢,维持肠道菌群的动态平衡,改善肠道环境。

膳食纤维主要分布于全谷类食物,以及植物的根、茎、叶、花、果、种子中。个体每天膳食纤维摄入量应达到 25～30 g。

(阎鸿萍)

第二节　医院膳食的种类

饮食治疗是现代综合治疗疾病中的重要组成部分。为了适应不同病情的需要,达到辅助诊断和治疗目的,可将医院膳食分为基本饮食、治疗饮食和试验饮食三大种类。

一、基本饮食

基本饮食(basic diets)适合于普通患者,是对营养素种类、摄入量不做限定性调整的一种饮食。常用的基本饮食可分为 4 种:普通饮食、软质饮食、半流质饮食和流质饮食(表11-2)。

表 11-2　医院基本饮食

类　别	使用范围	饮食原则	用法
普通饮食 (general diet)	消化功能正常,体温正常,病情较轻或疾病恢复期,不需要限制饮食者	易消化,无刺激食物,营养均衡,美味可口	每日 3 餐,蛋白质70～90 g/d,总热量为9.5～11 MJ/d
软质饮食 (soft diet)	消化功能差,低热,咀嚼不便,老人、幼儿及术后恢复期的患者	营养平衡,食物软、碎、烂,易消化、无刺激性,如:面条、软饭、切碎煮烂的菜和肉等	每日 3～4 餐,蛋白质约 70 g/d,总热量为8.5～9.5 MJ/d
半流质饮食 (semi-liquid diet)	消化功能不良,发热,口腔疾患、咀嚼不便及术后患者	少食多餐,主食定量;营养平衡,易消化,易吞咽,易咀嚼纤维少的食物,如:米粥、鸡蛋羹、面条、肉末、菜末、豆腐等	每日 5～6 餐,蛋白质50～70 g/d,总热量为6.5～8.5 MJ/d
流质饮食 (liquid diet)	病情危重、高热、口腔疾患、吞咽困难、大手术后及急性消化道疾患等	所有食物呈流体状,易吞咽,易消化,无刺激性。如:奶类、豆浆、米汤、肉汁、菜汁等。流质饮食所含的热量和营养素不足,故只能短期使用	每日 6～7 餐,每次200～300 ml,蛋白质40～50 g/d,总热量为3.5～5.0 MJ/d

注:1 MJ(兆焦) = 239 kcal,1 kcal = 4.184 kJ(千焦)。

二、治疗饮食

治疗饮食(therapeutic diets)是根据疾病治疗的需要,适当调整总热量和某些营养素配比,以达到治疗和辅助治疗目的的一类饮食(表 11-3)。

表 11-3　医院治疗饮食

类　别	适用范围	饮食原则及用法
高热量饮食 (high calorie diet)	用于热量消耗较高的患者,如甲状腺功能亢进、高热、大面积烧伤、结核病、胆道疾患、体重不足及产妇等	在基本饮食的基础上加餐 2 次,可进食牛奶、豆浆、鸡蛋、巧克力、蛋糕及甜食等。总热量约为 12.5 MJ/d(3 000 kcal/d)
高蛋白饮食 (high protein diet)	高代谢性疾病如烧伤、结核、恶性肿瘤、甲状腺功能亢进、贫血、营养不良、大面积烧伤、肾病综合征、低蛋白血症、孕妇、乳母等	在基本饮食的基础上增加富含蛋白质的食物,如肉、鱼、蛋、乳、豆类等。蛋白质供给量为 1.5～2.0 g(kg/d),每日总量不超过 120 g,总热量 10.5～12.5 MJ/d(2 500～3 000 kcal/d)
低蛋白饮食 (lo protein diet)	限制蛋白质摄入的患者,如急性肾炎、尿毒症、肝性昏迷等	为维持正常热量供给,可多补充蔬菜和含糖高的食物,成人饮食中的蛋白质不超过 40 g/d,根据病情可酌情减至 20～30 g/d。肾功能不全的患者应摄入动物蛋白,忌用豆制品;肝性昏迷患者应以植物性蛋白为主
低盐饮食 (low salt diet)	心脏病,急、慢性肾炎,肝硬化腹水,先兆子痫,重度高血压但水肿较轻的患者	成人进食盐量<2 g/d,其中含钠 0.8 g 或酱油 10 ml/d,但不包括食物内自然存在的氯化钠。禁食腌制品,如咸菜、咸肉、皮蛋、火腿、香肠及虾皮等
无盐低钠饮食 (non-salt low sodium diet)	同低盐饮食,但水肿较重的患者	①无盐饮食,除食物中自然存在的钠盐以外,烹调时不放食盐;②低钠饮食,除无盐外还需控制摄入食物中自然存在的含钠量,即<0.5 g/d。两者均禁用腌制品及含钠高的食物和药物,如油条、挂面、汽水等含碱食品及含碳酸氢钠等药物。烹调时可放糖、醋、无盐酱油,少钠酱油等做调味品及调色品
低脂肪饮食 (low fat diet)	高脂血症,肝、胆、胰疾患,动脉硬化、冠心病,肥胖症及腹泻等患者	食物宜清淡,少油腻,禁食肥肉、蛋黄、动物脑。高脂血症及动脉硬化患者,不必限制植物油(椰子油除外),脂肪摄入量<50 g/d;肝、胆、胰疾患者Ⅶ<40 g/d,尤其要限制动物脂肪的摄入
低胆固醇饮食 (low cholesterol diet)	高胆固醇血症、高脂血症、动脉硬化、高血压、冠心病等患者	胆固醇摄入量<300 mg/d,禁用或少用胆固醇含量高的食物,如蛋黄、鱼子、动物内脏和脑、肥肉、动物油等
少渣或无渣饮食 (low residue or no-residue diet)	伤寒、腹泻、痢疾、肛门疾患、咽喉部及消化道手术、食管胃底静脉曲张等患者	忌用或少用含纤维多的食物,如粗粮、竹笋、韭菜、芹菜等。不用强刺激调味品及坚硬、带碎骨的食物,肠道疾患少用油
高膳食纤维饮食 (high cellulose)	便秘、高脂血症、糖尿病、肥胖症等患者	选用含膳食纤维多的食物,如粗粮、豆类、芹菜、韭菜、竹笋等,成人食物纤维量>30 g/d

三、试验饮食

试验饮食(testing diets)亦称诊断饮食,指在特定的时间内,通过对饮食内容的特殊调整,协助诊断疾病和提高实验室检查结果正确性的一种饮食(表 11-4)。

表 11-4　医院试验饮食

类　别	适用范围	饮食原则及用法
隐血试验饮食	用于大便隐血试验的准备,以协助诊断有无消化道出血	试验前 3 d 起禁止食用易造成隐血试验假阳性结果的食物,如肉类、肝类、动物血、含铁丰富的药物或食物、绿色蔬菜等。可进食牛奶、豆制品、马铃薯、白菜、米饭、面条、馒头等第 4 天开始留取粪便做隐血试验

续表

类　别	适用范围	饮食原则及用法
胆囊造影饮食	用于需行造影检查以诊断有无胆囊、胆管、肝胆管疾病的患者	检查前1天中午进食高脂肪餐,以刺激胆囊收缩和排空;晚餐进食无脂肪、低蛋白、高糖类的清淡饮食;晚餐后服造影剂,服药后禁食、禁水、禁烟至次日上午 检查当日早晨禁食;第一次摄X线片后,如胆囊显影良好,进食高脂肪餐(如油煎荷包蛋2只或高脂肪的方便餐,脂肪含量25～50 g);半小时后第2次摄X线片观察
肌酐试验饮食	用于协助检查、测定肾小球的滤过功能	试验期为3天,试验期间禁食肉类、禽类、鱼类,忌饮茶和咖啡,全日主食在300 g以内,限制蛋白质的摄入(蛋白质供给量<40 g/d)以排除外源性肌酐的影响;蔬菜、水果、植物油不限,热量不足可添加藕粉或含糖的点心等;第3天测尿肌酐清除率及血肌酐含量
尿浓缩功能试验饮食(干饮食)	用于检查肾小管的浓缩功能	试验期为1天,控制全天饮食中的水分,总量在500～600 ml。可进食含水分少的食物,如米饭、馒头、面包、炒鸡蛋、马铃薯、豆腐干等,烹调时尽量不加水或少加水;避免食用过甜、过咸或含水量高的食物。蛋白质供给量为1 g/(kg.d)
甲状腺[131]I试验饮食	用于协助测定甲状腺功能	试验期为2周,试验期间禁用含碘食物,如海带、紫菜、海参、虾、鱼、加碘食盐等;禁用碘做局部消毒 2周后作[131]I测定

(张　洁)

知识链接

冠心病患者的饮食原则

冠心病患者重点是防治高血压与高脂血症,所以在膳食中应:

(1)低热量、少量多餐:少吃含饱和脂肪酸高的食物,如肥肉、冰激凌等。过饱易引起急性心肌梗死。

(2)少吃含胆固醇高的食物:如蛋黄、鱼子、鱿鱼等。

(3)禁烈性酒:乙醇浓度为50～60度以上属烈性酒。这种酒刺激心脏使心跳加快,对冠心病不利。对于浓度较低的啤酒、葡萄酒也应该少喝。

(4)禁浓茶:茶有吸附脂肪、降低胆固醇功能,但浓茶含咖啡较多,兴奋大脑、影响睡眠,对冠心病无益。

(5)多食对冠心病有益的食品,如冬瓜、萝卜、鲤鱼、豆腐、蜂蜜等。

第三节　患者的一般饮食护理

对患者进行合理的饮食护理,是满足患者最基本生理需要的重要措施,是体现整体护理观念的重要组成部分。根据对患者饮食与营养状况的了解,结合疾病的特点,护士可确认患者在营养方面存在的问题,并采取适宜的饮食护理,帮助患者维持或恢复良好的营养状态,以促进患者早日康复。

一、营养的评估

营养评估是人体健康评估中的重要组成部分,通过评估及时正确的判断患者的营养状况。如营养不足、营养过剩或营养不平衡,以及对各种营养状态患者进行有针对性的饮食治疗,对改善患者的营养状况、促进患者康复具有指导意义。

(一)影响饮食和营养的因素

1. 生理因素

(1)年龄:年龄不同,每日所需的食物量和特殊营养素也不同,如处在生长发育期的儿童、青少年所需热量及营养素较多,老年人所需热量及营养素逐渐减少,但对钙的需求增加。同时,年龄也影响人们对食物的选择,如婴幼儿咀嚼及消化功能尚未完善、老年人咀嚼及消化功能减退,应供给柔软易消化的食物。

(2)活动量:由于职业不同,活动量也不同,活动量大的人所需的热量及营养素一般高于活动量小的人。

(3)特殊生理状况:女性在妊娠和哺乳期对营养素的需求量明显增加,并有饮食习惯的改变,喜食口味较强烈的食物。

2. 心理因素　不良的情绪状态如焦虑、抑郁、恐惧、悲哀等均可引起交感神经兴奋,抑制胃肠蠕动和消化液的分泌,使患者食欲降低,进食减少甚至厌食;而轻松愉快的心理状态则会促进食欲。另外,进食环境的清新整洁,食品的清洁美观,食物的感官性状,色、香、味等均可影响人的心理状态,从而改变人们对食物的选择及摄入。

3. 社会文化因素

(1)经济状况:经济状况直接影响人们对食物的购买力,从而影响人们的营养状况。经济状况好,能满足人们对食物的需求,但有可能发生营养过剩;经济状况差,会影响饮食的质量,重者可发生营养不良等问题。

(2)饮食习惯:不同的文化背景、宗教信仰、地理位置、长期的生活方式等均会影响一个人的饮食习惯,从而影响食物的摄入和营养的吸收,有时甚至还可导致疾病的发生。如我国东北地区居民冬天喜食腌制的酸菜,因其中含有较多亚硝酸胺类物质,易导致消化系统肿瘤的发生;现代高效率、快节奏的生活方式使得接受快餐、速食食品的人也越来越多,而易导致肥胖、营养不良等。

(3)营养知识:对营养基本知识的理解和掌握可帮助个体获取平衡的饮食和营养。个人的饮食体验、社会或家庭的饮食传统等可影响人们对摄入食物的选择。

4. 病理因素

(1)疾病与外伤:疾病与外伤可影响患者的食欲、食物的摄取及食物在体内的消化与吸收。疾病所带来的焦虑、悲哀等不良情绪以及疼痛等因素均会使患者感到食欲不佳,同时一些高代谢性疾病、慢性消耗性疾病,以及处于发热、伤口愈合和感染期间,所需营养也高于平时。如果患者自尿液、血液或引流液中丢失大量的蛋白质、体液和电解质,则所需的营养也会增加。此外,在疾病治疗时服用的一些药物亦可促进或抑制食欲,影响食物的消化和吸收。

(2)食物过敏和不耐受:人对某种特定食物的过敏反应常与免疫因素有关,如有的患者食用虾、蟹等海产品过敏,引起腹泻、哮喘、荨麻疹等过敏反应,会对营养的摄入和吸收造成影响。人们对食物的不耐受性一般与免疫因素关系不大,通常为对特定性食物的习惯性厌恶。一般是由于体内某种特定酶的遗传缺陷而引起对食物的色素、添加剂或食物中天然含有的物质不耐受,如有少数人的空肠缺乏乳酸酶,引起机体对乳及乳制品不耐受,一旦食用容易发生腹泻。

（3）药物的使用与饮酒:药物对饮食的影响是多方面的。有的药物可刺激食欲,如盐酸赛庚啶可增加饥饿感,促进食欲;有些药物可降低食欲,如非肠溶性红霉素,刺激胃黏膜而致胃发生炎性反应,影响食欲。有些药物影响营养素的吸收,如苯妥英钠（抗惊厥）可干扰维生素 D 的吸收和代谢,引起钙的吸收不良等。长期大量饮酒可使食欲减退而致营养不良。总之长期使用药物或饮酒,对食欲及营养的摄入均会造成很大影响。

（二）饮食评估

1. 一般饮食状况　包括用餐时间及长短,进食的方式,摄入食物的种类、摄入量,饮食是否有规律,是否使用补品及其种类、剂量、服用时间如何,有无食物过敏史,有无特殊喜好或厌恶的食物等。

2. 食欲及原因　食欲有无增减,原因为何。

3. 有无其他影响营养需要和饮食摄入的因素　如咀嚼不便、口腔疾患等。

（三）身体营养状况评估

1. 测量身高、体重、皮脂厚度等数值　通过测量,与人体正常值做比较,进行营养状况的评估。

（1）身高、体重:身高、体重综合反映营养物质的摄入、利用和储存的情况,也反映机体肌肉、内脏的发育和潜在能力。测量出患者的身高、体重,按公式计算出标准体重,用实测体重占标准体重的百分数来评估营养状况,百分数在标准体重的 10% 之内为正常范围;增加 10%～20% 为过重,超过 20% 为肥胖;减少 10%～20% 为消瘦,低于 20% 为明显消瘦。

我国常用的标准体重计算公式:

$$男性:标准体重(kg) = 身高(cm) - 105$$

$$女性:标准体重(kg) = 身高(cm) - 105 - 2.5$$

实际体重占标准体重的百分数计算公式:

$$\frac{实际体重 - 标准体重}{标准体重} \times 100\%$$

（2）皮脂厚度:通过测量皮脂厚度来了解体内脂肪存积情况,最常用来测量皮脂厚度的部位为上臂三头肌部。其标准值是:男性为 12.5 mm,女性为 16.5 mm。

2. 对毛发、皮肤、指甲、骨骼肌肉、消化系统、神经系统、循环系统等方面的评估　通过评估,来了解患者的基本营养状况,详见表 11-5。

表 11-5　不同营养状况的身体征象

评价项目	营养良好	营养不良
毛发	浓密,有光泽,坚固,不易掉落	缺乏自然光泽,干燥稀疏容易掉落
牙齿	光亮,无蛀牙,无疼痛	灰色、棕色或黑色斑点;蛀牙、牙齿不正,常脱落
皮肤	肤色健康、湿润、光滑、弹性好	无光泽、干燥,或粗糙鳞片状,弹性差,色过淡或过深
指甲	粉色,坚实	汤匙甲,指甲粗糙,无光泽,易断裂,中间线状隆起
肌肉和骨骼	肌肉坚实,皮下脂肪丰满而有弹性,姿势良好无畸形	肌肉松弛无力,皮下脂肪菲薄,肋间隙、锁骨上窝凹陷,肩胛骨和髂骨嶙峋突出

3. **实验室检查** 利用各种生化及实验室检查可测定蛋白质、脂肪、维生素及微量元素的营养状况和机体的免疫功能,因为营养素在组织及体液中浓度的下降、组织功能的降低,以及几种营养素依赖酶活性的下降均早于临床或临床症状的出现,故生化及实验室检查对及早发现营养素缺乏的类型和程度有重要意义,是评价人体营养状况较客观的指标。

二、患者的饮食护理

根据对患者营养状况的评估,结合疾病的特点,护士可以为患者制定有针对性的营养计划,并根据计划对患者进行相应的饮食护理,可帮助患者摄入足量、合理的营养素,促进患者康复。

(一)病区饮食管理

患者入院后,由病房负责医生根据患者病情开出饮食医嘱,确定患者所需的饮食种类。护士根据医嘱填写入院饮食通知单,送交营养室,并填写在病区的饮食单上,同时在患者的床尾或床头注上相应标记,作为分发饮食的依据。

因病情需要而更改饮食时,如半流质饮食改为软质饮食,手术前需要禁食或病愈出院需要停止饮食等,需由医生开出医嘱。护士按医嘱填写饮食更改通知单或饮食停止通知单,送交订餐人员或营养室,由其作出相应处理。

(二)患者进食前的护理

1. **饮食教育** 由于饮食习惯不同或缺乏营养知识,患者可能对医院的某些饮食不理解,且难以接受。护士应根据患者所需的饮食种类对患者进行解释和指导,说明意义,明确可选用和不宜选用的食物及进餐次数等,取得患者的配合。饮食指导时应尽量符合患者的饮食习惯,根据具体情况指导,以帮助患者摄取合理的饮食,并尽量用一些患者容易接受的食物代替限制的食物,使用替代的调味品或佐料,以使患者适应饮食习惯的改变。良好的饮食教育能使患者理解并愿意遵循饮食计划。

2. **进食环境准备** 舒适的进食环境可使患者心情愉快、增进食欲。患者进食的环境应以清洁、整齐、空气新鲜、气氛轻松愉快为原则。

(1)进食前暂停非紧急的治疗及护理工作。

(2)病室内如有病情危重的患者,应以屏风遮挡。

(3)整理床单位,收拾床旁桌及床上不需要的物品,去除不良气味,避免不良视觉效果,如饭前半小时开窗通风、移去便器等。对于病室内不能入厕的患者,饭前半小时给予便盆排尿或排便,使用后应及时撤除,并开窗通风,防止因病室内残留不良气味而影响食欲。

(4)多人共同进餐可促进患者食欲。如条件允许,应鼓励患者在病区餐厅集体进餐,或鼓励同病室患者共同进餐。

3. **患者准备** 进食前患者感觉舒适会有利于患者的进食。因此,在进食前,护士应协助患者做相应的准备工作。

(1)减少或去除各种引起不舒适的因素:疼痛患者给予适当的镇痛措施;高热者给予降温;敷料包扎固定过紧、过松给予适当调整;因固定的特定姿势引起疲劳时,应帮助患者更换卧位或在相应部位给予按摩。

(2)改善患者的不良心理状态:对于焦虑、抑郁者给予心理指导;条件许可时,可允许家人陪伴患者进餐。

(3)协助患者洗手及清洁口腔:对病情严重的患者给予口腔护理,以促进食欲。

(4)协助患者采取舒适的进餐姿势,如病情允许,可协助患者下床进食;不便下床者,可安排坐位或半坐位,并于床上摆放小桌进餐;卧床患者可安排侧卧位或仰卧位(头转向一侧)并给予适当支托。

(5)征得患者同意后将治疗巾或餐巾围于患者胸前,以保持衣服和被单的清洁,并使患者做好进食准备。

(三)患者进食时的护理

1. **及时分发食物**　护士洗净双手,衣帽整洁。根据饮食单上的饮食要求协助配餐员及时将热饭、热菜准确无误地分发给每位患者。

2. **鼓励并协助患者进食**　患者进食期间护士应巡视患者,同时鼓励或协助患者进食。

(1)检查治疗饮食、试验饮食的实施情况,并适时给予督促,随时征求患者对饮食制作的意见,并及时向营养室反映。访客带来的食物,需经护士检查,符合治疗护理原则的方可食用,必要时协助加热。

(2)进食期间,护士可及时地、有计划地解答患者在饮食方面的问题,逐渐纠正其不良饮食习惯。

(3)鼓励卧床患者自行进食,并将食物、餐具等放在患者伸手可及的位置,必要时护士应给予帮助。

(4)对于不能自行进食者,应根据患者的进食习惯如进食的次序与方法等耐心喂食,每次喂食的量及速度可按患者的情况和要求而定,不要催促患者,以便于其咀嚼和吞咽。进食的温度要适宜,防止烫伤。饭和菜、固体和液体食物应轮流喂食。进流质饮食者,可用吸管吸吮。

(5)对双目失明或眼部被遮盖的患者,除遵守上述喂食要求外,应告诉患者喂食内容以增加其进食的兴趣。若患者要求自己进食,可按时钟平面图放置食物,并告知方向、食品名称,利于患者按顺序摄取,如6点钟放饭,12点钟放汤,3点钟及9点钟放菜等(图11-1)。

(6)对禁食或限制饮食者,应告知患者原因,以取得配合,同时在床尾挂上标记,做好交接班。

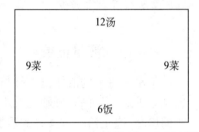

图11-1　食物放置平面图

(7)对于需要增加饮水量者,应向患者解释大量饮水的目的及其重要性。督促患者在白天饮入一天总饮水量的3/4,以免夜间饮水过多、排尿次数增加而影响睡眠。患者无法一次大量饮水时,可少量多次饮水,并注意改变液体种类,以保证液体的摄入。

(8)对限制饮水量者,护理人员应向患者及家属说明限水的目的及饮水量,以取得合作。患者床边应用限水标记。若患者口干,可用湿棉球湿润口唇或滴水湿润口腔黏膜。口渴严重时若病情允许可采用含用冰块、酸梅等方法刺激唾液分泌而止渴。

3. **特殊问题的处理**　在巡视患者时应及时处理进食过程中出现的特殊问题。

(1)恶心:若患者在进食过程中出现恶心,可鼓励其做深呼吸并暂时停止进食。

(2)呕吐:若患者发生呕吐,应及时给予帮助。将患者头偏向一侧,防止呕吐物进入气管内;给患者提供盛装呕吐物的容器;尽快清除呕吐物并及时更换被污染的被服等;开窗通风,去除室内不良气味;帮助患者漱口或给予口腔护理,去除口腔异味;询问患者是否愿意继续进食,对不愿意继续进食者,可帮助其保存好剩下的食物待其愿意进食时给予;观察呕吐物的性质、颜色、量和气味等并做好记录。

(3)呛咳:告诉患者在进食过程中应细嚼慢咽,不要边进食边说话,以免发生呛咳。若患者发生呛咳,应帮助患者拍背;若异物进入喉部,应及时在腹部剑突下,肚脐上用手向上、向下推挤数次,使异物排出,防止发生窒息。

(四) 患者进食后的护理

1. 及时撤去餐具,清理食物残渣,整理床单位,督促和协助患者饭后洗手、漱口或为患者做口腔护理,以保持餐后的清洁和舒适。

2. 餐后根据需要做好记录,如进食的种类、数量、患者进食过程中和进食后的反应等,以评价患者的进食是否满足营养需求。

3. 对暂时禁食或延迟进食的患者应做好交班。

知识链接

优质蛋白质的作用

食物所含蛋白质中各种必需氨基酸组成齐全、数量充足、比例合理、结构模式接近人体生理所需模式,这种蛋白质被称为优质蛋白。大豆蛋白质和动物性蛋白质属优质蛋白。

大豆蛋白质是植物蛋白质中身价最高、最引人瞩目的优质蛋白。其作用有:降低血浆胆固醇,防治心血管疾病;阻止尿钙损失,防止骨质疏松;调节妇女的生理周期,降低乳腺癌的发生率。

牛奶蛋白(主要含乳蛋白)是一种比其他任何动物蛋白营养价值都高,且来源充分的蛋白质,其作用有:提供丰富营养素;提供机体免疫力;预防高血压。在理想的蛋白质摄入中,要求动物蛋白占30%左右,牛奶是当前人们保证获得优质蛋白的重要手段。

三、出入液量记录

正常人每天的液体摄入量与排出量保持动态平衡。当患者休克、大面积烧伤、大手术后或患有心脏病、肾脏病、肝硬化腹水等疾病时,常需记录昼夜摄入和排出液量,以作为了解病情、协助诊断、决定治疗方案等的重要依据。因此护理人员应根据诊断和治疗的需要,及时、准确地记录出入液量。

(一) 记录内容与要求

临床上对于出入液量的记录内容包括摄入量和排出量(表11-6)。

表11-6 记录内容与要求

类别	记录内容	记录要求
摄入量	饮水量、食物中含水量、输液量、输血量等	患者饮水或进食时,应使用量杯或固定使用已测量过的容器,以便准确记录,凡是固体的食物必须记录固体单位量,根据需要可换算出固体食物的含水量(表11-7)
排出量	尿量、粪便量、其他排出量(呕吐量、痰量、胃肠减压量、腹腔抽出液量、各种引流量及伤口渗出量等)	在记录过程中,除大便记录次数外,液体均以毫升为单位进行记录。对于尿失禁的患者,应给予接尿措施或留置导尿管,以求得计量的准确

(二) 记录方法

1. 蓝墨水笔填写出入液量记录单的眉栏项目,如床号、姓名、住院号、日期等。

2. 出入液量记录,晨7时至晚7时用蓝墨水笔记录,晚7时至次晨7时用红墨水笔记录。

3. 出入液量总结，一般每日晚 7 时做 12 h 小结，次日晨 7 时做 24 h 总结，并用蓝墨水笔填写在体温单的相应栏目内。

4. 记录应及时、准确、完整。

表 11 - 7 常用食物含水量

食物名称	重量(g)	含水量(ml)	食物名称	重量(g)	含水量(ml)
米饭	100	70	鲤鱼	100	76
厚稀饭	50	200	鲫鱼	100	79
稀饭	50	300	草鱼	100	77
汤面条	100	300	小黄鱼	100	79
馒头	100	44	青鱼	100	78
花卷	100	33	带鱼	100	77
油饼	100	31	青蒜	100	90
烧饼	100	26	大白菜	100	95
麻花	100	5	冬瓜	100	97
包子	100	70	番茄	100	94
水饺	100	300	黄瓜	100	96
蒸饺	100	70	萝卜	100	91
油条	100	23	西瓜	100	94
面片	100	300	白葡萄	100	89
馄饨	100	300	紫葡萄	100	88
藕粉	100	210	草莓	100	91
煮鸡蛋	100	30	苹果	100	85
牛奶	100	87	橘子	100	88
豆浆	100	96	广柑	100	88
豆腐脑	100	91	鸭梨	100	85
豆腐干	100	70	桃子	100	86
瘦牛肉	100	57	菠萝	100	88
肥牛肉	100	43	香蕉	100	60
瘦猪肉	100	53	樱桃	100	88
肥猪肉	100	6	柚子	100	85
羊肉	100	59	柿子	100	80
鸡	100	74	红果	100	73
鸭	100	80	杏	100	89

（戴琳峰）

第四节 特殊饮食护理

对于病情危重、存在消化道功能障碍、不能经口或不愿经口进食的患者，为保证其营养素的摄取、消化、吸收，维持细胞的代谢，保持组织器官的结构与功能，调控免疫、内分泌等功能并修复组织，促进康复，临床上常根据患者的不同情况采用不同的特殊饮食护理，包括胃肠内营养和胃肠外营养。胃肠内营养(enteral nutrition，EN)是采用口服或管饲等方法经胃肠道提供能量及营养素的支持方式,其种类较多,可分为要素饮食、非要素饮食等。

一、管饲饮食

经胃肠道插入导管,给患者提供必需的食物、营养液、水及药物的方法称为管饲饮食(tube feeding),是临床中提供或补充营养的极为重要的方法之一。根据导管插入的途径,可分为:①口胃管,导管由口插入胃内;②鼻胃管,导管经鼻腔插入胃内;③鼻肠管,导管由鼻腔插入小肠;④胃造瘘管,导管经胃造瘘口插入胃内;⑤空肠造瘘管,导管经空肠造瘘口插至空肠内。本节主要以鼻胃管为例讲解管饲法的操作方法。

(一) 鼻饲法

鼻饲法(nasogastric gavage)是将导管经鼻腔插入胃内,从管内灌注流质食物、营养液、水分和药物的方法。

【目的】

对下列不能自行经口进食患者给予鼻胃管供给食物和药物,以维持患者营养和治疗的需要。

1. 昏迷者。

2. 口腔疾患或口腔手术后患者,上消化道肿瘤引起吞咽困难者。

3. 不能张口的患者,如破伤风患者。

4. 其他患者,如早产儿、病情危重者、拒绝进食者。

【评估】

1. 患者的病情及治疗情况。

2. 患者鼻腔黏膜有无肿胀、炎症,鼻中隔有无弯曲、有无鼻息肉等。

3. 向患者及家属解释操作目的、过程及操作中的配合方法,以缓解患者紧张、恐惧心理。

【计划】

1. 环境准备　环境整洁、安全、无异味。

2. 患者准备　了解管饲饮食目的、操作过程及注意事项,且患者愿意配合,鼻孔通畅。

3. 护士自身准备　衣帽整洁,修剪指甲,洗手,戴口罩。

4. 用物准备

(1) 无菌鼻饲包内备:治疗碗、镊子、止血钳、压舌板、纱布、胃管或硅胶管、50 ml 注射器、治疗巾。

(2) 治疗盘内备:液体石蜡、棉签、胶布、别针、夹子或橡皮圈、手电筒、听诊器、弯盘、鼻饲流质(38~40℃)、温开水适量(也可取患者饮水壶内的水)、水温计。按需准备漱口或口腔护理用物及松节油。

【实施】

1. 操作步骤

操作步骤	要点说明
▲ 插管	
(1) 核对:携用物至患者床旁,核对患者姓名、床号	● 认真执行查对制度,确认患者,避免差错事故的发生

操作步骤	要点说明
（2）**摆体位**：有义齿者取下义齿。能配合者取半坐位或坐位，无法坐起者取右侧卧位，昏迷患者取去枕平卧位，头向后仰	● 取下义齿，防止脱落、误咽 ● 坐位有利于减轻患者咽反射，利于胃管插入 ● 根据解剖原理，右侧卧位利于胃管插入 ● 头向后仰可避免胃管误入气管（图 11 - 2A）
（3）**保护床单位**：将治疗巾围于患者颌下，弯盘放在便于取用处	
（4）**鼻腔准备**：观察鼻腔是否通畅，选择通畅一侧，用棉签清洁鼻腔	● 鼻腔通畅，便于插管
（5）**标记胃管**：测量胃管插入的长度，并标记	● 插入长度一般为前额发际至胸骨剑突处或由鼻尖经耳垂至胸骨剑突处的距离 ● 一般成人插入长度为 45～55 cm
（6）**润滑胃管**：将少许液体石蜡倒于纱布上，润滑胃管前端	● 润滑胃管可减少插入时的摩擦阻力
（7）**插入胃管** 　1）左手持纱布托住胃管，右手持镊子夹住胃管前端，沿选定侧鼻孔轻轻插入 　2）插入胃管 10～15 cm（咽喉部）时，根据患者具体情况进行插管 　　a. 清醒患者：嘱患者作吞咽动作，顺势将胃管向前推进，至预定长度 　　b. 昏迷患者：左手将患者头托起，使下颌靠近胸骨柄，缓缓插入胃管至预定长度	● 插管时动作轻柔，镊子尖端勿碰及患者鼻黏膜，以免造成损伤 ● 吞咽动作可帮助胃管迅速进入食管，减轻患者不适，护士应随患者的吞咽动作插管。必要时，可让患者饮少量温开水 ● 下颌靠近胸骨柄可增大咽喉通道的弧度，便于胃管顺利通过会咽部（图 11 - 2B） ● 若插管中出现恶心、呕吐，可暂停插管，并嘱患者做深呼吸。深呼吸可分散患者注意力，缓解紧张 ● 如胃管误入气管，应立即拔出胃管，休息片刻后重新插入 ● 插入不畅时应检查口腔，了解胃管是否盘在口咽部，或将胃管抽出少许，再小心插入
（8）**确认**：确认胃管是否在胃内	● 确认胃管插入胃内的方法有：①在胃管末端连接注射器抽吸，能抽出胃液；②置听诊器于患者胃部，快速经胃管向胃内注入 10 ml 空气，听到气过水声；③将胃管末端置于盛水的治疗碗中，无气泡逸出
（9）**固定**：确定胃管在胃内后，将胃管用胶布固定在鼻翼及颊部	● 防止胃管移动或滑出
（10）**灌注食物** 　1）连接注射器于胃管末端，抽吸见有胃液抽出，再注入少量温开水 　2）缓慢注入鼻饲液或药液 　3）鼻饲完毕后，再注入少量温开水	● 每次灌注食物前应抽吸胃液以确定胃管在胃内及胃管是否通畅 ● 温开水可润滑管腔，防止鼻饲液黏附于管壁 ● 每次鼻饲量不超过 200 ml，间隔时间＞2 h，每次注入前应先用水温计测试温度，以 38～40℃ 为宜 ● 每次抽吸鼻饲液后应反折胃管末端，避免灌入空气，引起腹胀 ● 冲净胃管，防止鼻饲液积存于管腔中变质造成胃肠炎或堵塞管腔

操作步骤	要点说明
(11) **处理胃管末端**：将胃管末端反折，用纱布包好，用橡皮筋扎紧或用夹子夹紧，用别针固定于大单、枕旁或患者衣领处	● 防止食物反流 ● 防止胃管脱落
(12) **整理用物**	
1) 协助患者清洁鼻孔、口腔，整理床单位，嘱患者维持原卧位 20～30 min	● 维持原卧位有助于防止呕吐
2) 洗净鼻饲用的注射器，放于治疗盘内，用纱布盖好备用	● 鼻饲用物应每天更换消毒
(13) **记录**：洗手、记录	● 记录鼻饲的时间，鼻饲物的种类、量，以及患者反应等
▲ **拔管**	● 用于停止鼻饲或长期鼻饲需要更换胃管时 ● 长期鼻饲应定期更换胃管，晚间拔管，次晨再从另一侧鼻孔插入
(1) **拔管前准备**：置弯盘于患者颌下，夹紧胃管末端，轻轻揭去固定的胶布	● 夹紧胃管，以免拔管时液体反流
(2) **拔出胃管**：用纱布包裹近鼻孔处的胃管，嘱患者深呼吸，在患者呼气时拔管，边拔边用纱布擦胃管，到咽喉处快速拔出	● 到咽喉处快速拔出，以免管内残留液体滴入气管
(3) **整理用物**	
1) 将胃管放入弯盘，移出患者视线	● 避免污染床单位，减少患者的视觉刺激
2) 清洁患者口鼻、面部，擦去胶布痕迹，协助患者漱口，采取舒适卧位	● 可用松节油等消除胶布痕迹
3) 整理床单位，整理用物	
(4) **记录**：洗手，记录	● 记录拔管时间和患者反应

2. 注意事项

(1) 插管时动作应轻柔，避免损伤食管黏膜，尤其是通过食管 3 个狭窄部位（环状软骨水平处，平气管分叉处，食管通过膈肌处）时。

(2) 插入胃管至 10～15 cm（咽喉部）时，若为清醒患者，嘱其做吞咽动作；若为昏迷患者，则用左手将其头部托起，使下颌靠近胸骨柄，以利插管。

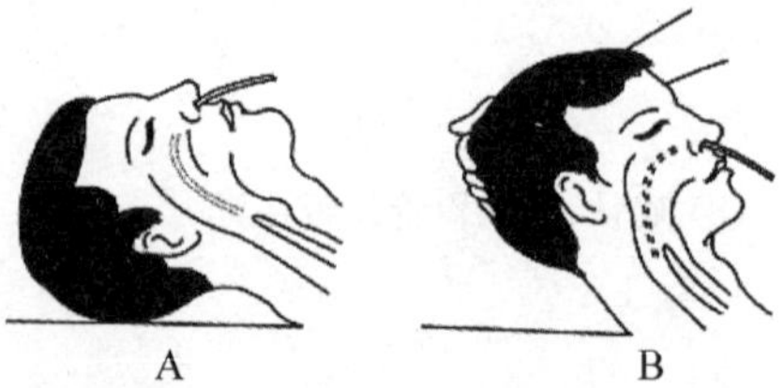

图 11－2　为昏迷患者插胃管示意图
A. 将患者头向后仰　B. 抬高患者头部以增大咽喉部通道的弧度

(3) 插入胃管过程中如果患者出现呛咳、呼吸困难、发绀等，表明胃管误入气管，应立即拔出胃管。

(4) 每次鼻饲前应证实胃管在胃内且通畅，并用少量温水冲管后再进行喂食，鼻饲完毕后再次注入少量温开水，防止鼻饲液凝结。

(5) 鼻饲液温度应保持在 38～40℃，避免过冷或过热；新鲜果汁与奶液应分别注入，防止发生凝块；药片应研碎溶解后注入。

(6) 长期鼻饲者应每日进行口腔护理 2 次，并定期更换胃管，普通胃管每周更换一次，硅胶胃管每月更换一次。

(7) 食管静脉曲张、食管梗阻的患者禁忌使用鼻饲法。

【评价】

1. 操作方法正确，动作轻柔，无黏膜损伤、出血及其他并发症。

2. 患者理解插管意义并能主动配合。

3. 确保插管于正确位置,无脱出。

4. 管饲饮食清洁,温度适宜,保证患者基本营养、药物及水分的摄入。

5. 拔管后患者无不适反应。

(二) 肠内营养泵

肠内营养泵是一种肠内营养输注系统,是通过鼻胃管或鼻肠管连接泵管及其附件,以微电脑精确控制输注的速度、剂量、温度、输注总量等的一套完整、封闭、安全、方便的系统。应用于处于昏迷状态或需要准确控制营养输入的管饲饮食患者。该系统可以按照需要定时、定量对患者进行肠道营养液输入,达到维持患者生命、辅助治疗疾病、促进术后康复等目的。

肠内营养泵有以下功能:①可以根据要求设定输入营养液的总量、流速、温度等参数,并且在运行过程中可任意修改;②根据指令,自动监测和控制营养液的流量和流速;根据所设定营养液的温度,自动监测和控制营养液的温度;③当营养液的温度、流量和流速出现异常时,发出报警信号;④动态显示已经输入营养液的数量、温度、流量和流速,便于随时查看。

肠内营养泵可能出现的问题有:①管道堵塞,多因营养液黏附管壁所致,应在持续滴注时,每2～4 h用37℃左右的生理盐水或温开水冲洗管道;②营养泵报警,其原因除管道堵塞外,还可能是滴管内液面过高或过低、液体滴空、电源不足等,应排除报警原因使滴注畅通;③鼻胃(肠)管因质地较硬造成消化道穿孔或营养管插入深度不够及误置入气管,应严格执行操作规程,同时应选用较柔软的鼻胃(肠)营养管。

二、要素饮食

要素饮食(elemental diets)是一种化学组成明确的精制食品,含有人体必需的易于消化吸收的营养成分,与水混合后可以形成溶液或较为稳定的悬浮液。它的主要特点是无须经过消化过程可直接被肠道吸收和利用,为人体提供热量及营养。适用于严重烧伤及创伤等高代谢、消化道瘘、手术前后需营养支持、非感染性严重腹泻、消化吸收不良等患者。

(一) 目的

要素饮食在临床营养治疗中可保证危重患者的能量及氨基酸等营养素的摄入,促进伤口愈合,改善患者营养状况,以达到治疗及辅助治疗的目的。

(二) 分类

要素饮食根据治疗用途可分为营养治疗用和特殊治疗用两大类。营养治疗的要素饮食主要包含游离氨基酸、单糖、重要脂肪酸、维生素、无机盐类和微量元素等。特殊治疗的要素饮食主要针对不同疾病患者,增减相应营养素以达到治疗目的的一些特殊种类要素饮食,主要适用于肝功能损害的高支链氨基酸低芳香族氨基酸要素饮食、适用于肾衰竭的以必需氨基酸为主的要素饮食、适用于苯丙酮尿症的低苯丙氨酸要素饮食等,这里主要介绍营养治疗的要素饮食。

(三) 用法

根据患者的病情需要,将粉状要素饮食按比例添加水,配制成适宜浓度和剂量的要素饮食,可通过口服、鼻饲、经胃或空肠造瘘口滴注的方法供给患者。因要素饮食口味欠佳,口服时患者不易耐受,故临床较少应用。若应用可在其中添加适量调味料。管喂滴注要素饮食一般有以下3种方式:

1. **分次注入** 将配制好的要素饮食或现成制品用注射器通过鼻胃管注入胃内,每日 4~6 次,每次 250~400 ml。主要用于非危重、经鼻胃管或造瘘管行胃内喂养的患者。优点是操作方便,费用低廉;缺点是较易引起恶心、呕吐、腹胀、腹泻等胃肠道症状。

2. **间歇滴注** 将配制好的要素饮食或现成制品放入有盖吊瓶内,经输注管缓慢滴入,每日 4~6 次,每次 400~500 ml,每次输注持续时间 30~60 min,多数患者可耐受。

3. **连续滴注** 装置与间歇滴注同,在 12~24 h 内持续滴入要素饮食,或用肠内营养泵保持恒定滴速,多用于经空肠喂养的危重患者。

(四) 并发症

在患者应用过程中,可因营养制剂选择不当、配制不合理、营养液污染或护理不当等因素引起各种并发症。

1. **机械性并发症** 与营养管的硬度、插入位置有关,主要有鼻咽部和食管黏膜损伤、管道阻塞。

2. **感染性并发症** 营养液误吸可导致吸入性肺炎;肠道造瘘患者的营养管滑入腹腔可导致急性腹膜炎。

3. **肠道并发症** 患者可发生恶心、呕吐、腹胀、腹痛、便秘、腹泻等并发症。

4. **代谢性并发症** 有的患者可出现高血糖或电解质代谢紊乱。

(五) 注意事项

1. 每一种要素饮食的具体营养成分、浓度、用量、滴入速度,应根据患者的具体病情,由临床医师、责任护士和营养师共同商议而定。

2. 应用原则一般是由低、少、慢开始,逐渐增加,待患者耐受后,再稳定配餐标准、用量和速度。

3. 配制要素饮食时,应严格执行无菌操作原则,所有配制用具均需消毒灭菌后使用。

4. 已配制好的溶液应放在 4℃ 以下的冰箱内保存,防止被细菌污染。配制好的要素饮食应保证于 24 h 内用完,防止放置时间过长而变质。

5. 要素饮食不能用高温蒸煮,但可适当加温,其口服温度一般为 37℃ 左右,鼻饲及经造瘘口注入时的温度宜为 41~42℃。可置一热水袋于输液管远端,保持温度,防止发生腹泻、腹痛、腹胀。

6. 要素饮食滴注前后都需用温开水或生理盐水冲净管腔,以防食物积滞管腔而腐败变质。

7. 滴注过程中经常巡视患者,如出现恶心、呕吐、腹胀、腹泻等症状,应及时查明原因,按需要调整速度、温度;反应严重者可暂停滴入。

8. 应用要素饮食期间需定期测量体重,并观察尿量、大便次数及性状,检查血糖、尿糖、血尿素氮、电解质、肝功能等指标,做好营养评估。

9. 停用要素饮食时需逐渐减量,骤停易引起低血糖反应。

10. 临床护士要加强与医师和营养师的联系,及时调整饮食,处理不良反应和并发症。

11. 要素饮食不能用于婴幼儿和消化道出血者;消化道瘘和短肠综合征患者宜先采用几天全胃肠外营养后逐渐过渡到要素饮食;糖尿病和胰腺疾病患者应慎用。

三、胃肠外营养

胃肠外营养(parenteral nutrition, PN)是按照患者需要,通过周围静脉或中心静脉输入患者所需的全部能量及营养素,包括氨基酸、脂肪、各种维生素、电解质和微量元素的一种营养支持方法。

(一) 目的

用于各种原因引起的不能从胃肠道摄入营养、胃肠道需要充分休息、消化吸收障碍以及存在超高代谢等的患者,并保证热量及营养素的摄入,从而维持机体新陈代谢,促进患者康复。

(二) 分类

根据补充营养的量,胃肠外营养可分为部分胃肠外营养(PPN)和全胃肠外营养(TPN)两种。根据应用途径不同,胃肠外营养可分为周围静脉营养及中心静脉营养。短期、部分营养支持或中心静脉置管困难时,可采用周围静脉营养;长期、全量补充营养时宜采用中心静脉营养。

(三) 用法

胃肠外营养的输注方法主要有全营养混合液输注及单瓶输注两种。

1. 全营养混合液输注 即将每天所需的营养物质在无菌条件下按次序混合输入由聚合材料制成的输液袋或玻璃容器后再输注的方法。这种方法热氮比例平衡、多种营养素同时进入体内而增加节氮效果;同时简化输液过程,节省时间。另外可减少污染并降低代谢性并发症的发生。

2. 单瓶输注 在无条件进行全营养混合液输注时,可单瓶输注。此方法由于各营养素非同步进入机体而造成营养素的浪费,另外易发生代谢性并发症。

(四) 禁忌证

1. 胃肠道功能正常,能获得足量营养者。

2. 估计应用时间不超过 5 d。

3. 患者伴有严重水、电解质紊乱,酸碱失衡,出、凝血功能紊乱或休克时应暂缓使用,待内环境稳定后再考虑胃肠外营养。

4. 已进入临终期、不可逆昏迷等患者不宜应用胃肠外营养。

(五) 并发症

在患者应用胃肠外营养的过程中,可能发生的并发症有:

1. 机械性并发症 在中心静脉置管时,可因患者体位不当、穿刺方向不正确等引起气胸、皮下气肿、血肿甚至神经损伤。若穿破静脉及胸膜,可发生血胸或液胸。输注过程中,若大量空气进入输注管可发生空气栓塞,甚至死亡。

2. 感染性并发症 若置管时无菌操作不严格、营养液污染以及导管长期留置可引起穿刺部位感染、导管性脓毒血症等感染性并发症。长期肠外营养也可发生肠源性感染。

3. 代谢性并发症 营养液输注速度、浓度不当或突然停用可引起糖代谢紊乱、肝功能损害。长期肠外营养也可引起肠黏膜萎缩、胆汁淤积等并发症。

(六) 注意事项

1. 严格执行配制营养液及静脉穿刺过程中的无菌操作。

2. 配制好的营养液储存于 4℃冰箱内备用,若存放超过 24 h,则不宜使用。

3. 输液导管及输液袋每 12~24 h 更换 1 次;导管进入静脉处的敷料每 24 h 应更换 1 次。更换时严格无菌操作,注意观察局部皮肤有无异常征象。

4. 输液过程中加强巡视,注意输液是否通畅,开始时缓慢,逐渐增加滴速,保持输液速度均匀。一般成人首日输液速度 60 ml/h,次日 80 ml/h,第三天 100 ml/h。输液浓度也应由较低浓度开始,逐渐增加。输液速度及浓度可根据患者年龄及耐受情况加以调节。

5. 输液过程中应防止液体中断或导管脱出,防止发生空气栓塞。

6. 静脉营养导管严禁输入其他液体、药液及血液,也不可在此处采集血标本或监测中心静脉压。

7. 使用前及使用过程中要对患者进行严密的实验室监测,每日记录出入液量,观察血常规、电解质、血糖、氧分压、血浆蛋白、尿糖、酮体及尿生化等情况,根据患者体内代谢的动态变化及时调整营养液配方。

8. 密切观察患者的临床表现,注意有无并发症的发生。若发现异常情况应及时与医师联系,配合处理。

9. 停用胃肠外营养时应提前在 2~3 d 内逐渐减量。

(唐　莹)

思 考 题

1. 急性肾炎患者适用何种饮食? 其每日蛋白质摄入量应是多少?

2. 护士如何协助双目失明患者进食?

3. 证实胃管是否在胃内有哪 3 种方法?

4. 如何正确记录患者每日出入量?

5. 护士在为一老年痴呆、进行性吞咽困难的患者插胃管行鼻饲营养时,发现患者口唇发绀、呼吸困难,此时可能是出现了什么情况? 如何处理?

第十二章 冷热疗法

【教学目标】

■ **掌握**

    1. 冷热疗法的概念。

    2. 冷热疗法的作用。

    3. 冷热疗法的禁忌证。

    4. 冰袋、热水袋、红外线灯的使用方法。

■ **熟悉**

    1. 冷热疗法的生理效应。

    2. 影响冷热疗法效果的因素。

■ **了解**

    1. 冰帽的使用方法。

    2. 温水擦浴、湿热敷等操作技术。

冷热疗法是临床上常用的物理治疗方法。作为冷热疗法的实施者，护士应了解冷热疗法的相关知识，掌握正确的使用方法，观察患者的反应，并及时评价治疗效果，达到治疗目的。

第一节 概 述

一、冷热疗法的概念

冷热疗法(cold and heat therapy)是利用低于或高于人体温度的物质作用于体表皮肤，通过神经传导引起皮肤和内脏器官血管的收缩和扩张，从而改变机体各系统体液循环和新陈代谢，达到治疗目的的方法。

人体皮肤分布着多种感受器，能产生各种感觉，如冷觉感受器、温觉感受器、痛觉感受器等。冷觉感受器位于真皮上层，温觉感受器位于真皮下层。冷觉感受器较集中于躯干上部和四肢，数量较温觉感受器多4～10倍。因此对刺激的反应，冷比热敏感。当温觉、冷觉感受器受到强烈刺激时,痛觉感受器也会兴奋,使机体产生疼痛。

当皮肤感受器受温度或疼痛刺激后,神经末梢发出冲动,经过传入神经纤维传到大脑皮质感受中枢,感受中枢对冲动进行识别,再通过传出神经纤维发出指令,机体产生运动,所需时间仅 1½ s。当刺激强烈时,神经冲动可不经过大脑,只通过脊髓反射使整个反射过程更迅速,以免机体受损。

二、冷热疗法的效应

(一) 生理效应

冷热应用使机体产生不同的生理效应,其效应是相对的(表 12 - 1)。

表 12 - 1　冷热疗法的生理效应

生理指标	生理效应		生理指标	生理效应	
	用热	用冷		用热	用冷
细胞代谢率	增加	减少	血液流动	增快	减慢
需氧量	增加	减少	淋巴流动	增快	减慢
血管	舒张	收缩	结缔组织伸展性	增强	减弱
毛细血管通透性	增加	减少	神经传导速度	增快	减慢
血液黏稠度	降低	增加	体温	上升	下降

(二) 继发效应

用冷或用热超过一定时间,产生与生理效应相反的作用,这种现象称为继发效应(secondary effect)。如热疗可使血管扩张,但持续用热 1 h 后,产生局部小动脉收缩;同样持续用冷 30~60 min 后,局部小动脉也出现扩张。这是机体为避免长时间用冷或用热的损伤而引起的防御反应。因此,冷热治疗应有适当的时间,以 20~30 min 为宜,如需反复使用,中间必须给予 1 h 的休息时间,让组织有一个复原过程,防止产生继发效应而抵消应有的生理效应。

三、影响冷热疗法效果的因素

(一) 方式

冷热应用方式不同,其效果也不同。水是极佳的导体,其传导能力及渗透力比空气强,因此,同样的温度,湿冷、湿热的效果优于干冷、干热。在临床应用中须根据病变部位和治疗要求进行选择,同时注意防止冻伤、烫伤。

(二) 时间

冷热应用有一定的时间要求,在一定时间内其效应是随着时间的增加而增强,以达到最大的治疗效果。但如果时间过长,则会发生继发效应而抵消治疗效应,甚至还可引起不良反应,如疼痛、皮肤苍白、冻伤、烫伤等。同时,冷热作用时间越长,机体对冷热耐受性也就增强,敏感性也就降低。

(三) 温度

冷热应用时的温度与机体体表温度相差越大,机体对冷热刺激的反应越强;反之,则越小。

另外,环境温度也可影响冷热效应,如室温过低,则散热快,热效应降低;室温过高,冷效应降低。

(四) 面积

冷热疗法的效果与应用的面积大小有关。应用面积大,则冷、热疗法的效果较强;反之,则较弱。但须注意使用面积越大,患者的耐受性越差,易引起全身反应。

(五) 部位

身体各部位皮肤有厚薄之分,皮肤较厚的区域,如脚底、手心,对冷热耐受性大,冷热疗法效果也较差;而躯体的皮肤较薄,对冷热的敏感性强,冷热疗法效果也较好。不同深度的皮肤对冷热反应也不同,皮肤浅层,冷觉感受器较温觉感受器浅表且数量也多,故浅层皮肤对冷较敏感。血液循环也能影响冷热疗法的效果,血液循环良好的部位,可增强冷、热应用效果。因此,临床上为高热患者物理降温,将冰袋、冰囊放置在颈部、腋下、腹股沟等体表大血管经过处,以增加散热。

(六) 个体差异

年龄、性别、身体状况、居住习惯、肤色等影响冷热治疗效应。婴幼儿由于体温调节中枢功能尚未成熟,对冷热的适应能力有限;老年人由于体温调节功能减退,对冷热刺激反应的敏感性降低。对冷热刺激女性较男性敏感。对昏迷、血液循环障碍、血管硬化、感觉迟钝等患者,因其对冷热的敏感性降低,尤其要注意防止烫伤与冻伤。长期居住在热带地区者对热的耐受性较强,而长期居住在寒冷地区者对冷的耐受性较强,浅肤色者比深肤色者对冷、热的反应更强烈。

第二节　冷疗法的应用

一、冷疗法的作用和禁忌证

(一) 冷疗的作用

1. 减轻局部充血或出血　冷可使局部毛细血管收缩、血管通透性降低、减轻局部组织的充血和水肿;冷还可使血液循环减慢、血液黏稠度增加、促进血液凝固而控制出血。适用于软组织挫伤、关节扭伤的急性渗出期及体表组织的出血,如鼻出血、扁桃体摘除术后等。

2. 减轻疼痛　冷可抑制组织细胞的活动,降低神经末梢的敏感性,从而减轻疼痛;同时,用冷后血管收缩,渗出减少,局部组织内的张力减轻,起到减轻疼痛的作用。如牙痛时,用冷疗可减轻肿胀和疼痛;踝关节扭伤 48 h 内,用冷疗可减轻踝关节软组织的出血和疼痛。

3. 控制炎症扩散　冷可使局部血管收缩、血流量减少、细菌的活力和细胞的代谢率降低,从而控制炎症扩散。适用于炎症早期。

4. 降低体温　冷直接与皮肤接触,通过传导散热,降低体温,适用于高热、中暑患者降温。头部用冷,可降低脑细胞的代谢,提高脑组织对缺氧的耐受性,减少脑细胞损害,适用于脑外伤,脑缺氧的患者。

（二）冷疗法禁忌证

1. 血液循环明显不良　用冷会加重血液循环障碍,导致局部组织缺血缺氧而变性坏死。如大面积组织损伤、全身微循环障碍、休克、水肿等患者。

2. 慢性炎症或深部化脓病灶　用冷可使局部毛细血管收缩,血流量减少,妨碍炎症的吸收。

3. 组织损伤、破裂　用冷可降低血液循环,增加组织损伤,影响伤口愈合,尤其大范围组织损伤、应禁止用冷。

4. 对冷过敏者　患者用冷疗后可出现皮疹、关节疼痛、肌肉痉挛等现象。

5. 禁忌冷疗的部位

（1）枕后、耳郭、阴囊处:用冷易引起冻伤。

（2）心前区:用冷易引起反射性心率减慢、心律不齐、心房颤动或心室颤动。

（3）腹部:用冷易引起腹痛、腹泻。

（4）足底:用冷易引起反射性末梢血管收缩而影响散热或反射性地引起一过性冠状动脉收缩。

（5）昏迷、感觉异常、年老体弱者慎用。

二、冷疗技术

（一）冰袋（ice bags）的使用

【目的】

降温、止血、镇痛、局部消肿、抑制炎症扩散。

【评估】

1. 患者的年龄、病情、冷疗部位局部组织状况、有无感觉障碍等。

2. 患者对使用冰袋目的、方法、注意事项及配合要点。

【计划】

1. 环境准备　病室安静、整洁,无对流风直吹患者,酌情关闭门窗,屏风遮挡。

2. 患者准备　体位舒适、愿意配合。

3. 护士自身准备　衣帽整洁,修剪指甲,洗手、戴口罩。

4. 用物准备

（1）治疗盘内备:冰袋或冰囊（图 12－1）、布套、毛巾。

（2）治疗盘外备:冰块、帆布袋、木槌、脸盆、冷水、勺。

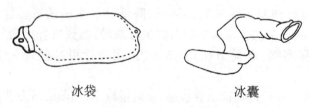

冰袋　　　　　　　　冰囊

图 12－1　冰袋、冰囊

【实施】

1. 操作步骤

操作步骤	要点说明
(1) **核对**:携用物至患者床旁,核对床号、姓名	● 确认患者
(2) **准备冰袋或冰囊**	
1) 备冰:冰块装入帆布袋,木槌敲碎成小块,放入盆内,用冷水冲去棱角	● 避免棱角引起患者不适及损坏冰袋
2) 装袋:将小冰块装袋1/2～2/3满	● 便于冰袋与皮肤接触
3) 驱气:排出冰袋内空气并夹紧袋口	● 空气可加速冰的融化
4) 检查:用毛巾擦干冰袋,倒提,检查	● 检查冰袋有无破损、漏水
5) 加套:将冰袋装入布套	● 避免冰袋与患者皮肤直接接触,也可吸收冷凝水气
(3) **放置位置**:高热降温置冰袋于前额、头顶部和体表大血管流经处(颈部两侧、腋窝、腹股沟等);扁桃体摘除术后将冰囊置于颈前颌下(图12-2)	● 放置前额时,应将冰袋悬吊在支架上,以减轻局部压力,但冰袋必须与前额皮肤接触(图12-3)
(4) **放置时间**:不超过30 min	● 以防发生继发反应
(5) **观察**:效果与反应	● 局部皮肤出现发紫、麻木感,则停止使用
(6) **用物处理**	● 冰袋内冰水倒空,倒挂晾干,吹入少量空气,夹紧袋口备用;布袋送洗
(7) **记录**:部位、时间、效果、反应	● 便于评价

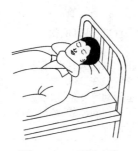

图12-2　颈部冷敷

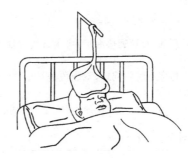

图12-3　冰袋使用法

2. **注意事项**

(1) 随时观察冰袋有无漏水、冰块是否融化,以便及时更换。

(2) 注意观察用冷部位血液循环状况,如出现皮肤苍白、青紫或有麻木感等,应立即停止用冷。

(3) 应根据不同目的掌握用冷时间,用于治疗不超过30 min;用于降温30 min后测体温,当体温降至39℃以下,取下冰袋,做好记录。如需长时间用冷者,可间隔1 h后再重复使用。

【评价】

1. 患者了解冰袋使用的目的,愿意配合。

2. 患者使用冰袋过程中皮肤无异常,达到治疗效果。

3. 患者及家属知晓护士告知事项,对服务满意。

(二) 冰帽的使用

【目的】

头部降温,预防脑水肿。

【评估】

1. 患者的年龄、病情、意识、治疗情况、头部状况，合作程度等。

2. 患者或家属使用冰帽目的、方法、注意事项及配合要点的知晓度。

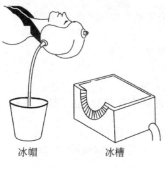

图 12-4　冰帽、冰槽

【计划】

1. 环境准备　病室整洁、温度适宜，无对流风直吹患者，酌情关闭门窗。

2. 患者准备　体位舒适、愿意配合。

3. 护士自身准备　衣帽整洁，修剪指甲，洗手、戴口罩。

4. 用物准备　冰帽或冰槽(图 12-4)、冰块、帆布袋、木槌、盆及冷水、勺、海绵、水桶、肛表。若水槽降温备不脱脂棉球及凡士林纱布。

【实施】

1. 操作步骤

操作步骤	要点说明
(1) 核对：携用物至患者床旁，核对床号、姓名	● 确认患者
(2) 备冰(同冰袋法)	
(3) 降温	
▲ 冰帽降温	
头部置冰帽中，后颈部、双耳廓垫海绵；排水管放水桶内	● 防止枕后、外耳冻伤
▲ 冰槽降温	
头部置水槽中，双耳塞不脱脂棉球，双眼覆盖凡士林纱布	● 防止冰水流入耳内，保护角膜
(4) 观察：效果与反应	● 维持肛温在 33℃ 左右，不可低于 30℃，以防心室颤动等并发症出现
(5) 用物处理	● 冰帽处理同冰袋；冰槽将冰水倒空以备用
(6) 记录：时间、效果、反应	● 便于评价

2. 注意事项

(1) 注意观察患者皮肤变化，特别是头部皮肤变化，防止耳廓发生青紫、麻木及冻伤。

(2) 注意观察患者体温心率的变化。肛温不宜低于 30℃，以免发生心房、心室颤动或房室传导阻滞等。

【评价】

1. 患者了解冰帽或冰槽使用的目的，愿意配合。

2. 患者使用冰帽或冰槽过程中皮肤无异常，达到治疗效果。

3. 患者及家属知晓护士告知事项。患者感觉舒适、安全。

知识链接

半导体降温帽

　　半导体降温帽是利用半导体温差电子制冷技术，造成帽内局部低温环境，从而降低脑细胞代谢率，提高脑细胞对缺氧的耐受性，使大脑皮质细胞得到保护和修复。适用于脑外伤、脑水肿、脑缺氧、颅内压增高等患者，其特点是电子制冷，温度可准确控制。并克服传统冰帽易于形成冷凝水而浸湿床单、衣服等弊端。

(三) 冷湿敷(cold moist compress)

【目的】

降温、止血、扭伤早期消肿与止痛。

【评估】

1. 患者的年龄、病情、意识、体温、治疗情况、局部皮肤状况。

2. 患者使用冷湿敷的目的、方法、注意事项和配合要点,以及活动能力与合作程度等的知晓度。

【计划】

1. 环境准备　病室整洁、温度适宜、酌情关闭门窗,必要时屏风遮挡。

2. 患者准备

(1) 了解使用冷湿敷的目的、方法、注意事项及配合要点。

(2) 体位舒适、愿意配合。

3. 护士自身准备　衣帽整洁,修剪指甲,洗手、戴口罩。

4. 用物准备

(1) 治疗盘内备:长钳2把、敷布2块、凡士林、纱布、棉签、橡胶单、治疗巾。

(2) 治疗盘外备:盛放冰水的容器、必要时备换药用物。

【实施】

1. 操作步骤

操作步骤	要点说明
(1) **核对**:携用物至患者床旁,核对床号、姓名	● 确认患者
(2) **患处准备**:暴露患处,垫橡胶单和治疗巾于受敷部位下,受敷部位涂凡士林,上盖一层纱布	● 保护皮肤及床单位 ● 必要时屏风遮挡,保护患者隐私
(3) **冷敷**	
1) 敷布浸入冰水中长钳夹起拧至半干	● 敷布须浸透,拧至不滴水为度
2) 抖开(图12-5)敷于患处	● 若冷敷部位为开放性伤口,须按无菌技术处理伤口
3) 每3～5 min更换一次敷布,持续15～20 min	● 确保冷敷效果,以防产生继发效应
(4) **观察**:局部皮肤变化及患者反应	
(5) **操作后处理**	
1) 擦干冷敷部位,整理床单位	
2) 用物处理	● 消毒后备用
3) 洗手、记录	● 便于评价

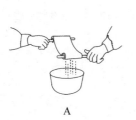 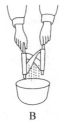 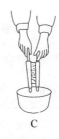 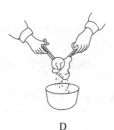

A　　　　B　　　　C　　　　D

图 12-5　冷湿敷拧敷布法

2. 注意事项

(1) 注意观察皮肤局部情况及患者反应。

(2) 敷布湿度得当,以不滴水为度。

(3) 若为降温,则使用冷湿敷 30 min 后应测量体温,并将体温记录在体温单上。

【评价】

1. 患者了解使用冷湿敷的目的,愿意配合。

2. 患者局部皮肤无异常反应,达到治疗效果。

3. 在冷湿敷过程中,患者感觉舒适、安全。

(四) 温水拭浴(tepid water sponge bath)或乙醇拭浴(alcohol sponge bath)

【目的】

为高温患者降温。

【评估】

1. 患者的年龄、病情、体温、意识、治疗情况、有无乙醇过敏史、皮肤状况。

2. 患者对温水拭浴或乙醇拭浴的目的、方法、注意事项及配合要点的知晓度。

【计划】

1. 环境准备　调节室温、关闭门窗,必要时屏风遮挡,劝退异性家属。

2. 患者准备

(1) 了解温水拭浴或乙醇拭浴的目的、方法、注意事项及配合要点。

(2) 体位舒适、愿意配合,需要时排尿。

3. 护士自身准备　衣帽整洁,修剪指甲,洗手、戴口罩。

4. 用物准备

(1) 治疗盘内备:大毛巾、小毛巾、热水袋及套、冰袋及套。

(2) 治疗盘外备:脸盆内盛放 32～34℃温水,2/3 满或盛放 30℃,25％～35％乙醇 200～300 ml。必要时备衣裤、便器。

【实施】

1. 操作步骤

操作步骤	要点说明
(1) 核对:携用物至患者床旁,核对床号、姓名	● 确认患者
(2) 松床尾、脱衣:松开床尾盖被,协助患者脱去上衣	● 便于擦拭 ● 必要时屏风遮挡,保护患者隐私
(3) 置冰袋、热水袋:冰袋置头部,热水袋置足底	● 头部置冰袋,以助降温并防止头部充血而至头痛;热水袋置足底,以促进足底血管扩张而减轻头部充血,并使患者感到舒适
(4) 拭浴 　1) 方法:大毛巾垫擦拭部位下,小毛巾浸入温水或乙醇中,拧至半干,缠于手上成手套状,以离心方向拭浴,拭浴毕,用大毛巾擦干皮肤 　2) 顺序 　　a. 双上肢:患者取仰卧位,按顺序擦拭:	● 保护床单位,毛巾套拭浴有舒适感

操作步骤	要点说明
① 颈外侧→上臂外侧→手背 ② 侧胸→腋窝→上臂内侧→手心 b. 腰背部:患者取侧卧位,从颈下肩部→臀部,拭浴毕,穿好上衣 c. 双下肢:患者取仰卧位,脱裤,拭浴毕,穿好裤子	● 擦至腋窝、肘窝、手心处稍用力并延长停留时间,以促进散热
① 外侧:髂骨→大腿外侧→足背 ② 内侧:腹股沟→大腿内侧→内踝 ③ 后侧:臀下→大腿后侧→腘窝→足跟	● 擦至腹股沟、腘窝处稍用力并延长停留时间,以促进散热 ● 以防产生继发效应
3) 时间:每侧(四肢、背腰部)3 min,全过程20 min以内	● 有异常,停止拭浴,及时处理
(5) 观察:有无出现寒战、面色苍白、脉搏、呼吸异常	
(6) 操作后处理	
1) 拭浴毕,取下热水袋,整理床单位	
2) 用物处理	● 消毒后备用
3) 洗手、记录:时间、效应、反应	● 记录拭浴的时间、效果、患者的反应,以便于评价 ● 拭浴后 30 min 测量体温,降温后体温记录在体温单上;若低于 39℃,取下头部冰袋

2. 注意事项

(1) 注意观察患者反应,如出现面色苍白、寒战、呼吸异常时,应立即停止拭浴,并通知医生给予相应的处理。

(2) 胸前区、腹部、后颈、足底为拭浴的禁忌部位。

(3) 新生儿及血液病高热患者禁用乙醇拭浴。

(4) 在体表大血管分布处,如腋窝、肘窝、掌心、腹股沟、腘窝等处,应延长拭浴时间,以促进散热。

【评价】

1. 患者了解温水拭浴或乙醇拭浴目的,愿意配合。

2. 在拭浴过程中,患者感觉舒适、安全,达到降温效果。

知识链接

医用冰毯全身降温仪

医用冰袋全身降温仪又称冰毯机,是利用半导体制冷原理,将水箱内蒸馏水冷却后通过主机与冰毯内的水进行循环交换,促进与毯面接触的皮肤散热,以达到降温的目的。冰毯机上连有肛温传感器,可设定肛温的上下限,根据肛温变化自动切换"制冷"开关,将肛温控制在设定的范围内。冰毯机有两种应用方法:单纯降温和亚低温治疗法,前者用于高热患者,后者用于重型颅脑损伤患者。使用时患者脱去上衣,在冰毯面覆盖中单,将冰毯置于患者整个背部,并保持接触。

第三节　热疗法的应用

一、热疗法的作用和禁忌证

（一）热疗的作用

1. 减轻深部组织充血　热可使体表血管扩张，血流量增加，使平时大量呈闭锁状态的动静脉吻合支开放，导致全身循环血量的重新分布，使深部组织血流量减少，从而减轻深部组织充血。

2. 减轻疼痛　热可降低痛觉神经的兴奋性，又可改善血液循环，加速组胺等致痛物质排出；减轻炎性水肿，解除局部神经末梢的压力；使肌肉、肌腱和韧带松弛，增强肌肉组织的伸展性，增加关节的活动范围，减少肌肉痉挛和关节强直，从而解除或减轻疼痛。

3. 促进炎症消散和局限　热可使局部血管扩张，促进血液循环，增强新陈代谢和白细胞的吞噬功能。炎症早期用热，可促进炎性渗出物的吸收和消散；炎症后期用热，可促使白细胞释放蛋白溶解酶，溶解坏死组织，有助于坏死组织的清除与组织的修复，促进炎症局限。如踝关节扭伤 48 h 后，用热疗可促进踝关节软组织淤血的吸收和消散。

4. 保暖　热可使局部血管扩张，促进血液循环，使患者感到温暖舒适。适用于年老体弱、早产儿、末梢循环不良、危重的患者。

（二）热疗的禁忌证

1. 急腹症未明确诊断前　用热可减轻疼痛，从而掩盖病情真相而贻误诊断和治疗。

2. 面部危险三角区感染时　面部危险三角区血管丰富，面部静脉无静脉瓣，且与颅内海绵窦相通，用热可使该处血管扩张、血流量增多，导致细菌及毒素进入血液循环，易引起颅内感染或败血症。

3. 软组织损伤或扭伤早期　软组织损伤或扭伤 24～48 h 内，用热可使血管扩张，通透性增高，加重皮下出血和肿胀，从而加重疼痛。

4. 各种脏器内出血时　用热可使局部血管扩张，促进血液循环，增加脏器的血流量和血管通透性，从而加重出血。

5. 其他

（1）心、肝、肾功能不全者：大面积热疗使皮肤血管扩张，减少对内脏器官的血液供应，加重病情。

（2）皮肤湿疹：热疗可加重皮肤受损。

（3）急性炎症：热疗可使局部温度升高，有利于细菌繁殖及分泌物增多，加重病情。如牙龈炎、中耳炎等。

（4）孕妇：热疗可影响胎儿的生长。

（5）金属移植物部位：金属是热的良好导体，易造成烫伤。

（6）恶性肿瘤部位：热疗可使癌细胞加速新陈代谢而加重病情，同时使肿瘤扩散转移。

（7）麻痹、感觉异常者慎用。

二、热疗技术

(一) 热水袋(hot water bags)的使用

【目的】

保暖、解痉、镇痛、舒适。

【评估】

1. 患者的年龄、病情、热疗部位局部皮肤状况、有无感觉障碍等。

2. 患者对使用热水袋的目的、方法、注意事项及配合要点的知晓度。

【计划】

1. 环境准备　病室安静、整洁、无对流风直吹患者,酌情关闭门窗。

2. 患者准备

(1) 了解使用热水袋的目的、方法、注意事项及配合要点。

(2) 体位舒适、愿意配合。

3. 护士自身准备　衣帽整洁,修剪指甲,洗手、戴口罩。

4. 用物准备

(1) 治疗盘内备:热水袋及套、水温计、毛巾。

(2) 治疗盘外备:水罐、热水。

【实施】

1. 操作步骤

操作步骤	要点说明
(1) 核对:携用物至患者床旁,核对床号、姓名	● 确认患者
(2) 测量、调节水温	● 成人 60~70℃,昏迷、老人、婴幼儿、感觉迟钝、循环不良等患者,水温低于50℃
(3) 备热水袋	
1) 灌袋:放平热水袋、去塞,一手持袋口边缘,一手灌水(图 12-6)。灌水 1/2~2/3 满	● 边灌边提高热水袋,使水不致溢出 ● 灌水过多,使热水袋膨胀变硬,柔软舒适感下降
2) 驱气:热水袋缓缓放平,排出袋内空气并拧紧塞子	● 以防影响热的传播
3) 检查:用毛巾擦干热水袋,倒提,检查	● 检查热水袋有无破损,以防漏水
4) 加套:将热水袋装入布套	● 避免热水袋与患者皮肤直接接触,增进舒适
(4) 放置:放置所需位置,袋口朝身体外侧	● 谨慎小心,避免烫伤
(5) 时间:不超过 30 min	● 以防发生继发反应
(6) 观察:效果与反应	● 皮肤潮红、疼痛,停止使用,并在局部涂凡士林以保护皮肤
(7) 用物处理	● 热水袋倒空,倒挂,晾干,吹气,旋紧塞子,放阴凉处;布袋洗净,备用
(8) 洗手,记录	● 记录使用的部位、时间、效果、患者反应,以便于评价

2. 注意事项

(1) 经常检查热水袋有无破损,热水袋与塞子是否配套,以防漏水。

(2) 炎症部位热敷,热水袋灌水 1/3 满,以免压力过大,引起疼痛。

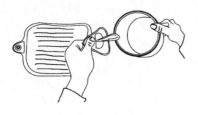

图 12-6　灌热水袋法

（3）特殊患者使用热水袋，外层再包一块大毛巾，或放于两层毯子之间，以防烫伤。

（4）加强巡视，定期检查局部皮肤情况，必要时床前交接班。

【评价】

1. 患者了解热水袋使用的目的，愿意配合。

2. 患者使用热水袋过程中皮肤无异常，达到治疗效果。

3. 患者及家属知晓护士告知事项，对服务满意。

知识链接

化学加热袋

化学加热袋是大小不等的密封的塑料袋，内装两种化学物质（如铁粉、活性炭、食盐等物质），使用时通过搓揉，使袋内的两种化学物质充分混合，发生化学反应而产热。具有保暖、解痉、镇痛作用。化学加热袋的最高温度可达 76℃以上，平均温度为 56℃，可持续使用 2 h 左右，因化学加热袋内两种化学物质反应初期热度不足，以后逐渐加热达到高峰期，温度可达 70℃以上，使用时特别要注意防止烫伤，袋外一定要加布套或包裹，必要时可加双层布套或包裹，老年人、小儿、昏迷、感觉麻痹的患者不宜使用化学加热袋。

（二）烤灯(hot lamps)的使用

【目的】

消炎、解痉、镇痛，促进创面干燥结痂，保护肉芽组织生长。

【评估】

1. 患者的年龄、病情、意识、治疗情况，局部皮肤状况、有无感觉障碍等。

2. 患者对使用烤灯的目的、方法、注意事项及配合要点的知晓度。

【计划】

1. 环境准备　调节室温，酌情关闭门窗，必要时屏风遮挡。

2. 患者准备

（1）了解使用烤灯治疗的目的、方法、注意事项及配合要点。

（2）体位舒适、愿意配合。

3. 护士自身准备　衣帽整洁，修剪指甲，洗手、戴口罩。

4. 用物准备　红外线灯或鹅颈灯。必要时备有色眼镜。

【实施】

1. 操作步骤

操作步骤	要点说明
（1）核对：携用物至患者床旁，核对床号、姓名	● 确认患者
（2）暴露：暴露患处，体位舒适	● 必要时屏风遮挡，维护患者隐私
（3）调节：调节灯距、温度，一般灯距为 30～50 cm（图 12-7）温热为宜（用手试温）	● 防止烫伤
（4）照射：20～30 min，注意保护	● 前胸、面颈照射时应戴有色眼镜或用纱布遮盖，以保护眼睛 ● 以防产生继发反应

续 表

操作步骤	要点说明
(5) 观察:效果与反应	● 观察有无过热、心慌、头昏感觉及皮肤反应,皮肤出现红斑为合适
(6) 用物处理	● 消毒后备用
(7) 洗手,记录	● 记录使用的部位、时间、效果、患者反应,以便于评价

2. 注意事项

(1) 根据治疗部位选择不同功率灯泡:胸、腹、腰、背500～1000 W,手、足部 250 W(鹅颈灯 40～60 W)。

(2) 由于眼内含有较多的液体,对红外线吸收较强,一定强度的红外线直接照射可引发白内障。因此,前胸、面颈照射时,应戴有色眼镜或用纱布遮盖。

(3) 意识不清、局部感觉障碍、血液循环障碍、瘢痕者,治疗时应加大灯距,防止烫伤。

(4) 红外线多次治疗后,治疗部位皮肤可出现网状红斑,色素沉着。

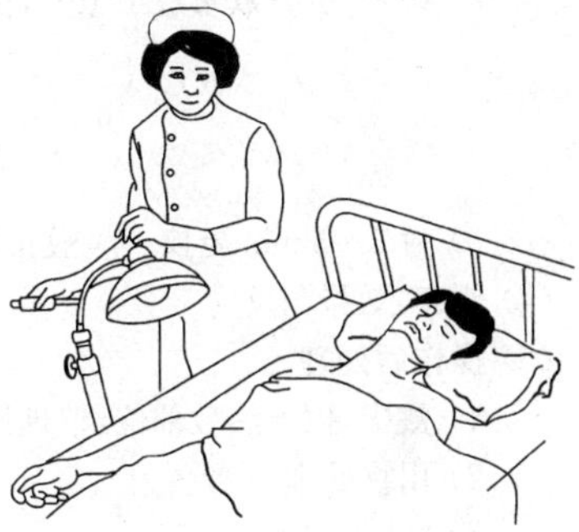

图 12-7 烤灯的使用

【评价】

1. 患者了解烤灯使用的目的,愿意配合。

2. 患者使用烤灯过程中皮肤无异常,达到治疗效果。

3. 患者及家属知晓护士告知事项,对服务满意。

(三) 热湿敷(hot moist compress)

【目的】

消炎、解痉、消肿、止痛。

【评估】

1. 患者的年龄、病情、体温、意识、治疗情况,局部皮肤、伤口状况,活动能力及合作程度。

2. 患者对热湿敷的目的、方法、注意事项及配合要点的知晓度。

【计划】

1. **环境准备** 调节室温,酌情关闭门窗,必要时屏风遮挡。

2. **患者准备**

(1) 了解热湿敷治疗的目的、方法、注意事项及配合要点。

(2) 体位舒适,愿意配合。

3. **护士自身准备** 衣帽整洁,修剪指甲,洗手、戴口罩。

4. **用物准备**

(1) 治疗盘内备:长钳 2 把、敷布 2 块、凡士林、纱布、棉签、橡胶单、治疗巾、棉垫、水温计。

(2) 治疗盘外备:热水瓶或电炉、脸盆内盛放热水。必要时备大毛巾、热水袋、换药用物。

245

【实施】

1. 操作步骤

操作步骤	要点说明
(1) 核对:携用物至患者床旁,核对床号、姓名	● 确认患者
(2) 患处准备:暴露患处,垫橡胶单和治疗单于受敷部位下,受敷部位涂凡士林,上盖一层纱布	● 保护患者皮肤及床单位 ● 必要时屏风遮挡,维护患者隐私
(3) 湿热敷 1) 敷布浸入热水中,长钳夹起拧至半干 2) 抖开,折叠敷布敷于患处,上盖棉垫	● 水温为 50～60℃,拧至不滴水为度,放在手腕内侧试温,以不烫手为宜 ● 可用热源或及时更换盆内热水维持水温,若患者感觉过热,可掀起敷布一角散热 ● 若热敷部位有伤口,须按无菌技术处理伤口
3) 每 3～5 min 更换一次敷布,持续 15～20 min	● 以防产生继发反应
(4) 观察:效果与反应	● 观察皮肤颜色、全身情况,以防烫伤
(5) 操作后处理 1) 敷毕,擦干热敷部位,整理床单位 2) 用物处理 3) 洗手,记录	 ● 消毒后备用 ● 记录使用的部位、时间、效果、患者反应,以便于评价

2. 注意事项

(1) 若热敷部位情况允许,可用热水袋放置在敷布上再盖以大毛巾,以维持温度。

(2) 面部热敷者,应间隔 30 min 方可外出,以防感冒。

【评价】

1. 患者了解热湿敷使用的目的,愿意配合。

2. 患者使用热湿敷过程中皮肤无异常,达到治疗效果。

3. 患者及家属知晓护士告知事项,对服务满意。

(四) 热水坐浴(hot site bath)

【目的】

消炎、消肿、止痛,用于会阴部、肛门疾病手术后。

【评估】

1. 患者的年龄、病情、意识、治疗情况,局部皮肤、伤口状况、活动能力及合作程度。

2. 患者对热水坐浴的目的、方法、注意事项及配合要点的知晓度。

【计划】

1. 环境准备　调节室温,酌情关闭门窗,必要时屏风遮挡。

2. 患者准备

(1) 了解热水坐浴治疗的目的、方法、注意事项及配合要点。

(2) 排尿、排便,并清洗局部皮肤。

3. 护士自身准备　衣帽整洁,修剪指甲,洗手,戴口罩。

4. 用物准备　坐浴椅、消毒坐浴盆、热水瓶、水温计、药液(遵医嘱)、毛巾、无菌纱布。必要时备屏风、换药用物。

【实施】

1. 操作步骤

操作步骤	要点说明
(1) 核对：携用物至患者床旁，核对床号、姓名	● 确认患者
(2) 配药、调温：配制药液置于浴盆内 1/2 满，调节水温，浴盆置于坐浴椅(图 12－8)	● 水温 40～45℃
(3) 遮挡、暴露：屏风遮挡患者并暴露其患处	● 维护患者隐私
(4) 坐浴	
1) 协助患者取坐姿	● 便于操作、舒适
2) 协助患者裤子脱至膝盖部	
3) 嘱患者用纱布蘸药液清洗外阴部皮肤	● 适应水温，避免烫伤
4) 待适宜水温后，坐入浴盆中，持续 15～20 min	● 臀部完全泡入水中 ● 随时调节水温，尤其冬季注意室温与保暖，防止患者着凉
(5) 观察：效果与反应	● 若出现面色苍白、脉搏加快、眩晕、软弱无力，应停止坐浴
(6) 操作后处理	
1) 坐浴毕用纱布擦干臀部，协助穿裤子，卧床休息	● 患者舒适
2) 用物处理	● 消毒后备用
3) 洗手，记录	● 记录坐浴的时间、药液、效果、患者反应，以便评价

2. 注意事项

(1) 坐浴过程中注意患者安全，随时观察患者面色、呼吸和脉搏，如有乏力、头晕、心慌等不适，应立即停止坐浴，扶患者上床休息。

(2) 女患者月经期、妊娠后期、产后 2 周内，以及阴道出血和急性盆腔炎症均不宜坐浴，以免感染。

(3) 坐浴部位如有伤口，需备无菌坐浴盆及药液，坐浴后按外科换药法处理伤口。

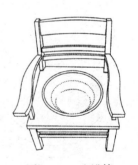

图 12－8　坐浴椅

【评价】

1. 患者了解热水坐浴的目的，愿意配合。

2. 患者臀部皮肤无异常，达到治疗效果。

3. 患者及家属知晓护士告知事项，对服务满意。

(五) 温水浸泡(warm soak)

【目的】

消炎、镇痛、清洁、消毒创口，用于手、足、前臂、小腿部感染。

【评估】

1. 患者的年龄、病情、治疗情况，局部皮肤、伤口状况，以及活动能力与合作程度。

2. 患者对温水浸泡的目的、方法、注意事项及配合要点的知晓度。

【计划】

1. 环境准备　调节室温，酌情关闭门窗。

2. 患者准备

(1) 了解温水浸泡治疗的目的、方法、注意事项及配合要点。

（2）坐姿舒适,愿意配合。

3. **护士自身准备**　衣帽整洁,修剪指甲,洗手、戴口罩。

4. **用物准备**

（1）治疗盘内备:长镊子、纱布。

（2）治疗盘外备:热水瓶、药液(遵医嘱)、浸泡盆(根据浸泡部位选用)。必要时备换药用物。

【实施】

1. **操作步骤**

操作步骤	要点说明
（1）**核对**:携用物至患者床旁,核对床号、姓名	● 确认患者
（2）**配药、调温**:配制药液置于浸泡盆内 1/2 满,调节水温	● 水温 43～46℃
（3）**暴露患处**,取坐姿	● 便于操作、舒适
（4）**浸泡**:将肢体慢慢放入浸泡盆,必要时用长镊子夹纱布轻擦创面,使之清洁(图 12-9)	● 使患者逐渐适应
（5）**持续时间**:30 min	● 以防发生继发效应
（6）**观察**:效果与反应	● 局部皮肤有无发红、疼痛等
（7）**操作后处理**	
1）浸泡毕用纱布擦干浸泡部位	● 患者舒适
2）用物处理	● 消毒后备用
3）洗手,记录	● 记录浸泡的时间、药液、效果、患者反应,以便评价

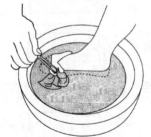

图 12-9　温水浸泡

2. **注意事项**

（1）浸泡过程中随时观察局部皮肤情况,如出现发红、疼痛等反应要及时处理。

（2）浸泡部位如有伤口,需备无菌浸泡盆及药液,浸泡后按外科换药法处理伤口。

【评价】

1. 患者了解温水浸泡的目的,愿意配合。

2. 患者局部皮肤无异常反应,达到治疗效果。

3. 患者及家属知晓护士告知事项,对服务满意。

（丁桂芳）

思 考 题

1. 影响冷热疗法效果的因素有哪些?

2. 何种情况下禁用冷疗术或热疗术? 为什么?

3. 下列哪种情况(鼻出血、牙痛、踝关节急性扭伤、末梢循环不良、腰背痛、痔疮、脑水肿)可选用冷疗? 哪种情况可选用热疗? 为什么?

4. 某患者,男,20 岁。患急性肺炎。患者表现:面色潮红,皮肤灼热,体温 39.8℃,脉搏 105 次/分,呼吸 24 次/分,意识清醒。请问对该患者应采取何种护理措施? 实施中应注意什么?

第十三章 排　泄

【教学目标】

■ **掌握**

　　1. 异常排尿、排便的评估。

　　2. 排尿、排便异常患者的护理。

　　3. 女患者导尿术、大量不保留灌肠法的操作步骤及注意要点。

　　4. 尿标本、粪标本采集的方法及注意要点。

■ **熟悉**

　　1. 排尿、排便的神经生理反射过程。

　　2. 异常排尿、排便对人体健康的影响。

　　3. 导尿术、灌肠法的目的。

　　4. 不同灌肠法的比较：各自特点、所用溶液、操作方法等。

■ **了解**

　　1. 泌尿系统和排便系统的解剖。

　　2. 正常排泄对人体健康的重要性。

　　3. 尿标本、粪标本采集的目的和意义。

　　排泄是机体将新陈代谢所产生的废物排出体外的生理活动过程,是人体的基本生理需要之一,也是维持生命的必要条件之一。人体排泄废物的途径有皮肤、呼吸道、消化道及泌尿道,其中消化道和泌尿道是主要的排泄途径。许多因素可以直接或间接地影响人体的排泄活动和形态而使机体出现健康问题。因此,护士应掌握与排泄有关的护理知识和技术,帮助或指导人们维持正常的排泄功能,满足其排泄的需要,使之获得最佳的健康和舒适状态。

第一节　排　尿　护　理

　　泌尿系统产生的尿液可将人体代谢的终末产物、过剩盐类、有毒物质和药物等排出体外,同时调节水、电解质及酸碱平衡,维持人体内环境的相对稳定。当排尿功能受到损害时,个体的身心健康将会受到影响。因此护理人员在工作中要密切观察患者的排尿状况,了解患者的身心需要,提供恰当的护理措施,解决患者存在的排尿问题,促进其身心健康。

一、与排尿有关的解剖与生理

(一) 泌尿系统的解剖与功能

泌尿系统是由肾脏、输尿管、膀胱及尿道组成,其功能对维持人体健康相当重要。

1. **肾脏** 肾脏(kidney)是成对的实质性器官,位于脊柱两侧,第12胸椎和第3腰椎之间,贴于腹后壁,呈蚕豆状,右肾略低于左肾。肾脏的实质由170万～240万个肾单位组成,每个肾单位包括肾小球(体)和肾小管两部分。血液通过肾小球的滤过生成原尿,再通过肾小管和集合管的重吸收和分泌作用产生终尿,经肾盂排向输尿管。

肾脏的主要生理功能是产生尿液、排泄人体代谢的终末产物(如尿素、肌酐、尿酸等含氮物质)、过剩盐类、有毒物质和药物。同时调节水、电解质及酸碱平衡,从而维持人体内环境的相对稳定。

2. **输尿管** 输尿管(ureter)为连接肾脏和膀胱的细长肌性管道,左右各一,成人输尿管全长20～30 cm,有3个狭窄,分别位于起始部、跨骨盆入口缘和穿膀胱壁处。输尿管结石常嵌顿在这些狭窄处。

输尿管的生理功能是通过输尿管平滑肌每分钟1～5次的蠕动和重力作用,将尿液由肾脏输送至膀胱,此时尿液是无菌的。

3. **膀胱** 膀胱(bladder)为储存尿液的囊状肌性器官,位于小骨盆内、耻骨联合的后方。其形状、大小、位置均随尿液充盈的程度而变化。膀胱空虚时,其顶部不超过耻骨联合上缘。充盈时,膀胱体与顶部上升,腹膜随之上移,膀胱前壁与腹前壁相贴。因而可在耻骨上作膀胱的腹膜外手术或行耻骨上膀胱穿刺。一般膀胱内储存的尿液达到300～500 ml时,才会产生尿意。膀胱的主要生理功能是储存和排泄尿液。

4. **尿道** 尿道(urethra)是尿液排出体外的通道,起自膀胱内(尿道内口),末端直接开口于体表(尿道外口)。尿道内口周围有平滑肌环绕,形成膀胱括约肌(内括约肌);尿道穿过尿生殖膈处有横纹肌环绕,形成尿道括约肌(外括约肌),可随意志控制尿道的开闭。男、女性尿道有很大差别。男性尿道长18～20 cm,有3个狭窄,即尿道内口、膜部和尿道外口;2个弯曲,即耻骨下弯和耻骨前弯。耻骨下弯固定无变化,而耻骨前弯则随阴茎位置不同而变化,如将阴茎向上提起,耻骨前弯即可消失。女性尿道长4～5 cm,较男性尿道短、直、粗,富有扩张性,尿道外口位于阴蒂下方,与阴道口、肛门相邻,比男性容易发生尿道感染。

尿道的主要生理功能是将尿液从膀胱排出体外。男性尿道还与生殖系统有密切的关系。

(二) 排尿的生理

肾脏生成尿液是一个连续不断的过程,而膀胱的排尿则是间歇进行的。只有当尿液在膀胱内储存并达到一定量时,才能引起反射性的排尿。排尿反射受大脑皮质控制,当膀胱内尿量充盈达300～500 ml时,膀胱壁的牵张感受器受压力的刺激而兴奋,冲动沿盆神经传入至脊髓骶段的排尿反射初级中枢;同时,冲动也到达脑干和大脑皮质排尿反射高级中枢,产生排尿欲。如果条件允许,排尿反射进行,冲动沿盆神经传出,引起逼尿肌收缩,内括约肌松弛,尿液进入后尿道。此时尿液刺激尿道感受器,使冲动再次沿盆神经传至脊髓骶段排尿反射初级中枢以加强排尿。在排尿时,腹肌、膈肌、尿道海绵体肌的收缩均有助于尿液的排出。如果环境不适宜,排尿反射将受到抑制。但小儿大脑发育不完善,对排尿中枢的控制能力较弱,所以小儿排尿次数多,且易发生夜间遗尿现象。

二、排尿活动的评估

(一)排尿的评估内容

1. **尿量与次数** 尿量是反应肾脏功能的重要指标之一。正常成人白天排尿 3～5 次,夜间 0～1 次。每次尿量 200～400 ml,24 h 的尿量 1 000～2 000 ml,平均在 1 500 ml 左右。尿量和排尿次数受多方面因素的影响。

2. **尿液的性状**

(1)颜色:正常新鲜尿液呈淡黄色或深黄色,是由于尿胆原和尿色素所致。当尿液浓缩时,可见量少色深。尿的颜色还受某些食物、药物的影响,如进食大量胡萝卜或服用维生素 B_2(核黄素),尿的颜色呈深黄色。在病理情况下,尿的颜色可有以下变化:①血尿:血尿颜色的深浅,与尿液中所含红细胞数量有关,尿液中含红细胞多时呈洗肉水色。常见于急性肾小球肾炎、输尿管结石、泌尿系统肿瘤、结核及感染等;②血红蛋白尿:由于各种原因导致大量红细胞在血管内被破坏,血红蛋白经肾脏排出形成血红蛋白尿,尿液呈浓茶色、酱油样色。常见于血型不合所致的溶血、恶性疟疾和阵发性睡眠性血红蛋白尿;③胆红素尿:尿中含有胆红素,尿液呈深黄色和黄褐色,震荡后泡沫也呈黄色,见于阻塞性黄疸和肝细胞性黄疸;④乳糜尿:因尿液中含有淋巴液,故尿液呈乳白色,见于丝虫病。

(2)透明度:正常新鲜尿液清澈透明,放置后可出现微量絮状沉淀物,由粘蛋白、核蛋白、盐类及上皮细胞凝结而成。蛋白尿不影响尿液的透明度,但振荡时可产生较多且不易消失的泡沫。新鲜尿液发生混浊有以下原因:①正常情况:新鲜尿液冷却后发生混浊主要是尿液含有大量尿盐时,但加热、加酸或加碱后,尿盐溶解,尿液即可澄清;②异常情况:当泌尿系统感染时,尿液中含有大量的脓细胞、白细胞、上皮细胞、细菌或炎性渗出物,排出的新鲜尿液即呈白色絮状混浊,此种尿液在加热、加酸或加碱后,其混浊度不变。

(3)酸碱反应:正常人尿液呈弱酸性,一般尿液 pH 为 4.5～7.5,平均为 6.0 饮食种类可影响尿液的酸碱性,如进食大量蔬菜时,尿液可呈碱性;进食大量肉类时,尿液可呈酸性。酸中毒患者的尿液可呈强酸性,严重呕吐患者的尿液可呈强碱性。

(4)比重:尿比重的高低主要取决于肾脏的浓缩功能。成人在正常情况下,尿比重波动于 1.015～1.025,一般尿比重与尿量成反比。若尿比重经常固定于 1.010 左右,提示肾功能严重障碍。

(5)气味:正常尿液气味来自尿内的挥发性酸。尿液久置后,因尿素分解产生氨,故有氨臭味。当泌尿道有感染时新鲜尿也有氨臭味。糖尿病酮症酸中毒时,因尿中含有丙酮,故有烂苹果气味。

(二)异常排尿的评估

1. **尿量异常**

(1)多尿:多尿(polyuria)指 24 h 尿量超过 2 500 ml 者。原因是正常情况下饮用大量液体、妊娠;病理情况下多由内分泌代谢障碍或肾小管浓缩功能不全引起,见于糖尿病、尿崩症、急性肾功能不全(多尿期)等患者。

(2)少尿:少尿(oliguria)指 24 h 尿量少于 400 ml 或每小时尿量少于 17 ml 者。原因是发热、液体摄入过少、休克等患者体内循环血量不足。某些疾病也可发生少尿,如心脏、肾脏、肝脏功能衰竭等患者。

(3)无尿或尿闭:无尿(anuria)或尿闭(urodialysis)指 24 h 尿量少于 100 ml 或 12 h 内无

尿液产生者。原因是严重循环血量不足、肾小球滤过率明显减少。如休克、急性肾衰竭、药物中毒等患者。

2. 膀胱刺激征　膀胱刺激征的主要表现为尿频、尿急、尿痛。单位时间内排尿次数增多称尿频（frequent micturition），是由膀胱炎症或机械性刺激引起；患者突然有强烈尿意，不能控制需立即排尿称尿急（urgent micturition），是由于膀胱三角或后尿道的刺激，引起排尿反射活动特别强烈；排尿时膀胱区及尿道有疼痛感为尿痛（dysuria），为病损处受刺激所致。有膀胱刺激征时常伴有血尿。产生膀胱刺激征的原因主要有膀胱及尿道感染和机械性刺激。

3. 尿潴留　尿潴留（retention of urine）指尿液大量存留在膀胱内而不能自主排出。当尿潴留时，膀胱容积可增至 3 000～4 000 ml，膀胱高度膨胀，可至脐部。患者主诉下腹胀痛、排尿困难。体检可见耻骨上膨隆，扪及囊样包块，叩诊呈实音，有压痛。产生尿潴留的常见原因有：

（1）机械性梗阻：膀胱颈部或尿道有梗阻性病变，如前列腺肥大或肿瘤压迫尿道，造成排尿受阻。

（2）动力性梗阻：由排尿反射障碍引起，而膀胱、尿道并无器质性梗阻病变，如外伤、疾病或使用麻醉药所致脊髓初级排尿中枢活动障碍或抑制，不能形成排尿反射。

（3）其他因素：各种原因引起的不能用力排尿或不习惯卧床排尿，包括某些心理因素，如焦虑、窘迫等使得排尿不能及时进行。由于尿液存留过多、膀胱过度充盈，致使膀胱收缩无力，造成尿潴留等。

4. 尿失禁　尿失禁（incontinence of urine）指膀胱括约肌损伤或神经功能障碍，丧失排尿的控制能力，尿液不自主地流出。根据尿失禁的原因可分为：

（1）真性尿失禁（完全性）：即膀胱稍有一些存尿便会不自主地流出，膀胱处于空虚状态。见于昏迷患者。原因：①脊髓初级排尿中枢与大脑皮质之间联系受损，如昏迷、截瘫，因排尿反射失去大脑皮质控制；②因手术、分娩所致膀胱括约肌损伤或支配括约肌的神经损伤；③膀胱与阴道之间有瘘道。

（2）假性尿失禁（充溢性）：即膀胱内储存部分尿液，当膀胱充盈达到一定压力时，即可不自主溢出少量尿液。当膀胱内压力降低时，排尿立即停止，但膀胱仍呈胀满状态而不能排空。原因是脊髓初级排尿中枢活动受抑制，当膀胱内压增高时，迫使少量尿液流出。

（3）压力性尿失禁（不完全性）：即当咳嗽、打喷嚏或运动时腹肌收缩，腹内压升高，以致不自主地排出少量尿液。原因是膀胱括约肌张力减低、骨盆底部肌肉及韧带松弛、肥胖。多见于中老年女性。

（三）影响排尿因素的评估

正常情况下，排尿受意识控制，无痛苦，无障碍。但诸多因素可以影响排尿的进行。

1. 心理因素　心理因素对正常排尿有很大的影响，压力会影响会阴部肌肉和膀胱括约肌的放松或收缩，如当个体处于过度的焦虑和紧张的情形下，有时会出现尿频、尿急，有时也会抑制排尿出现尿潴留。排尿还受暗示的影响，任何听觉、视觉或其他身体感觉的刺激均可诱发排尿，如有些人听见流水声便产生尿意。

2. 个人习惯和环境　大多数人在潜意识里会形成一些排尿时间的习惯，如早晨起床第一件事是排尿，晚上就寝前也要排空膀胱。排尿的姿势、时间是否充裕及环境是否合适也会影响排尿的活动。当个体在缺乏隐蔽的环境中，就会产生许多压力，而影响正常的排尿。

3. 液体和饮食的摄入　如果其他影响体液的因素不变，液体的摄入量将直接影响尿量和排尿的频率。排尿量和排尿次数与液体的摄入量成正比。摄入液体的种类也影响排尿,如咖啡、茶、酒类饮料有利尿作用;有些食物的摄入也会影响排尿,如含水量多的水果、蔬菜等也可使尿量增多。摄入含盐较高的饮料或食物则会造成水钠、潴留,使尿量减少。

4. 气候变化　夏季炎热,身体大量出汗,体内水分减少,血浆晶体渗透压升高,可引起抗利尿激素分泌增多,促进肾脏的重吸收,导致尿液浓缩和尿量减少;冬季寒冷,身体外周血管收缩,循环血量增加,体内水分相对增加,反射性地抑制抗利尿激素的分泌,而使尿量增加。

5. 治疗及检查　外科手术可导致失血、失液,若补液不足则机体处于脱水状态;某些诊断性检查要求患者禁食、禁水,均可使体液减少而影响尿量。手术中使用麻醉剂可干扰排尿反射,改变患者的排尿形态,导致尿潴留。有些检查(如膀胱镜检查)可能造成尿道损伤、水肿与不适,导致排尿形态的改变。某些药物直接影响排尿,如利尿剂增加尿量,止痛剂、镇静剂影响神经传导而干扰排尿。

6. 疾病　神经系统的损伤和病变,使排尿反射的神经传导和排尿的意识控制发生障碍,出现尿失禁;肾脏的病变使尿液的生成发生障碍,出现少尿或无尿;泌尿系统的肿瘤、结石或狭窄也可导致排尿障碍,出现尿潴留。

7. 其他因素　婴儿因神经系统发育不完善,排尿活动不受意识控制,2～3 岁后才能自我控制排尿。老年人因膀胱肌肉张力减弱,出现尿频;老年男性前列腺肥大压迫尿道,可出现排尿困难。妇女在妊娠时,可因子宫增大压迫膀胱致使排尿次数增多。在月经周期中排尿形态也有改变,月经前,大多数妇女有液体潴留、尿量减少的现象,月经开始尿量增加。

三、排尿异常的护理

(一) 尿潴留患者的护理

评估患者发生尿潴留的原因,如系机械性梗阻,应积极治疗原发病;若非机械性梗阻,应采取以下相应护理措施,协助患者排尿,解除痛苦。

1. 心理护理　安慰患者,给予解释,消除其焦虑和紧张情绪。

2. 提供隐蔽的排尿环境　关闭门窗,屏风遮挡,请无关人员回避。适当调整治疗和护理时间,使患者安心排尿。

3. 调整体位和姿势　酌情协助卧床患者取适当体位,如扶卧床患者略抬高上身或坐起,尽可能使患者以习惯姿势排尿。对需绝对卧床休息或某些手术患者,应事先有计划地训练床上排尿,以免因不适应排尿姿势的改变而导致尿潴留。

4. 诱导排尿　如听流水声或用温水冲洗会阴;亦可采用针刺中极、曲骨、三阴交穴或艾灸关元、中极穴等方法,刺激排尿。

5. 热敷、按摩　可放松肌肉,促进排尿。如果患者病情允许,可用手按压膀胱协助排尿。切记不可强力按压,以防膀胱破裂。

6. 健康教育　指导患者养成定时排尿的习惯。

7. 药物治疗　必要时根据医嘱肌内注射氯化卡巴胆碱等。

8. 导尿术　经上述处理仍不能解除尿潴留时,可采用导尿术引流出尿液。

(二) 尿失禁患者的护理

1. 心理护理　尿失禁患者心理压力较大,表现为自卑、抑郁、丧失自尊等,期待得到理解和帮助。护士应理解、尊重患者,给予鼓励和安慰,使其树立信心,积极配合治疗和护理。

2. 皮肤护理　注意保持皮肤清洁干燥。床上铺橡胶单和中单,也可使用尿垫或一次性纸尿裤。经常用温水清洗会阴部皮肤,勤换衣裤、床单、被套、尿垫等。根据皮肤情况,定时按摩受压部位,防止压疮的发生。

3. 外部引流　此法只宜短时间采用。男患者可用尿壶接尿,也可用阴茎套连接集尿袋引流尿液,每天要定时取下阴茎套和尿壶,清洗会阴部和阴茎,并将局部暴露于空气中。女患者可用女式尿壶紧贴外阴部接取尿液,也可用接尿器或成人尿不湿。随时了解患者对各种处理措施的反应,及时调整以使患者舒适。

4. 经留置导尿管引流　对长期尿失禁的患者,可行导尿术留置导尿,避免尿液浸渍皮肤,发生皮肤破溃。并定时夹闭和引流尿液,锻炼膀胱壁肌肉张力,重建膀胱储存尿液的功能。

5. 重建正常的排尿功能

(1) 摄入适当液体:如病情允许(肾衰竭、心肺疾病者禁忌),指导患者每日白天摄入液体2 000～3 000 ml。因多饮水可以增加尿量,对膀胱的刺激增加,促进反射的恢复,还可预防泌尿系统的感染。入睡前限制饮水,减少夜间尿量,以免影响患者休息。

(2) 持续膀胱训练:向患者及家属解释膀胱训练的目的和方法,并取得其配合。安排排尿时间,定时使用便器,建立规律的排尿习惯,刚开始时每1～2 h使用便器一次,以后间隔时间可以逐渐延长,以促进排尿功能的恢复。使用便器时,用手按压膀胱,协助排尿,注意用力要适度。

(3) 指导患者进行骨盆底部肌肉的锻炼,以增强控制排尿的能力。具体方法是患者取立、坐或卧位,试作排尿(排便)动作,先慢慢收紧盆底肌肉,再缓缓放松,每次10 s左右,连续10次,每日进行数次。以不觉疲乏为宜。

四、导尿术

导尿术(catheterization)是在严格无菌操作下,用导尿管经尿道插入膀胱引出尿液的方法。

【目的】

1. 为尿潴留患者引流出尿液,以减轻患者痛苦。

2. 协助临床诊断　如留取未受污染的中段尿作细菌培养;测量膀胱容量、压力及检测残余尿液;进行尿道或膀胱造影等。

3. 为膀胱肿瘤患者进行膀胱内化疗。

【评估】

1. 患者病情和治疗情况。

2. 患者合作程度、自理能力、膀胱充盈度及会阴部皮肤黏膜情况。

3. 患者及家属对导尿的目的、方法、注意事项的知晓度,根据患者自理能力,嘱其清洁外阴。

【计划】

1. 环境准备　酌情关闭门窗,屏风遮挡患者、室温适宜(18～22℃)、光线充足或有足够的照明。

2. 患者准备

(1) 了解导尿的目的、意义、程序、注意事项及配合要点。

(2) 根据能力清洁外阴,做好导尿准备。

3. 护士自身准备　衣帽整洁,修剪指甲,洗手,戴口罩。

4. 用物准备

(1) 无菌导尿包:内有治疗碗和弯盘各 1 个,尿管 10、12 号各 1 根。小药杯 2 个(1 个内盛 4 个棉球,另一个固定标本试管),镊子和血管钳各 1 把,石蜡油棉球及瓶 1 个,标本试管 1 个,洞巾 1 块,包布 1 块。

(2) 外阴初步消毒用物:治疗碗 1 个(内盛消毒液棉球 10 余个,血管钳或镊子 1 把),弯盘 1 个,一次性手套。也可使用一次性导尿包:为生产厂商直接准备已消毒灭菌的导尿用物,包括初步消毒、再次消毒和导尿用物。

(3) 其他:无菌持物钳和容器 1 套,无菌手套 1 双,消毒溶液,一次性尿垫 1 块,浴巾 1 条,便器及便器巾,治疗车 1 辆,屏风。男患者需准备无菌纱布及罐。

(4) 导尿管的种类:一般分为单腔导尿管(用于一次性导尿)、双腔导尿管(用于留置导尿)、三腔导尿管(用于膀胱冲洗或向膀胱内滴药)3 种。其中双腔导尿管和三腔导尿管前端均有 1 个气囊,以达到将尿管头端固定在膀胱内防止脱落的目的。

【实施】

1. 操作步骤

操作步骤	要点说明
(1) **核对**:携物至患者床旁,核对床号、姓名,向患者解释	● 确认患者
(2) **准备**	
1) 移床旁椅至操作同侧的床尾。将便器放床旁椅上,打开便器巾	● 便于操作,节省时间、体力
2) 松开床尾盖被,帮助患者脱去对侧裤腿,盖在近侧腿部,并盖上浴巾,对侧腿用盖被遮盖	● 防止着凉
(3) **体位**:取屈膝仰卧位,两腿略外展,露出外阴	● 利于护士操作
(4) **垫巾**:将一次性尿垫铺于患者臀下,弯盘置于近外阴处;治疗碗放弯盘后	● 保护床单不被污染
(5) 根据男、女患者尿道的解剖特点进行消毒、导尿	
▲ **女性患者**	
1) 初步消毒:操作者戴上手套,右手持血管钳夹取消毒液棉球,依次消毒阴阜、大阴唇,左手分开大阴唇,消毒小阴唇及尿道口;污棉球置弯盘内,消毒完毕;脱手套置弯盘内,将治疗碗及弯盘移至床尾处	● 每个棉球限用一次 ● 血管钳不可接触肛门区域 ● 消毒顺序由外向内、自上而下,先对侧再近侧
2) 打开导尿包:在患者两腿之间,打开导尿包,用无菌持物钳显露小药杯;倒消毒液于药杯内,浸湿棉球。	
3) 戴无菌手套,铺洞巾	● 嘱患者勿动肢体,保持安置的体位,避免无菌区域污染
4) 摆放用物,润滑尿管:按操作顺序排列用物,用液体石蜡棉球润滑尿管(2 根)前端,选用一根尿管,另一根置旁备用	● 使洞巾和包布内面形成一连续无菌区,扩大无菌区域,利于无菌操作,避免污染 ● 润滑尿管可减轻尿管对黏膜的刺激和插管时的阻力 ● 选用合适尿管,避免尿管过粗,易损伤尿道黏膜;尿管过细,尿液易自尿道口流出,达不到导尿的目的
5) 消毒尿道口:左手分开大阴唇、固定小阴唇,暴	

操作步骤	要点说明
露尿道口,右手持血管钳夹取消毒棉球依次消毒尿道口、两侧小阴唇、再次消毒尿道口。污棉球、血管钳、小药杯放弯盘内并移至床尾	● 再次消毒,消毒顺序由内向外、自上而下,先对侧再近侧
6)插管:将治疗碗置于洞巾口旁,嘱患者张口呼吸,用另一血管钳夹持导尿管对准尿道口轻轻插入尿道4～6 cm,见尿液流出再插入1 cm。松开左手,下移并固定导尿管,将尿液引入治疗碗内(图13-1)	● 每个棉球限用一次,避免污染已消毒部位 ● 动作要轻柔,避免损伤尿道黏膜
▲ 男性患者	
1)初步消毒:戴手套,右手持血管钳夹取消毒棉球进行初步消毒,依次为阴阜、阴茎、阴囊。左手用无菌纱布裹住阴茎将包皮向后推暴露尿道口,自尿道口向外向后旋转擦拭尿道口、龟头及冠状沟。污棉球、纱布置弯盘内;消毒完毕,将弯盘移至床尾	● 每个棉球限用一次 ● 自阴茎根部向尿道口消毒 ● 包皮和冠状沟易藏污垢,应仔细擦拭,预防感染
2)打开导尿包:在患者两腿之间,打开导尿包,用无菌持物钳显露小药杯,倒消毒液于药杯内,浸湿棉球	
3)戴无菌手套,铺洞巾	● 嘱患者勿动肢体,保持安置的体位,避免无菌区域被污染
4)摆放用物,润滑尿管:按操作顺序排列用物,用液体石蜡棉球润滑尿管(2根)前端,选用一根合适的,另一根置旁备用	● 使洞巾和包布内面形成一连续无菌区,扩大无菌区域,避免污染,便于操作 ● 选用合适的尿管
5)消毒尿道口:左手用无菌纱布裹住阴茎将包皮向后推,暴露尿道口。右手持血管钳夹消毒棉球再次消毒尿道口、龟头及冠状沟。污棉球、小药杯、血管钳放于弯盘内移至床尾	● 由内向外,每个棉球只用一次,避免已消毒的部位再污染
6)插管:左手用无菌纱布固定阴茎并提起,使之与腹壁成60°角,将治疗碗置于洞巾口旁,嘱患者张口呼吸,右手持另一血管钳夹导尿管对准尿道口轻轻插入尿道20～22 cm,见尿液流出再插入1～2 cm,将尿液引入治疗碗内(图13-2)	● 使耻骨前弯消失,利于插管 ● 动作轻柔,男性尿道有3个狭窄,切忌用力过猛而损伤尿道黏膜
(6)夹管、倒尿:当治疗碗内盛2/3满尿液,用血管钳夹住导尿管尾端,将尿液倒入便器内,再打开导尿管继续放尿	● 注意观察反应并询问其感觉
(7)取标本:若需作尿培养,用无菌标本试管接取中段尿5 ml,盖好瓶盖,放合适处	● 避免碰洒或污染
(8)操作后处理	
1)导尿完毕,轻轻拔出导尿管,撤下洞巾,擦净外阴,脱手套至弯盘内,撤出患者臀下的一次性尿垫放治疗车下层。协助患者穿裤子。整理床单位	● 使患者舒适 ● 保护隐私
2)清理用物,测量尿量,尿标本贴标签后送检	
3)洗手,记录	● 标本及时送检,避免污染 ● 记录导尿的时间、导出尿量、患者反应

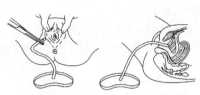
图 13-1　女患者导尿

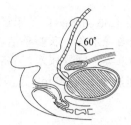
图 13-2　男患者导尿

2. 注意事项

(1) 严格执行查对制度和无菌操作技术原则。

(2) 在操作过程中注意保护患者的隐私,并采取适当的措施防止患者着凉。

(3) 对膀胱高度膨胀且极度虚弱的患者,第一次放尿不得超过 1 000 ml。大量放尿可使腹腔内压急剧下降,血液大量滞留在腹腔内,导致血压下降而虚脱;另外膀胱内压突然降低,还可导致膀胱黏膜急剧充血,发生血尿。

(4) 老年女性尿道口回缩,插管时应仔细观察辨认,避免误入阴道。

(5) 为女患者插尿管时,如导尿管误入阴道,应更换无菌导尿管,重新插管。

(6) 为避免损伤和导致泌尿系统的感染,必须掌握男性和女性尿道的解剖特点。

【评价】

1. 患者感觉舒适,痛苦减轻。

2. 导尿符合无菌技术操作原则,操作规范,护患沟通有效。

3. 护士对自己的操作能够做出客观评价,并能指出存在的问题和改进措施。

五、留置导尿管术

留置导尿管术(retention catheterization)是在导尿后,将导尿管保留在膀胱内,引流尿液的方法(图 13-3)。

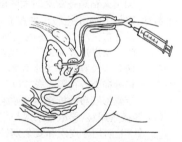
图 13-3　气囊导尿管固定法

【目的】

1. 抢救危重、休克患者时正确记录每小时尿量、测量尿比重,以密切观察患者的病情变化。

2. 为盆腔手术排空膀胱,使膀胱持续保持空虚状态,避免术中误伤。

3. 某些泌尿系统疾病手术后留置导尿管,便于引流和冲洗,并减轻手术切口的张力,促进伤口的愈合。

4. 为尿失禁或会阴部有伤口的患者引流尿液,保持会阴部的清洁干燥。

5. 为尿失禁患者行膀胱功能训练。

【评估】

1. 患者病情、心理状况和治疗情况。

2. 患者意识状态、生活自理能力、膀胱充盈度及会阴部皮肤黏膜情况。

3. 患者及家属对留置导尿的目的、方法及注意事项的知晓度。有自理能力者嘱其清洁外阴。

【计划】

1. 环境准备　同导尿术。

2. 患者准备

(1) 了解导尿的目的、意义、程序、注意事项及配合要点。

（2）学会在活动时防止导尿管脱落的方法等。

3．护士自身准备　衣帽整洁，修剪指甲，洗手，戴口罩。

4．用物准备　同导尿术，另备无菌双腔气囊导尿管 1 根，10 ml 或 20 ml 无菌注射器 1 副，无菌生理盐水 10～40 ml，无菌集尿袋 1 只，橡皮圈 1 个，安全别针 1 个，普通导尿管需备宽胶布一段。

【实施】

1．操作步骤

操作步骤	要点说明
（1）解释：携用物至患者床旁，核对床号、姓名，向患者解释	● 确认患者，消除顾虑，取得合作
（2）导尿：同导尿术消毒会阴部及尿道口，插入导尿管	● 严格执行无菌操作，防止泌尿系统感染
（3）固定：排尿后，夹住导尿管尾端	
▲ 双腔气囊导尿管固定法 同导尿术插入导尿管，见尿后再插入 7～10 cm。根据导尿管上注明的气囊容积向气囊注入等量的 0.9%氯化钠溶液，轻拉导尿管有阻力感，即证实导尿管固定于膀胱内。移开洞巾，脱下手套（图 13-3）	● 因导尿管前端有一气囊，当注入一定量的 0.9%氯化钠溶液，轻拉导尿管有阻力感，即证实导尿管固定于膀胱内
▲ 普通导尿管胶布固定法 女性：移开洞巾，脱下手套，将一块长 12 cm、宽 4 cm 的胶布上 1/3 固定于阴阜上，下 2/3 剪成 3 条，中间一条螺旋形粘贴在导尿管上，其余 2 条分别交叉粘贴在对侧的大阴唇上（图 13-4）	● 女性尿道短，尿管易滑出，要妥善固定
男性：取长 12 cm，宽 2 cm 的胶布，在一端的 1/3 处两侧各剪一小口，折叠成无胶面，制成蝶形胶布。将 2 条蝶形胶布的一端粘贴在阴茎两侧，再用两条细长胶布作大半环形固定蝶形胶布上，开口处向上。在距尿道口 1 cm 处用胶布环形固定蝶形胶布的折叠端与导尿管上（图 13-5）	● 有粘胶面的胶布不能直接贴在龟头上，以免损伤龟头表皮，给患者带来痛苦
（4）连接集尿袋：导尿管末端与集尿袋的引流管接头处相连，用橡皮圈和安全别针将集尿袋的引流管固定在床单上，开放导尿管（图 13-6）	● 集尿袋固定应低于膀胱水平，防止尿液逆流，造成泌尿系染 ● 别针固定要稳妥（针尖往下），避免扎伤 ● 引流管要留出足够的长度，防止翻身时滑脱
（5）操作后处理 1）取舒适卧位，整理床单位，清理用物 2）洗手，记录	● 记录留置导管的时间，患者反应

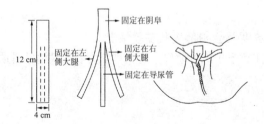

图 13-4　女患者胶布固定法

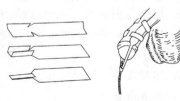

图 13-5　男患者胶布固定法

2. 注意事项

(1) 双腔气囊导尿管固定时要注意膨胀的气囊不能卡在尿道内口,以免气囊压迫膀胱壁,造成黏膜的损伤。

(2) 留置尿管如果采用普通导尿管,女患者在操作前应剃去阴毛,便于胶布固定。

(3) 男患者留置尿管采用胶布蝶形固定时,不得作环形固定,以免影响阴茎的血液循环,导致阴茎的充血、水肿甚至坏死。

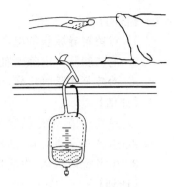

图 13-6 集尿袋固定法

【评价】

1. 患者留置导尿管期间,引流通畅,无并发症出现。拔管后患者能自行排尿,无不适反应。

2. 护士操作规范,符合无菌技术操作原则。护患沟通有效,患者能配合。

3. 护士对自己操作的效果能够做出客观评价,并能指出存在的问题和改进措施。

【留置导尿管患者的护理】

1. 防止泌尿系统逆行感染的措施

(1) 保持尿道口清洁。女患者用消毒液棉球擦拭外阴及尿道口,男患者用消毒液棉球擦拭尿道口、龟头及包皮,每天1~2次。

(2) 每日定时更换集尿袋,及时排空集尿袋,并记录尿量。

(3) 每周更换尿管1次,硅胶导尿管可酌情延长更换周期。

2. 在病情允许情况下,鼓励患者多饮水以增加尿量,达到自然冲洗尿路的目的。

3. 训练膀胱反射功能,可采用间歇性夹管方式。夹闭导尿管,每3~4 h开放1次,使膀胱定时充盈和排空,促进膀胱功能的恢复。

4. 注意患者的主诉并观察尿液的情况,发现尿液混浊、沉淀、有结晶时,应及时处理,每周检查尿常规1次。

知识链接

尿pH值与导尿管更换时间的确定

硅胶导尿管一般在使用3~4周后发生硬化现象。美国疾病控制中心推荐导尿管更换时间的原则是:应尽量减少更换次数,以避免尿路感染,导尿管只有在发生堵塞时才更换,因为频繁更换导尿管给患者带来不必要的痛苦,又浪费卫生资源,并增加护士的工作强度。

导尿管发生堵塞的时间有较大的个体差异,其中患者尿液的 pH 值是影响微生物繁殖和尿液沉淀的重要因素,尿液 pH＞6.8 者发生堵塞的概率比尿液 pH＜6.7 者高 10 倍。

临床护理过程中应动态监测留置导尿患者尿液的 pH 值,并根据尿液 pH 对患者进行分类,对高危堵塞类患者(pH＞6.8),更换导尿管的时间为 2 周,非堵塞类患者(pH＜6.7),更换导尿管的时间为 4 周,甚至更长。

六、膀胱冲洗

膀胱冲洗(bladder irrigation)是利用三通的导尿管,将溶液灌入到膀胱内,再利用虹吸原理将灌入的液体引流出来的方法。

【目的】

1. 对留置导尿管的患者,保持其尿液引流通畅。

2. 清洁膀胱　清除膀胱内的血凝块、黏液、细菌等异物,预防感染。

3. 治疗某些膀胱疾病,如膀胱炎、膀胱肿瘤。

【评估】

1. 患者病情、治疗情况和临床诊断。

2. 患者及家属对有关膀胱冲洗的目的、方法、注意事项的知晓度。

3. 患者意识状态、生活自理能力、膀胱充盈度及会阴部皮肤黏膜情况。

【计划】

1. 环境准备　酌情屏风遮挡。

2. 患者准备

(1) 了解膀胱冲洗的目的、过程、注意事项及配合要点。

(2) 学会在操作时如何配合,取舒适卧位。

3. 护士自身准备　衣帽整洁,修剪指甲,洗手,戴口罩。

4. 用物准备(密闭式膀胱冲洗术)

(1) 治疗盘内备:治疗碗 1 个、镊子 1 把、75%的乙醇棉球数个、无菌膀胱冲洗器 1 套、血管钳 1 把。

(2) 治疗车上备:上层放置开瓶器 1 个、输液调节器 1 个、输液吊蓝 1 个。下层放置便器及便器巾。

(3) 输液架。

(4) 遵医嘱准备冲洗溶液,常用冲洗溶液有:生理盐水、0.02%呋喃西林溶液、3%硼酸溶液及 0.1%新霉素溶液。灌入溶液的温度为 38～40℃。若为前列腺肥大摘除术后患者,用 4℃左右的 0.9%氯化钠溶液灌洗。

【实施】

1. 操作步骤

操作步骤	要点说明
(1) 核对:携用物至患者床旁,核对床号、姓名、解释	● 确认患者,取得合作
(2) 导尿、固定:按留置导尿术插入并固定导尿管	● 便于冲洗液顺利滴入膀胱
(3) 排空膀胱	● 有利于药液与膀胱壁充分接触,并保持有效浓度
(4) 准备冲洗膀胱 1) 用开瓶器启开冲洗液瓶铝盖中心部分,常规消毒瓶塞,打开膀胱冲洗装置,将冲洗导管针头插入瓶塞,将冲洗液倒挂于输液架上,排气后关闭导管 2) 分开导尿管与集尿袋引流管接头连接处,消毒导尿管口和引流管接头,将导尿管和引流管分别与"Y"形管的两个分管相连接,"Y"形管的主管连接冲洗导管	● 膀胱冲洗装置类似静脉输液导管,其末端与"Y"形管的主管连接,"Y"形管的一个分管连接引流管,另一个分管连接导尿管。应用三腔导尿管时,可免用"Y"形管
(5) 冲洗膀胱 1) 关闭引流管,开放冲洗管,使液体滴入膀胱,调节滴速。待患者有尿意或滴入 200～300 ml 溶液后,关闭冲洗管,开放引流管,将冲洗液全部引流出来后,再关闭引流管(图 13-7)	● 瓶内液面距床面约 60 cm ● 滴速 60～80 滴/分为宜

操作步骤	要点说明
2) 按需要如此反复冲洗	● 若患者出现不适或有出血情况,立即停止冲洗,并与医生联系 ● 观察患者反应及引流液性状
(6) 冲洗后处理 　1) 冲洗完毕,取下冲洗管,消毒导尿管口和引流接头并连接 　2) 消毒外阴部,固定好导尿管 　3) 协助患者取舒适卧位,整理床单位,清理物品 　4) 洗手,记录	 ● 减少外阴部细菌的数量 ● 记录冲洗液名称、冲洗量、引流量、引流液性质、患者反应等

2. 注意事项

(1) 严格执行无菌技术操作原则。

(2) 避免用力回抽造成黏膜损伤。若引流的液体量少于灌入的液体量,应考虑是否有血块或脓液阻塞,可增加冲洗次数或更换导尿管。

(3) 冲洗时嘱患者深呼吸,尽量放松,以减少疼痛。若患者出现腹痛、腹胀、膀胱剧烈收缩等情形,应暂停冲洗。

(4) 冲洗后如出血较多或血压下降,应立即与医生联系给予处理,并注意准确记录冲洗液量及性状。

【评价】

1. 患者感觉舒适安全,无不适反应。

2. 护士操作规范,符合无菌技术操作原则。护患沟通有效,患者能配合。

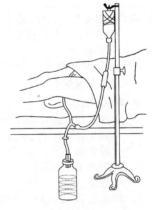

图 13-7 膀胱冲洗术

3. 护士对自己操作的效果能够做出客观评价,并能指出存在的问题和改进措施。

七、尿标本的采集

尿液是体内血液经肾小球滤过,肾小管和集合管重吸收、排泄、分泌产生的终末代谢产物,尿液的组成和性状不仅与泌尿系统疾病直接相关,而且还受机体各系统功能状态的影响,反映了机体的代谢状况。临床上常采集尿标本做物理、化学和细菌学等检查,以了解病情,协助诊断或观察疗效。

尿标本分为 3 种:常规标本、培养标本及 12 h 或 24 h 标本。

【目的】

1. **尿常规标本**　用于检查尿液的颜色、透明度,测定比重,检查有无细胞和管型,并作尿蛋白和尿糖定性检测等。

2. **尿培养标本**　用于细菌培养或细菌敏感试验,以了解病情,协助临床诊断和治疗。

3. **12 h 或 24 h 尿标本**　用于各种尿生化检查或尿浓缩查结核杆菌等。

【评估】

1. 患者的病情、临床诊断和治疗情况。

2. 患者及家属对留取尿标本的目的和配合要点的知晓度。

【计划】

1. 环境准备　宽敞、安静、安全、隐蔽。

2. 患者准备　能理解采集标本的目的和方法,愿意配合。

3. 护士自身准备　衣帽整洁,修剪指甲,洗手,戴口罩。

4. 用物准备　除检验单外,根据检验目的准备:

(1) 尿常规标本:一次性尿常规标本容器,必要时备便器或尿壶。

(2) 尿培养标本:无菌标本试管,无菌手套,无菌棉签,消毒液,长柄试管夹,火柴,酒精灯,便器,屏风,必要时备导尿包。

(3) 12 h 或 24 h 尿标本:集尿瓶(容量 3 000～5 000 ml),防腐剂。

【实施】

1. 操作步骤

操作步骤	要点说明
(1) 贴化验单:查对医嘱,在检验单附联上注明科别、病室、床号、姓名;并根据检验目的,选择适当容器,附联贴于容器上	● 防止发生差错 ● 保证检验结果准确
(2) 核对:携用物至患者床旁,核对床号、姓名,向患者解释	● 确认患者
(3) 收集尿液标本	
▲ 常规尿标本	
1) 能自理的患者,给予标本容器,嘱其将晨起第一次尿留于容器内,除测定尿比重需留取100 ml以外,其余检验留取 30～50 ml 即可	● 晨尿浓度较高,未受饮食影响,测得检验结果较准确
2) 行动不便的患者,协助在床上使用便器或尿壶,收集尿液于标本容器中	● 注意屏风遮挡,保护患者隐私 ● 卫生纸勿丢入便器中
3) 留置导尿的患者,于集尿袋下方引流孔处打开橡胶塞收集尿液	● 婴儿或尿失禁患者可用尿套或尿袋协助收集
▲ 尿培养标本	
1) 中段尿留取法	
a. 屏风遮挡　协助患者取适宜的卧位,放好便器	● 注意保护患者隐私
b. 按导尿术清洁、消毒外阴	● 消毒自上而下,一次一个棉球
c. 嘱患者排尿,弃去前段尿,用试管夹夹住试管于酒精灯上消毒试管口后,接取中段尿 5～10 ml	● 应在膀胱充盈时留取,前段尿起到冲洗尿道的作用
d. 再次消毒试管口和盖子,快速盖紧试管,熄灭酒精灯	● 留取标本时勿触及容器口
e. 清洁外阴,协助患者穿好裤子,整理床单位,清理用物	● 使患者舒适
2) 导尿术留取法:按照导尿术插入导尿管将尿液引出,留取尿标本	
▲ 12 h 或 24 h 尿标本	
1) 将检验单附联贴于集尿瓶上,注明留取尿液的起止时间	● 必须在医嘱规定时间内留取,不可多于或少于 12 h 或 24 h,以得到正确的检验结果
2) 留取 12 h 尿标本,于下午 7 点钟排空膀胱后开始留取尿液至次晨 7 点钟留取最后一次尿液;若留取 24 h 尿标本,嘱患者于晨 7 点排空膀胱后,开始留取尿液,至次晨 7 点钟留取最后一次尿液	● 此次尿液为检查前存留在膀胱内的,不应留取

续　表

操作步骤	要点说明
3）请患者将尿液先排在便器或尿壶内,然后再倒入集尿瓶内	● 方便收集尿液
4）留取最后一次尿液后,将 12 h 或 24 h 尿的全部尿液盛于集尿瓶内,测总量	
（4）操作后处理	
1）洗手、记录	
2）标本及时送检	● 记录尿液总量、颜色、气味等
3）用物按常规消毒处理	● 保证检验结果的准确性

2. 注意事项

（1）女患者月经期不宜留取尿标本。

（2）会阴部分泌物过多时,应先清洁或冲洗再收集。

（3）做早孕诊断试验应留晨尿。

（4）留取尿培养标本时,应注意执行无菌操作,防止标本污染,影响检验结果。

（5）留取 12 h 或 24 h 尿标本,集尿瓶应放在阴凉处,根据检验要求在瓶内加防腐剂。

【评价】

1. 患者感觉舒适安全,无不适反应。

2. 护士操作规范,符合无菌技术操作原则。护患沟通有效,患者能配合。

3. 护士对自己操作的效果能做出客观评价,并能指出存在的问题和改进措施。

【常用防腐剂的用法】

1. 甲醛

（1）作用:防腐和固定尿中有机成分。常用作尿爱迪计数（12 h 尿细胞计数）等。

（2）用法:每 30 ml 尿液加 40% 甲醛液 1 滴。

2. 浓盐酸

（1）作用:保持尿液在酸性环境中,防止尿中激素被氧化。常用于内分泌系统的检验,如 17 -酮类固醇、17 -羟类固醇等。

（2）用法:24 h 尿中共加 5～10 ml。

3. 甲苯

（1）作用:保持尿液中的化学成分不变,常用作尿蛋白定量、尿糖定量检查。

（2）用法:第一次尿液倒入后,每 100 ml 尿液加 0.5%～1% 甲苯 2 ml,使之形成薄膜覆盖于尿液表面,防止细菌污染。如测定尿中钠、钾、氯、肌酐、肌酸等则需加 10 ml。

第二节　排 便 护 理

当食物由口进入胃和小肠消化吸收后,残渣储存于大肠内,其中除一部分水分被大肠吸收外,其余均经细菌发酵和腐败作用后形成粪便。通常情况下,粪便的形状与性质可以反映整个消化系统的功能状况。因此护士通过对患者排便活动及粪便的观察,可以及早发现和鉴别消化道疾患。有助于诊断和选择适宜的治疗和护理措施。

一、与排便有关的解剖与生理

（一）大肠的解剖

大肠是人体参与排便运动的主要器官，全长约 1.5 m，起自回肠末端，止于肛门，分盲肠、结肠、直肠和肛管四个部分。

1. 盲肠　盲肠为大肠与小肠的衔接部分，其内有回盲瓣，起括约肌的作用，即可控制回肠内容物进入盲肠的速度，又可防止大肠内容物逆流。

2. 结肠　结肠分升结肠、横结肠、降结肠和乙状结肠，围绕在小肠周围。

3. 直肠　直肠全长约 16 cm，从矢状面看，有两个弯曲，骶曲和会阴曲。会阴曲是直肠绕过尾骨尖形成的凸向前方的弯曲，骶曲是直肠在骶尾骨前面下降形成的凸向后方的弯曲。

4. 肛管　肛管上续直肠下止于肛门，长约 4 cm，为肛门内外括约肌包绕。肛门内括约肌为平滑肌，有协助排便的作用；肛门外括约肌为骨骼肌，是控制排便的重要肌束。

（二）大肠的生理功能

1. 吸收水分、电解质和维生素。
2. 形成粪便并排出体外。
3. 利用肠内细菌制造维生素。

（三）大肠的运动

大肠的运动少而慢，对刺激的反应也较迟缓。大肠的运动形式有以下几种：

1. 袋状往返运动　是空腹时最常见的一种运动形式，主要由环行肌无规律的收缩引起。使结肠袋中的内容物向前后两个方向短距离移动，并不向前推进。

2. 分节或多袋推进运动　是进食后较多见的一种运动形式，由一个结肠袋或一段结肠收缩推移肠内容物至下一结肠段。

3. 蠕动　即大肠的推进运动，由一些稳定的收缩波组成，波前面的肌肉舒张，波后面的肌肉则保持收缩状态，使肠管闭合排空。蠕动对肠道排泄起重要作用。

4. 集团蠕动　是一种行进很快、向前推进距离很长的强烈蠕动。起源于横结肠，强烈的蠕动波可将肠内容物从横结肠推至乙状结肠和直肠。此蠕动每天发生 3～4 次，最常发生于早餐后的 60 min 内。它由两种反射刺激引起：胃-结肠反射和十二指肠-结肠反射。当食物进入胃、十二指肠后，通过内在神经丛的传递，反射性地引起结肠的集团蠕动而推进大肠内容物至乙状结肠和直肠，引发排便反射。胃-结肠反射和十二指肠-结肠反射对于肠道排泄有重要意义，可利用此反射来训练排便习惯。

（四）排便

从大肠排出废物的过程称排便。正常人的直肠腔除排便前和排便时通常无粪便。当肠蠕动将粪便推入直肠时，刺激直肠壁内的感受器，其兴奋冲动经盆神经和腹下神经传至脊髓腰骶段的初级排便中枢，同时上传到大脑皮质，引起便意和排便反射。如果环境允许，皮质发出下行冲动到脊髓初级排便中枢，通过盆神经传出冲动，使降结肠、乙状结肠和直肠收缩，肛门内括约肌不自主地舒张，同时，阴部神经冲动减少，提肛肌收缩，肛门外括约肌舒张。此外，由于支配腹肌和膈肌的神经兴奋，腹肌、膈肌收缩，腹内压增加，共同促进粪便排出体外。

排便活动受大脑皮质的控制，意识可以促进或抑制排便。个体经过一段时间的排便训练后，即可自主地控制排便。正常人的直肠对粪便的压力刺激有一定的阈值，达到此阈值时即可产生便意。如果个体经常有意识遏制便意,则会使直肠渐渐失去对粪便压力刺激的敏感性,加之粪便在大肠内停留过久,水分被吸收过多而干结,造成排便困难,也是产生便秘最常见的原因之一。

二、排便活动的评估

(一)排便状态的评估

1. **排便次数** 排便是人体的基本生理需要,排便次数因人而异。一般成人每天排便1～3次,婴幼儿每天排便3～5次。每天排便超过3次(成人)或每周少于3次,应视为排便异常,如腹泻、便秘等。

2. **排便量** 每日排便量与膳食的种类、数量、摄入的液体量、大便次数及消化器官的功能有关。正常成人每天排便量100～300 g,进食低纤维、高蛋白质等精细食物者粪便量少。进食大量蔬菜、水果等粗粮者粪便量较多。当消化器官功能紊乱时,也会出现排便量的改变如肠道梗阻、腹泻等。

3. **粪便的性状**

(1)形状与软硬度:正常成人的粪便为成形软便。便秘时粪便坚硬,呈栗子样;消化不良或急性肠炎时为稀便或水样便;肠道部分梗阻或直肠狭窄,粪便常呈扁条形或带状;直肠肿瘤时,粪便呈凹陷缺损。

(2)颜色:正常成人的粪便颜色呈黄褐色或棕黄色。婴儿的粪便呈黄色或金黄色。因摄入食物或药物种类的不同,粪便颜色会发生变化。①暗绿色:食入大量绿叶蔬菜时;②黑色无光:摄入动物血或铁剂;③柏油样便:提示上消化道出血;④白陶土色便:提示胆道梗阻;⑤暗红色血便:提示下消化道出血;⑥果酱样便:见于肠套叠、阿米巴痢疾;⑦粪便表面鲜红色血:见于痔疮或肛裂;⑧白色"米泔水"样便:见于霍乱、副霍乱。

(3)内容物:粪便内容物主要为食物残渣、脱落的肠上皮细胞、细菌以及机体代谢后的废物,如胆色素衍生物和钙、镁、汞等盐类。粪便中混有少量黏液,肉眼不易查见。当消化道有感染或出血时粪便中可混有血液、脓液和肉眼可见的黏液。肠道寄生虫感染患者的粪便中可检出蛔虫、蛲虫、绦虫节片等。

(4)气味:正常情况下,粪便气味因膳食种类而异,强度由腐败菌的活力及动物蛋白质的量而定。肉食者味重,素食者味轻。严重腹泻患者因未消化的蛋白质与腐败菌作用,粪便呈碱性反应,气味极恶臭;下消化道溃疡、恶性肿瘤患者粪便呈腐败臭;上消化道出血的柏油样粪便呈腥臭味;消化不良、乳儿因糖类未充分消化或吸收脂肪酸产生气体,粪便呈酸性反应,气味为酸败臭。

(二)异常排便的评估

1. **便秘** 便秘(constipation)指正常的排便形态改变,排便次数减少,排出过干、过硬的粪便,且排便不畅、困难。

(1)原因:某些器质性病变;排便习惯不良;中枢神经系统功能障碍;排便时间或活动受限;强烈的情绪反应;各类直肠、肛门手术;某些药物的不合理使用、饮食结构不合理;饮水量不足;滥用缓泻药、栓剂、灌肠;长期卧床或活动减少等,均可抑制肠道功能而导致便秘的发生。

(2)症状和体征:腹胀、腹痛、食欲不佳、消化不良、乏力、舌苔变厚、头痛等。粪便干硬,触诊腹部较硬实且紧张,有时可触及包块、肛诊可触及粪块。

2. **粪便嵌塞** 粪便嵌塞(fecal impaction)指粪便持久滞留堆积在直肠内,坚硬不能排出,常发生于慢性便秘患者。

（1）原因：便秘未能及时解除，粪便滞留在直肠内，水分被持续吸收而乙状结肠排下的粪便又不断加入，最终使粪块变得又大又坚硬不能排出，发生粪便嵌塞。

（2）症状和体征：患者有排便冲动，腹部胀痛，直肠肛门疼痛，肛门周围有少量液化的粪便渗出，但不能排出粪便。

3. 腹泻　腹泻（diarrhea）指正常排便形态改变，频繁排出松散稀薄的粪便甚至水样便。腹泻时肠蠕动增加，肠黏膜吸收水分功能发生障碍，胃肠内容物迅速通过胃肠道，水分不能在肠道内被及时吸收。又因肠黏膜受刺激、肠液分泌增加，进一步增加了粪便的水分。当粪便到达直肠时仍然呈液体状态，并排出体外，形成腹泻。短时的腹泻可以帮助机体排出有害物质，是一种保护性反应。但是，持续严重的腹泻，可使机体内大量水分和胃肠液丧失，导致水、电解质和酸碱平衡紊乱。长期腹泻者还会因机体无法吸收营养物质而导致营养不良。

（1）原因：饮食不当或使用泻剂不当；情绪紧张焦虑；消化系统发育不成熟；胃肠道疾患；某些内分泌疾病如甲亢等，均可导致肠蠕动增加，发生腹泻。

（2）症状和体征：腹痛、肠痉挛、乏力、恶心、呕吐、肠鸣，有急于排便的需要和难以控制的感觉。粪便松散或呈液体样。

4. 排便失禁　排便失禁（fecal incontinence）指肛门括约肌不受意识的控制而不自主地排便。

（1）原因：神经肌肉系统的病变或损伤如，瘫痪，胃肠道疾患，精神障碍、情绪失调等。

（2）症状和体征：患者不自主地排出粪便。

5. 肠胀气　肠胀气（flatulence）指胃肠道内积聚过量气体，不能排出。一般情况下，胃肠道的气体只有150 ml左右。胃内的气体通过口腔嗝出，肠道内的气体部分在小肠被吸收，其余的可通过肛门排出，不会产生不适。

（1）原因：食入过多产气食物；吞入大量空气；肠蠕动减少；肠梗阻及肠道手术后。

（2）症状和体征：患者腹部膨隆，叩诊呈鼓音、腹胀、痉挛性疼痛、呃逆。当肠胀气压迫膈肌和胸腔时，可出现气急和呼吸困难。

（三）影响因素的评估

成人正常情况下的排便活动是受意识的控制，是自然、无痛苦、无障碍的。但许多因素可以影响排便。

1. 生理因素

（1）年龄：年龄可影响人对排便的控制。2～3岁以下的婴幼儿，神经系统发育不全，不能控制排便。老年人随年龄增加，腹壁肌肉张力下降，胃肠蠕动减弱，肛门括约肌松弛等导致肠道控制能力下降而出现排便异常。

（2）个人排泄习惯：在日常生活中，许多人都有自己固定的排便时间；使用某些固定的便具；排便时从事某些活动如阅读等。当这些生活习惯由于环境改变无法维持时，就可能影响正常排便。

2. 心理因素　心理因素是影响排便的重要因素。精神抑郁时，身体活动减少，肠蠕动减少可导致便秘。而情绪紧张、焦虑可导致迷走神经兴奋，肠蠕动增加而引起吸收不良、腹泻。

3. 社会文化因素　社会的文化教育影响个人的排便观念和习惯。在现代社会，排便是个人隐私的观念已被大多数社会文化所接受。当个体因排便问题需要医护人员帮助而丧失隐私时，个体就可能抑制排便的需要而造成排便功能异常。

4. 饮食与活动

(1) 食物与液体摄入:均衡饮食与足量的液体摄入是维持正常排便的重要条件。富含纤维素的食物可提供必要的粪便容积,加速食糜通过肠道,减少水分在肠道内的再吸收,使大便柔软而易排出。当摄食量减少、食物中缺少纤维素或水分不足时,无法产生足够的粪便容积和液化食糜,食糜通过回肠速度减慢,时间延长,水分的再吸收增加,导致粪便变硬、排便减少而发生便秘。

(2) 活动:活动可维持肌肉张力,刺激肠蠕动,有助于维持正常排便功能。各种原因所致长期卧床、缺乏活动的患者,可使肌肉张力减退而导致排便困难。

5. 与疾病有关的因素

(1) 疾病:肠道本身的疾病或机体其他部位的病变均可影响正常排便。如大肠癌、结肠炎可使排便次数增加;脊髓损伤、脑卒中等可致排便失禁。

(2) 药物:药物可治疗或预防便秘和腹泻,如缓泻剂可刺激肠蠕动,减少肠道水分吸收,促进排便,但是如果剂量掌握不准确,可能导致相反的结果。有些药物则可能干扰排便的正常形态,如长期服用抗生素,可抑制肠道正常菌群生长而导致腹泻;麻醉药或止痛药,可使肠运动能力减弱而导致便秘。

(3) 治疗和检查:某些治疗和检查会影响个体排便活动,例如腹部、肛门部位手术,会因为肠壁肌肉的暂时麻痹或疼痛而造成排便困难;胃肠 X 线检查常需灌肠或服用钡剂,也可影响排便。

三、排便异常的护理

(一) 便秘患者的护理

1. 提供适当的排便环境　为患者提供单独隐蔽的环境及充裕的排便时间,如拉上床帘或屏风遮挡,避开查房、治疗、护理和进餐时间,以消除紧张情绪,利于排便。

2. 选取适宜的排便姿势　在无特别禁忌情况下,床上使用便器时,最好采取坐姿或抬高床头,利用重力作用增加腹压促进排便。病情允许时让患者下床上厕所排便。对手术患者,在术前应有计划地训练其床上使用便器。

3. 腹部环行按摩　排便时用手沿结肠解剖位置自右向左环行按摩,可促使结肠的内容物向下移动,并可增加腹内压,促进排便。

4. 遵医嘱口服缓泻药　缓泻药可使粪便中的水分含量增加,加快肠蠕动,加速肠内容物的运行,而起到导泻的作用。但使用缓泻剂时应根据不同患者和病情合理选用。对于老年人、儿童应选择作用缓和的泻药,慢性便秘的患者可选用蓖麻油、番泻叶、酚酞(果导)、大黄等中药类泻药。

使用泻药可暂时解除便秘,但长期使用或滥用又常成为慢性便秘的原因。其机制是服用缓泻药后结肠内容物被彻底排空,随后几天无足量粪便刺激不能正常排便,没有排便又再次使用缓泻药,如此反复,其结果使结肠的正常排便反射失去作用,导致慢性便秘。

5. 使用简易通便剂　常用的有开塞露、甘油栓等。其作用机制是软化粪便,润滑肠道,刺激肠蠕动促进排便。

6. 灌肠　以上方法均无效时,遵医嘱给予灌肠。

7. 健康教育　帮助患者及家属正确认识保持正常排便习惯的重要性,并使其获得有关排便的知识。

8. 合理膳食　多食蔬菜、水果、粗粮等纤维食物;餐前热饮柠檬汁可促进肠蠕动;适量喝梅子汁亦可促进排便;病情允许时鼓励患者每日饮水不少于2 000 ml;适当食用油脂类食物。

9. **鼓励适当活动** 按患者需要拟订规律的活动计划并协助其执行,如散步、做操、打太极拳等;卧床患者可进行床上活动。此外还应指导患者进行增强腹肌和盆底部肌肉的运动,以增加肠蠕动和肌张力,促进排便。

10. **帮助患者重建正常排便习惯** 选择适合自身的排便时间,理想的排便时间为进食后(早餐后)效果最好,因进食刺激大肠集团蠕动引起排便反射。每天固定在此时排便,并坚持下去,不随意使用缓泻剂或灌肠等方法。

(二)粪便嵌塞患者的护理

1. **早期** 可使用栓剂、口服缓泻药来润肠通便。

2. **必要时** 先行油剂保留灌肠,2~3 h后再做清洁灌肠。

3. **人工取便** 上述方法无效时按医嘱执行,具体方法为:术者戴手套,将涂润滑剂的示指慢慢插入患者直肠内,触到变硬粪块时注意大小、硬度,然后机械地破碎粪块,一块块地取出,操作时注意动作轻柔,避免损伤直肠黏膜。该操作易刺激迷走神经,故心脏病、脊椎损伤者须慎用。操作中如患者出现心悸、头晕时须立即停止。

4. **健康教育** 向患者和家属讲解有关排便的知识,安排合理的膳食结构,帮助患者建立并维持正常的排便习惯,防止便秘的发生。

(三)腹泻患者的护理

1. **去除原因** 如肠道感染者,应遵医嘱给予抗生素治疗。

2. **卧床休息** 减少肠蠕动,注意腹部保暖。对不能自理的患者应及时给予便器,消除焦虑不安情绪,使之达到身心充分休息的目的。

3. **膳食调理** 鼓励患者饮水,酌情给予清淡的流质或半流质食物,避免油腻、辛辣、高纤维食物。严重腹泻时可暂时禁食。

4. **密切观察病情** 防止患者水、电解质紊乱,按医嘱给予止泻药、口服补充盐分或静脉输液。记录排便性质、次数,必要时留取标本送检。病情危重者注意生命体征变化,如疑为传染病则按肠道隔离原则护理。

5. **维持皮肤完整性** 特别是婴幼儿、老人、身体衰弱者,每次排便后用软纸轻擦肛门、温水清洗,并在肛门周围涂油膏,以保护局部皮肤。

6. **心理支持** 粪便气味及被玷污的衣裤、床单、被套等均给患者带来身体的不适和情绪的焦虑,护士应及时更换被污染的衣裤、床单、被套等,使患者感到舒适。

7. **健康教育** 向患者及家属讲解有关腹泻知识,指导患者注意饮食卫生,养成良好的卫生习惯。

(四)排便失禁患者的护理

1. **心理护理** 排便失禁患者心情紧张而窘迫,常感到自卑和忧郁,期待得到理解和帮助。护理人员应尊重和理解患者,给予心理安慰与支持,帮助其树立信心,配合治疗和护理。

2. **保护皮肤** 床上垫橡胶单和中单(保护床单位),垫一次性尿垫。保持床单位清洁,及时更换污湿的床单和衣裤。每次排便后用软纸擦净、温水清洗。必要时,肛门周围涂搽软膏保护皮肤,避免破损感染。注意观察尾骶部皮肤变化,定时按摩受压部位,预防压疮的发生。

3. **帮助患者重建控制排便的能力**

(1)了解患者排便时间,掌握规律,定时给予便器,促使患者按时自己排便。

(2)遵医嘱定时应用导泻栓剂或灌肠,以刺激定时排便。

（3）教会患者定时进行肛门括约肌及盆底部肌肉收缩的锻炼,指导患者取坐或卧位,试作排便动作。先慢慢收缩肌肉,然后再慢慢放松,每次 10 s 左右,连续 10 次,每次锻炼 20～30 min,每日数次,以患者感觉不疲乏为宜。

4. 液体摄入　如无禁忌,保证患者每天摄入足量的液体。

5. 保持床褥、衣服清洁,室内空气清新　及时更换污湿的衣裤、被单,定时开窗通风,去除不良气味。

（五）肠胀气患者的护理

1. 去除原因　勿食产气食物和饮料,鼓励患者细嚼慢咽,治疗肠道疾患。

2. 鼓励适当运动　协助患者下床活动如散步,卧床患者可做床上活动如变换卧姿,以促进肠蠕动,减少肠胀气。

3. 胀气时　轻微胀气时,可行腹部热敷或按摩、针灸疗法;严重胀气时,遵医嘱给予药物治疗或行肛管排气。

四、与排便有关的护理操作

（一）灌肠法

灌肠法(enema)是将一定量的液体由肛门经直肠灌入结肠,帮助患者清洁肠道、排便、排气或由肠道供给药物或营养,达到确定诊断和治疗目的的方法。

根据灌肠的目的可分为保留灌肠和不保留灌肠。根据灌入液体量又可将不保留灌肠分为大量不保留灌肠和小量不保留灌肠。如为了达到清洁肠道的目的,而反复使用大量不保留灌肠,则为清洁灌肠。

大量不保留灌肠

【目的】

1. 解除便秘、肠胀气。

2. 清洁肠道　为肠道手术、检查或分娩做准备。

3. 稀释并清除肠道内的有害物质,减轻中毒。

4. 灌入低温液体,为高温患者降温。

【评估】

1. 患者病情、临床诊断和治疗情况。

2. 患者及家属对灌肠的目的、方法、注意事项、配合要点的知晓度。

【计划】

1. 环境准备　酌情关闭门窗,屏风遮挡,保持合适室温(18～22℃),光线充足。

2. 患者准备

（1）了解灌肠的目的、方法和注意事项,并配合操作。

（2）排尿。

3. 护士自身准备　衣帽整洁,修剪指甲,洗手,戴口罩,熟悉灌肠法的操作程序。

4. 用物准备

（1）治疗车上层备:灌肠筒一套(橡胶管、玻璃接管、筒内盛灌肠液),肛管,血管钳(或调节器)润滑剂,棉签,卫生纸,手套,一次性尿垫,弯盘,水温计。

（2）治疗车下层备:便器,便器巾。

（3）输液架。

（4）灌肠液：常用 0.1％～0.2％的肥皂液，生理盐水。成人每次用量为 500～1 000 ml，小儿 200～500 ml。溶液温度一般为 39～41℃，降温时用 28～32℃，中暑用 4℃。

【实施】

1. 操作步骤

操作步骤	要点说明
（1）**核对**：携用物至患者床旁，核对患者床号、姓名及灌肠液	● 确认患者 ● 正确选择灌肠溶液，掌握溶液的浓度、温度和量
（2）**准备体位**：协助患者取左侧卧位，双膝屈曲，裤退至膝部，臀部移至床沿	● 该姿势利于灌肠液流入乙状结肠和降结肠
（3）**垫巾**：臀下垫一次性尿垫	● 不能自我控制排便的患者可取仰卧位，臀下垫便器
（4）盖好被子，只暴露臀部	● 保暖，维护患者隐私，使其放松
（5）**准备灌肠筒、戴手套**：将灌肠筒挂于输液架上，筒内液面高于肛门 40～60 cm，戴手套	● 保持一定灌肠压力和速度 ● 伤寒患者灌肠时灌肠筒内液面不得高于肛门30 cm，液体量不得超过 500 ml
（6）**连接润滑肛管、排气**：连接肛管，润滑肛管前端，排尽管内气体，夹管	● 防止气体进入直肠
（7）**插肛管**：左手垫卫生纸分开臀裂，暴露肛门口，嘱患者张口呼吸，右手将肛管轻轻插入直肠 7～10 cm。固定肛管	● 使患者放松，便于插入肛管 ● 如插入受阻，可退出少许，旋转后缓缓插入 ● 小儿插入深度 4～7 cm
（8）**灌液**：松夹或调节器，使液体缓缓流入（图 13-8）	
（9）**观察**：密切观察筒内液面下降速度和患者的反应	● 如液面下降过慢或停止，多由于肛管前端孔道被阻塞，可移动或挤捏肛管，使堵塞管孔的粪便脱落 ● 如患者感觉腹胀或有便意，可嘱患者张口呼吸，放松腹部肌肉，并降低灌肠筒的高度以减慢流速或暂停片刻，以便转移患者的注意力，减轻腹压，同时减少灌入溶液的压力
（10）**拔管**：待灌肠液即将流尽时夹管，用卫生纸包裹肛管轻轻拔出，放入弯盘内，擦净肛门	● 避免拔管时灌肠液和粪便随管流出
（11）**保留灌肠液**：协助患者取舒适卧位，嘱其尽量保留 5～10 min 后再排便	● 使灌肠液在肠内有足够的作用时间，便于粪便充分软化而易于排出
（12）**排便**：对不能下床的患者，提供便器，协助床上排便。扶助能下床患者上厕所排便	● 降温灌肠，液体保留 30 min
（13）操作后处理 　1）协助患者穿裤，整理床单位，开窗通风 　2）采集标本：观察大便性状，必要时留取标本送检 　3）按相关要求处	● 保持病室的整洁，去除异味 ● 防止病原微生物传播 ● 在体温单相应栏目处记录，如灌肠后解便 1 次，记为 1/E，灌肠后无大便，记为 0/E

2. 注意事项

（1）妊娠、急腹症、严重心血管疾病等患者禁忌灌肠。

（2）伤寒患者灌肠时溶液不得超过 500 ml，压力要低（液面不得超过肛门 30 cm）。

（3）肝昏迷患者灌肠禁用肥皂水，以减少氨的吸收；充血性心力衰竭和水、钠滞留患者禁用 0.9％氯化钠溶液灌肠。

（4）准确掌握灌肠溶液的温度、浓度、流速、压力和溶液的量。

（5）灌肠时患者如有腹胀或便意，嘱患者作深呼吸，以减轻不适。

（6）灌肠过程中应随时注意观察病情变化，如发现脉速、面色苍白、出冷汗、剧烈腹痛、心慌气急时，应立即停止灌肠并与医生联系，采取急救措施。

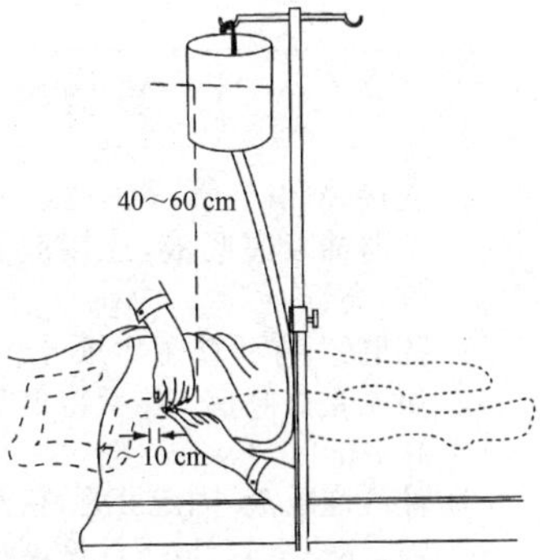

40～60 cm

7～10 cm

图 13-8　大量不保留灌肠

【评价】

1. 患者感觉痛苦减轻，舒适。

2. 护士操作规范、熟练，达到灌肠目的。

3. 护士对自己操作的效果能够作出客观评价，并能指出存在的问题和改进措施。

小量不保留灌肠

适用于腹部或盆腔手术后的患者、危重患者、年老体弱患者、小儿及孕妇等。

【目的】

1. 软化粪便，解除便秘。

2. 排除肠道内气体，减轻腹胀。

【评估】

1. 患者病情、临床诊断和治疗情况。

2. 患者及家属对灌肠目的、操作程序和配合要点的知晓度。

【计划】

1. 环境准备　同大量不保留灌肠。

2. 患者准备　同大量不保留灌肠。

3. 护士自身准备　衣帽整洁，修剪指甲，洗手，戴口罩。熟悉此项操作程序。

4. 用物准备

（1）治疗车上层备：注洗器、量杯或小容量灌肠筒，肛管，遵医嘱备灌肠液、止血钳、润滑剂、棉签、弯盘、卫生纸、一次性尿垫、手套、水温计。

（2）治疗车下层备：便器，便器巾。

（3）常用溶液："1、2、3"溶液（50％硫酸镁 30 ml、甘油 60 ml、温开水 90 ml）；甘油 50 ml 加等量温开水；各种植物油 120～180 ml。溶液温度为 38℃。

【实施】

1. 操作步骤

操作步骤	要点说明
（1）**核对**：携用物至患者床旁，核对患者床号、姓名及灌肠液	● 确认患者
（2）**准备体位**：协助患者取左侧卧位，双膝屈曲，裤退至膝部，臀部移至床沿	● 利用重力作用使灌肠液流入乙状结肠
（3）**垫巾**：臀下垫一次性尿垫	● 不能自我控制排便的患者可取仰卧位，臀下垫便器

续 表

操作步骤	要点说明
(4) **连接、润滑肛管**：戴手套，将弯盘置于臀边，用注洗器抽吸灌肠液，连接肛管，润滑肛管前端，排气，夹管	● 减少插管时的阻力和对黏膜的刺激
(5) **插肛管**：左手垫卫生纸分开臀裂，暴露肛门口，嘱患者张口呼吸，右手将肛管轻轻插入直肠 7～10 cm	● 使患者放松，便于插入肛管
(6) **注入灌肠液**：固定肛管，松开血管钳，缓缓注入溶液，注毕夹管，取下注洗器再吸取溶液，松夹后再行灌注。如此反复直至灌肠溶液全部注入完毕（图 13-9）	● 注入速度不得过快过猛，以免刺激肠黏膜，引起排便反应 ● 如用小容量灌肠筒，液面距肛门不能超过 30 cm ● 注意观察患者反应
(7) **拔管**：血管钳夹闭肛管尾端，用卫生纸包住肛管轻轻拔出，放入弯盘内	
(8) **保留灌肠液**：擦净肛门，脱手套，协助患者取舒适卧位，嘱其尽量保留 10～20 min 再排便	● 充分软化粪便，易于排出
(9) **排便**：对不能下床的患者，提供便器，协助床上排便。扶助能下床患者上厕所排便	
(10) **操作后处理** 　1) 整理床单位，清理用物 　2) 洗手，记录	● 记录灌肠时间，灌肠液的种类、量，患者的反应

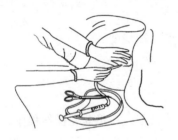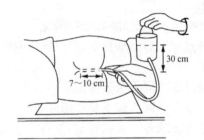

图 13-9 小量不保留灌肠

2. **注意事项**

(1) 灌肠时插管深度为 7～10 cm，压力宜低，灌肠液注入的速度不宜过快。

(2) 每次抽吸灌肠液时应夹闭或反折肛管尾端，防止空气进入肠道，引起腹胀。

【评价】

同大量不保留灌肠。

保留灌肠

将药液灌入到直肠或结肠内，通过肠黏膜吸收达到治疗疾病的目的。

【目的】

1. 镇静、催眠。

2. 治疗肠道感染。

【评估】

1. 患者病情、临床诊断和治疗情况。

2. 患者及家属对保留灌肠的目的、方法和配合要点的知晓度。

【计划】

1. 环境准备 同大量不保留灌肠。

2. 患者准备 了解保留灌肠的目的、过程和注意事项,排尽大小便,配合操作。

3. 护士自身准备 衣帽整洁,修剪指甲,洗手,戴口罩。

4. 用物准备

(1) 治疗盘内备:注洗器、量杯(内盛灌肠液),肛管(20号以下),温开水5~10 ml,遵医嘱备灌肠液、止血钳、润滑剂、棉签、清洁手套。

(2) 治疗盘外备:弯盘、卫生纸、一次尿垫、水温计、小垫枕。

(3) 常用溶液:药物及剂量遵医嘱准备,灌肠溶液量不超过200 ml,溶液温度38℃。如①镇静、催眠用10%水合氯醛,剂量按医嘱准备;②肠道抗感染用2%小檗碱(黄连素),0.5%~1%新霉素或其他抗生素溶液。

【实施】

1. 操作步骤

操作步骤	要点说明
(1) **核对**:携用物至患者床旁,核对患者床号、姓名及灌肠液,并向患者解释	● 确认患者 ● 保留灌肠以晚上睡眠前灌肠为宜,此时活动减少,药液易于保留吸收
(2) **准备体位** 1) 慢性细菌性痢疾,取左侧卧位 2) 阿米巴痢疾,取右侧卧位	● 病变部位多在直肠或乙状结肠 ● 病变部多在回盲部
(3) **抬高臀部**:臀下垫枕和一次性尿垫,使臀部抬高约10 cm	● 防止药液溢出,提高治疗效果
(4) **插管**:戴手套,润滑肛管前端,排气后轻轻插入肛门15~20 cm,缓慢注入药液	
(5) **拔管**:注入药液后,再注入温开水5~10 ml,抬高肛管尾端,使管腔内液体全部注完,拔出肛管,擦净肛门,脱手套,嘱患者保留药液>1 h再排便	● 使药液充分吸收,达到治疗目的 ● 注意观察患者反应
(6) **操作后处理** 1) 整理床单位,清理用物 2) 洗手,记录	● 记录灌肠时间、灌肠液的种类、量,患者的反应

2. 注意事项

(1) 保留灌肠前嘱患者排便,肠道排空有利于药液吸收。

(2) 选择稍细肛管,插入要深,液量不宜过多,压力要低、速度宜慢,以减少刺激,使灌入的药液能保留较长时间。

(3) 肛门、直肠、结肠手术的患者及大便失禁的患者,不宜做保留灌肠。

【评价】

1. 操作方法和步骤正确、熟练。

2. 灌肠筒的高度、肛管插入深度、注入药液的速度合适。

3. 与患者沟通有效,能正确配合,达到治疗效果,肠道感染症状减轻。

清洁灌肠

【目的】

彻底清除肠道内粪便,为直肠、结肠检查和手术做肠道准备。

【方法】

反复多次进行大量不保留灌肠,首次用 0.1%～0.2% 肥皂水溶液,以后用 0.9% 氯化钠溶液,直至排出液无粪质为止。注意每次灌肠时压力要低,液面距肛门高度不超过40 cm。

(二)口服高渗溶液清洁肠道

高渗溶液进入肠道,在肠道内形成高渗环境,使肠道内水分大量增加,从而软化粪便,刺激肠蠕动,加速排便,达到清洁肠道的目的。适用于直肠、结肠检查和手术前肠道准备。常用溶液有甘露醇、硫酸镁。

1. **甘露醇法** 患者术前 3 d 进半流质饮食,术前 1 d 进流质饮食,术前 1 d 下午 2 时至下午 4 时口服甘露醇溶液 1 500 ml(20% 甘露醇 500 ml+5% 葡萄糖 1 000 ml 混匀)。一般服用后 15～20 min 即反复自行排便。

2. **硫酸镁法** 患者术前 3 d 进半流质饮食,每晚口服 50% 硫酸镁 10～30 ml。术前 1 d 进流质饮食,术前 1 d 下午 2 时至下午 4 时口服 25% 硫酸镁 200 ml(50% 硫酸镁 100 ml+5% 葡萄糖盐水 100 ml)后再服温开水 1 000 ml。一般服用后 15～30 min 即可反复自行排便,2～3 h 内可排便 2～5 次。

护士应认真观察患者的一般情况,注意排便次数和粪便性质,确定是否达到清洁肠道的目的并做好记录。

(三)简易通便法

通过简便经济而有效的措施,帮助患者解除便秘。适应于体弱、老人和久病卧床便秘者。常用方法:

1. **开塞露法** 开塞露是用甘油或山梨醇制成,装在塑料容器内。使用时将封口端剪去,先挤出少许液体润滑开口处。患者取左侧卧位,放松肛门括约肌。将开塞露的前端轻轻插入肛门后将药液全部挤入直肠内,嘱患者保留 5～10 min 后排便(图 13-10)。

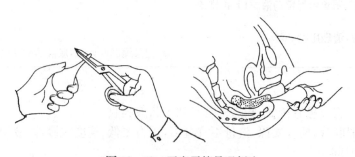

图 13-10 开塞露简易通便法

2. **甘油栓法** 甘油栓是用甘油和明胶制成的栓剂。使用时,戴手套,一手捏住甘油栓底部轻轻插入肛门至直肠内,抵住肛门处轻轻按摩,嘱患者保留 5～10 min 后排便。

3. **肥皂栓法** 将普通肥皂削成圆锥形(底部直径约 1 cm,长为 3～4 cm),操作者戴手套,将肥皂栓蘸热水后轻轻插入肛门。如有肛门黏膜溃疡、肛裂及肛门剧烈疼痛者,不宜使用肥皂栓通便。

(四)肛管排气法

将肛管从肛门插入直肠,以排除肠腔内积气的方法。

【目的】
帮助患者排除肠腔内积气,减轻腹胀。

【评估】
1. 患者的病情、临床诊断和治疗情况。
2. 患者及家属对肛管排气的目的、方法和配合要点的知晓度。

【计划】
1. 环境准备　同大量不保留灌肠。
2. 患者准备　了解肛管排气的目的、过程和注意事项,配合操作。
3. 护士自身准备　衣帽整洁,修剪指甲,洗手,戴口罩。
4. 用物准备
(1) 治疗盘内备:肛管,玻璃接管,橡胶管,玻璃瓶(内盛水 3/4 满,瓶口系带)。
(2) 治疗盘外备:润滑油,棉签,胶布(1 cm×15 cm),清洁手套。

【实施】
1. 操作步骤

操作步骤	要点说明
(1) **核对**:携用物至患者床旁,核对患者床号、姓名	● 确认患者
(2) **准备体位**:协助患者取左侧卧位,注意遮挡,暴露肛门	● 此体位有利于肠腔内气体排出 ● 保暖,维护患者自尊
(3) **连接排气装置**:将玻璃瓶系于床边,橡胶管一端插入玻璃瓶液面下,另一端与肛管连接	● 防止空气进入直肠内,观察气体排出的情况
(4) **插管**:戴手套,润滑肛管,嘱患者张口呼吸,将肛管轻轻插入直肠 15～18 cm,胶布固定肛管于臀部,橡胶管留出足够长度,用别针固定在床单上(图 13-11)	● 减少肛管对直肠的刺激 ● 便于患者翻身
(5) **观察**:观察排气情况,如排气不畅,帮助患者更换体位或按摩腹部	● 若有气体排出,可见瓶内液面下有气泡逸出 ● 变换体位或按摩腹部可以促进排气
(6) **拔管**:保留肛管不超过 20 min,拔出肛管,清洁肛门,脱手套	● 长时间留置肛管,会降低肛门括约肌的反应,甚至导致永久性松弛
(7) **操作后处理** 　1) 再次核对,询问患者腹胀有无减轻,协助取舒适体位 　2) 整理床单位,清理用物 　3) 洗手,记录	● 记录排气时间及效果,患者的反应

2. 注意事项
(1) 肛管保留时间不超过 20 min,需要时,2～3 h 后再实施肛管排气。
(2) 橡胶管留出足够的长度,便于患者翻身。

【评价】
1. 患者感觉舒适,腹胀减轻。
2. 操作规范,护患沟通有效。
3. 护士对自己的操作能作出客观评价,并能指出存在问题和改进措施。

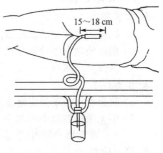

图 13-11　肛管排气

五、粪便标本采集

正常粪便是由已消化和未消化的食物残渣、消化道分泌物、大量细菌和水分组成。粪便标本的检验结果有助于评估患者的消化系统功能,并协助诊断、治疗疾病。根据检验目的的不同,其标本的留取方法也不同,且留取方法与检验结果密切相关。粪便标本分4种:常规标本、细菌培养标本、隐血标本和寄生虫或虫卵标本。

【目的】

1. 常规标本　用于检验粪便的性状、颜色、细胞等。

2. 培养标本　用于检验粪便的致病菌。

3. 隐血标本　用于检验粪便内肉眼不能察见的微量血液。

4. 寄生虫或虫卵标本　用于检验粪便中的寄生虫、幼虫及虫卵。

【评估】

1. 患者的病情、临床诊断和治疗情况;意识状态、心理状况及合作程度。

2. 患者及家属对有关留取标本的目的、操作程序和配合要点的知晓度。

【计划】

1. 环境准备　安静、安全、隐蔽。

2. 患者准备　了解收集标本的目的和方法。

3. 护士自身准备　衣帽整洁,修剪指甲,洗手,戴口罩。

4. 用物准备　检验单、手套。根据检验目的的不同,应另备:

(1) 常规标本:检便盒(内附棉签或检便匙),清洁便器。

(2) 培养标本:无菌培养瓶,无菌棉签、消毒便器。

(3) 隐血标本:检便盒(内附棉签或检便匙),清洁便器。

(4) 寄生虫或虫卵标本:检验盒(内附棉签或检便匙),透明胶带及载玻片(查找蛲虫),清洁便器。

【实施】

1. 操作步骤

操作步骤	要点说明
(1) 贴检验单:核对医嘱,贴检验单附联于检便盒(培养瓶)上,注明科别、病室、床号、姓名	● 防止发生差错
(2) 核对:携物至床旁,核对床号、姓名,解释	● 确认患者
(3) 屏风遮挡,请患者排空膀胱	● 避免粪标本混有尿液,影响检查结果
(4) 收集粪便标本	
▲ 常规标本	
1) 嘱患者排便于清洁便器内	
2) 用检便匙取中央部分或黏液脓血部分约5 g,置于检便盒内送检	● 保证检验结果准确
▲ 培养标本	
1) 嘱患者排便于消毒便器内	
2) 用无菌棉签取中央部分粪便或黏液脓血部分2～5 g,置于培养瓶内,塞紧瓶塞送检	
▲ 隐血标本	

续　表

操作步骤	要点说明
按常规标本留取 ▲ 寄生虫及虫卵标本 　1) 检查寄生虫卵:嘱患者排便于清洁便器内,用检便 　　匙取不同部位带血或黏液粪便 5～10 g,送检 　2) 检查蛲虫:嘱患者睡前或清晨起床前,将透明胶带 　　贴在肛门周围。取下并将已粘有虫卵的透明胶带 　　贴在载玻片上或将透明胶带对合,立即送检 　3) 检查阿米巴原虫:将便器加热至接近人体的温度, 　　排便后标本连同便器立即送检 (5) 操作后处理 　1) 用物按常规消毒处理 　2) 洗手,记录	 ● 蛲虫常在午夜或清晨爬到肛门处产卵 ● 有时需要连续采集数天 ● 保持阿米巴原虫的活动状态,低温失去活力 ● 防阿米巴原虫死亡 ● 避免交叉感染 ● 记录粪便的形状、颜色、气味等

2.注意事项

(1) 采集培养标本,如患者无便意时,用长无菌棉签蘸 0.9％氯化钠溶液,由肛门插入 6～7 cm,顺一个方向轻轻旋转后退出,将棉签置于培养瓶内,盖紧瓶塞。

(2) 采集隐血标本时,嘱患者检查前 3 d 禁食肉类、动物肝、血和含铁丰富的药物、食物、绿叶蔬菜,3 d 后收集标本,以免造成假阳性。

(3) 采集寄生虫标本时,如患者服用过驱虫药或作血吸虫孵化检查,应留取全部粪便。

(4) 检查阿米巴原虫,在采集标本前几天,不应给患者服用钡剂、油剂或含金属的泻剂,以免金属制剂影响阿米巴虫卵或包囊的显露。

(5) 患者腹泻时的水样便应盛于容器中送检。

【评价】

1. 患者感觉安全,无不适反应。

2. 采集标本符合操作规程,护患沟通有效。

(丁桂芬)

知识链接

特殊患者的灌肠要求

(1) 心力衰竭:主要的治疗措施之一是控制钠盐的摄入,减少体内细胞外液的容量,减轻体液潴留,降低心脏前负荷而缓解心衰,因此禁用生理盐水灌肠。

(2) 肝性脑病:主要的治疗措施之一是减少肠内有毒物质,以保持排便通畅。通过导泻或灌肠清除肠内含氮物质而减轻肝性脑病。肠内 pH 保持在 5～6 偏酸性环境,血中氨逸出肠黏膜而进入肠腔,最后形成铵盐排出体外。如用碱性溶液灌肠,肠内 pH 呈碱性,则肠腔内铵盐可形成氨而进入脑中,加重肝性脑病,因此禁用肥皂水灌肠。

(3) 伤寒患者:伤寒的病理损害其中以回肠末端的淋巴组织最为明显,伤寒患者主要的并发症是肠出血、肠穿孔。当伤寒患者出现便秘时,可先用生理盐水低压灌肠,无效时改用 50％的甘油或液体石蜡 100 ml 灌肠。禁用泻药或高压灌肠以免引起肠穿孔。

思 考 题

1. 引起尿潴留和尿失禁的原因有哪些?

2. 留置导尿患者预防泌尿道感染的护理措施有哪些?

3. 粪便的观察包括哪些方面?

4. 为什么经常抑制便意会导致便秘?

5. 如何采集蛲虫标本?

6. 患者杨某,男性,35 岁。因烈日下户外操作 5 h,感头晕、头痛,出汗少,急诊入院。神志清楚,面色潮红,体温 40.2℃,脉搏 112 次/分,呼吸 30 次/分,诊断"轻度中暑"。医嘱:输液,大量不保留灌肠。

　　请问:(1) 灌肠前如何对该患者进行评估?

　　　　　(2) 选择何种灌肠液? 溶液的温度和量如何确定?

　　　　　(3) 灌肠操作的预期目标及评价标准是什么?

第十四章 给药法

新编护理学基础

【教学目标】

■ 掌握

1. 药物保管要求。
2. 安全注射原则及药液抽吸方法。
3. 口服给药的评估、摆药、发药及发药后处理方法。
4. 皮内、皮下、肌内、静脉注射法的目的、体位、部位、操作步骤及注意事项。
5. 药物过敏试验方法,过敏反应的原因、临床表现、预防及急救处理原则。
6. 破伤风抗毒素(TAT)脱敏注射法。
7. 超声雾化吸入法。

■ 熟悉

1. 处方常用外文缩写。
2. 股静脉注射法。
3. 手压式、射流式雾化吸入法。
4. 静脉血标本采集法、动脉血标本采集法。

■ 了解

1. 影响药物作用的因素。
2. 药物领取方法。
3. 划痕法、小儿头皮静脉注射法和动脉注射法。
4. 吸入法的原理、目的。
5. 局部给药方法。

给药法,就是用药物治疗疾病的方法,其目的包括治疗疾病、减轻症状、预防疾病、协助诊断及维持正常的生理功能。护士是给药的直接执行者,为了合理、安全、有效地给药,护士必须了解常用药物的药理学知识,掌握正确的给药技术,准确评估患者用药后的疗效和反应等,指导患者安全正确的接受药物治疗。

第一节 概　述

为了住院患者临时用药方便和便于及时抢救,每一个病区都设有常用药、抢救药、麻醉药和贵重药品。病区的药物由专人负责,按规定领取和补充,定期清点和检查,做好药物的管理。

一、药物的种类、领取和保管

(一) 药物的种类

常用药物的种类按给药途径不同可分为:

1. 内服药　包括片剂、溶液、丸剂、散剂、胶囊、酊剂和合剂等。
2. 注射药　包括溶液、混悬剂、油剂、结晶和粉剂等。
3. 外用药　包括软膏、搽剂、洗剂、滴剂、酊剂、粉剂、栓剂和涂膜剂等。
4. 新型制剂　黏膜敷片、胰岛素泵、植入慢溶药片等。

(二) 药物的领取方法

药物的领取方法各医院不同,大致包括:

1. 病区内常用药物　设病区小药柜,存放少量且固定基数的常用药物,如常用口服药、退热药、止痛药、安眠药、解痉药、常用注射药及抢救用药等,以供病室备用。由专人根据消耗情况填写领药申请,经护士长签名后到药房领取补充。

2. 贵重药和特殊药物　凭医生的处方领取。

3. 剧毒药和麻醉药(如吗啡、哌替啶)　固定基数,患者用后及时凭医生处方领取补充。

4. 中心药房　各病区住院患者长期医嘱用药可从中心药房领取。病区护士每天把药盘和小药卡送到中心药房,由中心药房摆放一天用药,病区护士取回后再次核对,按时分发给患者。

5. 注射用药、大型输液　可填写大处方,由护士长签名,每日一起领取,也可以逐一患者填写小处方,一并领取,再由后勤送至病房。

一些医院采用电子计算机联网管理,即患者用药从医生开出医嘱,到医嘱处理,药物计价、记账、药物的消耗结算等,均经计算机处理,提高了管理效率。

(三) 药物的保管

1. 药柜　应放在光线明亮处,但不宜阳光直射,保持整洁。定期检查药品质量,若发现变质或过期的药物,应及时退回药房处理。

2. 药品分类保管　按内服、外用、注射、剧毒、麻醉药分类放置。剧毒药和麻醉药应加锁保管,专人负责并登记,每班交接。个人专用的特种药物,应注明床号、姓名,并单独存放。

3. 药瓶标签　要明显注明药名、浓度、剂量、有效期。标志要统一,内服药用蓝色边、外用药用红色边、剧毒药用黑色边的标签。

4. 定期检查　如发现药品无标签、模糊不清、药品沉淀、混浊、异味、潮解、霉变等,或已过期失效皆不可再用。

5. 保存　根据药品性质分类保存(表14-1)。

表 14-1　根据药品性质分类保存

药物性质	药品举例	保存方法
受热易被破坏的药物	抗毒血清、疫苗、胎盘球蛋白、青霉素溶液	放置冰箱内保存(冷藏于 2～10℃)
易燃易爆的药物	乙醇、乙醚、环氧乙烷	单独密闭存放于阴凉处,远离明火
易挥发、潮解、风化的药物	乙醇、过氧乙酸、碘酊、糖衣片、酵母片、甘草片	装瓶密闭保存,用后盖紧瓶盖
易氧化、遇光变质的药物	氨茶碱、维生素C、盐酸肾上腺素	放在有色瓶中盖紧,针剂放在有黑色纸盖的盒内

6. 有使用期限的药物　应按有效期先后,有计划的按顺序使用,以免造成药物的浪费。

7. 中药的保存　各类中药均置于阴凉干燥处,芳香性药品应密盖保存。

二、给药原则

给药原则是一切给药的准则,在执行药疗时必须严格遵守。

(一) 根据医嘱给药

医嘱是给药的依据。医嘱必须清楚、准确,护士对医嘱有疑问时,应及时向医生提出,确认无误后再执行。不可盲目执行医嘱,也不可随意更改医嘱。

(二) 严格执行查对制度

三查:操作前、操作中、操作后查。

七对:对床号、姓名、药名、浓度、剂量、用法、时间。

二注意:注意检查药物的质量,对疑有变质或已超过有效期的药物,应立即停止使用;注意用药后反应。

(三) 正确实施给药

在给药时,做到"五个准确",即将准确的药物、按准确的剂量、在准确的时间、用准确的途径给予准确的患者。

备好的药物及时使用,避免药物污染或药效降低;对易发生过敏反应的药物,使用前应了解过敏史,按要求做过敏试验,结果阴性方可使用。给药前向患者做好解释,并指导患者用药。

(四) 观察用药反应

给药后要注意观察用药后疗效和不良反应,并做好记录。如患者服用硝酸甘油片治疗心绞痛,应观察心绞痛的发作次数、强度及心电图情况。

三、给药途径

通常根据药物的性质、剂型、机体对药物的吸收情况和治疗需要选择不同的给药途径。常用的给药途径有舌下含化、吸入、口服、注射(皮内、皮下、肌内、静脉注射)、直肠给药和外敷等。除动、静脉注射药液是直接进入血液循环外,其他途径给药药物均有一个吸收过程。各种给药途径药物吸收快慢顺序为:吸入>舌下>直肠>肌内>皮下>口服>外用(皮肤)。

四、给药次数与时间

给药次数和时间取决于药物的半衰期,以维持血液中药物的有效浓度为最佳选择。医院常用给药的外文缩写与中文译意(表 14-2)。

表 14 - 2　医院常用给药的外文缩写与中文译意

外文缩写	中文译意	外文缩写	中文译意
am	上午	st	立即
pm	下午	prn	必要时（长期）
12n	中午 12 时	sos	需要时（限用 1 次）
12mn	午夜 12 时	Dc	停止
qh	每小时 1 次	OD	右眼
q2 h	每 2 h 1 次	OS	左眼
q4 h	每 4 h 1 次	OU	双眼
q6 h	每 6 h 1 次	AD	右耳
qd	每日 1 次	AS	左耳
bid or Bid	每日 2 次	AU	双耳
tid or Tid	每日 3 次	Aa	各
qid or Qid	每日 4 次	Ad	加至
qod or Qod	隔日 1 次	Po per os	口服
biw	每周 2 次	gtt	滴
qm	每晨 1 次	H	皮下注射
qn	每晚 1 次	ID	皮内注射
hs	睡前	IM or im	肌内注射
ac	饭前	I V or iv	静脉注射
pc	饭后	iv gtt	静脉点滴
		(iv by drip)	

五、影响药物作用的因素

药物疗效的发挥，受多种因素的影响，我们要了解这些影响因素的作用规律，以便采取恰当的护理措施，更好地发挥药物的作用，减少不良反应的发生，最大程度地发挥药物的疗效。

（一）药物方面

1. 药物用量　药物在使用中具有特定的量效关系，药物必须要达到一定的剂量才能产生效应。在一定范围内，药物剂量增加，其效应相应增加；剂量减少，药效减弱。当剂量超过一定限度时则会产生中毒反应，如洋地黄类的药物安全范围较小，护士应特别注意观察用药后反应，防止中毒；静脉滴注氯化钾时，要控制浓度，并注意单位时间内进入机体的药量，避免引起毒性反应。

2. 药物剂型　药物剂型影响药物在体内的代谢过程，决定药物的吸收量和速度，从而影响药物作用的快慢和强弱。如注射剂中，水溶液比混悬液和油剂吸收快，因而产生作用也较快。

3. 给药途径　不同的给药途径能影响药效的强弱和起效快慢，在某些情况下还会产生质的不同，如口服硫酸镁具有导泻和利胆作用，而注射硫酸镁却具有镇静和降压作用。

4. 给药时间　给药时间是否准确，直接影响血液中药物的有效浓度，影响药效。为了提高药效，给药的间隔时间应根据药物的半衰期确定。

5. 联合用药　联合用药的目的是增强药物疗效，减少副作用。多种药物合用可产生药物之间或机体与药物之间的相互作用，导致药物的吸收、分布、生物转化、排泄及效应等各方面的相互干扰,从而改变药物的效应和毒性。合理联合用药可以增加疗效,降低毒性,如乙胺丁醇和异烟肼合用能增强抗结核作用,并可延缓异烟肼耐药性的产生。不合理的联合用药会减低疗效和加大毒性,如庆大霉素若与利尿酸和呋塞米(速尿)联合用,可能导致永久性耳聋;磺胺与维生素 C 联用,会降低疗效;青霉素和红霉素类的药物同时应用,会降低青霉素的杀菌效能。

(二) 机体方面

1. **生理状态**

(1) 年龄:老年人肝、肾等器官功能减退影响药物的代谢和排泄,因而对药物的耐受性降低。小儿的神经系统、内分泌系统及许多脏器发育尚不完善,而新陈代谢又很旺盛,对影响水盐代谢、酸碱平衡的药物较为敏感,用利尿药后,容易出现严重的血钾及血钠降低。

(2) 体重:一般来说,药物的用量和体重呈正比,体重越重,用量应越大。

(3) 性别:男女性别不同对药物的反应无明显差别。只是女性在用药时要考虑其生理特殊性,如月经期和妊娠期,子宫对泻药、子宫收缩药及刺激性较强的药物敏感,容易造成月经量过多、早产或流产;妊娠期服用甲氨蝶呤可能会引起流产、胎儿畸形,服用苯妥英钠、苯巴比妥可能会引起兔唇等;某些药物可通过乳汁进入婴儿体内而引起中毒。因此妇女在妊娠期和哺乳期用药要慎重。

2. **病理状态** 在不同病理状态下,药物作用可表现不同。肝、肾是药物代谢的重要器官。肝实质细胞受损可导致某些药物代谢酶减少,使药物代谢速度变慢,造成药物作用延长或增强,因此,给肝功能受损的患者用主要在肝脏代谢的药物时要减量、慎用或禁用,如地西泮(安定)、苯巴比妥、洋地黄等。肾功能受损时,主要经肾脏排出的药物半衰期延长,药物蓄积可致中毒,如氨基糖苷类抗生素、头孢唑啉等应减少剂量或适当延长给药间隔时间,避免引起蓄积中毒。

3. **心理行为因素** 患者是否积极主动地接受治疗、对药物治疗的态度如何等都可影响患者按时服药,从而影响疗效。积极的治疗态度和坚定的信心,可增加药物的疗效,反之可降低疗效或无效。患者对药物的信赖程度也可影响药物疗效,若患者信赖药物,可提高疗效,甚至某些没有任何活性的药物也会起到一定的"治疗效果",如安慰剂的应用。

第二节 口 服 给 药 法

口服给药法(administering oral medication)是药物由口腔服入后经胃肠道吸收进入血液循环,从而达到治疗目的的一种给药方法。口服给药是临床最常用、最方便、又比较安全的给药方法。但因吸收慢,故不适用于急救,对意识不清、呕吐不止、禁食等患者也不实用。

【目的】

减轻症状、治疗疾病、维持正常生理功能、协助诊断和预防疾病。

【评估】

1. 询问用药史。

2. 患者口服药物的自理能力。

3. 患者的吞咽能力。

4. 患者的合作程度,有无拒服药物的现象。

5. 了解患者的文化程度、经济状况。

【计划】

1. 环境准备 备药环境安静、整洁、光线适宜。

2. 患者准备 了解服药的目的,愿意服药,能复述服药的注意事项。

3. 护士自身准备 衣帽整洁,修剪指甲,洗手,戴口罩,了解药物的治疗目的。

4. 用物及药物准备

(1) 用物准备:服药本、小药牌、发药盘及所用药物、药匙、药杯、小水壶(内盛温开水)、乳钵、研锤、量杯、纱布、滴管、小毛巾。

(2) 药物准备:①中心药房摆药;②病区摆药。

【实施】

1. 操作步骤(病区摆药)

操作步骤	要点说明
(1) 备药	
1) 洗手、戴口罩	
2) 根据医嘱填写小药牌,与服药本核对后,按号顺序将小药牌插入发药盘内,准备药杯	● 严格执行"三查七对"制度
3) 对照服药本上床号、姓名、药名、浓度、剂量、时间进行摆药	● 若是中心药房摆药,病房护士只需核对
4) 根据不同药物剂型选择相应的方法取药	● 一个患者的药摆好后再摆另一个患者的药
▲ 固体药	● 粉剂、含化片用纸包好放入药杯
一手拿药瓶,标签朝向自己,另一手用药匙取出所需药量,放入药杯	● 独立包装的药物,发药时再拆开包装
	● 药物需要碾碎时,用研钵碾碎后用纸包好
▲ 液体药	
a. 摇匀药液	● 避免溶质沉淀影响服药浓度
b. 打开瓶盖,内面向上放稳妥	
c. 一手持量杯,拇指置于所需刻度,并使其刻度与视线平;另一手持药瓶,标签朝掌心,倒药液至所需刻度处(图 14-1)	● 保证剂量准确 ● 防止倒药时污染瓶签
d. 将药液倒入药杯,擦净瓶口放回原处	
e. 所用药液量不足 1 ml 时,则用滴管计量,先于药杯中倒入少量凉开水,再滴入药液	● 以滴为单位,1 ml 为 20 滴 ● 如药液不宜稀释时,则可将药液直接滴在面包或饼干上服用。
f. 不同的药液应分别放不同的药杯;更换药液品种时,洗净量杯或滴管	● 防止药液间发生化学反应
5) 备药完毕,整理药柜,并根据服药本重新核对一遍,盖上治疗巾	● 确保准确
(2) 发药	
1) 洗手,根据服药本与另一名护士再次核对一遍所备药物	● 确认无误后再发药
2) 备好温开水,携带服药本按床号顺序依次送药到患者床旁	● 同一患者的药要同时取出;不同患者的药应分别取出,避免发错
3) 核对床号、姓名、药名、浓度、剂量、时间、方法	● 做到给药的"五个"准确
4) 协助患者取舒适体位,按病情需要协助患者服药	● 能自理者,确认服下后方可离开 ● 危重患者及不能自行服药者应喂服 ● 鼻饲者,将药物碾碎,用温开水溶解后从胃管内注入,然后再用少量温开水冲净胃管

操作步骤	要点说明
5）再次查对	
（3）发药后处理	
1）服药后收回药杯，按要求处理	● 药杯先浸泡消毒后清洗，再消毒备用；一次性药杯集中消毒后按规定处理
2）清洁服药盘	
3）随时观察患者用药后的反应，若有异常及时联系医生并处理	

2. 注意事项

（1）需吞服的药物通常用 40～60℃温开水送下，不要用茶水。

（2）对牙齿有腐蚀作用或染色作用的药物如酸类和铁剂，用吸管吸服并服后漱口，以免药物与牙齿直接接触。

（3）缓释片、肠溶片、胶囊吞服时不可嚼碎。

（4）舌下含片应放于舌下或两颊黏膜与牙齿之间待其溶化。

（5）抗生素及磺胺类药物需在血液内保持有效浓度，应准时服药。

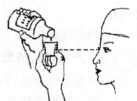

图 14-1　量取药液的方法

（6）健胃药（胃蛋白酶合剂）宜在饭前服，助消化药及对胃黏膜有刺激性的药物宜在饭后服。

（7）服用对呼吸道黏膜起安抚作用的药物（止咳糖浆）后不宜立即饮水。

（8）发汗药、退热药服用后多饮水，催眠药宜睡前服用。

（9）某些磺胺类药物经肾脏排出，尿少时易析出结晶堵塞肾小管，服药后要多饮水。

（10）服强心苷类药物时需加强对心率、节律监测，脉率低于 60 次/分或节律不齐时应暂停服用，并告知医生。

【评价】

1. 患者主动配合，合作良好。

2. 患者正确安全服药，达到治疗效果。

3. 患者能叙述所服药物的有关知识和注意要点。

第三节　注 射 给 药 法

注射给药法（administering injection）是将无菌药液或生物制剂注射入体内的方法。

注射给药吸收快，血药浓度升高迅速，能较快发挥药效。适用于各种原因不宜口服给药的患者。但注射给药会造成组织一定程度的损伤，可引起疼痛及潜在并发症的发生；由于吸收快，药物的不良反应出现迅速，处理较为困难。常用注射给药方法有皮内注射、皮下注射、肌内注射、静脉注射、动脉注射。

一、注射原则

（一）严格遵守无菌操作原则

1. 环境整洁，符合无菌操作要求。

2. 注射前必须洗手、戴口罩、衣帽整洁,注射后洗手。

3. 按要求消毒注射部位皮肤。

(1) 常规消毒:用棉签蘸 2% 碘酊,以注射点作为中心,由内向外螺旋式旋转涂擦,直径应在 5 cm 以上,待干后,用 75% 乙醇棉签以同样方式脱碘,待干后,方可注射。

(2) 碘伏消毒:取无菌棉签蘸碘伏(安尔碘)原液,以注射点为中心,由内向外螺旋式均匀涂擦 2 遍,待干即可注射。

4. 注射器的空筒内壁、活塞、乳头和针尖、针梗、针栓内壁必须保持无菌。

(二) 认真执行查对制度

1. 严格执行"三查七对"。

2. 仔细检查药物质量,如出现变色、沉淀、浑浊、过期及安瓿有裂痕或密封瓶盖松动等不能应用。

3. 同时注射几种药物时,注意配伍禁忌。

(三) 严格执行消毒隔离制度

1. 一份无菌物品,只供一个患者使用。

2. 用过的所有物品,须按消毒隔离制度处理,不可随意丢弃。

(四) 选择合适的注射器和针头

1. 根据药液量、黏稠度、刺激性的强弱和注射部位选择合适的注射器和针头。

2. 注射器应无损、不漏气并能与针头衔接紧密。

3. 针头锐利、无弯、无钩、无锈,型号合适。

4. 一次性注射器的包装应密封并在有效期内。

(五) 选择合适的注射部位

1. 避开神经和血管(动静脉注射除外)。

2. 不可在皮肤有炎症、损伤、硬结、瘢痕或皮肤病处进针。

3. 需长期注射的患者应有计划的更换注射部位。

(六) 掌握合适的进针角度和深度(表 14-3,图 14-2)

表 14-3　常用注射法进针角度和深度

注射方法	药液注入组织	进针角度	进针深度
皮内注射	表皮与真皮之间	5°	针尖斜面全部进入皮内
皮下注射	皮下组织层	30°～40°	针梗的 1/2～2/3
肌内注射	肌肉组织内	臀部肌内注射 90°	针梗的 2/3 或 2.5 cm
静脉注射	静脉血管内	15°～30°	见回血再进少许

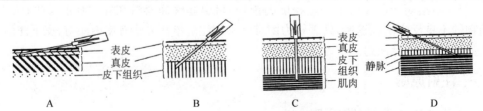

图 14-2　各种注射法的进针深度

A. 皮内注射　B. 皮下注射　C. 肌内注射　D. 静脉注射

(七) 现配现用注射溶液

药液在注射前临时抽取,及时注射,以防药液效价降低或污染。

(八) 排尽空气

注射前应排尽注射器内空气,以防空气进入血管形成空气栓子。排气时防止浪费药液。

(九) 检查回血

进针后、注射药液前,应抽动活塞,检查有无回血。动、静脉注射必须见有回血后方可注入药液。皮下注射、肌内注射时如发现有回血,应拔出针头重新进针,不可将药液注入血管内。

(十) 减轻患者疼痛的注射技术

1. 解除患者思想顾虑,分散注意力。取舒适卧位,使肌肉放松,易于进针。

2. 注射时做到"二快一慢",即:进针、拔针快,推药慢,推药速度要均匀。

3. 对刺激性较强的药物,针头宜粗长,且进针要深,以免引起疼痛和硬结。如需注射数种药物,要注意配伍禁忌,一般应先注射无刺激性或刺激性弱的药物,再注射刺激性强的药物,以减轻疼痛。

二、注射前准备

(一) 用物准备

1. **注射盘** 注射盘是用来放置注射用物的治疗盘(置于治疗车上层),一般常规放置:无菌持物钳及罐、无菌棉签、砂轮、弯盘、开瓶器、皮肤消毒液、洗手液等。

2. **注射器和针头** 根据注射部位和注射药量选择注射器及针头。

(1) 注射器:注射器由空筒和活塞组成。空筒前端为乳头,空筒上有刻度,活塞后部为活塞轴、活塞柄(图14-3)。注射器有玻璃和塑料两大类,目前广泛使用的是一次性塑料注射器。

(2) 针头:注射针头由针尖、针梗和针栓三部分组成(图14-3),静脉注射或采血也可用一次性头皮针。

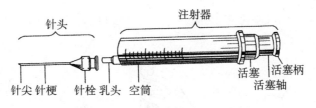

图 14-3 注射器和针头的构造

(3) 注射器及针头置于无菌容器内高压消毒后使用(一次性注射器要包装严密)。

3. **注射药物** 根据医嘱准备。常用注射药物有水剂、油剂、混悬剂、结晶和粉剂。

4. **注射本或注射卡** 根据医嘱准备的注射本或注射卡是注射给药的依据,便于"三查七对",避免发生差错。

(二) 药液抽吸法

严格按照无菌操作原则和查对制度抽吸药液。

1. 操作方法

操作步骤	要点说明
(1) 洗手、戴口罩、查对药液、铺无菌盘	● 严格执行无菌操作原则和查对制度
(2) 抽吸药液	
▲ 自安瓿内吸取药液	
1) 手持安瓿,轻弹颈部,使顶部药液流至体部,用75％的乙醇消毒安瓿颈部及砂轮,用砂轮在颈部划划痕,再次消毒安瓿颈后折断安瓿	● 安瓿颈部如有蓝色标记,则不用划痕,直接消毒颈部后折断
2) 打开注射器并检查注射器和针头,调整针尖斜面与刻度相反	● 方便确定所抽吸药量 ● 针头不可触及安瓿外口
3) 将针头斜面向下置于安瓿内液面下,持活塞柄抽动活塞,吸取药液(图14-4,图14-5)	● 抽动时,手指不可触及活塞体部
▲ 自密封瓶内吸取药液	
1) 除去铝盖中心部分,常规消毒瓶塞	
2) 吸取与所需药液等量的空气,将针头插入瓶内,注入空气;倒转药瓶及注射器,使针头在液面下,吸取药液至所需量,用示指固定针栓,拔出针头(图14-6)	● 注空气以增加瓶内压力,利于吸药
(3) 排空气:将针头垂直向上,轻拉活塞,使针头内的药液流入注射器,同时空气集中于乳头处,轻推活塞,排除空气	● 若注射器乳头偏向一侧,排气时注射器乳头向上倾斜,使气泡集中于乳头根部,排出空气
(4) 调整针头斜面与刻度一致,用药瓶保护针头,再次核对后放入无菌盘内	● 也可用针头套保护针头,但必须留下药瓶,方便查对

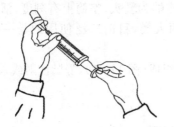

图14-4 自小安瓿内吸取药液

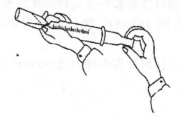

图14-5 自大安瓿内吸取药液

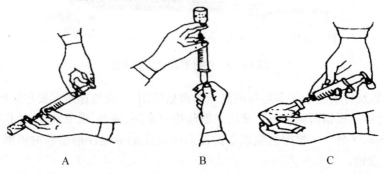

A   B   C

图14-6 自密封瓶内抽吸药液

2. 注意事项

(1) 严格执行无菌操作原则和查对制度。

(2) 抽药时手指不可触及活塞体部,以免污染药液;排气时不可浪费药液,以保证药量准确。

(3) 根据药物的性质抽吸药液:混悬剂摇匀后立即抽吸;结晶剂和粉剂,用0.9%氯化钠溶液或专用溶媒溶解后再吸取;油剂可稍加温或双手对搓药瓶(药液易被热破坏的除外)后,用粗针头吸取。

(4) 药液应现用现抽取,避免药液被污染和效价降低。

三、常用注射法

(一) 皮内注射法

皮内注射法(intradermic injection,ID)是将少量药液或生物制剂注射于表皮和真皮之间的方法。

【目的】

1. 进行药物过敏试验,以观察有无过敏反应。

2. 预防接种。

3. 局部麻醉的先驱步骤。

【评估】

1. 患者病情、治疗情况、用药史、过敏史、家族史,活动能力等。

2. 患者意识状态、心理状态、对用药的认知及合作程度。

3. 注射部位的皮肤情况。

4. 选择注射部位

(1) 药物过敏试验:前臂掌侧下段。该处皮肤较薄,颜色较浅,便于进针,且易辨认局部反应。

(2) 预防接种:常选择上臂三角肌下缘,如接种卡介苗等。

(3) 局部麻醉:选择实施局麻处。

【计划】

1. 环境准备 环境安静、整洁、光线适宜,必要时遮挡患者。

2. 患者准备 了解注射目的及皮内注射的一般知识,积极配合,取舒适体位,暴露注射部位。

3. 护士自身准备 衣帽整洁,修剪指甲,洗手,戴口罩。

4. 用物准备 注射盘内放无菌1 ml注射器和4½~5号针头,按医嘱备药液。若是做药物过敏试验,另备0.1%盐酸肾上腺素1支、2 ml注射器、6号针头。

【实施】

1. 操作步骤

操作步骤	要点说明
(1) 洗手、戴口罩、查对药液、铺无菌盘	● 严格执行无菌操作原则和查对制度
(2) 抽吸药液	
(3) 携用物至患者处,核对并再次解释	● 做到给药的"五个"准确

续　表

操作步骤	要点说明
（4）选择注射部位，用75％乙醇消毒皮肤、待干	● 药物过敏试验禁用含碘消毒液，以免影响结果判断
（5）按需排空气	
（6）再次核对，一手绷紧局部皮肤，一手持注射器，示指固定针栓，针头斜面向上，与皮肤成5°角刺入皮内。待针头斜面完全进入皮内后，放平注射器，注入药液0.1 ml（图14-7）	● 进针角度不能太大，避免刺入皮下 ● 药量要准确，使局部形成一圆形隆起的皮丘，皮肤变白，毛孔变大
（7）迅速拔针，勿按压穿刺点，20 min后观察结果	● 叮嘱患者不要按压注射点，不要离开病房
（8）再次核对	● 操作后核对
（9）协助患者取舒适卧位，清理用物	● 按消毒隔离原则处理用物
（10）洗手、记录	● 将过敏试验结果记录在病历上，阳性用红色"＋"，阴性用蓝色"－"

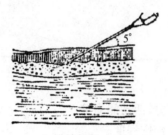 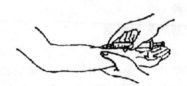

A. 进针角度　　　　　　　　　　B. 绷紧皮肤注射

图 14-7　皮内注射

2. 注意事项

（1）严格执行无菌操作原则和查对制度，严格遵守消毒隔离原则。

（2）如是做药物过敏试验，注射前详细询问用药史、过敏史和家族史。若患者对试验药物有过敏史，则不可做皮试，应及时与医生联系，更换药物。

（3）禁用含碘的消毒溶液消毒皮肤，以免影响对局部反应的观察。

（二）皮下注射法

皮下注射法（hypodermic injection，H）是将小量药液或生物制剂注入皮下组织的方法。

【目的】

1. 注入小剂量药液，需迅速达到药效，不能或不宜经口服给药时采用。如胰岛素口服在胃肠道内则易被消化酶破坏而失去作用，所以常选用皮下注射给药。

2. 预防接种。

3. 局部麻醉用药。

【评估】

1. 患者病情、治疗情况、用药史、所用药物的药理作用及不良反应。

2. 患者意识状态、肢体活动能力、对用药的了解与合作程度。

3. 患者注射部位皮肤及皮下组织情况。常用于皮下注射的部位有：上臂三角肌下缘、腹部、后背及大腿前侧和外侧方（图14-8）。

4. 解释皮下注射的目的，告知注意事项。

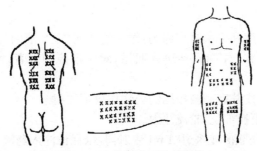

图 14-8 常用皮下注射部位

【计划】

1. **环境准备** 清洁、安静、光线适宜,符合无菌操作要求,必要时遮挡患者。
2. **患者准备** 患者理解注射的目的,能积极配合,取舒适体位并暴露注射部位。
3. **护士自身准备** 衣帽整洁,修剪指甲,洗手,戴口罩,熟悉药物的药理作用。
4. **用物准备** 注射盘内加1～2 ml注射器、5½或6号针头、注射卡、根据医嘱准备的药液。

【实施】

1. **操作步骤**

操作步骤	要点说明
(1) 洗手、戴口罩、查对药液、铺无菌盘	● 严格执行无菌操作原则和查对制度
(2) 抽吸药液	
(3) 携用物至患者处,核对并再次解释	● 做到给药的"五个"准确
(4) 选择注射部位,常规消毒皮肤,待干	● 按注射原则选择注射部位
(5) 按需排空气	
(6) 再次核对后,一手绷紧局部皮肤,一手持注射器,示指固定针栓,针头斜面向上,与皮肤成30°～40°角刺入皮下(图14-9)	● 进针不能过深,避免刺入肌肉层,一般刺入针梗的1/2～2/3到皮下层
(7) 松开绷紧皮肤的手抽动活塞,无回血,缓慢推药	● 确保未刺入血管内 ● 缓慢匀速推药,以减轻疼痛
(8) 推药完毕,用干棉签按压穿刺点,迅速拔针后按压片刻	
(9) 再次核对	● 操作后核对
(10) 协助患者取舒适卧位,清理用物	● 按消毒隔离原则处理用物
(11) 洗手、记录	● 记录注射时间、药名、浓度、剂量、患者用药后反应

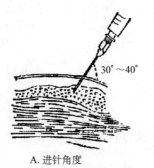
A. 进针角度

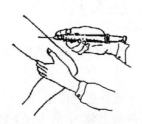
B. 绷紧皮肤注射

图 14-9 皮下注射法

2. 注意事项

(1) 严格执行查对制度和无菌操作原则,做到给药的"五个准确"。

(2) 针头刺入角度不宜>45°,以免刺入肌层,对于消瘦的患者,可捏起注射部位的皮肤,穿刺角度适当减小。

(3) 尽量避免应用对皮肤有刺激作用的药物作皮下注射。

(4) 经常注射者,应更换部位,轮流注射。

(5) 注射少于 1 ml 的药液,必须用 1 ml 注射器,以保证注入药液剂量准确。

(三) 肌内注射法

肌内注射法(intramuscular injection,IM)是将一定量药液注入肌肉组织的方法。

【目的】

1. 需迅速发挥药效和不能口服的药物给药。

2. 药量大或刺激性大,不宜皮下注射的药物。

3. 不宜静脉注射的药物。

【评估】

1. 患者病情、治疗情况、用药史、所用药物的药理作用及不良反应。

2. 患者意识状态、肢体活动能力、对用药的了解与合作程度。

3. 患者注射部位皮肤及肌肉组织情况并准确定位。常选择肌肉较厚,离大神经、大血管较远的部位。其中以臀大肌为最常用,其次为臀中肌、臀小肌、股外侧及上臂三角肌。

(1) 臀大肌注射定位法:臀大肌起自髂后上棘与尾骨尖之间,肌纤维平行向外下方止于股骨上部。注射时要避免损伤在其深部行走的坐骨神经。坐骨神经起自骶丛神经,自梨状肌下孔出骨盆至臀部,在臀大肌深部约为坐骨结节与大转子中点处下降至股部。臀大肌注射定位方法有两种:

1) 十字法:以臀裂顶点向左或右侧划一水平线,然后从髂嵴最高点作一垂直线,将一侧臀部分为 4 个象限,其外上象限并避开内角(髂后上棘至股骨大转子连线),即为注射区(图 14 - 10)。

2) 联线法:取髂前上棘与尾骨连线的外上 1/3 交界处为注射部位(图 14 - 10)。

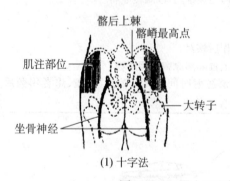
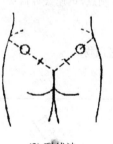

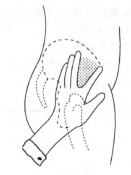

图 14 - 10　臀大肌注射定位　　　　图 14 - 11　臀中肌、臀小肌注射定位

(2) 臀中肌、臀小肌注射定位法

1) 示指尖置于髂前上棘,中指尖置于髂嵴下缘,两指间与髂嵴构成的三角区,即为注射部位(图 14 - 11)。

2) 髂前上棘外侧三横指处(以患者的手指宽度为准)。

（3）股外侧肌注射定位：大腿中段外侧。成人：髋关节下10 cm至膝关节上10 cm，大腿外侧约宽7.5 cm（图14-12）。

（4）上臂三角肌注射定位：取上臂外侧，肩峰下2～3横指处（图14-13）。

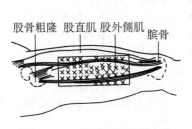

图14-12　股外侧肌注射定位

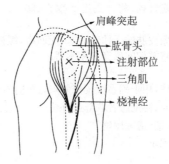

图14-13　上臂三角肌注射定位

【计划】

1. 环境准备　清洁、安静、光线适宜，符合无菌操作要求，必要时屏风遮挡患者。

2. 患者准备　患者理解注射的目的，能积极配合，取舒适体位并暴露注射部位。为了帮助注射时臀部肌肉放松，可选择下列体位注射：

（1）侧卧位：侧卧在床上，上腿伸直放松，下腿弯曲。

（2）俯卧位：俯卧在床上，足尖相对，足跟分开，头偏向一侧。

（3）仰卧位：常用于危重和不能翻身的患者进行臀中肌、臀小肌注射时。

（4）坐位：常用于门诊患者。

3. 护士自身准备　衣帽整洁，修剪指甲，洗手，戴口罩，熟悉药物的药理作用。

4. 用物准备　注射盘内加2～5 ml注射器、6～7号针头、注射卡、药液（遵医嘱准备）。

【实施】

1. 操作步骤（以臀部肌内注射为例，图14-14）

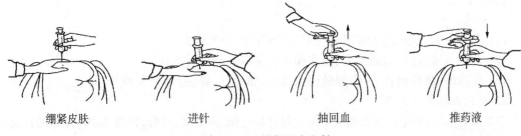

绷紧皮肤　　　　进针　　　　抽回血　　　　推药液

图14-14　臀部肌内注射

操作步骤	要点说明
（1）洗手、戴口罩、查对药液、铺无菌盘、抽吸药液	● 严格执行无菌操作原则和查对制度
（2）携用物至患者处，核对并再次解释	● 做到给药的"五个"准确
（3）协助患者取合适体位，选择注射部位，定位	● 按注射原则选择注射部位，定位要准确，避免损伤坐骨神经
（4）常规消毒皮肤，待干	
（5）按需排空气	

操作步骤	要点说明
(6) 再次核对后，一手绷紧局部皮肤，一手持注射器，中指固定针栓，将针头迅速垂直(90°)刺入针梗的 2/3。	● 切勿将针梗全部刺入，避免针梗折断难以取出 ● 消瘦者和患儿进针深度酌减
(7) 松开绷紧皮肤的手抽动活塞，无回血，缓慢推药，同时观察并询问患者有无不适	● 确保未刺入血管内 ● 加强与患者沟通，了解有无不适 ● 缓慢匀速推药，以减轻疼痛
(8) 推药完毕，用干棉签按压穿刺点，迅速拔针	● 按压至无渗液、渗血
(9) 再次核对，协助患者取舒适卧位	● 操作后核对
(10) 整理床铺，清理用物	● 按消毒隔离原则处理用物
(11) 洗手、记录	● 记录注射时间、药名、浓度、剂量、患者用药后反应

2. 注意事项

(1) 严格执行查对制度和无菌操作原则，做到给药的"五个准确"。

(2) 2 岁以下婴幼儿应选择臀中肌、臀小肌处注射，以免损伤坐骨神经。因幼儿在未能独自走路前，其臀大肌未发育好。

(3) 若发生针梗折断，应嘱患者保持原位不动，固定局部组织，以防针梗移位，并迅速用无菌止血钳夹住断端取出；若断端已全部进入，立即请外科医生处理。

(4) 对需长时间肌内注射者，应交替变换注射部位，并选用细长针头，避免和减少硬结发生；多次注射后，若局部出现硬结，可用局部热敷的方法处理。

(5) 两种药液同时注射时，要注意配伍禁忌。

(四) 静脉注射与静脉血标本采集法

静脉注射法(intravenous injection，IV)是将药液注入静脉的方法。

静脉血标本采集法是自静脉内采集静脉血液标本的方法。

【目的】

1. 静脉注射

(1) 药物不宜口服、皮下或肌内注射，需迅速发生药效时。

(2) 药物因浓度高、刺激性大、量多而不宜采取其他注射方法。

(3) 作诊断、试验检查时，由静脉注入药物，如为肝、肾、胆囊等 X 线摄片。

2. 静脉血标本的采集

(1) 全血标本：测定血沉及血液中某些物质如血糖、尿素氮、肌酐、肌酸、尿酸、血氨的含量。

(2) 血清标本：测定肝功能、血清酶、脂类、电解质等。

(3) 血培养标本：培养检测血液中的病原菌。

【评估】

1. 患者病情、治疗情况、意识状态、肢体活动能力、用药史、所用药物的药理作用及不良反应。

2. 患者对用药计划及采集血标本的了解情况、认知程度、合作程度。

3. 穿刺部位皮肤状况、静脉充盈度及管壁情况。常选用的静脉有：

(1) 四肢浅静脉：常用的有上肢肘部浅静脉(贵要静脉、正中静脉、头静脉)，腕部、手背静脉，下肢的大隐静脉、小隐静脉和足背部浅静脉(图 14 - 15)。

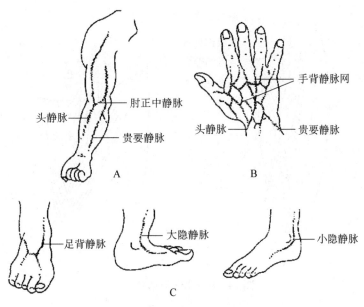

图 14 - 15 四肢浅静脉

（2）小儿头皮静脉：小儿头皮静脉极为丰富，分支甚多，互相沟通交错成网且浅表易见，易于固定，方便小儿肢体活动，故患儿静脉穿刺常选用头皮静脉。临床上常选用的头皮静脉是额上静脉、颞浅静脉、眶上静脉、耳后静脉、枕后静脉等（见图 15 - 1），选择静脉时要注意鉴别静脉血管和动脉（表 14 - 4）。

表 14 - 4 小儿头皮静脉和动脉的鉴别

特 征	头 皮 静 脉	头 皮 动 脉
血管颜色	微蓝	淡红或与皮肤同色
搏动	无	有
管壁	薄、易压瘪	厚、不易压瘪
血流方向	多向心	多离心
血液颜色	暗红	鲜红
注药	阻力小	阻力大，局部血管呈树枝状突起，颜色苍白，患儿因疼痛而尖叫

（3）股静脉，位于股三角区，在股动脉内侧约 0.5 cm 处（图 14 - 16）。

【计划】

1. 环境准备 清洁、安静，光线充足，符合无菌操作要求，必要时屏风遮挡患者。

2. 患者准备 患者理解注射目的或采血标本的目的、注意事项，积极配合，取舒适体位并暴露注射部位。

3. 护士自身准备 衣帽整洁，修剪指甲，洗手，戴口罩，熟悉药物的药理作用。

4. 用物准备

（1）静脉注射：注射盘内备注射器（根据采血量或药量准备）、6～9 号针头或头皮针、注射卡、止血带、静脉小枕、胶布、根据医嘱准备药液。

（2）静脉血标本采集：另备标本容器、检验单、采集血培养标本需备酒精灯、火柴等。

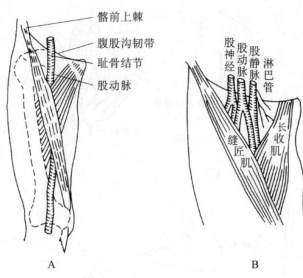

图 14 - 16 股静脉解剖位置

【实施】
1. 操作步骤

操作步骤	要点说明
▲ 四肢静脉注射	
(1) 洗手、戴口罩、查对药液、铺无菌盘、抽吸药液	● 严格执行无菌操作原则和查对制度
(2) 携用物至患者处,核对并再次解释	● 做到给药的"五个"准确
(3) 协助患者取合适体位,选择注射部位,定位	● 选择粗直、弹性好、易于固定的静脉,避开关节和静脉瓣 ● 需要长期注射者,应有计划地由小到大、由远心端到近心端选择静脉
(4) 在穿刺部位下方垫注射用小枕	● 穿刺部位皮肤按注射原则要求选择
(5) 在穿刺点上方(近心端)6 cm处扎紧止血带	● 止血带末端朝上,避免污染无菌区域
(6) 常规消毒皮肤,待干	
(7) 嘱患者握拳	
(8) 再次核对患者姓名和药名,按需排净空气	● 操作中查对
(9) 一手拇指绷紧静脉下端皮肤,一手持注射器,示指固定针栓,针头斜面向上,与皮肤呈15°～30°角由静脉上方或侧面刺入皮下,再沿静脉走向滑行刺入静脉,见回血,可再进针少许(图14-17)	● 若穿刺时见局部出现血肿,应立即拔出针头,按压局部,另选静脉再次穿刺 ● 确保针头斜面已全部刺入血管内
(10) 一手固定针头一手松开止血带,嘱患者松开拳头,缓慢推注药液,同时观察并询问患者有无不适	● 根据患者年龄、病情及药物性质,正确掌握推药速度,并加强与患者沟通,观察局部情况和病情变化
(11) 推药完毕,用干棉签按压穿刺点上方及穿刺点,迅速拔针后按压片刻至不出血	● 嘱患者按压穿刺点,勿搓揉
(12) 再次核对,协助患者取舒适卧位,整理床铺,清理用物,洗手,记录	● 操作后核对 ● 按消毒隔离原则处理用物 ● 记录注射时间、药名、浓度、剂量、患者用药后反应等

操作步骤	要点说明
▲ **小儿头皮静脉注射**	
(1) 同四肢浅静脉注射 1～2	● 患儿取仰卧位或侧卧位
(2) 选择穿刺静脉,必要时剔去局部头发,使静脉显现	
(3) 常规消毒皮肤,待干	● 婴儿只用 75％乙醇消毒
(4) 再次核对患儿姓名和药名,按需排净空气	
(5) 固定患儿头部,术者用一手拇指和示指分别固定静脉两端,另一手持头皮针小柄,沿静脉向心方向,针头与皮肤成 15°～20°角,由静脉上方或侧方沿静脉走向潜行刺入,见回血后推进药液少许,如无异常,用胶布固定针头	● 注射过程中注意约束患儿,防止其抓拽针头 ● 去甲肾上腺素、尿素、钙剂等强刺激性药物不宜采用头皮静脉注射
(6) 缓慢推注药液	● 推药过程中如见局部肿胀隆起,回抽无回血,提示针头滑出血管,应拔出针头,更换部位重新穿刺
(7) 同四肢浅静脉注射(11)～(12)	
▲ **股静脉注射**	
(1) 同四肢浅静脉注射(1)～(2)	
(2) 协助患者取仰卧位,下肢伸直略外展外旋	● 暴露注射部位
(3) 常规消毒局部皮肤(直径 5 cm 以上)及术者左手示指和中指	
(4) 再次核对患者姓名和药名,按需排净空气	
(5) 用左手示指于腹股沟扪及股动脉搏动最明显处并固定	
(6) 右手持注射器,在股动脉搏动内侧 0.5 cm 处,针头与皮肤成 90°或 45°角刺入,抽动活塞见有暗红色回血,提示针头已进入股静脉	● 股静脉位于股神经和股动脉内侧 ● 如抽出的血液是鲜红色,提示误入了股动脉,应立即拔出针头,用无菌纱布按压穿刺处 5～10 min,直至无出血
(7) 固定针头,推注药液	● 以免引起出血或形成血肿
(8) 注射完毕,拔出针头。局部用无菌纱布加压止血 3～5 min,然后用胶布固定	
(9) 再次核对,协助患者取舒适卧位,整理床铺,清理用物,洗手,记录	
▲ **静脉血标本采集法**	
(1) 选择适当的标本容器,并在容器外壁贴上标签,注明科别、病室、床号、姓名、性别、检验目的及送检日期	● 根据不同检验目的准备标本容器并计算所需采血量,一般血培养取血 5 ml,亚急性细菌性心内膜炎的患者,为了提高培养阳性率,应采血 10～15 ml
(2) 携带用物至患者床旁,核对床号、姓名等	
(3) 选择合适的静脉血管,扎止血带、穿刺,见回血后抽动活塞抽取血液至所需量	
(4) 松止血带,嘱患者松拳,拔出针头,按压局部	
(5) 将血液注入标本容器内	● 同时采集几个血标本时,注血的顺序是血培养→抗凝管→干燥管
1) 血培养标本 　a. 密封瓶:先除去铝盖中心部,常规消毒瓶盖,更换针头后将血液注入,轻轻摇匀	● 培养标本应注入无菌容器内,不可混入消毒剂、防腐剂及药物

操作步骤	要点说明
b. 三角烧瓶：松开瓶口纱布，取出瓶塞，取下针头，迅速在酒精灯火焰上消毒瓶口后注入血液，轻轻摇匀，再消毒瓶塞瓶口后塞好，扎紧封瓶纱布	● 勿将泡沫注入 ● 防止血液凝固
2）全血标本：取下针头，将血液沿管壁缓慢注入盛有抗凝剂的试管内，轻轻摇匀	● 避免震荡，防止红细胞破裂溶血 ● 以免影响检验结果
3）血清标本：取下针头，将血液沿管壁缓慢注入试管内	
（6）再次核对，协助患者取舒适卧位，整理床铺，清理用物，洗手，记录	
（7）将标本连同化验单及时送检	

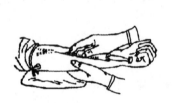 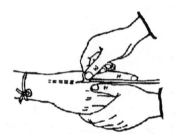

A. 注射器进针法　　　　　　　B. 头皮针进针法

图 14 - 17　静脉注射

2. **注意事项**

（1）严格查对和无菌操作，做到给药的"五个准确"。

（2）注射过程中密切观察患者并评估患者对药物的反应，控制药物注入的速度（硫酸镁、洋地黄类强心药物，注射速度要慢且均匀）。

（3）注射过程中患者诉说疼痛或见局部隆起，回抽不见回血，则表明针头已滑出血管或穿透血管壁，应拔出针头，更换部位，更换针头，重新穿刺。

（4）注射对组织有强烈刺激性的药液，应先用盛有生理盐水的注射器穿刺，证实针头确在血管内后，再换上抽有药液的注射器进行推药，以免药液外溢致组织坏死。

（5）采集血标本的方法、血量和时间要准确。作生化检验，应在清晨空腹时采血，此时血液中的各种化学成分处于相对恒定状态，检验结果较为准确。

（6）严禁在输液、输血针头处抽取血标本，最好选择对侧肢体穿刺采血。

知识链接

微量注射泵

微量注射泵是电子调速注射装置，能将小剂量药液持续、均匀、定量注入人体静脉。临床上常用于小儿及某些药物，如哌替啶、毛花苷 C、硫酸镁、氨茶碱等的静脉注射。现以 JMS - SP - 500 型注射泵为例，介绍其使用方法。

操作要点：插好电源，将抽吸好药液的注射器妥当地固定在注射泵上。打开开关，根据医嘱设定注射速度和时间。将注射器与静脉穿刺针连接。按常规消毒皮肤，穿刺进针，用胶布将穿刺针固定好后按"开始"键,注射开始,注意观察患者反应和药液注入情况。药液注射完毕,机器自动停止。拔针按压,整理床单位。取出注射器,关闭微量注射泵,切断电源。

【静脉注射常见的失败原因】

1. 针头脱出血管外　穿刺后可见回血,推注药液后局部隆起、疼痛。原因是针头刺入过浅,当松解止血带时,静脉回缩,使针头脱出,药液注入皮下,局部肿胀。

2. 针头刺入太浅,斜面一半在血管外　抽吸可有回血,部分药液溢出至皮下,局部肿胀。

3. 针头刺入较深,斜面一半穿破对侧血管壁　穿刺后见回血,局部无隆起,但患者有痛感,针尖斜面部分穿透血管壁,药液注入深部组织,无明显肿胀。

4. 针头刺入过深,穿破对侧血管壁　穿刺后见回血,推药时局部无隆起,但患者有痛感,再抽无回血,原因是针尖全部穿透血管壁,药液注入深部组织。

【不同患者四肢静脉穿刺要点】

1. 肥胖患者　皮下脂肪多,静脉较深,表面不明显,可消毒手指,摸清血管后,从正面刺入。

2. 消瘦患者　皮下脂肪少,静脉滑动,但静脉较明显,可以固定静脉的上下端,从正面或侧面刺入。

3. 水肿患者　由于水肿,静脉不明显,可按静脉的走行,用手指压迫局部驱散皮下水分,待静脉暴露后再穿刺。消毒、穿刺动作要快,否则,被驱散的水分又掩藏血管。

4. 脱水患者　静脉不充盈,可局部热敷、按摩,从血管的上下端向穿刺点推,待血管扩张显露后,快速穿刺。

5. 老年人　皮肤松弛,静脉多硬化,血管较脆且滑动,不易穿刺,可用手指将穿刺点的血管上下端固定,再从上面直接刺入。

(五)动脉注射与动脉血标本采集法

动脉注射法和动脉血标本的采集法(arterial injection and blood sampling)是自动脉注入药液或抽取动脉血标本的方法。常用动脉有股动脉、桡动脉。头面部疾患选用颈总动脉;上肢疾患选用锁骨下动脉;下肢疾患选用股动脉。

【目的】

1. 加压输血,抢救重度休克患者。

2. 注入造影剂,如脑血管造影。

3. 区域化疗。

4. 采集动脉血标本,作血气分析。

【评估】

1. 患者的病情和一般情况。

2. 注射或检验项目及目的。

3. 穿刺部位皮肤和动脉血管状况。

4. 患者对动脉注射及检验项目的认识态度和合作程度。

【计划】

1. 环境准备　环境清洁、人员流动少、安静、光线充足,必要时屏风或拉帘遮挡。

2. 患者准备　正确理解操作目的和注意事项,取舒适体位,暴露注射部位。

3. 护士自身准备　衣帽整洁,修剪指甲,洗手,戴口罩,熟悉药物的药理作用。

4. 用物准备

(1) 注射盘内：备 75％乙醇和 2％碘酊或安尔碘、无菌平镊、注射器（根据注射量或标本量准备）或真空采血器、6～9 号针头、无菌棉签、无菌手套、无菌纱布、注射卡或检验单、药液或根据检验目的准备的标本容器，并在容器外贴上标签，注明科别、病室、床号、姓名、性别、检验目的及送检日期。

(2) 采集血气分析标本时准备肝素、无菌软木塞或橡胶塞。

【实施】

1. 操作步骤

操作步骤	要点说明
(1) 洗手、戴口罩、查对药液、铺无菌盘、抽吸药液	● 严格执行无菌操作原则和查对制度
(2) 携用物至患者处，核对并再次解释	● 做到给药的"五个"准确
(3) 协助患者取合适体位，选择注射部位，定位	● 桡动脉：前臂掌侧腕关节上 2 cm 桡动脉搏动明显处 ● 股动脉：腹股沟股动脉搏动明显处。体位同股静脉穿刺
(4) 常规消毒局部皮肤（直径 5 cm 以上）及术者左手示指和中指或带无菌手套	
(5) 按需排空气，再次核对	● 操作中核对
(6) 在欲穿刺动脉搏动明显处固定动脉于两手指之间，右手持注射器，在两指之间垂直或与动脉成 40°～60°角刺入动脉	● 如果是采集血标本，先在注射器内吸入肝素 0.5 ml，湿润注射器内壁后弃去余液，以防血液凝固
(7) 见鲜红色血液涌进注射器，即以右手固定穿刺针，左手推注药液或抽取血液至所需量	● 血气分析采血量一般为 0.1～1 ml
(8) 推药或采血完毕，迅速拔针后用无菌纱布加压按压 5～10 min	● 直至无出血为止
(9) 采血气分析标本时，针头拔出后立即刺入软木塞或橡胶塞，以隔绝空气，并轻轻搓动注射器，使血液与肝素混匀	● 注射器内不能余有空气，以免影响检验结果和避免血液凝固
(10) 再次核对，协助患者取舒适卧位，整理床铺，清理用物，洗手，记录	● 操作后核对
(11) 及时送检标本	● 保证检验结果准确

2. 注意事项

(1) 严格执行查对制度和无菌操作原则，做到"五个准确"。

(2) 新生儿宜选择桡动脉穿刺，避免损伤髋关节。

(3) 推注药液时注意观察患者局部情况及病情变化。

(4) 拔针后局部用无菌纱布或沙袋加压止血，以免出血或形成血肿。

知识链接

真空采血器

真空采血器由真空采血管、采血针（包括直针和头皮式采血针）、持针器三个部分组成。真空采血管是其主要组成部分，主要用于血液标本的采集与保存。真空采血管在生产过程中预置了一定量的负压，当采血针穿刺进入血管后，由于采血管内的负压作用，血液自动流入采血管内;同时,采血管内预置了各种添加剂,完全能够满足临床多项综合的血液检测,真空采血器具有安全、密闭、转运方便、头色不同易于分辨等优点,是临床快速、准确采集血液的器具。

第四节 药物过敏试验与过敏反应的处理

临床上使用某些药物时,常可引起不同程度的过敏反应,表现为发热、皮疹、血管神经性水肿、血清病综合征等,有的甚至发生过敏性休克。

过敏反应具有下列特点:过敏反应的发生与体质因素有关,不具有普遍性;只发生于少数人,剂量与反应程度无关(很少剂量也可能发生过敏反应);其临床表现与正常药理反应或毒性无关;通常不发生在首次用药,一般均在再次用药后发生。

为了合理使用药物,充分发挥药效,阻止过敏反应的发生,在使用某些药物前,除须详细询问用药史、过敏史、家族史外,还须做药物过敏试验。在做过敏试验的过程中,要准确配制药液,严格掌握操作方法,认真观察反应,正确判断结果,并做好急救准备。

一、青霉素过敏试验与过敏反应的处理

(一) 青霉素过敏反应的机制

临床使用的青霉素可分为两大类:一类是从青霉菌培养液中提取的天然青霉素 G(钾盐和钠盐);一类是半合成青霉素。青霉素抗菌作用强、毒性低,但对少数过敏体质的人能引起各类型的变态反应,可达 3%～6%。青霉素属于半抗原物质,进入机体后,其降解产物——青霉噻唑和青霉烯酸与组织蛋白结合成全抗原——青霉噻唑蛋白,刺激机体产生特异性抗体 IgE,由于 IgE 与组织细胞具有特殊的亲和力,故形成的抗体固定在某些组织的肥大细胞上和血液中的白细胞表面,使机体呈致敏状态,当具有过敏体质的人再次接受类似抗原刺激后,即与特异性抗体(IgE)结合,发生抗原抗体反应,导致细胞破裂,释放组胺、缓激肽、5-羟色胺等血管活性物质。这些物质作用于效应器官,使平滑肌痉挛、微血管扩张、毛细血管通透性增高、腺体分泌增多。由于血管活性物质作用的部位不同及个体差异,故临床表现也是多种多样(图 14-18)。以 I 型为主,任何剂量、任何剂型、任何途径均可发生,亦有初次用药者发生过敏反应的报道(因其接触过空气中的青霉菌)。

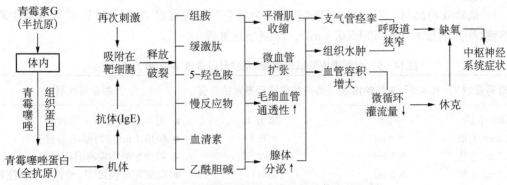

图 14-18 青霉素过敏反应及过敏性休克的机制

(二) 青霉素过敏反应的预防

1. 详细询问三史　家族史、用药史、过敏史,有青霉素过敏史者禁做皮试,与医生联系,更换抗生素。

2. 青霉素药物过敏试验　试验对象为首次用药者、使用过青霉素但已停用 3 d 以上者、使用过程中更换批号者。对有其他药物过敏史及变态反应疾病史或家族史者要谨慎;对劳累、空腹、昏迷未清醒患者暂时不做。

3. 药液现用现配　青霉素水溶液性质极不稳定,室温下放置几小时可使效价降低,过敏物质青霉噻唑、青霉烯酸等成倍增加,故要现用现配。

4. 正确实施,准确判断　做好抢救准备。

5. 过敏试验阳性反应者　禁用青霉素,除在医嘱单、床头卡、病历上用红墨水笔注明外,还应将结果告知患者及家属。

(三) 青霉素过敏试验法

青霉素过敏试验是以 0.1 ml(含青霉素 20～50 U)的试验液做皮内注射,根据皮丘及患者全身情况来判断试验结果。过敏试验阴性者方可用青霉素治疗疾病。

【目的】

通过青霉素过敏试验,确定患者对青霉素是否过敏,以作为临床应用青霉素治疗的依据。

【评估】

1. 患者病情、治疗情况、意识状态、肢体活动能力、用药史、过敏史及家族过敏史。

2. 患者对青霉素过敏试验的认知程度、合作程度。

3. 穿刺部位皮肤状况。

【计划】

1. 环境准备　环境整洁、人员流动少、安静、光线充足。

2. 患者准备

(1) 患者了解过敏试验的目的、方法、配合要点和注意事项。

(2) 患者不宜空腹,防止发生眩晕、恶心等反应与过敏反应相混淆。

3. 护士自身准备　衣帽整洁,修剪指甲,洗手,戴口罩。

4. 用物准备

(1) 注射盘内:1 ml 注射器、2～5 ml 注射器、4½～5 号针头、6 号针头、青霉素药液、生理盐水。

(2) 抢救用物:0.1%盐酸肾上腺素、注射器及针头、急救小车(内备常用抢救药物)、氧气、吸痰器等。

【实施】

1. 试验液的配制　青霉素皮肤试验溶液为每毫升含青霉素 200～500 U 的青霉素生理盐水溶液,注入剂量为 20～50 U(0.1 ml)。配制步骤见表 14-5。

表 14-5　青霉素皮肤试验溶液的配制(以青霉素钠 80 万 U 为例)

青霉素钠	加 0.9%氯化钠溶液	每毫升药液青霉素钠含量	要点与说明
80 万 U	4 ml	20 万 U	● 用 5 ml 注射器,6 号针头
0.1 ml 上液	0.9 ml	2 万 U	● 换用 1 ml 注射器,6 号针头
0.1 ml 上液	0.9 ml	2 000 U	● 每次配制均需将溶液摇匀
0.1 ml 上液	0.9 ml	200 U	● 配制完毕换接 4½号针头准备注射

2. 皮肤试验 确定患者无青霉素过敏史,于患者前臂掌侧下段皮内注射青霉素皮试溶液0.1 ml(含青霉素 20 U 或 50 U),嘱咐患者不要抓搔或揉按局部,20 min 后观察、判断并记录试验结果。

3. 判断结果

(1)阴性:皮丘无改变,周围不红肿,无红晕,无自觉症状,无不适表现。

(2)阳性:局部皮丘隆起增大,出现红晕、硬块直径>1 cm,或红晕周围有伪足,伴痒感,患者可有头晕、心慌、恶心等全身症状,甚至发生过敏性休克。

4. 注意事项

(1)试验前详细询问"三史":用药史、药物过敏史及家族过敏史。

(2)凡初次用药、停药 3 d 后再用,以及在应用中更换青霉素批号时,均须按常规做过敏试验。

(3)皮肤试验液必须新鲜配制,浓度与剂量必须准确。患者不宜在空腹时进行皮试和注射。

(4)严密观察患者,首次注射后须观察 30 min 以防迟缓反应的发生。注意局部和全身反应,倾听患者主诉,并做好急救的准备工作(备好盐酸肾上腺素和注射器)。

(5)试验结果阳性者禁止使用青霉素,同时通知医生,并在体温单、医嘱单、病历、床头卡上醒目地注明青霉素过敏试验阳性标志,并告知患者及其家属。

(6)如对皮试结果有怀疑,应在对侧前臂皮内注射生理盐水 0.1 ml,以作对照,确认青霉素皮试结果为阴性方可用药。

(四)青霉素过敏反应的临床表现

1. 过敏性休克 在做青霉素皮试后、注射过程中及注射后均可发生,一般多在用药后 5～20 min 内,有时呈闪电式,属Ⅰ型变态反应,其临床表现综合如下:

(1)呼吸道阻塞症状:胸闷,气促,窒息感,呼吸困难,发绀。

(2)循环衰竭症状:面色苍白,四肢湿冷,脉搏细弱,血压下降,脉压差小,尿少。

(3)中枢神经系统症状:烦躁不安,昏迷,抽搐,大、小便失禁等。

2. 血清病型反应 一般在用药后 7～12 d 内发生,临床表现与血清病相似,属Ⅲ型变态反应,可见发热、荨麻疹、关节肿痛、淋巴结肿大、腹痛、皮肤发痒等。

3. 各器官或组织的过敏反应

(1)呼吸道过敏反应:引起哮喘或促发原有的哮喘发作。

(2)消化道过敏反应:腹痛、腹泻、便血等,可引起过敏性紫癜。

(3)皮肤过敏反应:瘙痒,荨麻疹,血管神经性水肿,严重者可引起剥脱性皮炎。

(五)青霉素过敏反应的处理

1. 过敏性休克的处理

(1)立即停药,让患者平卧,通知医生,就地抢救。

(2)立即皮下注射 0.1%盐酸肾上腺素 0.5～1 ml,小儿剂量酌减。如症状不缓解,可每隔30 min 皮下或静脉注射该药 0.5 ml,直至脱离危险期。盐酸肾上腺素是抢救过敏性休克的首选药物,具有收缩血管、增加外周阻力、提升血压、兴奋心肌、增加心排血量及松弛支气管平滑肌等作用。

(3)给予氧气吸入,改善缺氧症状。呼吸抑制或呼吸停止时,应立即进行口对口人工呼吸,遵医嘱肌内注射尼可刹米(可拉明)、洛贝林等呼吸兴奋剂。有条件可插入气管导管,借助人工呼吸机辅助或控制呼吸。遇有喉头水肿引起的窒息时应尽快做气管切开。

（4）遵医嘱应用糖皮质激素和抗组胺类药物。静脉注射地塞米松 5～10 mg 或氢化可的松 200～400 mg 加入 5％～10％葡萄糖溶液 500 ml 内静脉滴注；肌内注射盐酸异丙嗪 25～50 mg 或苯海拉明 40 mg。

（5）静脉滴注 10％葡萄糖溶液或平衡溶液以扩充血容量，如血压仍不回升，可按医嘱给予多巴胺或去甲肾上腺素静脉滴注。

（6）如心跳骤停，应立即进行复苏抢救。

（7）密切观察病情，记录患者生命体征、神志和尿量等病情变化，不断评价治疗与护理效果，为进一步处置提供依据。

2. 一般过敏反应的处理　停药，对症处理，加强观察，应用抗组胺类药物，并告知患者及家属以后禁用青霉素。

二、链霉素过敏试验与过敏反应的处理

链霉素属于氨基糖苷类抗生素，对革兰阴性细菌及结核杆菌有较强的抗菌作用。因链霉素本身有毒性作用，主要损害第Ⅷ对脑神经，还可导致皮疹、发热、荨麻疹、血管性水肿等过敏反应。过敏性休克发生率比青霉素低，但死亡率高，故使用链霉素前，应做皮肤过敏试验。

（一）链霉素过敏试验法

用物准备，除增加链霉素制剂、5％氯化钙或 10％葡萄糖酸钙外，其他用物准备，同青霉素过敏试验法。

1. 试验液的配制　链霉素皮肤试验溶液为每毫升含链霉素 2 500 U 的链霉素生理盐水溶液。配制步骤见表 14-6。

表 14-6　链霉素皮肤试验液的配制

链霉素	加 0.9％氯化钠溶液	每毫升药液链霉素含量	要点与说明
100 万 U	3.5 ml	25 万 U	● 用 5 ml 注射器，6 号针头
0.1 ml 上液	0.9 ml	2.5 万 U	● 换用 1 ml 注射器，6 号针头
0.1 ml 上液	0.9 ml	2 500 U	● 每次配制均需将溶液摇匀，配制完毕接 4½号针头准备注射

2. 试验方法　取上述配制好的皮试液 0.1 ml（含链霉素 250 U）做皮内注射，20 min 后观察结果。

3. 结果判断　同青霉素。

（二）链霉素过敏反应及处理

1. 过敏反应机制　同青霉素。

2. 过敏反应的临床表现　同青霉素，但极少见。轻者可见发热、皮疹、荨麻疹等。毒性反应有全身麻木、肌肉无力、抽搐、眩晕、耳鸣、耳聋等。

3. 处理

（1）过敏性休克的处理同青霉素。

（2）若患者有抽搐，可用 10％葡萄糖酸钙 10 ml 静脉推注，小儿剂量酌减。如肌肉无力、呼吸困难，则用新斯的明 0.5～1 mg，皮下注射，必要时用 0.25 mg，静脉推注。

三、破伤风抗毒素过敏试验及脱敏注射法

破伤风抗毒素(tetanus antitoxin，TAT)对人体来说是一种异种蛋白,具有抗原性,注射后可引起过敏反应,故首次应用 TAT 前需作过敏试验,试验结果为阴性,可一次性将所需量注入。临床常用于潜在的有破伤风危险的外伤伤员,作为一种被动免疫预防注射。其过敏反应主要以发热、速发型或迟缓型血清病反应为多见,严重者也可发生过敏性休克。

破伤风抗毒素是一种特异性抗体,无其他药可以代替,皮试结果即使是阳性,仍需考虑使用,但要采取脱敏注射法,注射过程中要密切观察,一旦发现异常,立即采取有效措施处理。

(一) TAT 过敏试验

1. 配制皮试液　用 1 ml 注射器吸取 TAT 药液(1 500 U/ml)0.1 ml,加生理盐水稀释至 1 ml(150 U/ml),即为 TAT 皮肤试验液。

2. 皮内试验方法　取上述皮试液 0.1 ml(15 U)作皮内注射,20 min 后观察结果。

3. 结果判断

(1) 阴性:局部无红肿、无异常全身反应。

(2) 阳性:皮丘红肿,硬结直径>1.5 cm,红晕范围直径超过 4 cm,有时出现伪足或痒感,全身过敏反应表现与青霉素过敏反应相类似,以血清病型反应多见。

如皮试结果为阴性,可将所需剂量进行 1 次肌内注射。如结果为阳性,需采用脱敏注射法。

(二) TAT 脱敏注射法

脱敏注射法是指采取少量多次注射的方法将所需要的 TAT 剂量分次少量(逐次增量)注入体内的方法。

脱敏注射法的原理是:小剂量注射时变应原所致生物活性介质的释放量少,不至于引起临床症状;短时间内连续多次药物注射可以逐渐消耗体内已经产生的 IgE,最终可以全部注入所需药量而不致发病。但这种脱敏只是暂时的,经过一定时间后,IgE 再产生又重建致敏状态,故日后再用 TAT 还需做过敏试验。

TAT 皮试结果阳性,而患者确实要应用 TAT 时采用脱敏注射,但要准备好抢救过敏性休克的急救物品。脱敏注射法的操作步骤见表 14-7。

表 14-7 破伤风抗毒素脱敏注射法

次数	TAT(ml)	加 0.9%氯化钠溶液	注射途径
1	0.1	0.9	肌内注射
2	0.2	0.8	肌内注射
3	0.3	0.7	肌内注射
4		稀释为 1 ml	肌内注射

按上表分 4 次进行肌内注射,每次间隔 20 min,并密切观察患者反应,嘱咐患者不要走远,在视线之内。如有荨麻疹及轻度反应等,可延长间隔时间,增加注射次数,即减少每次注射的剂量。如发生过敏性休克、喉头水肿等严重反应时,立即停止注射,采取抢救措施。

四、普鲁卡因过敏试验

普鲁卡因又称奴夫卡因,为常用局部麻醉药,可引起轻重不一的过敏反应。凡首次用药(手术或特殊检查时),应做过敏试验,阴性后方可使用。

1. 皮内试验方法　取 0.25％普鲁卡因液 0.1 ml(0.25 mg)做皮内注射,20 min 后观察结果。

2. 结果判断及处理　同青霉素。

五、细胞色素 C 过敏试验

细胞色素 C 是一种呼吸激活剂,常用作组织缺氧的辅助用药。使用细胞色素 C 时因偶尔有过敏反应发生,故用前须做过敏试验。过敏试验方法有两种:

1. 皮内试验　取细胞色素 C 1 支(每支 2 ml,含细胞色素 C 15 mg),抽取 0.1 ml 加 0.9 ml 生理盐水至 1 ml(含细胞色素 C 0.75 mg),取 0.1 ml(含细胞色素 C 0.075 mg)做皮内注射,20 min 后观察结果。局部发红、直径＞1 cm,出现丘疹者为阳性。

2. 划痕试验　在前臂掌侧下段内侧,用 75％乙醇消毒后,取细胞色素 C 原液(每支 2 ml,含 15 mg)1 滴,滴于皮肤,再用无菌针头在表皮上划痕 2 道,长度为 0.5 cm,深度为有微量渗血为度。20 min 后观察结果,结果判断同上述皮内试验法。

六、碘过敏试验

临床上常用碘化物做造影剂进行心血管、脑血管、肾脏、胆囊、支气管及 X 线摄片检查,因碘可引起过敏反应,故用药前 1～3 d 须做过敏试验。

(一) 试验方法

1. 口服法　口服 5％～10％碘化钾 5 ml,每日 3 次,连服 3 d。

2. 皮内注射法　取碘造影剂 0.1 ml 做皮内试验,20 min 后观察结果。

3. 静脉注射法　取碘造影剂(30％泛影葡胺)1 ml,于静脉内缓缓推注,5～10 min 后观察结果。但必须注意:应先做皮内试验,皮试阴性后再静脉推注,两者均阴性,方可进行碘剂造影。

(二) 结果判断

1. 口服　有口麻、头晕、心慌、恶心、呕吐、荨麻疹等症状为阳性。

2. 皮内注射　局部有红肿硬块,直径＞1 cm 为阳性。

3. 静脉注射　有恶心、呕吐、手足麻木,血压、脉搏、呼吸和面色改变,为阳性反应。但有少数患者虽然过敏试验阴性,在注射碘造影剂时,还会发生过敏反应,因此,造影时仍需备好急救用品。

过敏反应的处理同青霉素。

七、头孢菌素(先锋霉素)过敏试验

头孢菌素类药物是一类高效、低毒、广谱、应用广泛的抗生素。头孢菌素类药物和青霉素之间存在部分交叉过敏反应。对青霉素过敏者有 10％～30％对头孢菌素过敏,而对头孢菌素过敏者绝大多数对青霉素过敏。

(一) 皮试液的配制

见表 14－8。

表 14-8 头孢拉定(先锋霉素Ⅵ)皮肤试验液的配制

头孢拉定 (先锋霉素Ⅵ)	加 0.9%氯化 钠溶液	每毫升药液头孢 拉定含量	要点与说明
0.5 g	2 ml	250 mg	● 用 5 ml 注射器,6 号针头
0.2 ml 上液	0.8 ml	50 mg	● 换用 1 ml 注射器,6 号针头
0.1 ml 上液	0.9 ml	5 mg	● 每次配制均需将溶液摇匀
0.1 ml 上液	0.9 ml	0.5 mg	● 配制完毕接 4½号针头准备注射

(二) 试验方法

取皮试液 0.1 ml(含 0.05 mg)做皮内注射,20 min 后观察结果。其余同青霉素。

(三) 注意事项

1. 既往有头孢菌素类药物过敏者,不得再做试验。

2. 皮试阴性者,亦有发生过敏的可能性,用药期间应注意观察。

知识链接

青霉素皮试剂

青霉素皮试剂可用于青霉素钠、青霉素钾、苯唑西林钠、哌拉西林钠、磺苄西林钠、氨苄西林钠等青霉素类药物使用前的皮内敏感试验。

使用方法:取青霉素皮试剂一支(含青霉素钠 2 500 U),加入氯化钠注射液 5 ml 溶解稀释(含青霉素 500 U/ml)。稀释后的皮试剂,供 24 h 使用。抽取皮试液进行皮内注射,注入皮内 0.1 ml,20 min 后观察皮试结果并判断。对于可疑阳性反应者,应在另一前臂用氯化钠注射液做对照试验。

第五节 雾化吸入疗法

雾化吸入疗法是应用雾化装置将药液分散成细小的雾滴以气雾状喷出,经口鼻由呼吸道吸入的方法。常用于预防和治疗呼吸道疾病。药物吸入后,除了对呼吸道局部产生疗效外,还可通过肺组织吸收,达到全身疗效。由于雾化吸入疗效快,药物用量较小,不良反应相对较轻,故应用较为广泛。

一、超声波雾化吸入法

超声波雾化吸入法(ultrasonic nebulization)是应用超声波声能,使药液变成细微的气雾,再由呼吸道吸入的方法。

【目的】

1. 控制呼吸道感染 消除炎症,减轻呼吸道黏膜水肿,稀释痰液,帮助祛痰。常用于咽喉炎、支气管扩张、肺炎、肺脓肿、肺结核等患者。

2. 湿化气道 常用于呼吸道湿化不足、痰液黏稠、气道不畅者,也可作为气管切开术后常规治疗手段。

3. 改善通气功能 解除支气管痉挛,保持呼吸道通畅。常用于支气管哮喘等患者。

4. 预防呼吸道感染 常用于胸部手术前后的患者。

【评估】

1. 患者病情、治疗情况、意识状态、用药史、所用药物的药理作用。

2. 患者对治疗计划的了解,心理状态及合作程度。

3. 呼吸道是否通畅,有无感染,有无支气管痉挛、呼吸道黏膜水肿等。

4. 患者面部及口腔黏膜有无感染、溃疡等。

【计划】

1. 环境准备 环境整洁、安静、光线充足、温湿度适宜。

2. 患者准备

(1)患者了解超声波雾化吸入法的目的、方法、注意事项及配合要点。

(2)舒适卧位或坐位,接受雾化吸入。

3. 护士自身准备 衣帽整洁,修剪指甲,洗手,戴口罩,熟悉药物的药理作用。

4. 用物准备

(1)超声波雾化吸入器一套(图 14-19):

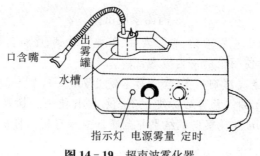

图 14-19 超声波雾化器

1)构造:

a. 超声波发生器:通电后可输出高频电能,其面板上有电源和雾量调节开关、指示灯及定时器。

b. 水槽与晶体换能器:水槽盛冷蒸馏水,其底部有一晶体换能器,可将发生器的高频电能转化为超声波声能。

c. 雾化罐与透声膜:雾化罐盛药液,其底部是透声膜,声能可透过此膜与罐内药液作用,产生雾滴喷出。

d. 螺纹管和口含嘴(或面罩)。

2)工作原理:超声波发生器通电后输出高频电能,使水槽底部晶体换能器发生超声波声能,声能透过雾化罐底部的透声膜,作用于罐内的液体,使药液表面的张力和惯性受到破坏,成为微细雾滴喷出,通过导管随患者吸气进入呼吸道。

3)特点:雾量大小可以调节,气雾颗粒均匀,随深吸气可到达终末支气管和肺泡;气雾经机器轻度加热,温暖而舒适。

(2)水温计、弯盘、蒸馏水、生理盐水。

(3)药液

1)控制呼吸道感染,消除炎症:常用抗生素如庆大霉素、卡那霉素等。

2)解除支气管痉挛:常用氨茶碱、沙丁胺醇(舒喘灵)等。

3) 稀释痰液,帮助祛痰:常用 α-糜蛋白酶、乙酰半胱氨酸(易咳净)(痰易净)等。

4) 减轻呼吸道黏膜水肿:常用地塞米松等。

【实施】

1. 操作步骤

操作步骤	要点说明
(1) 检查雾化吸入器	● 检查雾化器各部件是否完好,有无松动、脱落等异常情况
(2) 连接雾化器各部件	
(3) 加冷蒸馏水于水槽内	● 水量按雾化器的水位标准确定,要求必须浸没雾化罐底部的透声膜
(4) 将药液用生理盐水稀释至 30～50 ml 倒入雾化罐内,检查无漏水后,将雾化罐放入水槽,盖紧水槽盖	● 注意保护晶体换能器和透声膜
(5) 携用物至患者处,核对并再次解释	● 做到"五个准确"
(6) 协助患者取合适体位	
(7) 接通电源,打开电源开关,预热 3～5 min	
(8) 调整定时开关至所需时间	● 一般每次治疗 15～20 min
(9) 打开雾化开关,调节雾量后将口含嘴放入患者口中,指导患者做深呼吸	● 水槽内须有足够冷蒸馏水,如发现水温超过 60℃ 或水量不足,应关机更换或加入冷蒸馏水
(10) 治疗完毕,取下口含嘴,先关雾化开关,再关电源开关	
(11) 擦干患者面部,协助其取舒适卧位,整理床单位	● 连续使用同一台雾化器,中间需间隔 30 min
(12) 清理用物,分类处理,洗手,记录	● 记录雾化开始时间及持续时间,患者用药后反应及效果

2. 注意事项

(1) 晶体换能器和透声膜易损坏、破碎,宜轻擦轻按。

(2) 水槽和雾化罐内禁用温水、热水或生理盐水,以免损坏晶片。

(3) 雾化时间一般每次为 15～20 min。连续使用时,中间须间隔 30 min。

(4) 在使用过程中,如发现水槽内水温超过 60℃ 或水过少时,应关机,调换冷蒸馏水后再开机使用。

二、氧气雾化吸入法

氧气雾化吸入法是借助高速氧气气流,使药液形成雾状,随吸气进入呼吸道的方法。

【目的】

同超声波雾化吸入法。

【评估】

同超声波雾化吸入法。

【计划】

1. 环境准备　环境清洁、安静、光线充足、温湿度适宜,1 m 内无暖气或 5 m 内无明火。

2. 患者准备

(1) 患者了解氧气雾化吸入法的目的、方法、注意事项及配合要点。

(2) 舒适卧位或坐位,接受雾化吸入。

3. 护士自身准备　衣帽整洁,修剪指甲,洗手,戴口罩,熟悉药物的药理作用。

4. 用物准备

(1) 氧气雾化吸入器一套

1) 结构(图 14 - 20)

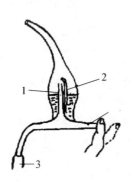
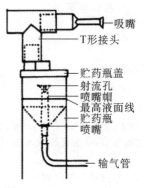

图 14 - 20　雾化吸入器

2) 原理:借助高速气流通过毛细管并在管口(管 1)产生负压,将药液由接邻的小管(管 2)吸出;所吸出的药液又被毛细管口高速的气流撞击成细小的雾滴,呈气雾喷出。

(2) 氧气装置一套(取下湿化瓶)、弯盘、药液。

【实施】

1. 操作步骤

操作步骤	要点说明
(1) 检查氧气装置和氧气雾化吸入器	● 检查装置是否完好,有无漏气
(2) 遵医嘱将药液稀释至 5 ml,注入雾化器药杯内	
(3) 携带用物至患者床旁,核对患者	● 做到给药的"五个"准确
(4) 连接雾化器的接气口(管 3)与氧气装置	● 若未取下湿化瓶,瓶内不能放水,以免液体进入雾化器使药液稀释
(5) 调节氧流量至 6～8 L/min	
(6) 指导患者手持雾化器用手指堵住 4 管口,将吸嘴放入口内紧闭嘴唇深吸气,用鼻呼气,如此反复,直到药液吸完	● 指导患者深吸气,使药液充分到达细支气管及肺内
(7) 取下雾化器,依次关闭氧气开关	● 注意用氧安全,严禁接触烟火和易燃品
(8) 再次核对并协助患者清洁口腔,取舒适卧位,整理床单位	● 按消毒隔离原则处理用物
(9) 清理用物,洗手,做记录	● 记录注射时间、药名、浓度、剂量、患者用药后反应

2. 注意事项

(1) 使用雾化器时湿化瓶内勿加水或取下湿化瓶。

(2) 观察及协助排痰,雾化吸入后可予以拍背、鼓励咳嗽、吸痰等方法协助排痰。

三、手压式雾化器雾化吸入法

手压式雾化吸入法是用拇指按压雾化器顶部,使药液从喷嘴喷出形成雾滴,随呼吸吸入到呼吸道的治疗方法。

手压式雾化器主要适用于雾化吸入解除支气管痉挛的药物,药液预置于雾化器内的送雾器中。由于送雾器内腔为高压,将其倒置,用拇指按压雾化器顶部,其内的阀门即打开,药液便从喷嘴喷出。雾滴平均直径为 2.8～4.3 μm,其喷出速度甚快,80％雾滴会直接喷洒到口腔及咽部黏膜,药物经黏膜吸收。

【目的】

通过吸入拟肾上腺素类药、氨茶碱或沙丁胺醇等支气管解痉药,适用于支气管哮喘和喘息性支气管炎的对症治疗。

【评估】

同超声波雾化吸入法。

【计划】

1. 环境准备　环境整洁、安静、光线充足、温湿度适宜。

2. 患者准备　患者了解氧气雾化吸入法的目的、方法、注意事项及配合要点。

3. 护士自身准备　衣帽整洁,修剪指甲,洗手,戴口罩,熟悉药物的药理作用。

4. 用物准备　按医嘱准备手压式雾化器(内含药物)。

【实施】

1. 操作步骤

操作步骤	要点说明
(1) 遵医嘱准备手压式雾化吸入器	● 检查雾化器是否完好
(2) 携带用物至患者床旁,核对患者	● 做到给药的"五个"准确
(3) 取下雾化器保护盖,充分摇匀药液	
(4) 协助患者取舒适卧位	
(5) 将雾化器倒置,接口端放入双唇间,平静呼气	● 紧闭口唇
(6) 在吸气开始时,按压气雾瓶顶部,使之喷药,随着深吸气的动作,药雾经口吸入	● 指导患者深吸气,尽可能延长屏气(最好能坚持10 s 左右),然后呼气
(7) 再次核对并协助患者清洁口腔,取舒适卧位,整理床单位	● 喷雾器使用后放在阴凉处(30℃以下)保存
(8) 清理用物,洗手,记录	● 记录内容同超声波雾化吸入法

2. 注意事项

(1) 充分摇匀药液。

(2) 尽可能延长屏气(最好能坚持 10 s 左右),然后呼气。每次 1～2 喷,两次使用间隔时间不少于 3～4 h。

(3) 喷雾器使用后放在阴凉处(30℃以下)保存。其塑料外壳应定期用温水清洁。

四、压缩雾化吸入法

压缩雾化吸入疗法是利用压缩空气将药液变成细微的气雾,通过呼吸道吸入达到治疗目的的方法。

【目的】

同超声波雾化吸入法。

【评估】

同超声波雾化吸入法。

【计划】

1. 环境准备、患者准备　同超声波雾化吸入法。

2. 护士自身准备　衣帽整洁,修剪指甲,洗手,戴口罩,熟悉药物的药理作用。

3. 用物准备

(1) 压缩雾化吸入装置一套

1) 构造:①空气压缩机:通电后可将空气压缩。其面板上有电源开关、过滤器及导管接口。②喷雾器:其下端有空气导管接口与压缩机相连,上端可安装进气活瓣(如用面罩,可不用安装进气活瓣),中间部分是盛放药液的器皿。③口含嘴:带有呼气活瓣。

2) 作用原理:空气压缩机通电后将空气压缩,压缩空气作用于喷雾器内的药液,使药液表面张力破坏而形成细微雾滴,通过口含嘴随患者的呼吸进入呼吸道。

(2) 常用药液:同超声波雾化吸入法。

(3) 其他用物:纱布、治疗巾、弯盘、电源插座。

【实施】

1. 操作步骤

操作步骤	要点说明
(1) 检查并连接压缩雾化吸入器的电源,关上开关	● 检查雾化器是否完好
(2) 遵医嘱抽吸药液注入喷雾器的药杯内,连接雾化器和压缩机	● 做到给药的"五个"准确
(3) 携带用物至患者床旁,核对患者	● 药液不能超过规定刻度
(4) 协助患者取舒适卧位,铺治疗巾于患者颌下	
(5) 接通电源,打开压缩机,调节雾量大小,嘱患者包紧口含嘴并深呼吸	● 指导患者深吸气,帮助药液到达支气管、肺,更好发挥疗效
(6) 雾化完毕,取下口含嘴,关闭电源	● 一般雾化 10～15 min
(7) 再次核对并协助患者清洁口腔,取舒适卧位,整理床单位	
(8) 清理用物,洗手,做记录	● 记录注射时间、药名、浓度、剂量、患者用药后反应

2. 注意事项

(1) 使用前检查电源电压是否与压缩机吻合。

(2) 压缩机应放于平稳的物体上,勿放于地毯或毛织物等软物上。

(3) 治疗过程中密切观察患者的病情变化,如出现不适,可适当休息或平静呼吸;如有痰液鼓励患者咳出。

(4) 定期检查压缩机的空气过滤器内芯;定期清洗喷雾器,若有阻塞,应反复清洗或更换。

第六节　局部给药法

一、滴药法

滴药法是将药液滴入眼、耳、鼻等处,以达到局部、全身治疗作用或作某些诊断、检查等的方法。具体方法见《眼耳鼻喉科护理学》相关章节。

二、插入法

插入法常用的药物为栓剂,包括直肠栓剂和阴道栓剂。栓剂是将药物与适宜的基质制成的供腔道给药的固体制剂,其溶点为37℃左右,插入体内后可慢慢融化以产生药效。

(一)直肠栓剂插入法

【目的】

1. 软化粪便,解除便秘,如直肠插入甘油栓。

2. 药物成分经直肠黏膜吸收,达到全身治疗作用,如小儿退热栓。

【评估】

1. 患者用药的病情和用药需要。

2. 药物的性能与患者对有关用药知识的知晓程度。

【计划】

1. 环境准备 需要时用屏风遮挡患者。

2. 患者准备 了解用药的目的,掌握放松和配合的方法。

3. 护士自身准备 衣帽整洁,修剪指甲,洗手,戴口罩。

4. 用物准备 直肠栓剂、指套或手套、手纸,必要时备屏风。

【实施】

1. 操作步骤

操作步骤	要点说明
(1)携带用物至患者床旁,核对患者	● 做到给药的"五个"准确
(2)协助患者取侧卧位,屈膝,暴露肛门	
(3)戴上指套或手套	● 避免污染手指
(4)请患者张口深呼吸,尽量放松	● 使肛门括约肌松弛
(5)将栓剂插入肛门,并用示指将栓剂沿直肠壁送入6~7 cm(图14-21)	● 必须插入肛门内括约肌以上
(6)保持侧卧15 min,若栓剂脱出应重新插入	● 确保用药效果
(7)协助患者穿裤,取舒适卧位,整理床单位	
(8)清理用物,洗手,做记录	

2. 注意事项

(1)严格查对制度。

(2)注意保护患者隐私。

(3)指导患者放松和配合的方法,提高用药疗效。

(4)观察用药后效果,若为解除便秘,则需观察是否大便。如为退热则需测量体温。

(二)阴道栓剂插入法

【目的】

自阴道插入栓剂,以起到局部治疗目的的方法。如插入消炎、抗菌药物栓剂治疗阴道炎。

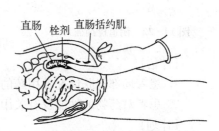

图14-21 直肠栓剂插入法

【评估】

1. 患者的病情及用药需要。

2. 药物的性能及患者对隐私部位用药的接受程度,对有关用药知识的知晓程度。

【计划】

1. 环境准备　需要时用屏风遮挡患者。

2. 患者准备　了解用药的目的,掌握放松和配合的方法。

3. 护士自身准备　衣帽整洁,修剪指甲,洗手,戴口罩。

4. 用物准备　阴道栓剂、指套或手套、卫生棉垫,必要时备屏风。

【实施】

1. 操作步骤

操作步骤	要点说明
(1) 携带用物至患者床旁,核对患者	● 做到给药的"五个"准确
(2) 协助患者取屈膝仰卧位,双腿外展暴露会阴部,铺橡胶中单及中单于会阴下	
(3) 戴上指套或手套取出栓剂	● 避免污染手指
(4) 请患者张口深呼吸,尽量放松	
(5) 将栓剂沿阴道下后方轻轻送入 5 cm,到达阴道后穹窿(图 14-22)	● 必须确认阴道口后,方可置药,避免误入尿道,必须置入足够深度
(6) 嘱患者至少平卧 15 min,以利药物吸收	● 确保用药效果
(7) 取出橡胶中单和中单	
(8) 协助患者穿裤,用卫生棉垫,取舒适卧位,整理床单位,清理用物	
(9) 洗手,做记录	

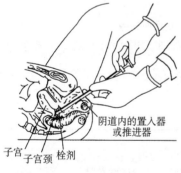

阴道内的置入器
或推进器

子宫　子宫颈　栓剂

图 14-22　阴道栓剂插入法

2. 注意事项

(1) 严格查对制度。

(2) 注意保护患者隐私。

(3) 观察用药后的效果,了解阴道分泌物的性状及患者的主观感觉等。

三、皮肤给药

【目的】

将药物直接涂于皮肤,以起到局部治疗的作用。皮肤用药的剂型有多种,如溶液、油膏、糊剂、粉剂等。

【评估】

1. 患者局部皮肤情况及用药的需要。

2. 患者对药物的性能及有关用药知识的知晓程度。

【计划】

1. 环境准备　需要时用屏风遮挡患者。

2. 患者准备　了解用药的目的,清洁局部皮肤。

3. 护士自身准备　衣帽整洁,修剪指甲,洗手,戴口罩。

4. 用物准备 皮肤用药、棉签、弯盘,需要时备皮肤清洁用物。

【实施】

(一) 操作方法

1. 溶液剂 一般为非挥发性药物的水溶液,如3%硼酸溶液、利凡诺溶液,有清洁、收敛、消炎等作用,主要用于急性皮炎伴有大量渗液或脓液者。

用法:用塑料布或橡胶单垫于患部下面,用钳子夹持沾湿药液的棉球洗抹患部,亦可用湿敷法给药。

2. 糊剂 糊剂是含有多量粉末的半固体制剂,如氧化锌糊、甲紫糊等,有保护受损皮肤、吸收渗液和消炎等作用。适用于亚急性皮炎,有少量渗液或轻度糜烂者。

用法:用棉签将药糊直接涂于患处,药糊不宜涂得太厚,亦可先将糊剂涂在纱布上,然后贴在皮损处,外加包扎。

3. 软膏 为药物与适宜基质制成有适当稠度的膏状制剂。如硼酸软膏、硫磺软膏。具有保护、润滑和软化痂皮等作用。一般用于慢性增厚性皮损。

用法:用搽药棒或棉签将软膏涂于患处,不必过厚,如为角化过度的皮损,应略加摩擦,除用于溃疡或大片糜烂皮损外,一般不需包扎。

4. 乳膏剂 药物与乳剂型基质制成的软膏。分霜剂如樟脑霜和脂剂如尿素脂两种,具有止痒、保护、消除轻度炎症的作用。

用法:用棉签将乳膏剂涂于患处,禁用于渗出较多的急性皮炎。

5. 酊剂和醑剂 不挥发性药物的乙醇溶液为酊剂,如碘酊;挥发性药物的乙醇溶液为醑剂,如樟脑醑。两者均具有杀菌、消毒、止痒等作用。适用于慢性皮炎苔藓样变。

用法:用棉签蘸药涂于患处,注意因药物有刺激性,不宜用于有糜烂面的急性皮炎、黏膜以及眼、口的周围。

6. 粉剂 为一种或数种药物的极细粉均匀混合制成的干燥粉末样制剂。如滑石粉、痱子粉等。能起干燥、保护皮肤的作用。适用于急性或亚急性皮炎而无糜烂渗液的皮损。

用法:将药粉均匀地扑撒在皮损上。注意粉剂多次应用后常有粉块形成,可用温生理盐水湿润后除去。注意观察用药后局部皮肤反应并了解患者主观感觉(如痒感是否减轻或消除)、动态地评价用药效果。

(二) 注意事项

1. 严格执行查对制度。

2. 观察用药后局部皮肤的反应,并了解患者的主观感觉,如痒感是否减轻或消除等。

四、舌下给药

舌下给药时,药物通过舌下口腔黏膜丰富的毛细血管吸收,可避免胃肠刺激、吸收不全和首过消除等作用,并且生效快。

(一) 用法

多用于心脏病患者心绞痛发作时,病情较急,因此,应教会患者自行用药,告其将药片放入舌下,使药片自然溶解。并让患者懂得此类药物不可嚼碎吞下,而需其自然溶解,否则会降低药效。

(二) 注意事项

1. 教会患者如何评价药效,如不见效,需加量并及时去医院治疗。

2. 目前最常用的硝酸甘油片剂,舌下含服一般 2～3 min 即可见效,患者心前区压迫感或疼痛感可减轻或消除。应告知患者,服药同时及时就医。

(唐庆蓉)

思 考 题

1. 请说出"三查七对、一注意"的内容。
2. 简述给药的原则。
3. 臀大肌注射如何定位?
4. 青霉素皮试液如何配置?
5. 如何观察青霉素皮内试验结果?
6. 简述静脉注射常见失败原因及处理方法。
7. 超声波雾化吸入的特点有哪些?
8. 静脉注射刺激性强的药物时,应采取何种措施防止药液外溢?
9. 患者王某,男性,40 岁。体温 39℃,诊断为化脓性扁桃体炎。医嘱肌内注射青霉素 80 万单位,每 6 h 1 次,护士在做青霉素皮试后约 5 min,患者突然感到胸闷、气促、面色苍白、出冷汗,体格检查:脉搏细弱,血压90/60 mmHg(12.0/8.0 kPa),呼之不应。请问患者是什么情况? 如何急救?

第十五章 静脉输液与输血

【教学目标】

■ 掌握

　　1. 密闭式静脉输液法。

　　2. 间接静脉输血技术。

　　3. 各类输液反应的护理。

　　4. 各类输血反应的护理。

■ 熟悉

　　1. 静脉留置针输液法。

　　2. 经外周中心静脉置管输液法(PICC)。

　　3. 各种输液故障的排除。

　　4. 静脉输液泵的使用。

■ 了解

　　1. 输液微粒的防护。

　　2. 自体输血和成分输血的应用。

　　静脉输液和输血是临床治疗和抢救的重要措施之一。正常情况下人体内水、电解质,酸碱度保持平衡,从而保证内环境的相对稳定,维持机体正常生理功能。但在疾病和创伤时,可导致机体的水、电解质紊乱及酸碱平衡失调。通过静脉输液和输血可以迅速有效地补充机体丧失的体液和电解质,增加血容量,维持内环境的稳定。此外,还可通过静脉输注药物,达到治疗疾病的目的。因此,护理人员应熟练掌握输液、输血的相关知识和技能,以保证患者的治疗安全有效。

第一节 静脉输液

　　静脉输液(intravenous infusion)是利用大气压和液体静压原理将大量无菌液体、电解质、药物由静脉输入体内的方法。

一、静脉输液的目的

1. 补充水分及电解质，维持酸碱平衡　常用于腹泻、剧烈呕吐等引起的脱水、酸碱平衡紊乱的患者。

2. 补充营养，供给热量，促进组织修复　常用于大手术后、慢性消耗性疾病、昏迷、禁食、口腔疾病等不能经口进食及胃肠道吸收障碍的患者。

3. 输入药物，治疗疾病　如输入抗生素控制感染、输入脱水剂降低颅内压等。常用于中毒、各种感染、脑及组织水肿，以及各种需经静脉输入药物治疗的患者。

4. 补充血容量，维持血压，改善微循环　常用于严重烧伤、大出血、休克等患者。

二、常用溶液的种类及作用

（一）晶体溶液

晶体溶液的分子量小，在血管内存留时间短，对维持细胞内、外水分的相对平衡有重要作用，对纠正体内电解质失调效果显著。

1. 葡萄糖溶液　常用的有 5% 葡萄糖溶液、10% 葡萄糖溶液。用于补充水分和热量。

2. 等渗电解质溶液　常用的有 0.9% 氯化钠溶液、5% 葡萄糖氯化钠溶液、复方氯化钠溶液（即林格液，内含氯化钠、氯化钾和氯化钙）等。可用于补充水和电解质，维持体液容量和渗透压平衡。

3. 高渗溶液　常用的有 20% 甘露醇、25% 山梨醇、25% 葡萄糖溶液、50% 葡萄糖溶液等。用于利尿脱水，提高血浆渗透压，消除水肿。

4. 碱性溶液　常用的有 5% 碳酸氢钠溶液、1.4% 碳酸氢钠溶液、11.2% 乳酸钠溶液和 1.84% 乳酸钠溶液。用于纠正酸中毒、调节酸碱平衡。

（二）胶体溶液

胶体溶液的分子量大，在血管内存留时间长，对维持血浆胶体渗透压、增加血容量、改善微循环、提升血压效果显著。

1. 右旋糖酐　常用中分子右旋糖酐和低分子右旋糖酐。中分子右旋糖酐可提高血浆胶体渗透压，补充血容量；低分子右旋糖酐可降低血液黏稠度，改善微循环及抗血栓形成。

2. 代血浆　常用羟乙基淀粉（706 代血浆）、氧化聚明胶、聚乙烯吡咯酮等。能增加循环血量和心输出量，在急性大出血时可与全血共用。

3. 血液制品　输入后可补充蛋白质和抗体，有助于组织修复和增加机体免疫力；能维持血浆胶体渗透压，减轻组织水肿。常用的血液制品有 5% 白蛋白和血浆蛋白等。

（三）静脉高营养液

常用溶液有复方氨基酸、脂肪乳剂等。高营养溶液可供给患者热量，维持正氮平衡，补充各种维生素和矿物质。其成分主要由氨基酸、脂肪酸、维生素、矿物质、高浓度葡萄糖或右旋糖酐以及水分组成。

输入溶液的种类及量应根据患者水、电解质及酸碱平衡紊乱的程度来确定，一般遵照"先晶后胶"、"先盐后糖"、"宁酸勿碱"、"宁少勿多"的原则。输液后，当尿量增加到 30～40 ml/h 时，则需要适当补钾，并注意补钾的"四不宜"原则，即：不宜过早（见尿后补钾）；不宜过浓（浓度不超过 0.3%）；不宜过快（不超过 20 mmol/h）；不宜过多（成人每日不超过 5 g；小儿 0.1～

0.3 g/kg 体重）。输液过程中应严格掌握输液速度，随时观察患者的反应，并根据病情变化及时做出相应调整。

三、常用输液部位

输液时应根据患者的年龄、神志、体位、病情状况、病程长短、溶液种类、输液时间、静脉状况或即将进行的手术部位等情况来选择穿刺部位。常用的输液部位包括：

1. **周围浅静脉**　通过四肢浅表静脉进行输液，一般成人多选此部位。上肢常用肘正中静脉、头静脉、贵要静脉、手背静脉网；下肢常用大隐静脉、小隐静脉、足背静脉网。

2. **头皮静脉**　由于头皮静脉分布较多，互相沟通，交错成网，且表浅易见，不宜滑动，便于固定，因此，常用于小儿的静脉输液。较大的头皮静脉有颞浅静脉、额静脉、耳后静脉及枕静脉(图 15-1)。

3. **颈外静脉和锁骨下静脉**　需要长期持续输液或静脉高营养的患者多选此部位。此静脉管径粗大、不宜塌陷，硅胶管插入后保留时间长。

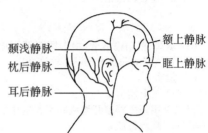

颞浅静脉
枕后静脉
耳后静脉
额上静脉
眶上静脉

图 15-1　小儿头皮静脉分布

四、常用静脉输液法

(一) 周围静脉输液法

【目的】
同静脉输液的目的。

【评估】

1. 患者状况，包括患者年龄、病情、心肺功能、意识状态、营养状况等；穿刺部位皮肤、血管状况和肢体活动度。

2. 患者既往用药情况及效果、有无药物过敏史或不良反应；所用药物的特性及注意事项。

3. 患者的心理状态及配合程度。

【计划】

1. **环境准备**　环境安静、清洁、宽敞、明亮，符合无菌操作要求。

2. **患者准备**　了解输液的目的及配合要点；输液前排尿或排便；取舒适卧位。

3. **护士自身准备**　衣帽整洁，修剪指甲，洗手，戴口罩。

4. **用物准备**

(1) 基础注射盘用物 1 套，弯盘，加药用注射器及针头，输液卡，输液架。

(2) 止血带，小垫枕，治疗巾，输液敷贴，胶布，开瓶器，砂轮，瓶套，必要时备小夹板及绷带。

(3) 按医嘱准备液体及药物。

(4) 输液器 1 套，静脉留置针输液另备静脉留置针 1 套，封管液(无菌生理盐水或稀释肝素溶液)，必要时备输液泵。

(5) 免冲洗手液，污物缸，锐器盒。

【实施】

1. 操作步骤

操作步骤	要点说明
▲ 密闭式输液法	● 将无菌输液器插入原装输液瓶进行输液的方法,因污染机会少,故应用广泛
(1) 检查与核对	
1) 核对药液瓶签(药名、浓度、剂量和时间)	● 根据医嘱严格执行查对制度,避免差错事故发生
2) 检查药液的质量	● 检查药液是否过期,瓶盖有无松动,瓶身有无裂缝。将输液瓶上下摇动 2 次,对光检查药液有无浑浊、沉淀及絮状物等
(2) 填写、粘贴输液卡:根据医嘱填写输液卡,并将填好的输液卡倒贴于输液瓶上	● 注意输液卡勿覆盖输液瓶原有的标签
(3) 加药	
1) 套上瓶套	
2) 用开瓶器启开输液瓶铝盖的中心部分,常规消毒瓶塞	● 消毒范围至铝盖下端瓶颈部
3) 按医嘱加入药物	● 加入的药物应合理分配,并注意药物之间的配伍禁忌
4) 根据病情需要有计划地安排输液顺序	
(4) 插输液器:检查输液器质量完好,关闭调节器,取出输液器中的输液管和通气管针头并同时插入瓶塞,直至针头根部	● 检查输液器是否过期,包装有无破损 ● 插入时注意保持无菌
(5) 再次核对:携用物至患者床旁,核对患者床号、姓名,再次查对药液,协助患者取舒适卧位	● 操作前查,保证将正确的药物给予正确的患者,避免差错事故的发生
(6) 排气	
1) 将输液瓶挂于输液架上,准备胶布	● 高度适中,保证液体压力超过静脉压,以促使液体流入静脉
2) 将穿刺针的针柄夹于两手指之间,倒置茂菲滴管,抬高滴管下输液管,打开调节器,使液体流入滴管内,当达到 1/2～2/3 满时,迅速转正滴管,使液体缓缓下降,直至排尽导管和针头内的空气,关闭调节器,将输液管放置妥当(图 15-2)	● 输液前排尽输液管及针头内的气体,防止发生空气栓塞 ● 如茂菲滴管下端的输液管内有小气泡不易排除时,可以轻弹输液管,将气泡弹至茂菲滴管内
(7) 选择穿刺部位:在穿刺静脉肢体下垫小枕或治疗巾,放好止血带,在穿刺点上方 6 cm 处扎止血带	● 选择静脉时应避开关节和静脉瓣 ● 对需长期输液者,应有计划地合理选择静脉,一般从远端小静脉开始
(8) 消毒皮肤:常规消毒皮肤 2 次,直径为 5 cm	
(9) 再次核对:打开调节器,再次排气至液体滴出,关闭调节器并检查针头与输液管内空气确实排尽,取下护针帽	● 操作中查,穿刺前确保滴管下端输液管内无气泡
(10) 静脉穿刺	
1) 嘱患者握拳	● 沿静脉走行进针,防止刺破血管
2) 按静脉注射法穿刺,见回血后,将针头与皮肤平行再进入少许	● 见回血后再进针少许可以使针头斜面全部进入血管
(11) 固定:先固定针柄,然后松止血带,嘱患者松拳,打开调节器,待液体滴入通畅,患者无不适后,用胶布和敷贴妥善固定穿刺针,回绕针头附近的输液管后再用胶布固定(图 15-3)	● 必要时用夹板绷带固定肢体 ● 覆盖穿刺部位以防污染

操作步骤	要点说明
（12）**调节滴速**：根据患者年龄、病情及药液的性质调节输液滴速	● 通常情况下，成人 40～60 滴/分钟，儿童 20～40 滴/分钟
（13）**最后一次查对**：按要求填写输液卡	● 操作后查
（14）**操作后处理**	
1) 撤去治疗巾，取出止血带和小垫枕，整理床单位，协助患者取舒适卧位	
2) 将呼叫器放于患者易取处	
3) 整理用物，洗手	
4) 记录	● 在输液卡上记录输液的时间、滴速、患者的全身及局部状况，并签全名
（15）**更换液体**：如果有多瓶液体连续输入，则在第 1 瓶液体输尽前开始准备第 2 瓶液体	● 持续输液应及时更换输液瓶，以防空气进入导致空气栓塞
1) 核对第 2 瓶液体，确保无误	
2) 除去第 2 瓶液体铝盖中心部分，常规消毒	● 更换液体瓶时，注意严格无菌操作，防止感染
3) 确认滴管中的高度至少 1/2 满，拔出第 1 瓶内的通气管和输液导管，迅速插入第 2 瓶内	● 对于 24 h 持续输液者，应每日更换输液器，更换时应严格无菌操作
4) 检查滴管液面高度是否合适，输液管中有无气泡，待液体通畅后方可离去	
（16）**输液完毕后的处理**	
1) 输液完毕，关闭调节器，揭去针柄与头皮针管处输液贴，关闭调节器，轻压穿刺点上方，迅速拔针，按压片刻至无出血	● 输液完毕后及时拔针，以防空气进入导致空气栓塞 ● 拔针时按压不可用力过大，以免损伤血管内膜，引起疼痛；按压部位稍靠近皮肤穿刺点并压迫静脉进针处，防止皮下出血
2) 协助患者取舒适卧位，整理床单位，清理用物，做好记录	
▲ **开放式输液法**	● 能灵活交换输入液体种类及数量，可随时按需要加入各种药物，多用于危重患者
（1）检查核对药液，向患者解释	● 同密闭式输液术
（2）去除液体瓶铝盖，消毒瓶塞与瓶颈	
（3）打开输液包，检查输液吊瓶装置是否完好并夹紧输液管	
（4）一手拿吊瓶并将导管根部折叠夹在手指间，另一手取液体瓶，按取用无菌溶液法冲洗瓶口后，倒入少量溶液（30～50 ml），并旋转冲洗输液吊瓶和输液管（图 15 - 4）	
（5）冲洗液体排入弯盘后，再倒入所需液体，挂于输液架上	● 冲洗过程严格无菌操作，防止污染
（6）其余操作同密闭式输液法	● 添加液体时，溶液瓶不得触及输液瓶口，加药时，应用注射器抽吸药液，取下针头，在距离输液瓶 1 cm 处注入，并摇匀药液
▲ **静脉留置针输液法**	● 可保护静脉，减少因反复穿刺造成的痛苦和血管损伤，保持静脉通道通畅，利于抢救和治疗。适用于需长期输液，静脉穿刺较困难者
（1）同密闭式输液法 1～6	

操作步骤	要点说明
（2）连接留置针与输液器	
1）打开静脉留置针及肝素帽或"可来福接头"外包装	● 打开外包装前注意检查有效期及有无破损，针头斜面有无倒钩，导管边缘是否粗糙
2）手持外包装将肝素帽或可来福接头对接在留置针的侧管上	● 连接时注意严格无菌操作
3）将输液器连接于肝素帽或可来福接头上	
（3）排气：打开调节器，将套管针内的气体排于弯盘中，关闭调节器，将留置针放回留置盒内	
（4）选择穿刺部位：铺治疗巾，将小垫枕置于穿刺肢体下，在穿刺点上方为 6 cm 处扎止血带	● 同"密闭式输液法"步骤 7 的"要点与说明"
（5）消毒皮肤：按常规消毒穿刺部位皮肤，直径为 6～8 cm，待干，备胶布及透明胶布，并在透明胶布上写上日期和时间	● 保证穿刺点及周围皮肤的无菌状态，防止感染 ● 标志日期和时间，为更换套管针提供依据
（6）再次核对	● 操作中查对
（7）静脉穿刺	
1）取下针套，旋转松动外套管（转动针芯）（图15－5）	● 防止套管与针芯粘连
2）右手拇指与示指夹住两翼，再次排气于弯盘中	
3）进针：嘱患者握拳，绷紧皮肤，固定静脉，右手持留置针，针尖斜面向上，与皮肤呈 15°～30°角进针，见回血后，降低穿刺角度（放平针翼），顺静脉走向将穿刺针推进 0.2 cm	● 固定静脉便于穿刺，并可减轻患者的疼痛
4）送外套管：左手持 Y 接口，右手后撤针芯约 0.5 cm，持针座将针芯与外套管一起送入静脉内	● 避免针芯刺破血管 ● 确保外套管在静脉内
5）撤针芯：左手固定两翼，右手迅速将针芯抽出，放入锐器收集器中	● 避免将外套管带出 ● 将针芯放入锐器收集器中，防止刺破皮肤
（8）松开止血带，打开调节器，嘱患者松拳	● 使静脉恢复通畅
（9）固定：用无菌透明敷贴对留置针管作密闭式固定，用注明置管日期和时间的透明胶布固定三叉接口，再用胶布固定插入肝素帽内的输液器针头及输液管（图 15－6）	● 固定牢固，避免过松或过紧 ● 用无菌透明敷贴是避免穿刺点及周围被污染，而且便于观察穿刺点的情况
（10）调节滴数	● 根据患者的年龄、病情及药物的性质调节滴速
（11）再次查对	● 操作后查
（12）操作后处理	
1）协助卧位：撤去治疗巾，取出止血带和小垫枕，整理床单位，协助患者取舒适卧位	
2）将呼叫器放于患者易取处	
3）整理用物	
4）记录	● 在输液卡上记录输液的时间、滴数、患者的全身及局部状况，并签全名
（13）封管：输液完毕，需要封管	● 封管可以保证静脉输液管道的通畅，并可以将残留的刺激性药物冲入血流，避免刺激局部血管
1）拔出输液器针头	
2）常规消毒肝素帽的胶塞	
3）用注射器向肝素帽内注入封管液	● 若使用可来福接头，则不需封管（因其能维持正压状态）

续　表

操作步骤	要点说明
	● 边推注边退针,直至针头完全退出为止,确保正压封管 ● 常用的封管液有:①无菌生理盐水,每次用 5～10 ml,每隔 6～8 h 重复冲管 1 次;②稀释肝素溶液 10～100 U,每次用量 2～5 ml
(14) **再次输液的处理** 　1) 常规消毒肝素帽胶塞 　2) 将静脉输液针头插入肝素帽内完成输液	
(15) **输液完毕后的处理** 　1) 关闭调节器 　2) 揭开胶布及无菌敷贴 　3) 用无菌干棉签或无菌小纱布轻压穿刺点上方,快速拔出套针管,局部按压至无出血为止 　4) 协助患者适当活动穿刺肢体,并协助取舒适卧位 　5) 整理床单位,清理用物 　6) 洗手、记录	● 输液完毕后及时拔针,以防空气进入导致空气栓塞 ● 拔针时按压不可用力过大,以免损伤血管内膜,引起疼痛;按压部位稍靠近皮肤穿刺点并压迫静脉进针处,防止皮下出血

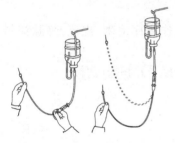

图 15－2　静脉输液排气法

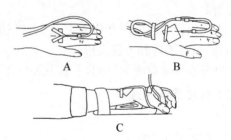

图 15－3　胶布固定法

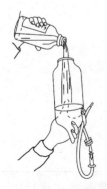

图 15－4　向开放瓶内倾倒溶液法

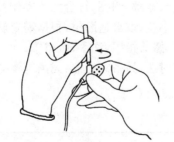

图 15－5　旋转松动外套管

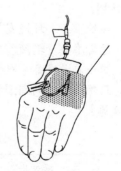

图 15－6　静脉留置针固定法

2. **注意事项**

(1) 严格执行无菌操作及查对制度,预防感染及差错事故的发生。

(2) 根据病情需要安排各种药物的输液顺序。

(3) 对需长期输液的患者,要注意保护和合理使用静脉,一般从远端小静脉开始穿刺(抢救时可例外)。

(4) 输液前要排尽输液管及针头内的空气,药液滴尽前要及时更换输液瓶或拔针,严防造成空气栓塞。

(5) 注意药物的配伍禁忌,对于刺激性或特殊药物,应在确认针头已刺入静脉内时再输入。

(6) 严格掌握输液的速度。对有心、肺、肾疾病的患者,以及老年患者、婴幼儿与输注高渗、含钾或升压药的患者,要适当减慢输液速度;对严重脱水,而心肺功能良好者可适当加快输液速度。

(7) 输液过程中加强巡视,严密观察输液情况与患者主诉,及时处理输液故障,并做好记录。

(8) 持续输液者,每日更换输液器;采用静脉留置针要严格掌握留置时间。一般静脉留置针可以保留 3~5 d,最好不要超过 7 d。

3. 健康教育

(1) 向患者说明输液速度的重要性,嘱患者不可自行随意调节,以免发生意外。

(2) 向患者解释常见输液反应的症状与防治,嘱患者一旦出现类似表现,应及时使用呼叫器。

(3) 对需长期输液的患者,给予心理护理,消除其焦虑和厌烦情绪。

【评价】

1. 正确执行无菌操作和查对制度,无差错发生。操作程序清晰、规范,静脉穿刺一次成功,无局部、全身不适和不良反应。

2. 患者能理解输液的目的,了解有关用药知识,愿意接受并积极配合。

(二)头皮静脉输液法

【目的】

同静脉输液的目的。

【评估】

同静脉输液的目的。

【计划】

1. 环境准备　环境安静、清洁、宽敞、明亮,符合无菌操作要求。

2. 患者准备　输液前排空大小便,取舒适卧位,根据需要剃去局部头发。

3. 护士自身准备　衣帽整洁,修剪指甲,洗手,戴口罩。

4. 用物准备　同周围静脉注射法,另备注射器、无菌等渗盐水、头皮针。

【实施】

1. 操作步骤

操作步骤	要点说明
(1) 同密闭式输液法检查,核对药液并备好输液器和药液	● 防止差错事故的发生
(2) 核对床号、姓名,向患儿或家属解释,嘱其排尿	

续 表

操作步骤	要点说明
(3) 必要时剃去局部头发,操作者在患儿头侧选择静脉,助手固定患儿头部及肢体	● 注意须与动脉相鉴别;静脉外观呈微蓝色,无波动,管壁薄,易被压瘪,较易固定,不易滑动,血液多呈向心方向流动;动脉外观呈正常皮肤色或浅红色,有波动,管壁厚,不易被压瘪,血管易滑动,血液多呈离心方向流动
(4) 用 70%乙醇消毒局部皮肤,待干	
(5) 用 5 ml 注射器抽取适量生理盐水接上静脉头皮针头	● 穿刺时备用
(6) 用左手拇指、示指分别固定静脉两端,右手持静脉头皮针沿静脉向心方向平行刺入	● 避免穿透血管
(7) 见回血,缓缓推入少许生理盐水,以确定针是否在血管内	
(8) 未见异常,即于固定,并接上输液导管	● 固定方法同密闭式输液法
(9) 根据病情和年龄调节滴数	● 一般每分钟不超过 20 滴
(10) 其余操作同密闭式输液法	

2. 注意事项

同周围静脉输液法。

【评价】

同周围静脉输液法。

(三) 颈外静脉插管输液法

颈外静脉为颈部最大浅静脉,由下颌后静脉的后支、耳后静脉和枕静脉汇合而成,沿胸锁乳突肌表面下行,越过胸锁乳突肌后缘,于锁骨上方穿过深筋膜,而后汇入锁骨下静脉。颈外静脉行径表浅,位置较固定,易于穿刺。

【目的】

1. 用于长期输液、周围静脉不易穿刺者。

2. 周围循环衰竭,需监测中心静脉压的危重患者。

3. 长期静脉内输注高浓度或刺激性强的药物或需采用静脉内高营养治疗的患者。

【评估】

1. 患者病情、意识状态、活动能力;询问普鲁卡因过敏史,并做过敏试验。

2. 患者心理状态、对疾病的认识、合作程度。

3. 穿刺部位皮肤、血管情况。

【计划】

1. 环境准备　环境整洁、安静,光线明亮,符合无菌操作要求。

2. 患者准备　患者理解颈外静脉插管目的,明确颈外静脉插管时所取的体位及目的并能有效配合。

3. 护士自身准备　衣帽整洁、洗手、戴口罩,熟悉颈外静脉插管操作方法,向患者及家属解释颈外静脉插管的目的及注意事项。

4. 用物准备

(1) 无菌穿刺包:内置穿刺针 2 根(长 6.5 cm、内径 2 mm、外径 2.6 mm),硅胶管 2 条(长

25~30 cm、内径 1.2 mm、外径 1.6 mm),5 ml 与 10 ml 注射器各 1 副,6 号针头 2 个,尖刀片,镊子,纱布,洞巾,弯盘。

（2）注射盘 1 套,另备加药用注射器及针头,无菌敷贴或无菌纱布,止血带,胶布,小垫枕或治疗巾,无菌手套,一次性手术衣 2 件,肝素帽 1 个。

（3）按医嘱准备液体及药物。

（4）输液卡、输液架。

【实施】

1. 操作步骤

操作步骤	要点说明
（1）同密闭式输液法检查,核对药液并备好输液器和药液	● 防止差错事故的发生
（2）携用物至患者处,再次查对,向患者解释后,将液体瓶挂于输液架上排尽空气	
（3）协助患者去枕平卧头偏向对侧,肩下垫一薄枕	● 使患者头低肩高,颈部平直,充分暴露穿刺部位
（4）术者站于穿刺部位对侧或头侧,选择穿刺点并定位。常规消毒皮肤,直径>10 cm。打开无菌穿刺包,戴无菌手套,铺洞巾	● 穿刺点为下颌角与锁骨上缘中点连线之上 1/3 处,颈外静脉外侧缘(图 15-7)
（5）抽吸 1% 普鲁卡因液,在穿刺部位行局部麻醉,用 10 ml 注射器吸取 0.9% 氯化钠溶液,以平针头连接硅胶管,排尽空气备用	
（6）左手绷紧穿刺点上方皮肤,右手持穿刺针与皮肤呈 45°角进针,入皮肤后呈 25°角沿颈外静脉走向向心方向刺入	● 穿刺前可用刀片尖端在穿刺部位刺破皮肤作引导,以减少进针时皮肤阻力 ● 穿刺时,助手用手指按压颈静脉三角处,使颈外静脉充盈
（7）见回血后立即用一手拇指按住针栓孔,另一手经针栓孔快速插入硅胶管约 10 cm。插管时,由助手一边抽回血一边缓慢注入等渗盐水。确定硅胶管在血管内后,退出穿刺针,再次抽回血确认在血管内,无误后移去洞巾,接上输液器及肝素帽,输入液体	
（8）用无菌透明敷贴覆盖穿刺点并固定针栓与肝素帽	● 固定要牢固,防止导管脱出
（9）调节滴速	● 同周围静脉输液法
（10）暂停输液时,同静脉留置针输液法封管,并固定妥当	
（11）再次输液时,先确认导管在静脉内,常规消毒肝素帽,接上输液器即可	● 输液前检查导管是否在静脉内,防止意外发生
（12）拔管时,硅胶管末端接注射器,边抽吸边拔出硅胶管,切忌将血凝块推入血管。拔管后局部加压数分钟,用 70% 乙醇溶液消毒穿刺局部,无菌纱布覆盖	● 边抽边拔,防止残留小血块和空气进入血管,造成栓塞 ● 拔管动作应轻柔,避免折断硅胶管

2. 注意事项

（1）硅胶管内如有回血,应及时用肝素稀释液冲注,以免血凝块堵塞硅胶管。

（2）输液过程中应加强巡视,如发现滴入不畅,应检查硅胶管是否弯曲或滑出血管外。

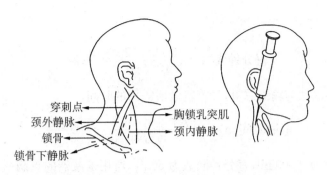

图 15－7　颈外静脉穿刺定位示意图

（3）每天更换敷料，注意碘伏消毒穿刺点与周围皮肤，0.2%过氧乙酸溶液擦拭消毒硅胶管。并注意不可用乙醇溶液擦拭，以防硅胶管老化。

3. 健康教育

（1）向患者及家属解释所用药物的主要治疗目的和观察要点，并说明药物的作用、可能出现的反应、处理办法及自我监护的内容等。

（2）向患者介绍颈外静脉穿刺置管的目的，如何保护穿刺部位及护理要点，避免感染的发生。

【评价】

1. 患者理解颈外静脉插管的目的，接受治疗并积极配合。

2. 插管顺利，无并发症发生。

知识链接

锁骨下静脉穿刺插管法

锁骨下静脉位于锁骨后下方，此静脉较浅表、粗大，成人粗如拇指，血流快，经常处于充盈状态，故易于穿刺。

穿刺部位：胸锁乳突肌的外侧缘与锁骨所形成的夹角的平分线上距顶点 0.5～1 cm 处。

适用范围：对长期不能进食或丢失大量液体者，如食管手术后或食管严重烧伤患者、危重患者等，用以补充大量高热量、高营养液体及电解质；各种原因所致大出血，迅速输入大量液体，纠正血容量不足，以提高血压；进行较长时间化疗时，如注入刺激性较强的抗癌药物。

五、输液速度及时间的计算

在输液过程中，每毫升溶液的滴数，称该输液器的点滴系数（滴/ml）。目前常用静脉输液器的滴系数有 10、15、20 等几种型号，以生产厂家输液器袋上标明的滴系数为准。静脉点滴的速度与时间可按下列公式计算。

1. 已知输入液体总量与计划所用输液时间，计算每分钟滴数。

$$每分钟滴数 = \frac{液体总量（ml）\times 点滴系数}{输液时间（min）}$$

例如：某患者需输液体 1 500 ml，计划 10 h 输完，所用输液器点滴系数为 20，求每分钟滴数。

$$每分钟滴数 = \frac{1\,500 \times 20}{10 \times 60} = 50\ 滴$$

2. 已知每分钟滴数与输液总量,计算输液所需用的时间。

$$输液时间(h) = \frac{液体总量(ml) \times 点滴系数}{每分钟滴数 \times 60}$$

例如:患者需输液 2 000 ml,每分钟滴数为 50 滴,所用输液器的点滴系数为 15,求需用多长时间输完液体?

$$输液时间(h) = \frac{2\,000 \times 15}{50 \times 60} = 10(h)$$

六、常见输液故障及排除法

(一) 液体不滴

1. 针头滑出血管外　液体注入皮下组织,局部肿胀、疼痛,应将针头拔出,另选血管重新穿刺。

2. 针头斜面紧贴血管壁　液体输入不畅,可调整针头位置或适当变换肢体位置,直至滴注通畅为止。

3. 压力过低　滴液缓慢,输液瓶的位置过低所致,可适当抬高输液瓶。

4. 静脉痉挛　滴液不畅,但有回血抽出,可局部热敷,缓解痉挛。

5. 针头阻塞　滴液不畅,又无回血抽出时,应考虑针头阻塞,此时切忌强行挤压导管或冲洗,应更换针头,另行穿刺。

(二) 茂菲滴管内液面过高

滴管侧壁有调节孔者,可夹住滴管上端的输液导管,打开调节孔,待液面降至露出滴管时,关闭调节孔,松开上端的输液导管。滴管侧壁无调节孔者,可将输液瓶从输液架上取下,倾斜液体面,使输液导管插入瓶内的针头露出液面上,但需要保持输液导管点滴通畅,必要时用手挤压输液导管上端,瓶内空气即进入输液导管内,茂菲滴管内液面缓缓下降,直至滴管露出液面,再挂于输液架上,继续进行输液。

(三) 茂菲滴管内液面过低

滴管侧壁有调节孔者,可夹住滴管下端的输液导管,打开调节孔,当液面升高至适当水平时再关闭调节孔,松开下端输液导管即可。滴管侧壁无调节孔者,可夹住滴管下端的输液导管,挤压茂菲滴管,待滴管液面升至适当水平时,松开下端输液导管即可。

(四) 茂菲滴管内液面自行下降

输液过程中若茂菲滴管内液面自行下降,应检查上端输液管和茂菲滴管有无漏气或裂隙,必要时更换输液管。

七、输液反应及防治

(一) 发热反应

1. 原因　输入致热物质(致热源、细菌、游离的菌体蛋白、药物成分不纯等)。多由于输液瓶清洁灭菌不彻底,输入的溶液或药物制品不纯、消毒保存不良,输液器消毒不严格或被污染,输液过程中未能严格执行无菌操作等所致。

2. 症状　多发生于输液后数分钟至 1 h。患者表现为发冷、寒战和高热。轻者体温在 38℃左右,停止输液后数小时可自行恢复正常;严重者起初寒战,继之高热,体温可达 41℃,并伴有头痛、恶心、呕吐、脉速等全身症状。

3. 护理措施

(1) 输液前认真检查药液质量,输液器包装及灭菌日期、有效期,严格无菌技术操作。

(2) 反应轻者,立即减慢点滴速度,通知医生,同时注意观察体温变化。

(3) 反应严重者,应立即停止输液,保留剩余溶液和输液器,送检验室作微生物培养,查找反应原因。

(4) 对高热患者给予物理降温,观察生命体征,必要时遵医嘱给予抗过敏药物或激素治疗。

(二) 循环负荷过重反应

循环负荷过重反应(circulatory overload reaction)也称为急性肺水肿(acute pulmonary edema)。

1. 原因

(1) 输液速度过快,短时间内输入过多液体,使循环血容量急剧增加,心脏负荷过重。

(2) 患者原有心肺功能不良,尤多见于左心功能不全者。

2. 症状　患者突然出现呼吸急促、胸闷、面色苍白、出冷汗,心前区有压迫感或疼痛、咳嗽、咳粉红色泡沫样痰,严重时粉红色泡沫样痰液可由口鼻涌出,听诊肺部布满湿性啰音,心率快、心律不齐。

3. 护理措施

(1) 输液过程中,密切观察患者情况,对老年人、儿童、心肺功能不良的患者,应控制滴注速度不宜过快,液量不可过多。

(2) 出现上述症状,立即停止输液并通知医生,进行紧急处理。如病情允许协助患者取端坐位,双腿下垂,以减少下肢静脉回流,减少心脏负荷。必要时进行四肢轮扎,用止血带或血压计袖带适当加压四肢,以阻断静脉血流,但动脉血仍可通过。每隔 5~10 min 轮流放松一个肢体上的止血带,减少静脉回心血量。待症状缓解后,逐渐解除止血带。

(3) 给予高流量氧气吸入(氧流量为 6~8 L/min),以提高肺泡内压力,减少肺泡内毛细血管渗出液的产生。同时,在湿化瓶内加入 20%~30%乙醇溶液,以减低肺泡内泡沫表面的张力,使泡沫破裂消散,从而改善肺部气体交换,减轻缺氧状态。

(4) 遵医嘱给予镇静剂、平喘、强心、利尿和扩血管药物,舒张周围血管,加速液体排除,减少回心血量,减轻心脏负荷。

(5) 安慰患者,解除患者的紧张情绪。

(三) 静脉炎

1. 原因　由于长期输注高浓度、刺激性较强的药液,或静脉内放置刺激性较强的塑料导管时间过长,引起局部静脉壁发生化学炎性反应;或在输液过程中无菌操作不严,导致局部静脉感染。

2. 症状　沿静脉走向出现条索状红线,局部组织发红、肿胀、灼热、疼痛,有时伴有畏寒、发热等全身症状。

3. 护理措施

(1) 严格执行无菌操作,对血管壁有刺激性的药物应充分稀释后再应用,并减慢滴速,防止药物漏出血管外,有计划的更换输液部位,以保护静脉。

(2) 停止在此部位输液,抬高患肢并制动,局部用95%乙醇或50%硫酸镁溶液湿敷(早期冷敷,晚期热敷),每日2次,每次20 min,也可中药外敷(金黄散局部外敷)。

(3) 超短波理疗,每日1次,每次10~20 min。

(4) 如合并感染,根据医嘱用抗生素治疗。

(四) 空气栓塞

1. 原因

(1) 输液导管内空气未排尽,导管连接不紧,有漏气。

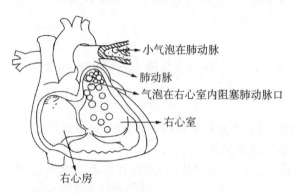

图 15-8 空气在右心室内阻塞肺动脉入口

(2) 加压输液、输血时无人守护,液体输完未及时更换药液或拔针。

空气进入静脉内形成空气栓子,气栓随血流首先进入右心房,然后进入右心室。如空气量少,则随着心脏的收缩从右心室压入肺动脉并分散到肺小动脉内,最后经毛细血管吸收,对身体损害较小;如空气量大,空气在右心室内阻塞肺动脉入口(图15-8),使血液不能进入肺动脉内,气体交换发生障碍,引起机体严重缺氧而立即死亡。

2. 症状 患者感到胸部异常不适或有胸骨后疼痛,随即出现呼吸困难和严重发绀,有频死感。听诊心前区,可闻及响亮的、持续的"水泡声",心电图呈现心肌缺血和急性肺源性心脏病的改变。

3. 护理措施

(1) 输液前输液导管内空气要绝对排尽。

(2) 输液中加强巡视,发现故障及时处理,并及时更换输液瓶或添加药液;输液完毕及时拔针,加压输液时要有专人守护。

(3) 拔除较粗、近胸腔的深静脉导管时,必须严密封闭穿刺点。

(4) 发现上述症状,立即置患者于左侧卧位和头低足高卧位,此体位在吸气时可增加胸内压力,减少空气进入静脉,同时使肺动脉的位置处于右心室的下部,气泡则向上漂移到右心室,避开了肺动脉入口(图15-9)。由于心脏舒缩,空气被振荡成泡沫,分次小量进入肺动脉内,逐渐被吸收。

(5) 给予高流量氧气吸入,提高患者的血氧浓度,纠正严重缺氧状态。

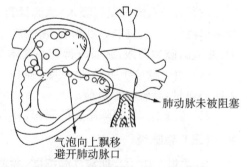

图 15-9 患者置于左侧头低足高位,使气泡避开肺动脉入口

(6) 有条件时可通过中心静脉导管抽出空气。

(7) 严密观察患者病情变化,有异常及时对症处理。

(五) 液体外渗

1. **原因**　穿刺时刺破血管或输液过程中针头或留置导管滑出血管外,使液体进入穿刺部位的血管外组织而引起。

2. **症状**　局部组织肿胀、苍白、疼痛,输液不畅,如药液有刺激性或毒性,可引起严重的组织坏死。

3. **护理措施**

(1) 稳妥固定针头,避免移动;减少输液肢体活动。

(2) 经常检查输液管是否通畅,特别是在加药之前。

(3) 发生液体外渗时,应立即停止输液,更换肢体和针头重新穿刺。

(4) 抬高患肢以减轻水肿,可局部热敷 20 min,促进静脉回流和渗出液的吸收,减轻疼痛和水肿。

八、输液微粒污染及防护

输液微粒是指输入液体中的非代谢性颗粒杂质,其直径一般为 $1\sim15\ \mu m$,大的可达 $50\sim300\ \mu m$,$50\ \mu m$ 以上的微粒肉眼可见。这些颗粒在溶液中存在的多少决定着液体的透明度,可判断液体的质量。

输液微粒污染是指在输液过程中,输液微粒随液体进入体内,对机体造成严重危害的过程。

(一) 输液微粒的来源

1. **药液生产制作**　如制作工艺环节不完善或管理不严格,水、空气、原材料受到污染等,使异物和微粒混入。

2. **盛放制剂容器不洁净**　盛放制剂容器清洗不彻底或制剂存放过久,瓶内壁及橡胶塞受药液浸泡时间过长,而腐蚀剥脱形成微粒。

3. **输液所用器具**　输液器与注射器不洁净,保存不良。

4. **输液环境与操作过程**　输液环境不洁净,加药液的过程污染,如切割安瓿、开瓶塞、反复穿刺瓶塞等。

(二) 输液微粒污染的危害

输液微粒的危害,主要取决于微粒的大小、形状、化学性质,堵塞血管的部位、血流阻断程度以及人体对微粒的反应。最易受损的脏器有肺、脑、肝、肾等器官。

1. **堵塞血管**　液体中微粒过多,可直接堵塞血管,造成局部组织供血不足,缺血、缺氧,甚至坏死。

2. **形成血栓**　微粒随液体进入血管后,红细胞聚集于微粒上形成血栓,导致血管栓塞和静脉炎发生。

3. **形成肺内肉芽肿**　如微粒进入肺毛细血管,可引起巨噬细胞增殖包围微粒,形成肺内肉芽肿。

4. **引起过敏反应和血小板减少症**

5. **微粒刺激组织而发生炎症或形成肿块**

(三) 输液微粒污染的预防措施

1. **制剂生产**　生产制药厂应加强质量管理。完善环节质量监测控制,保证出厂制剂合格。严格执行制剂生产操作规程;改善生产环境卫生条件,安装空气净化装置,防止空气中悬浮尘粒与细菌污染;选用优质原材料,采用先进生产工艺,最大限度地减少液体中的微粒。同时提高检验技术,确保药液质量。

2. 临床操作要求

(1) 采用密闭式一次性医用输液器,不断改进输液器的通气装置。

(2) 输液前仔细检查药液质量,注意药液的瓶签、有效期、透明度,溶液瓶有无裂痕、瓶盖有无松动等。

(3) 净化输液操作环境空气。在治疗室安装空气净化装置,定期消毒,可在超净工作台内进行配药及药物添加。

(4) 严格执行无菌操作,遵守操作规程。输入药液应现用现配,避免药液久置污染。

九、输液泵的应用

静脉输液泵是一种电子输液控制装置,它可将药液精确、均匀、持续地输入血管内,达到控制输液速度的目的;适用于危重患者、心血管疾病患者及患儿的治疗和抢救。当输液遇到阻力、15 s 内无药液滴注或电源被切断时,即能自动报警。一旦输液发生故障,电磁开关即将输液管道紧闭,以保证患者安全。

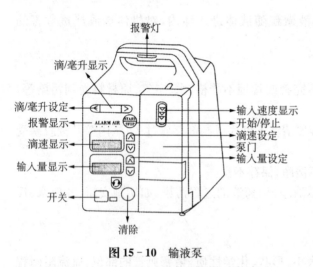

图 15 - 10 输液泵

需严格控制滴速的患者,用输液泵是安全输液的一个重大进展,可分为两大类型:①可携式或半携式,适用于家庭、小儿及化疗患者等,带泵注射器即属此类型;②固定式输液泵(图 15 - 10),目前多采用第三代计算机控制导管挤压定容量输液泵。有多功能监护及监测系统,还有自动报警装置。

输液泵的使用适应证:静脉高营养,输入化疗药品、抗生素及对心血管有特殊作用的药物等,用于重症监护患者。

使用时,将输液泵通过托架固定在输液架上,接通电源,打开开关,静脉穿刺成功后,打开输液泵门,将与之相配套的输液管放入输液泵的管道槽中,关闭泵门,遵医嘱设定输液速度和输液量,按下"开始/停止"键即启动输液。当输液量接近预先设定值时,输液量显示键闪烁,提示输液即将结束,需终止输液时,再次按压"开始/停止"键,停止输液,打开泵门,取出输液管,关闭开关。输液过程中,嘱患者肢体不要剧烈活动,防止输液管道被牵拉脱出。

第二节 静 脉 输 血

静脉输血(blood transfusion)是将全血或成分血如血浆、红细胞、白细胞或血小板等通过静脉输入体内的方法。输入血液和血制品,要求护士遵循输血原则,准确配血,正确核对输入者和受血者,并监测输血过程中患者有无输血反应。

一、静脉输血的目的及原则

(一) 输血的目的

1. 补充血容量,增加有效循环血量,提高血压,增加心排血量。

2. 纠正贫血,增加红细胞、血红蛋白含量,提高红细胞携氧能力,改善组织器官的缺氧状况。

3. 补充抗体和补体,增加机体抵抗力,提高机体抗感染能力。

4. 补充凝血因子和血小板,改善凝血功能,有助于止血。

5. 补充血浆蛋白,维持胶体渗透压,减少组织渗出和水肿,保持有效循环血量。

6. 排除有害毒物,用于一氧化碳、苯酚等化学物质中毒,以改善组织的缺氧状况。

(二) 输血的原则

1. 输血前必须做血型鉴定及交叉配血试验。

2. 无论是输全血还是输成分血,均应先用同型血液输注。但在紧急情况下,如无同型血,可选用 O 型血输给患者。AB 型血的患者可接受 O 型血外,还可以接受其他异型血型的血(A型血和 B 型血),但要求直接交叉配血试验阴性(不凝集),而间接交叉试验可以阳性(凝集)。因为输入的量少,输入的血清中的抗体可被受血者体内大量的血浆稀释,而不足以引起受血者红细胞的凝集,故不出现反应。因此,在这种情况下,必须一次输入少量血,一般最多不超过400 ml,且要放慢输入速度。

3. 患者如果需要再次输血,则必须重新做交叉配血试验,以排除机体已产生抗体的情况。

二、血液制品的种类

(一) 全血

全血指采集的血液未经任何加工而全部保存备用的血液。全血可分为新鲜血和库存血两类。

1. 新鲜血　指在 4℃常用抗凝保养液中保存一周内的血液,它基本上保留了血液的所有成分,可以补充各种血细胞、凝血因子和血小板。适用于血液病患者。

2. 库存血　库存血在 4℃环境下可以保存 2~3 周。库存血虽含有血液的所有成分,但其有效成分随保存时间的延长而发生变化。其中,白细胞、血小板和凝血酶原等成分破坏较多。含保存液的血液 pH 为 7.0~7.25,随着保存时间延长,葡萄糖分解,乳酸增高,pH 逐渐下降。此外,由于红、白细胞内钾离子外溢,使血浆钾离子浓度升高,酸性增加。因此,大量输注库存血可以导致酸中毒和高血钾的发生。库存血适用于各种原因引起的大出血。

(二) 成分血

1. 血浆　是全血经分离后所得到的液体部分。主要成分是血浆蛋白,不含血细胞,无凝集原,无需做血型鉴定和交叉配血试验,可用于补充血容量、蛋白质和凝血因子。血浆可以分为以下 4 种:

(1) 新鲜血浆:含所有凝血因子,适用于凝血因子缺乏的患者。

(2) 保存血浆:适用于血容量及血浆蛋白较低的患者。

(3) 冰冻血浆:在−30℃的环境下保存,有效期为 1 年,使用前需将其放在 37℃的温水中融化,并于 6 h 内输入。

(4) 干燥血浆:是将冰冻血浆放在真空装置下加以干燥制成的,有效期为5年,使用时可加适量的等渗盐水或0.1%枸橼酸钠溶液溶解。

2. 红细胞　可增加血液的携氧能力,用于贫血、失血多的手术或疾病,也可用于心功能衰竭的患者补充红细胞,以避免心脏负荷过重。一般以100 ml为一个单位,每个单位红细胞可以增加血细胞比容约4%。红细胞包括以下3种:

(1) 浓缩红细胞:是新鲜血经离心或沉淀去除血浆后的剩余部分。适用于携氧功能缺陷和血容量正常的贫血患者。

(2) 洗涤红细胞:红细胞经生理盐水洗涤数次后,再加适量生理盐水,含抗体物质少,适用于器官移植术后患者及免疫性溶血性贫血患者。

(3) 红细胞悬液:提取血浆后的红细胞加入等量红细胞保养液制成。适用于战地急救及中小手术者。

3. 白细胞浓缩悬液　新鲜全血浓缩后取其白膜层的白细胞,于4℃环境下保存,48 h内有效。新鲜全血离心后如添加羟乙基淀粉注射液,可增加粒细胞的获得率。用于粒细胞缺乏伴严重感染的患者。

4. 血小板浓缩悬液　全血离心所得,22℃环境下保存,24 h内有效。用于血小板减少或功能障碍性出血的患者。

5. 各种凝血制剂　可有针对性地补充某些凝血因子的缺乏,如凝血酶原复合物等,适用于各种原因引起的凝血因子缺乏的出血性疾病。

(三) 其他血液制品

1. 清蛋白制剂　从血浆中提纯而得,能提高机体血浆蛋白及胶体渗透压。临床上常用5%清蛋白制剂,用于治疗由各种原因引起的低蛋白血症的患者,如外伤、肝硬化、肾病及烧伤等。

2. 抗血友病球蛋白浓缩剂　适用于血友病患者。

3. 纤维蛋白原　适用于纤维蛋白缺乏症和弥散性血管内凝血(DIC)患者。

三、静脉输血的适应证与禁忌证

(一) 适应证

1. 各种原因引起的大出血　为静脉输血的主要适应证。一次失血量在500 ml以内,可由组织间液进入循环而得到代偿,不必输血。失血量在500～800 ml时,需要立即输血。一般首选晶体溶液、胶体溶液或少量血浆增量剂输注。失血量超过1 000 ml时,应及时补充全血或血液成分。值得注意的是,血或血浆不宜用作扩容剂,晶体结合胶体液扩容是治疗失血性休克的主要方案。血容量补足之后,输血目的是提高血液的携氧能力,此时应首选红细胞制剂。

2. 贫血或低蛋白血症　输注浓缩红细胞、血浆、清蛋白。

3. 严重感染　如细胞或体液免疫缺乏的患者、感染性休克患者等。

4. 各种出血性疾病导致的凝血异常　如血友病等。

5. 中毒　如一氧化碳中毒、苯酚等化学物质中毒。

6. 溶血现象　溶血性输血反应、重症新生儿溶血病等。

(二) 禁忌证

静脉输血的禁忌证包括:急性肺水肿、出血性心力衰竭、肺栓塞、恶性高血压、真性红细胞增多症、肾功能极度衰竭及对输血有变态反应者。

四、血型及交叉配血试验

(一) 血型与红细胞凝集

血型(blood group)通常是指红细胞膜上特异性抗原的类型。若将血型不相容的两个人的血液滴加在载玻片上并使之混合,则红细胞可凝集成簇,这个现象称为红细胞凝集(agglutination)。在补体的作用下,凝集的红细胞破裂,发生溶血。当输入与患者血型不相容的血液时,其血管内可发生红细胞凝集和溶血反应,甚至可危及患者的生命。

红细胞凝集的实质是抗原-抗体反应。由于红细胞上的特异性抗原(一些特异蛋白质或糖脂)能促使红细胞凝集,在凝血反应中起抗原作用,故又称为凝集原(agglutinogen)。能与红细胞膜上的凝集原起反应的特异性抗体则称为凝集素(agglutinin)。凝集素为 γ-球蛋白,存在于血浆中。

根据红细胞所含的凝集原不同,可把人的血型分成若干类型。迄今为止,世界上已经发现了 25 个不同的红细胞血型系统,然而与临床关系最密切的是 ABO 血型系统和 Rh 血型系统。

1. ABO 血型系统　人的红细胞膜上含有 A、B 两种类型的凝集原,根据红细胞膜上所含凝集原的不同,将人的血液分为 A、B、AB、O 四型。红细胞膜上仅含有 A 凝集原者,为 A 型血;仅含 B 凝集原者,为 B 型血;同时含 A、B 两种凝集原者,为 AB 型血;既不含 A 也不含 B 凝集原者,为 O 型血。不同血型的人的血清中含有不同抗体,但不会含有与自身红细胞抗原相应的抗体。在 A 型血者的血清中只含有抗 B 抗体(凝集素);B 型血者的血清中只含有抗 A 抗体(凝集素);O 型血者的血清含有抗 A 和抗 B 两种抗体(凝集素);而 AB 型血者的血清中不含抗体(凝集素),这也是 AB 型血的人可以接受任何血型的血液的原因(表 15-1)。

表 15-1　ABO 血型系统

血型	红细胞膜上的抗原(凝集原)	血清中的抗体(凝集素)
A	A	抗 B
B	B	抗 A
AB	A、B	无
O	无	抗 A+抗 B

血型系统的抗体包括天然抗体和免疫性抗体两类。ABO 血型系统存在天然抗体。新生儿的血液尚无 ABO 血型系统的抗体,出生后 2～8 个月开始产生,8～10 岁时达高峰。天然抗体多属 IgM,分子量大,不能通过胎盘。因此,血型与胎儿血型不合的孕妇,体内的天然 ABO 血型抗体一般不能通过胎盘到达胎儿体内,不会使胎儿的红细胞发生凝集破坏。免疫性抗体是机体接受了自身所不存在的红细胞抗原的刺激而产生的。免疫性抗体属于 IgG 抗体,分子量小,能通过胎盘进入胎儿体内。因此,若母体过去因外源性 A 或 B 抗原进入体内而产生免疫性抗体,则血型与胎儿 ABO 血型不合的孕妇可因母体内免疫性血型抗体进入胎儿体内而引起胎儿红细胞的破坏,发生新生儿溶血。

2. Rh 血型系统

(1) Rh 血型系统的抗原与分型:人类红细胞除了含有 A、B 抗原外,还有 C、c、D、d、E、e 六种抗原,称为 Rh 抗原(也称为 Rh 因子)。Rh 抗原只存在于红细胞上。因 D 抗原的抗原性最强,故临床意义最为重要。医学上通常将红细胞膜上含有 D 抗原者称为 Rh 阳性,而红细胞膜上缺乏 D 抗原者称为 Rh 阴性。

(2) Rh 血型系统的分布:在我国各族人群中,汉族和其他大部分民族的人 Rh 阳性者约为99%,Rh 阴性者仅占 1%左右。在有些民族的人群中,Rh 阴性者较多,如塔塔尔族 15.8%,苗族为 12.3%,布依族和乌兹别克族为 8.7%。在这些民族居住的地区,Rh 血型的问题应受到特别重视。

(3) Rh 血型的特点及临床意义:与 ABO 血型系统不同,人的血清中不存在抗 Rh 的天然抗体,只有当 Rh 阴性者在接受 Rh 阳性者的血液后,才会通过体液免疫产生抗 Rh 的免疫性抗体,通常于输血后 2～4 个月血清中抗 Rh 的抗体水平达到高峰。因此,Rh 阴性的受血者在第一次接受 Rh 阳性血液的输血后,一般不产生明显的输血反应,但在第二次或多次再输入 Rh 阳性的血液时,即可发生抗原-抗体反应,输入的红细胞会被破坏而发生溶血。

Rh 血型系统与 ABO 血型系统之间的另一个不同点是抗体的特性。Rh 系统的抗体主要是 IgG,因其分子较小,能通过胎盘。当 Rh 阴性的孕妇怀有 Rh 阳性的胎儿时,Rh 阳性胎儿的少量红细胞或 D 抗原可以进入母体,使母体产生免疫性抗体,主要是抗 D 抗体。这种抗体可以透过胎盘进入胎儿的血液,使胎儿的红细胞发生溶血,造成新生儿溶血性贫血,严重时可导致胎儿死亡。由于通常只有在妊娠末期或分娩时才有足量的胎儿红细胞进入母体,而母体血液中的抗体的浓度是缓慢增加的,因此 Rh 阴性的母体怀有第一胎 Rh 阳性的胎儿时,很少出现新生儿溶血的情况;但在第 2 次妊娠时,母体内的抗 Rh 抗体可进入胎儿体内而引起新生儿溶血。因此,当 Rh 阴性的母亲分娩出 Rh 阳性的婴儿后,必须在分娩后 72 h 内注射抗 Rh 的 γ 球蛋白,中和进入母体内的 D 抗原,避免 Rh 阴性的母亲致敏,从而预防第 2 次妊娠时新生儿溶血的发生。

(二) 血型鉴定和交叉配血试验

为了避免输入不相容的红细胞,献血者与受血者之间必须进行血型鉴定和交叉配血试验。血型鉴定主要是鉴定 ABO 血型和 Rh 血型,交叉配血试验是检验其他次要的抗原与其相应抗体的反应情况。

1. 血型鉴定

(1) ABO 血型鉴定:通常是采用已知的抗 A、抗 B 血清来检验红细胞的抗原并确定血型。若被检血液在抗 A 血清中发生凝集,而在抗 B 血清中不发生凝集,说明被检血液为 A 型;若被检血液在抗 B 血清中发生凝集,而在抗 A 血清中不发生凝集,说明被检血液为 B 型;若被检血液在抗 A 血清和抗 B 血清中均凝集,说明被检血液为 AB 型;若被检血液在抗 A 血清和抗 B 血清中均不凝集,说明被检血液为 O 型(表 15－2)。

表 15－2　ABO 血型鉴定

血型	与抗 A 血清的反应(凝集)	抗 B 血清
A	＋	－
B	－	＋
AB	＋	＋
O	－	－

ABO 血型也可以采用正常人的 A 型和 B 型红细胞作为指示红细胞,检查血清中的抗体来鉴定血型。

(2) Rh 血型鉴定:Rh 血型主要是用抗 D 血清来鉴定。若受检者的红细胞遇抗 D 血清后发生凝集,则受检者为 Rh 阳性;若受检者的红细胞遇抗 D 血清后不发生凝集,则受检者为 Rh

阴性。

2.交叉配血试验 为了确保输血安全,输血前除做血型鉴定外,还必须做交叉配血试验(cross-matching test),即使在 ABO 血型系统相同的人之间也不例外。交叉配血试验包括直接交叉配血试验和间接交叉配血试验。

(1)直接交叉配血试验:用受血者血清和供血者红细胞进行配合试验,检查受血者血清中有无破坏供血者红细胞的抗体。

(2)间接交叉配血试验:用供血者血清和受血者红细胞进行配合试验,检查供血者血清中有无破坏受血者红细胞的抗体。

两项试验结果必须无凝集现象,方可进行输血(表 15-3)。无论直接还是间接交叉配血试验,只要有一项发生凝集就表示血型不合,不能输血。

表 15-3 交叉配血试验

	直接交叉配血试验	间接交叉配血试验
供血者	红细胞	血清
受血者	血清	红细胞

虽然从理论上说 O 型血可作为其他任何血型的输入血,AB 型血可接受其他各型血,但在临床上仍以输入同型血为原则。而 Rh 阴性者只能接受 Rh 阴性者的血输入,Rh 阳性者可接受 Rh 阴性和 Rh 阳性血输入。

五、静脉输血的方法

【目的】

详见静脉输血的目的。

【评估】

1.身体状况 全面收集患者的病史、症状、体征及实验室检查结果等资料,综合分析患者的情况、心肺功能等。

2.患者的血型、输血史及过敏史 作为输血时查对、用药的参考。

3.对穿刺静脉的评估 根据病情、输血量、患者年龄选用静脉。一般采用四肢浅静脉;急需输血时多采用肘部静脉;周围循环衰竭时,可采用颈外静脉、锁骨下静脉。

4.心理、社会方面 了解患者的心理状态,对输血有关知识的了解程度。为心理护理和健康教育提供依据。

【计划】

1.环境准备 整洁、安静、舒适、安全,符合无菌技术操作要求。

2.患者准备 患者了解输血目的及相关知识,能积极配合,取舒适体位并暴露注射部位。

3.护士自身准备 洗手、戴口罩,熟悉备血、取血和输血的操作程序和方法,向患者解释输血的目的和注意事项。

4.用物准备

(1)间接静脉输血法:同密闭式输液法,另备一次性输血器(滴管内有滤网,9 号静脉穿刺针)。

(2)直接静脉输液法:同静脉注射,另备 50 ml 注射器数具(根据输血量而定)、3.8% 枸橼酸钠溶液、血压计袖带。

（3）0.9％氯化钠溶液、血液制品（根据医嘱准备）、一次性手套。

【实施】

1. 输血前准备

（1）备血：根据医嘱认真填写输血申请单，并抽取患者静脉血标本 2 ml，将血标本和输血申请单一起送血库作血型鉴定和交叉配血试验。采血时禁止同时采集两个患者的血标本，以免发生混淆。

（2）取血：根据输血医嘱，护士凭提血单到血库取血，并和血库人员共同认真做好"三查十对"。三查：查血液的有效期、血液的质量以及血液的包装是否完好无损。十对：对姓名、床号、住院号、性别、年龄、血袋（瓶）号（储血号）、血型、交叉配血试验的结果、血液的种类、血量。核对完毕，确认血液没有过期，血袋完整无破漏或裂缝，血液分为明显的两层（上层为浅黄色的血浆，下层为暗红色的红细胞，两者边界清楚，无红细胞溶解）血液无变色、浑浊，无血凝块、气泡或其他异常物质，护士在交叉配血试验单上签字后方可提血。

（3）取血后注意事项：血液自血库取出后，勿剧烈震荡，以免红细胞破坏而引起溶血。库存血不能加温，以免血浆蛋白凝固变性而引起不良反应，需在室温下放置 15～20 min 后再输入。

（4）核对：输血前，须与另一个护士再次进行核对，确定无误并检查血液无凝块后方可输血。

（5）知情同意：输血前，应先取得患者的理解并征求患者的同意，签署知情同意书。

2. 静脉输血操作步骤

操作步骤	要点说明
▲ 间接输血法	● 将抽出的血液按静脉输液法输给患者的方法
（1）**再次检查核对**：将用物携至患者床旁，与另一位护士一起再次核对和检查	● 严格执行查对制度，避免差错事故的发生 ● 按取血时的"三查十对"内容逐项进行核对和检查，确保无误
（2）**建立静脉通道**：按静脉输液法建立静脉通道，输入少量生理盐水	● 在输入血液前先输入少量生理盐水，冲洗输血器管道
（3）**摇匀血液**：以手腕旋转动作将血袋内的血液轻轻摇匀	● 避免剧烈振荡，以防止红细胞破坏
（4）**连接血袋进行输血**：戴手套，打开储血袋封口，常规消毒或用安尔碘消毒开口处塑料管，将输血器针头从生理盐水瓶上拔下，插入输血器的输血接口，缓慢将储血袋倒挂于输液架上	● 戴手套是为了医务人员自身的保护
（5）**控制和调节滴数**：开始输入时速度宜慢，观察 15 min 左右，如无不良反应后再根据病情及年龄调节速度	● 开始滴数不要超过 20 滴/分钟 ● 成人一般 40～60 滴/分钟，儿童酌减
（6）操作后处理 　　1）协助卧位：撤去治疗巾，取出止血带和小垫枕，整理床单位，协助患者取舒适卧位 　　2）将呼叫器放于患者易取处 　　3）整理用物，洗手 　　4）记录	● 告知患者如有不适及时使用呼叫器通知护士
（7）**续血时的处理**：如果需要输入 2 袋以上的血液时，应在上一袋血液即将滴尽时，常规消毒或用安尔碘消毒生理盐水瓶塞，然后将针头从储血袋中拔出，插入生理盐水瓶中，输入少量生理盐水，然后再按与第一袋血相同的方法连接血袋继续输血	● 两袋血之间用生理盐水冲洗是为了避免两袋血之间发生反应 ● 输完血的血袋要保留，以备出现输血反应时查找原因

续　表

操作步骤	要点说明
(8) **输血完毕后的处理** 　1) 用上述方法继续滴入生理盐水,直到将输血器内血液全部输入人体内再拔针 　2) 同密闭式输液法步骤(16)1)～2)	● 最后滴入生理盐水是保证输血器内的血液全部输入人体,保证输血量准确 ● 同密闭式输液法 ● 记录的内容包括:输血时间、种类、血量、血型、血袋号(储血号),以及有无输血反应
▲ **直接输血法**	● 将供血者的血液抽出后立即输给患者的方法。适用于无库血而患者又急需输血及婴幼儿的少量输血时
(1) **准备卧位**:请供血者和患者分别卧于相邻的两张床上,露出各自供血或受血的一侧肢体	● 分别操作
(2) **核对**:认真核对供血者和患者的姓名、血型及交叉配血结果	● 严格执行查对制度,避免差错事故发生
(3) **抽取抗凝剂**:用备好的注射器抽取一定量的抗凝剂	● 避免抽出的血液凝固 ● 一般 50 ml 血中需加入 3.8% 枸橼酸钠溶液 5 ml
(4) **抽、输血液** 　1) 将血压计袖带缠于供血者上臂并充气 　2) 选择穿刺静脉,常规消毒皮肤 　3) 用加入抗凝剂的注射器抽取供血者的血液,然后立即行静脉注射,将抽出的血液输给患者	● 使静脉充盈,易于操作 ● 压力维持在 13.3 kPa(100 mmHg)左右 ● 一般选择粗大静脉,常用肘正中静脉 ● 抽、输血液时需三人配合:一人抽血,一人传递,另一人输注,如此连续进行 ● 从供血者血管内抽血时不可过急过快,并注意观察其面色、血压等变化,并询问有无不适 ● 推注速度不可过快,随时观察患者的反应 ● 连续抽血时,不必拔出针头,只需更换注射器,在抽血间期放松袖带,并用手指压迫穿刺部位前端静脉,以减少出血
(5) **输血完毕后的处理** 　1) 输血完毕,拔出针头,用无菌纱布块按压穿刺点至无出血 　2) 同密闭式输液法步骤(16)1)～2)	● 同密闭式输液 ● 记录的内容包括:输血时间、血量、血型,有无输血反应

3. 注意事项

(1) 取血和输血过程中严格执行查对制度和无菌技术,输血前必须由两名护士进行核对,采血时严禁同时采集两个患者的血标本。

(2) 血液自血库取出后,应在 30 min 内输入,避免血液变质或污染,避免震荡。

(3) 输注两个以上供血者的血液时,应间隔输入少量生理盐水以防两个供血者的血液发生凝集反应并避免与其他溶液相混,使血液变质,产生不良反应。

(4) 血液内不得加入其他药物,如钙剂、酸性或碱性药物、高渗低渗溶液,以防血液变质。

(5) 输血过程中应密切观察患者,如有严重反应,应立即停止输血,保留余血,以备检查分析原因。

(6) 严格掌握输液速度,对年老体弱、严重贫血、心力衰竭患者,滴速宜慢。

（7）输血完毕，血袋送回血库低温保留 24 h。

4. 健康教育

（1）向患者说明输血速度调节的依据，告知患者勿擅自调节速度。

（2）向患者介绍常见输血反应的症状和防治方法，并告知患者，一旦出现不适症状，应及时使用呼叫器。

（3）向患者介绍输血的适应证和禁忌证。

（4）向患者介绍有关血型的知识和做血型鉴定及交叉配血试验的意义。

【评价】

1. 操作规范，静脉穿刺一次成功。

2. 在配血、取血及输血中严格查对，准确无误。

3. 治疗性沟通有效，患者获得输血的相关知识，能主动配合。

4. 输血过程中，无血液浪费现象。

六、自体输血和成分输血

(一) 自体输血

自体输血(autotransfusion)是指术前采集患者体内血液或手术中收集自体失血，经过洗涤、加工，在术后或需要时再回输给患者本人的方法，即回输自体血。自体输血是最安全的输血方法。

1. 优点

（1）无需做血型鉴定和交叉配血试验，不会产生免疫反应，避免了抗原抗体反应所致的溶血、发热和过敏反应。

（2）节省血源。

（3）避免了因输血而引起的疾病传播。

2. 适应证与禁忌证

（1）适应证：①胸腔或腹腔内出血，如脾破裂、异位妊娠破裂出血者；②估计出血量在 1 000 ml 以上的大手术，如肝叶切除术；③手术后引流血液回输，一般仅能回输术后 6 h 内的引流血液；④体外循环或深低温下进行心内直视手术；⑤患者血型特殊，难以找到供血者时。

（2）禁忌证：①胸腹腔开放性损伤达 4 h 以上者；②凝血因子缺乏者；③合并心脏病、阻塞性肺部疾患或原有贫血的患者；④血液在术中受胃肠道内容物污染；⑤血液可能受癌细胞污染者；⑥有脓毒血症和菌血症者。

3. 形式　自体输血有下列 3 种形式：

（1）术前预存自体血：对符合条件的择期手术的患者，在术前抽取患者的血液，并放于血库在低温下保存，待手术时再输还给患者。一般于手术前 3～5 周开始，每周或隔周采血一次，直至手术前 3 d 为止，以利机体应对因采血引起的失血，使血浆蛋白恢复正常水平。

（2）术前稀释血液回输：于手术当天，手术开始前采集患者血液，并同时自静脉输入等量的晶体或胶体溶液，使患者的血容量保持不变，并降低了血中的血细胞比容，使血液处于稀释状态，减少了术中红细胞的损失。所采集的血液在术中或术后输给患者。

（3）术中失血回输：在手术中收集患者血液，采用自体输血装置，抗凝和过滤后再将血液回输给患者。多用于脾破裂、输卵管破裂，血液流入腹腔 6 h 内无污染或无凝血者。自体失血回输的总量应限制在 3 500 ml 以内，大量回输自体血时，应适当补充新鲜血浆和血小板。

（二）成分输血

1. **成分输血的概念** 成分输血(component transfusion)是指输入血液的某种成分。它是根据患者的需要,使用血液分离技术,将新鲜血液快速分离成各种成分,然后根据患者需要,输入一种或多种成分。由于患者很少需要输入血液的所有成分,因此只输入其身体所需要的血液成分是十分有意义的。这种疗法又称"血液成分疗法",起到一血多用、减少输血反应的作用。

通常一份血可以分离出一种或多种成分,输给不同的患者,而一个患者可以接受来自不同供血者的同一成分,这样可以发挥更大的临床治疗作用。随着现代科学技术的发展,根据血液不同成分的比重,将其分离提纯已变得很容易。多数情况下,患者输入所需的特定成分血比输入全血更合适。特定的成分血如红细胞、血小板、血浆、白细胞、清蛋白和凝血制剂等常被用于血液中缺乏这些成分的患者。这种现代输血技术,无论从医学生理学理论或从免疫学角度均体现出极大的优越性,是输血领域中的新进展。

2. **成分输血的特点**

（1）成分血中单一成分少而浓度高,除红细胞制品以每袋100 ml为一单位外,其余制品,如白细胞、血小板、凝血因子等每袋规格均以25 ml为一单位。

（2）成分输血每次输入量为200～300 ml,即需要8～12单位(袋)的成分血,这意味着一次给患者输入8～12位供血者的血液。

3. **成分输血的注意事项**

（1）某些成分血,如白细胞、血小板等(红细胞除外),存活期短,为确保成分输血的效果,以新鲜血为宜,且必须在24 h内输入体内(从采血开始计时)。

（2）除血浆和清蛋白制剂外,其他各种成分血在输入前均需进行交叉配血试验。

（3）成分输血时,由于一次输入多个供血者的成分血,因此在输血前应根据医嘱给予患者抗过敏药物,以减少过敏反应的发生。

（4）由于一袋成分血液只有25 ml,几分钟即可输完,故成分输血时,护士应全程守护在患者身边,进行严密的监护,不能擅自离开患者,以免发生危险。

（5）如患者在输成分血的同时,还需输全血,则应先输成分血,后输全血,以保证成分血能发挥最好的效果。

七、常见输血反应及护理

输血是具有一定危险性的治疗措施,会引起输血反应,严重者可以危及患者的生命。因此,为了保证患者的安全,在输血过程中,护士必须严密观察患者,及时发现输血反应的征象,并积极采取有效的措施处理各种输血反应。

（一）发热反应

发热反应(febrile reaction)是输血反应中最常见的反应。

1. **原因**

（1）由致热源引起,如血液、保养液或输血用具被致热源污染。

（2）多次输血后,受血者血液中产生白细胞和血小板抗体,当再次输血时,受血者体内产生的抗体与供血者的白细胞和血小板发生免疫反应,引起发热。

（3）输血时没有严格遵守无菌操作原则,造成污染。

2. **临床表现** 可发生在输血过程中或输血后1～2 h内,患者先有发冷、寒战,继之出现高热,体温可达 38~41℃,可伴有皮肤潮红、头痛、恶心、呕吐、肌肉酸痛等全身症状,一般不伴有血压下降。发热持续时间不等,轻者持续 1~2 h 即可缓解,缓解后体温逐渐降至正常。

3. 护理

(1) 预防:严格管理血库保养液和输血用具,有效预防致热源,严格执行无菌操作。

(2) 处理:①反应轻者减慢输血速度,症状可以自行缓解;②反应重者立即停止输血,密切观察生命体征,给予对症处理(发冷者注意保暖、高热者给予物理降温),并及时通知医生;③必要时遵医嘱给予解热镇痛药和抗过敏药,如异丙嗪或肾上腺皮质激素等;④将输血器、剩余血连同储血袋一并送检。

(二) 过敏反应

1. 原因

(1) 患者为过敏体质,对某些物质易发生过敏反应。输入血中的异体蛋白质与患者机体的蛋白质结合形成全抗原而使机体致敏。

(2) 输入的血液中含有致敏物质,如供血者在采血前服用过可致敏的药物或进食了可致敏的食物。

(3) 多次输血的患者,体内可产生过敏性抗体,当再次输血时,抗原抗体相互作用而发生输血反应。

(4) 供血者血液中的变态反应性抗体随血液传给受血者,一旦与相应的抗原接触,即可发生过敏反应。

2. 临床表现　过敏反应大多发生于输血后期或即将结束输血时,其程度轻重不一,通常与症状出现的早晚有关。症状出现越早,反应越严重。

(1) 轻度反应:输血后出现皮肤瘙痒,局部或全身出现荨麻疹。

(2) 中度反应:出现血管神经性水肿,多见于颜面部,表现为眼睑、口唇高度水肿。也可发生喉头水肿,表现为呼吸困难、两肺可闻及哮鸣音。

(3) 重度反应:发生过敏性休克。

3. 护理

(1) 预防:①正确管理血液和血制品;②选用无过敏史的供血者;③供血者在采血前 4 h 内不宜吃高蛋白和高脂肪食物,宜用清淡饮食或饮糖水,以免血中含有过敏物质;④对有过敏史的患者,输血前根据医嘱给予抗过敏药物。

(2) 处理:①轻度过敏反应,减慢输血速度,给予抗过敏药物,如苯海拉明、异丙嗪或地塞米松,用药后症状可缓解;②中、重度过敏反应,应立即停止输血,通知医生,根据医嘱皮下注射 1:1 000 肾上腺素 0.5~1 ml 或静脉滴注氢化可的松或地塞米松等抗过敏药物;③呼吸困难者给予氧气吸入,严重喉头水肿者行气管切开;④循环衰竭者给予抗休克治疗;⑤监测生命体征变化。

(三) 溶血反应

溶血反应(hemolytic reaction)是受血者或供血者的红细胞发生异常破坏或溶解引起的一系列临床症状。溶血反应是最严重的输血反应,分为血管内溶血和血管外溶血。

1. 血管内溶血

(1) 原因:①输入了异型血液:供血者和受血者血型不符而造成血管内溶血,反应发生快,一般输入 10~15 ml 血液即可出现症状,后果严重;②输入了变质的血液:输血前红细胞已经被破坏溶解,如血液储存过久、保存温度过高、血液被剧烈震荡或被细菌污染、血液内加入高渗或低渗溶液或影响 pH 的药物等,均可导致红细胞破坏溶解。

（2）临床表现:轻重不一,轻者与发热反应相似,重者在输入 10～15 ml 血液时即可出现症状,死亡率高。通常可将溶血反应的临床表现分为以下 3 个阶段:

第一阶段:受血者血清中的凝集素与输入血中红细胞表面的凝集原发生凝集反应,使红细胞凝集成团,阻塞部分小血管。患者出现头部胀痛、面部潮红、恶心、呕吐,心前区压迫感、四肢麻木、腰背部剧烈疼痛等反应。

第二阶段:凝集的红细胞发生溶解,大量血红蛋白释放到血浆中,出现黄疸和血红蛋白尿（尿呈酱油色）,同时伴有寒战、高热、呼吸困难、发绀和血压下降等。

第三阶段:一方面,大量血红蛋白从血浆进入肾小管,遇酸性物质后形成结晶,阻塞肾小管;另一方面,由于抗原、抗体的相互作用,又可引起肾小管内皮细胞缺血、缺氧而坏死脱落,进一步加重了肾小管阻塞,导致急性肾衰竭,表现为少尿或无尿,管型尿和蛋白尿,高钾血症、酸中毒,严重者可导致死亡。

（3）护理

1）预防:①认真做好血型鉴定与交叉配血试验;②输血前认真查对,杜绝差错事故的发生;③严格遵守血液保存规则,不可使用变质血液。

2）处理:一旦发生输血反应,应进行以下处理。①立即停止输血,并通知医生;②给予氧气吸入,建立静脉通道,遵医嘱给予升压药或其他药物治疗;③将余血、患者血标本和尿标本送化验室进行检验;④双侧腰部封闭,并用热水袋热敷双侧肾区,解除肾小管痉挛,保护肾脏;⑤碱化尿液:静脉注射碳酸氢钠,增加血红蛋白在尿液中的溶解度,减少沉淀,避免阻塞肾小管;⑥严密观察生命体征和尿量,插入导尿管,监测每小时尿量,并做好记录,若发生肾衰竭,行腹腔透析或血液透析治疗;⑦若出现休克症状,应进行抗休克治疗;⑧心理护理:安慰患者,消除其紧张、恐惧心理。

2. 血管外溶血　多由 Rh 系统内的抗体（抗 D、抗 C 和抗 E）引起。临床常见 Rh 系统血型反应中,绝大多数是由 D 抗原与其相应的抗体相互作用产生抗原抗体免疫反应所致。反应的结果使红细胞破坏溶解,释放出的游离血红蛋白转化为胆红素,经血液循环至肝脏后迅速分解,然后通过消化道排除体外。Rh 阴性患者首次输入 Rh 阳性血液时不发生溶血反应,但输血 2～3 周后体内即产生抗 Rh 因子的抗体。如再次接受 Rh 阳性的血液,即可发生溶血反应。Rh 血型不合所引起的溶血反应较少见,且发生缓慢,可在输血后几小时至几天后才发生,症状较轻,有轻度的发热伴乏力、血胆红素升高等。对此类患者应查明原因,确诊后,尽量避免再次输血。

（四）与大量输血有关的反应

大量输血一般指在 24 h 内紧急输血量相当于或大于患者总血容量。常见的与大量输血有关的反应有循环负荷过重的反应、出血倾向及枸橼酸钠中毒等。

1. 循环负荷过重　即肺水肿,其原因、临床表现和护理同静脉输液反应。

2. 出血倾向

（1）原因:长期反复输血或超过患者原血液总量的输血,由于库存血中的血小板破坏较多,使凝血因子减少而引起出血。

（2）临床表现:表现为皮肤、黏膜瘀斑,穿刺部位大块淤血或手术伤口渗血。

（3）护理:①短时间输入大量库存血时,应密切观察患者的意识、血压、脉搏等变化,注意皮肤、黏膜或手术伤口有无出血;②严格掌握输血量,每输入库存血 3～5 个单位,应补充 1 个单位的新鲜血；③根据凝血因子缺乏情况补充有关成分。

3. 枸橼酸钠中毒反应

（1）原因：大量输血使枸橼酸钠大量进入体内，如果患者的肝功能受损，枸橼酸钠不能完全氧化和排出，而与血中的游离钙结合使血钙浓度下降。

（2）临床表现：患者出现手足抽搐，血压下降，心率缓慢，心电图出现 Q-T 间期延长，甚至心跳骤停。

（3）护理：遵医嘱常规每输入库存血 1 000 ml，静脉注射 10％葡萄糖酸钙 10 ml，防止发生低血钙。

（五）其他

如空气栓塞，细菌污染反应，体温过低以及通过输血传染各种疾病（病毒性肝炎、疟疾、艾滋病）等。因此严格把握采血、储血和输血操作的各个环节，是预防上述输血反应的关键。

（郑　静　邹长苓）

思 考 题

1. 简述静脉输液的目的。

2. 患者李某，于上午 9 时接受静脉输液 1 500 ml，滴速为 50 滴/分，点滴系数为 15 滴/ml，请问该输液何时结束？

3. 患者张某，患肺源性心脏病，在门诊输液时突然出现呼吸困难、气促、咳嗽、咳粉红色泡沫状痰，以及肺部闻及湿啰音。问患者的病情变化是什么？什么原因引起？如何急救处理？

4. 如何防治因输血引起的过敏反应？

5. 患者陈某，男，28 岁。因外伤引起脾破裂、出血性休克，急诊入院。医嘱：立即输血 200 ml。请问：

（1）输血前需做哪些准备工作？

（2）当输入 15 ml 血液时，如患者突然出现畏寒、颤抖、胸闷、腰背酸痛、四肢麻木的症状，可能发生哪种输血反应？应立即采取哪些护理措施？

危重患者的病情观察及护理

■ 掌握

　　1. 危重患者的支持性护理。

　　2. 现场心肺复苏技术及技术要求。

　　3. 常用洗胃溶液。

■ 熟悉

　　1. 危重患者病情变化情况,学会观察病情的方法。

　　2. 危重患者心理的护理。

　　3. 洗胃操作方法及注意事项。

■ 了解

　　护理危重患者的护理人员应具备的条件。

　　危重患者(critical patient)是指病情严重、随时有生命危险的患者。对危重患者的病史和现状进行全面系统评估,对病情做出全面、准确的判断,必要时及时实施有效的抢救措施,与医生密切配合,是护理危重患者的重要内容。

第一节　危重患者的观察与护理

　　病情观察是指医护人员在工作中,积极运用视、听、嗅、触等感觉器官及辅助工具来获得患者信息的过程。医务人员对患者的病情观察是一种有意识的、审慎的、连续的工作过程,并应接受过相应的专业培训,以保证病情观察及时、全面、系统、准确,为患者的诊疗和护理提供科学的依据,促进患者尽快康复。

一、病情观察的意义及护理人员应具备的条件

　　在护理临床工作中,对患者的病情观察是一项重要的工作内容。通过观察,护士能及时发现患者的病情变化,了解患者的情绪反应;及时了解治疗效果和药物反应;及时提供治疗和抢

救措施,促进患者早日康复,同时为挽救危重患者的生命赢得时机。

在病情观察中,护理人员应做到:既有重点,又要认真全面;既要细致,又要准确及时。在观察中要具有详细分析、合理推断的能力,同时应认真记录观察到的内容。因此护理人员必须具备充分的医学知识,审慎的工作态度,高度的责任心和敏锐的观察力。通过有目的、有计划的观察,及时、准确地掌握和预见病情变化,才能为危重患者的抢救赢得时间。

二、病情观察的方法

在观察病情时,护理人员可运用各种感觉器官和借助各种辅助工具,及时、全面的收集患者病情资料。

1. 视诊　是一种最常用、最基本的检查方法。通过视诊可以观察到患者全身的状态,如年龄、性别、营养状况等;可以了解患者的意识状态、面部表情、姿势体位、肢体活动情况,以及皮肤、呼吸、循环状况,分泌物、排泄物的性状及数量,症状、体征等与疾病相关的病情资料。

2. 听诊　指利用耳或听诊器来分辨患者身体不同部位发出的声音及其所代表的意义,如借助听诊器可以听到患者的心率、呼吸音、肠鸣音等。

3. 触诊　指利用手的触觉来感知患者身体某部位有无异常的检查方法,如了解体表的温度、湿度、弹性、光滑度及内脏的大小、软硬度、活动度等。

4. 叩诊　指通过手指叩击或手掌拍击被检查部位体表,使之震动而产生音响,根据所感到的震动和所听到的音响特点来了解被检查部位脏器大小、形状、位置及密度,如确定肺下界、心界大小、有无腹水等。

5. 嗅诊　指利用嗅觉辨别患者的各种气味,从而判断与其健康状况的关系。患者的各种气味可来自皮肤、黏膜、呼吸道、胃肠道以及分泌物、呕吐物、排泄物等。

观察病情,除了通过以上各种方法之外,还应积极通过与医生、家属的交谈及床边和书面交接班、病历等相关资料,获取有关病情的信息,以便有重点、有目的、有计划、全面细致地观察患者病情。

三、病情观察的内容

(一) 一般情况的观察

1. 发育与体型　发育是以身高、胸围、体形、体重、身体、各部分的对称性及第二性征之间的关系来判断发育是否正常。体型是身体各部位发育的外观表现,包括骨骼、肌肉的成长与脂肪分布的状态等。临床上把成人分为 3 种体型:①均称型:身体各部位匀称适中;②瘦长型:身体瘦长,颈长肩窄,胸廓扁平,腹上角<90°;③矮胖型:身短粗壮,颈粗肩宽,胸廓宽厚,腹上角>90°。

2. 饮食与营养　观察患者的食欲、食量、饮食习惯等情况;营养状况可根据皮肤、毛发、皮下脂肪、肌肉的发育情况来判断。

3. 面容与表情　健康人表情自然、神态安怡。疾病可使人的面容与表情发生变化,通常表现为痛苦、疲惫、烦躁、忧虑等。常见的典型面容如下:

(1)急性病容:见于急性病症,如肺炎球菌肺炎,患者常表现为两颊潮红、口唇干燥、呼吸粗大、皮肤发热、表情痛苦。

(2)慢性病容:见于慢性消耗性疾病如肺结核、恶性肿瘤等,常表现为消瘦无力、面色苍白、精神萎靡、面容憔悴、目光暗淡。

(3) 病危面容:见于重症抢救患者如严重休克、大出血、急性腹膜炎等,常表现为面色苍白或铅灰色。

(4) 特殊面容:如破伤风苦笑面容;二尖瓣面容(双颊紫红、口唇发绀);贫血面容(面色苍白、唇舌色淡、表情疲惫乏力)等。

4. 卧位 卧位指患者身体在卧床时所处的状态,分为主动卧位、被动卧位和被迫卧位3种,卧位常常能提示某些疾病的信息,如心肺功能不全的患者常采用强迫卧位。

5. 姿势与步态 姿势即举止的状态,步态即走动时所表现的姿态。健康成人躯干端正、肢体动作灵活。小脑、椎体外系功能障碍,以及肌力、肌张力异常等都会影响姿势和步态。如小脑疾患、酒精中毒患者,行走时躯干重心不稳,步态紊乱如醉酒状,为醉酒步态;佝偻病、大骨节病、进行性肌营养不良的患者,行走时身体左右摇摆,为蹒跚步态。此外,患者突然出现步态改变,可能是病情变化的征兆。

6. 睡眠 注意观察睡眠的深度、时间,有无入睡困难、早醒或浅睡眠,容易惊醒等现象。

7. 皮肤与黏膜 皮肤、黏膜的弹性、颜色、温度、完整性及有无出血、水肿、黄疸、发绀等可反映某些全身性疾病,应注意观察。如严重脱水患者皮肤弹性减弱;贫血患者皮肤苍白;休克患者皮肤湿冷;出血性疾病患者皮肤黏膜可出现瘀点、紫癜、瘀斑;心源性水肿患者表现为下肢水肿;肾性水肿患者表现为晨起眼睑、颜面水肿;胆道梗阻患者可见皮肤、巩膜黄染。

8. 呕吐 呕吐是胃内容物或一部分小肠内容物经口排出体外的一种复杂反射性动作。呕吐是一种具有保护意义的防御性反射,它可以把胃内的有害物质排出。恶心是发生于咽喉部及上腹部特殊不适的呃逆感,常为呕吐的先兆。恶心可以单独存在或与呕吐同时发生。引起恶心、呕吐的常见原因有:

(1) 反射性:由于胃和肠管扩张,刺激迷走神经和内脏神经末梢,反射性地发生恶心、呕吐,常见于消化道梗阻,如幽门梗阻、肠梗阻。患者呕吐前有恶心等前驱症状,呕吐后轻松。

(2) 中枢性:由于疾病或药物直接作用于呕吐中枢引起,常见于脑水肿、颅内压升高,使脑缺血缺氧,影响呕吐中枢发生呕吐;应用洋地黄类(地高辛、毛花苷 C)、吗啡等药物可直接作用于呕吐中枢,引起呕吐。此类呕吐,呕吐前通常无恶心,呕吐后患者并不感到轻松。

(3) 条件反射性:看到不洁的食物、嗅到厌恶的气味时引起的恶心、呕吐。观察恶心、呕吐时应注意发生的次数,与进食的关系,呕吐物的性质、颜色、量、气味以及有无相关诱因和伴随症状,并根据需要及时记录和收集标本送检。如幽门梗阻时,呕吐物常为宿食;如胃癌患者呕吐物中混有滞留在胃内时间较长的血液时呈咖啡色;胆汁反流入胃内呕吐物呈黄绿色。呕吐物超过胃容量(成人约为 300 ml),应考虑有无幽门梗阻或其他异常情况。一般呕吐物呈酸味;滞留在胃内较长时间呈腐臭味;有机磷农药中毒者呕吐物常呈大蒜味。颅内压增高患者呕吐呈喷射状伴剧烈头痛;呕吐伴腹痛、腹泻常见于急性胃肠炎、食物中毒等。

9. 排泄物 包括汗液、痰液、粪便、尿液等,应注意观察其性状、数量、颜色、气味、次数等。

(二) 生命体征的监测

生命体征是机体内在活动的一种客观反映,是衡量机体身心状况的可靠指标。正常人的生命体征在一定范围内相对稳定,当机体患病时,生命体征会发生不同程度的变化(具体内容详见第十章"生命体征的评估与护理")。

(三) 意识状态的观察

意识(consciousness)是大脑高级神经中枢功能活动的综合表现,即对环境的知觉状态。

正常人意识清晰,反应敏捷、精确,语言流畅、准确,思维合理,情感活动正常,对时间、地点、人物的判断力和定向力正常。

意识障碍(disturbance of consciousness)是指个体对外界环境刺激缺乏正常反应的一种精神状态。表现为对自身及外界环境的认识及记忆、思维、定向力、知觉、情感等精神活动的不同程度的异常改变。任何原因引起大脑高级神经中枢功能损害时,都可出现意识障碍。意识障碍一般可分为:

1. 嗜睡(somnolence) 是最轻度的意识障碍。患者处于持续睡眠状态,但能被言语或轻度刺激唤醒,醒后能正确、简单而缓慢地回答问题,但反应迟钝,刺激去除后又很快入睡。

2. 意识模糊(confusion) 其程度较嗜睡深,表现为思维和语言不连贯,对时间、地点、人物的定向力完全或部分发生障碍,可有错觉、幻觉、躁动不安、谵语或精神错乱。

3. 昏睡(stupor) 患者处于熟睡状态,不易唤醒。经强刺激可被唤醒,醒后答话含糊或答非所问,停止刺激后又熟睡。

4. 昏迷(coma) 最严重的意识障碍,按其程度可分为:

(1)浅昏迷:意识大部分丧失,无自主运动,对声、光刺激无反应,对疼痛刺激(如压迫眶上缘)可有痛苦表情及躲避反应。瞳孔对光反射、角膜反射、眼球运动、吞咽反射、咳嗽反射等可存在。呼吸、心跳、血压无明显改变,可有大小便失禁或潴留。

(2)中度昏迷:对周围事物及各种刺激均无反应,对于剧烈刺激可出现防御反射;角膜反射减弱。

(3)深昏迷:意识完全丧失,对各种刺激均无反应。全身肌肉松弛,肢体呈弛缓状态,深浅反射均消失,偶有深反射亢进及病理反射出现。机体仅能维持循环与呼吸的最基本功能,呼吸不规则,血压可下降,大小便失禁或潴留。

(四)瞳孔的观察

瞳孔的变化是许多疾病,尤其是颅内疾病、药物中毒、昏迷等病情变化的一个重要指征。观察瞳孔要注意两侧瞳孔的形状、对称性、边缘、大小及对光反应。

1. 瞳孔大小与对称性 正常瞳孔呈圆形,两侧等大等圆,位置居中,边缘整齐;在自然光线下,直径为 $2\sim5$ mm,调节反射两侧相等。病理情况下,瞳孔直径<2 mm 称为瞳孔缩小,<1 mm 为针尖样瞳孔。双侧瞳孔缩小,常见于有机磷农药、氯丙嗪、吗啡等药物中毒;单侧瞳孔缩小,常提示同侧小脑幕裂孔疝早期。瞳孔直径>5 mm 称为瞳孔散大。双侧瞳孔散大,常见于颅内压增高、颅脑损伤、颠茄类药物中毒及濒死状态;一侧瞳孔扩大、固定,常提示同侧颅内病变(如颅内血肿、脑肿瘤等)所致的小脑幕裂孔疝的发生。

2. 瞳孔对光反应 正常瞳孔对光反应灵敏,并于光亮处瞳孔收缩,昏暗处瞳孔扩大。当瞳孔大小不能随光线刺激而变化时,称瞳孔对光反应消失,常见于危重或深昏迷患者。

(五)心理状态

心理状态的观察应从患者对健康的理解、对疾病的认识、人际关系、平时角色及处理问题的能力、对疾病和住院的反应、价值观、信念等方面来观察其语言和非语言行为、思维能力、认知能力、情绪状态、感知能力等是否正常,有无记忆力减退。

(六)特殊检查或药物治疗的观察

1. 特殊检查 临床上对未明确诊断的患者,常常要作一些特殊检查,如各种造影(冠状动脉造影、胆囊造影等),各种内镜检查(胃镜、腹腔镜等),各种穿刺术(胸穿、腹穿等)。护士应重点了解这些检查注意事项,观察生命体征,倾听患者的主诉,防止并发症的发生。

2. 药物治疗　药物治疗是临床最常用的治疗方法。护士应注意观察其疗效、副作用及毒性反应。应用引流管时,应注意观察引流液的性质、颜色、量等,引流管是否通畅,有无扭曲、受压、引流不畅的现象,引流袋(瓶)的位置等。

四、危重患者的支持性护理

对于危重患者的护理,护士不仅要注重高技术性的护理,同时也不能忽视患者的基础生理需求,如满足患者的基本生理功能、基本生活需要、舒适安全的需求,预防压疮、坠积性肺炎、废用性萎缩、退化及静脉血栓形成等并发症的发生。另外,危重症患者常因病情危急而产生死亡的恐惧,所以心理护理更不容忽视。

危重患者的支持性护理主要包括以下内容:

1. 监测生命体征　严密观察危重患者的监测项目,及时记录各项生命体征和监测指标,随时了解心、肾、肝等重要脏器的功能状况、治疗反应及效果,如出现呼吸停止、心跳骤停等异常情况,要立即通知医生,积极配合抢救。

2. 保持呼吸道通畅　昏迷患者头应偏向一侧,及时吸痰与清理呕吐物,保持呼吸道通畅,防止窒息。人工气道患者,每日反复多次进行叩背、吸痰,以改善通气状况,防止继发感染。清醒患者应指导、鼓励其定时做深呼吸,以使得呼吸道分泌物能及时咳出,防止坠积性肺炎的发生。

3. 加强临床护理

(1) 眼睛护理:眼睑不能自行闭合者,涂眼药膏或覆盖凡士林纱布保护角膜,防止角膜干燥而致溃疡、结膜炎。

(2) 口腔护理:根据需要进行口腔护理,防止口腔溃疡、口臭等,保持患者口腔清洁、舒适。

(3) 皮肤护理:危重患者因病情需要而长期卧床,部分患者大小便失禁、大量出汗、营养不良及应激等因素,存在皮肤完整性受损的危险。应加强皮肤护理,保持皮肤的清洁、干燥,保持床单位干燥、整洁、平整,定时翻身,防止压疮发生。

(4) 肢体锻炼:经常为患者翻身,多做四肢的主动和被动运动,防止肌肉萎缩、静脉血栓形成和足下垂等的发生。

(5) 补充足够的营养和水分:加强营养支持,增加患者的身体抵抗力。对不能进食者,采用鼻饲或静脉营养支持;对水分损失较多的患者,应通过口服、静脉输液等合适的方式补充水分。

(6) 维持排泄功能:协助患者大小便,保持大小便的通畅,必要时给予人工通便及导尿。对留置导尿的患者应加强常规护理,保持引流通畅,防止尿路感染。

(7) 保持各类导管通畅:危重患者往往身上置有多种引流管,如导尿管、胃肠减压管、伤口引流管等,应加强各种引流管的护理,妥善固定,防止滑脱,防止感染。

(8) 确保安全:对意识丧失、谵妄或昏迷的患者要保证其安全,使用床档,必要时可使用约束带等约束患者。牙关紧闭抽搐的患者,可用压舌板裹上数层纱布,放于上下臼齿之间,以免因咀嚼肌痉挛而咬伤舌头;室内光线宜暗,工作人员动作要轻,防止外界刺激引起抽搐。

五、危重患者的心理护理

1. 尊重患者,日常护理中表达对患者的关心、照顾、同情和接纳,帮助患者尽快适应环境。若疗效不佳时,更应鼓励和安慰患者,增强其治疗和康复的信心。

2. 对神智清楚的患者,操作前均需向患者作简单而清晰的解释,取得患者的配合。操作时使用床帘,注意保护患者的隐私,也避免增加其他患者的心理压力。

3. 对部分因人工气道或呼吸机治疗等原因而出现言语障碍者,应与患者建立其他有效的沟通方式,让患者了解自己的病情和治疗情况,鼓励患者表达自身的感受。

4. 鼓励患者参与自我照顾、护理活动和治疗方法的选择,让患者充分享有自主权。

5. 鼓励家属及亲友探视,在病情允许的条件下,应多与患者沟通,传达对患者的爱、关心和支持。

第二节 常用急救技术

一、心肺复苏

心肺复苏(cardio-pulmonary resuscitation,CPR)指对心跳和(或)呼吸骤停者在开放气道下行人工呼吸和胸外心脏按压,将带有新鲜氧气的血液运送到全身各部位,尽快恢复呼吸和循环功能。其主要目标是对心、脑及全身重要器官供氧,延长机体耐受死亡的时间。基础生命支持技术(basic life support,BLS)又称为现场急救,是心肺复苏中的初始急救技术,指专业或非专业人员进行徒手抢救。BLS主要包括:开放气道(airway,A)、人工呼吸(breathing,B)和胸外心脏按压(circulation,C)三个步骤。在心跳和呼吸突然停止之后,人的脑细胞于4 min后开始死亡,10 min内脑细胞死亡不可恢复。如果这一系列抢救措施能够在心跳骤停4 min内实施,则可以提高复苏的成功率。

(一) 心肺复苏的适应证

适用于急性中毒、触电、溺水、外伤等原因引起的心跳、呼吸骤停者。

(二) 心跳、呼吸骤停的判断

(1) 突然意识丧失:轻摇或轻拍并大声呼叫,观察是否有反应。如确无反应,说明患者意识丧失。

(2) 大动脉搏动消失:因颈动脉表浅且颈部易暴露,所以常作为首选检查的动脉。颈动脉位于气管与胸锁乳突肌之间,可用示指和中指指端先触及气管正中,男性可先触及喉结,然后滑向颈部外侧气管与肌群之间的沟内,触摸有无搏动,确认摸不到颈动脉搏动,即可确定心跳停止。

(3) 呼吸停止:应在保持气道开放的情况下进行判断。可通过听有无呼气声或用面颊部靠近患者的口鼻部感觉有无气体逸出,同时脸转向患者,观察胸腹部有无起伏。

(4) 瞳孔散大:应注意循环完全停止超过1 min后才会出现瞳孔散大,且有些患者可始终不出现瞳孔散大现象,同时药物对瞳孔的改变也有一定的影响。

(5) 皮肤苍白或发绀:一般观察口唇和指甲等末梢处最明显。

(6) 心尖搏动及心音消失:听诊无心音;心电图表现为心室颤动或心室停顿,偶尔呈缓慢而无效的心室自主节律(心电-机械分离现象)。

(7) 伤口不出血。

心搏停止时虽可出现上述多种临床表现,但其中以意识突然丧失和大动脉搏动消失这两项最为重要,故仅凭这两项即可做出心搏停止的判断,并立即开始实施基础生命支持技术

(BLS 技术)。

(三) 心肺复苏的操作方法

【目的】

用人工的方法使患者迅速建立有效的循环和呼吸,以恢复全身的血氧供应,尽快恢复心跳、呼吸、促进脑功能的恢复。

【评估】

1. 心跳、呼吸停止的原因及是否具有心肺复苏的指征。

2. 周围环境,包括除自己外,有无协助者、救助方式及场所情况。

【计划】

1. 环境准备 光线充足、安静,患者床单位周围宽敞,必要时屏风遮挡,避免影响其他患者。

2. 患者准备 可能已昏迷,无需特殊准备。

3. 自身准备 着装符合操作要求,修剪指甲、洗手,戴口罩。

4. 用物准备 治疗盘内放血压计、听诊器。必要时备心脏按压板、脚踏凳。

【实施】

1. 操作步骤

操作步骤	要点说明
(1) 判断:检查患者,判断意识及大动脉搏动	● 无反应、无搏动,即可判断心脏停搏
(2) 立即呼救	● 求助他人帮助
(3) 摆放心肺复苏体位:仰卧位于硬板床或地上;如睡在软床上的患者,需在其肩背部垫心脏按压板,去枕、头后仰,解开患者的领扣、领带及腰带等束缚物	● 注意避免随意移动患者;该体位有助于胸外心脏按压的有效性;避免误吸,有助于呼吸通畅
(4) 心前区叩击:抢救者右手握空心拳,小鱼际肌侧朝向患者胸壁,距胸壁 20~25 cm 高度,垂直向下捶击心前区(胸骨下段)1~2 次,每次 1~2 s	● 在心跳骤停 1.5 min 内,心脏的应激性最高,此时锤击可使心搏复跳,主要适用于心电监测有心室搏动过速(VT)、心室颤动(VP)的患者或目击心搏骤停者,但婴幼儿禁用 ● 观察心电图变化及大动脉搏动情况
(5) 开放气道	
1) 清除口腔、气道内分泌物或异物,有义齿者取下义齿。可先将患者头部侧向一边,一手固定舌前端使其勿向后倾,然后以另一手的示指或中指缠上纱布或手帕深入其口中,将异物取出。若异物梗在喉部无法取出,则在腹部剑突下、脐上用手向上、下推挤数次,再用手将异物取出	● 用最短的时间 ● 有利于呼吸道通畅 ● 使舌根上提,解除舌后坠,保持呼吸道畅通
2) 开放气道:①仰头抬颏法:一手置于患者前额,手掌用力向后推压使其头后仰,另一手的手指放在下颌骨下方,将颏部向前上抬起(图 16-1)。②仰头抬颈法:一手抬起患者颈部,另一手以小鱼际部位置于患者前额,使其头后仰,颈部上托(图 16-2)。③托下颌法:双肘置患者头部两侧,持双手示指、中指、无名指放在患者下颌角后方,向上或向后抬起下颌(图 16-3)	● 注意手指不要压向颏下软组织深处,以免阻塞气道 ● 头颈部损伤患者禁用 ● 适用于怀疑有颈部损伤患者

操作步骤	要点说明
(6) 人工呼吸	
1) 口对口人工呼吸法:①在患者口鼻部盖一单层纱布;②抢救者用保持患者头后仰的拇指和示指捏住患者鼻孔;③深吸一口气,屏气,双唇包住患者口唇(不留空隙),用力吹气使胸廓扩张;④吹气毕,松开捏鼻孔的手,抢救者头稍抬起,侧转换气,同时注意观察胸部复原情况。再重复吹气一口,共吹气 2 次。频率:成人 13 次/分,儿童 16 次/分,吹气量为 700~1 100 ml	● 首选方法 ● 防止交叉感染 ● 防止吹气时气体从口鼻逸出 ● 首次吹气以连吹两口为宜,维持肺泡通气和氧合作用 ● 患者借助肺和胸廓的自行回缩将气体排出;每次吹气时间不超过 2 s;有效指标:患者胸部起伏,且呼气时听到或感到有气体逸出
2) 口对鼻人工呼吸法:①用仰头抬颏法,同时抢救者用举颏的手将患者口唇闭紧;②深吸一口气,双唇包住患者鼻部吹气,吹气的方法同上	● 用于口腔严重损伤或牙关紧闭患者 ● 防止吹气时气体由口唇逸出
3) 口对口鼻人工呼吸法:抢救者双唇包住患者口鼻部吹气,20 次/分	● 适用于婴幼儿 ● 防止吹气时气体由口鼻逸出;吹气时间要短,均匀缓缓吹气,防止气体进入胃部,引起胃膨胀
4) 有条件时,尽快进行气管插管,便于人工呼吸	
(7) 胸外心脏按压术	
1) 抢救者站或跪于患者右侧,左手根部置于按压部位,即胸骨中、下 1/3 交界处(图 16 - 4),手指伸开,右手掌压在左手背上,两手手指交叉并拢翘起,手指的指向与胸骨垂直(图 16 - 5)	● 间接压迫左右心室,以代替心脏的自主收缩;部位要准确,避免偏离胸骨而引起肋骨骨折 ● 禁忌证:胸廓严重畸形、广泛性肋骨骨折、心脏外伤、血气胸、心包填塞等
2) 双肘关节伸直,借臂、肩和上半身体重的力量垂直向下用力按压,使胸骨下陷 3~5 cm(成人),而后迅速放松,反复进行(图 16 - 6)	● 按压力量适度,姿势正确,两肘关节固定不动,双肩位于双手臂的正上方 ● 幼儿可用单手掌跟部按压,使胸骨下陷 2~3 cm,对婴儿可用拇指或 2~3 个手指即可,按压幅度 1~2 cm
3) 按压频率:80~100 次/分,按压与放松时间之比为 1 : 2,放松时手掌根不离开胸壁	● 按压有效性判断:①能触及大动脉搏动,肱动脉收缩压>60 mmHg;②面色、口唇、甲床、皮肤等处色泽转为红润;③散大的瞳孔缩小;④呼吸逐渐恢复;⑤意识逐渐恢复,昏迷变浅,可出现反射或挣扎
4) 与人工呼吸同时进行,人工呼吸与胸外心脏按压之比,一人操作时为 2 : 15,二人操作时为 1 : 5	

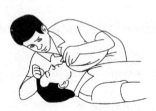

图 16 - 1 仰头抬颏法

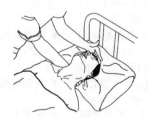

图 16 - 2 仰头抬颈法

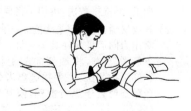

图 16 - 3 托下颌法

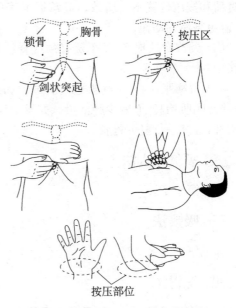

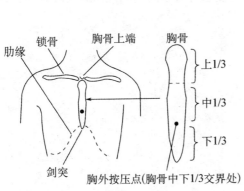

图 16-4　胸骨位置及按压部位

图 16-5　胸外心脏按压定位方法

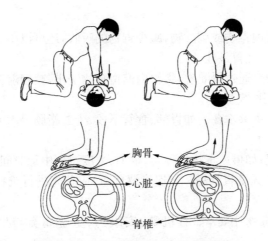

图 16-6　胸外心脏按压的手法及姿势

2. 注意事项

（1）患者仰卧，争分夺秒就地抢救，避免因搬动而延误时机。

（2）清除口咽分泌物、异物，保证气道通畅。

（3）按压部位准确、用力合适，以防止胸骨、肋骨骨折。

（4）人工呼吸和胸外心脏按压同时进行，吹气应在放松按压的间歇进行。在未恢复有效的自主心律前，不宜中断按压。需要更换操作者时，动作尽量迅速，勿使按压停歇时间超过 5~7 s。

（5）目前已有机械及电动心脏按压器，可用以代替长期的手工操作。遇有严重胸廓畸形、广泛性肋骨骨折、血气胸、心包填塞、心脏外伤等，均应立即进行胸内心脏按压。

3. 并发症及其预防

（1）肋骨骨折、胸骨骨折、血气胸、肺挫伤、肝脾脏撕裂、脂肪栓塞等：多因胸外心脏按压压力过猛和按压位置不当所致。应掌握准确的胸外心脏按压位置与适当施力,按压应平稳、规律,避免突然性动作。

(2) 颈或脊柱损伤:见于疑有颈或脊柱损伤的患者,在打开气道操作时,造成或加重脊柱损伤。

(3) 胃膨胀:因人工呼吸通气量过大和通气流速过快时引起。胃膨胀过度可导致胃液返流,并使膈肌抬高,而减少肺活量。如发生反流,应使患者头偏向一侧,清除口腔内污物后再摆正头部,继续进行复苏抢救。

二、氧气吸入法

详见第十章。

三、吸痰法

详见第十章。

四、洗胃法

洗胃法(gastric lavage)是将洗胃管由口腔或鼻腔插入胃内,反复灌入洗胃溶液,冲洗胃腔的方法。

【目的】

1. 解毒　可清除胃内毒物或刺激物,减少毒物的吸收,还可以中和解毒,用于急性食物或药物中毒。服毒后 6 h 内洗胃最佳。

2. 减轻胃黏膜水肿　通过胃灌洗,将胃内潴留食物洗出,减轻潴留物对胃黏膜的刺激,从而消除或减轻胃黏膜水肿、炎症。

3. 为某些手术或检查做准备　如胃部、食管下段、十二指肠手术前。

【评估】

1. 患者的中毒情况,如摄入毒物的种类、剂型、浓度、量、中毒时间、途径等,来院前的处理措施,是否曾呕吐过及有无洗胃禁忌。如遇病情危急,应首先进行维持呼吸循环的抢救,然后再洗胃。

适应证:非腐蚀性毒物中毒,如有机磷、安眠药、重金属类与生物碱等及食物中毒的患者。

禁忌证:强腐蚀性毒物(如强酸、强碱)中毒、肝硬化伴食管胃底静脉曲张、胸主动脉瘤、近期内有上消化道出血及胃穿孔患者禁忌洗胃;上消化道溃疡、癌症患者不宜洗胃。

2. 患者的生命体征、意识状态、瞳孔的变化、口鼻腔黏膜情况、口中异味等。

3. 患者的心理状态及合作程度。

【计划】

1. 环境准备　环境宽敞,地面整洁、干燥、平坦,便于操作。

2. 患者准备

(1) 了解操作目的、过程及注意事项,愿意配合。

(2) 有活动义齿者,应先取出。

3. 护士自身准备　着装符合操作要求,修剪指甲、洗手,戴口罩。

4. 用物准备　根据病情及洗胃方法准备用物。

（1）口服催吐法

1）治疗盘内置：量杯、压舌板、水温计、弯盘、塑料围裙或橡胶单（防水布）。

2）水桶2只：一只盛洗胃液，一只盛污水。

3）洗胃溶液：根据毒物性质准备洗胃溶液（表16-1），毒物性质不明时，可备温开水或等渗盐水，量10 000～20 000 ml，温度25～38℃。

4）必要时备洗漱用物（从患者处取用）。

（2）胃管催吐法

1）治疗盘内置：无菌洗胃包（内有胃管、镊子、纱布）、无菌压舌板、量杯、水温计、棉签、治疗巾、弯盘、胶布、液体石蜡、50 ml注射器、听诊器、手电筒。必要时备张口器、牙垫、舌钳、检验标本容器或试管、毛巾、塑料围裙或橡胶单。

2）水桶2只。

3）洗胃溶液（同口服催吐法）。

（3）漏斗胃管洗胃法另备：漏斗洗胃管。

（4）电动吸引器洗胃法另备：电动吸引器（包括安全瓶及5 000 ml容量的储液瓶）、Y型三通管、调节器、输液架、输液瓶、输液导管。

（5）全自动洗胃机洗胃法另备：全自动洗胃机。

表16-1 常用洗胃溶液

毒物种类	洗 胃 溶 液	禁忌药物
酸性物	镁乳、蛋清水[1]、牛奶	强酸药物
碱性物	5％醋酸、白醋、蛋清、牛奶	强碱药物
氰化物	饮3％过氧化氢溶液后引吐，1∶15 000～1∶20 000高锰酸钾洗胃	
敌敌畏	2％～4％碳酸氢钠、1％盐水、1∶15 000～1∶20 000高锰酸钾	
1605、1059、4049（乐果）	2％～4％碳酸氢钠	高锰酸钾[2]
美曲膦酯（敌百虫）	1％盐水或清水、1∶15 000～1∶20 000高锰酸钾	碱性药物[3]
DDT（灭害灵）、666	温开水或生理盐水洗胃，50％硫酸镁导泻	油性泻药
酚类、煤酚类	用温开水、植物油洗胃至无酚味为止，洗胃后多次服用牛奶、蛋清保护胃黏膜	液体石蜡
苯酚（石炭酸）	1∶15 000～1∶20 000高锰酸钾	
巴比妥类（安眠药）	1∶15 000～1∶20 000高锰酸钾洗胃，硫酸钠导泻	硫酸镁[4]
异烟肼	1∶15 000～1∶20 000高锰酸钾洗胃，硫酸钠导泻	
灭鼠药（磷化锌）	1∶15 000～1∶20 000高锰酸钾、0.1％硫酸铜洗胃，0.5％～1％硫酸铜溶液[5]每次10 ml，每5～10 min口服1次，配合用压舌板等刺激舌根引吐	鸡蛋、牛奶及其他脂肪类[6]食物碳酸氢钠溶液

注：〔1〕蛋清可黏附于黏膜或创面上，起保护作用，并可减轻疼痛。

〔2〕1605、1059、4049（乐果）等禁用高锰酸钾洗胃，否则能氧化成毒性更强的物质。

〔3〕敌百虫遇碱性药物可分解出毒性更强的敌敌畏，其分解过程随碱性的增加和温度的升高而加速。

〔4〕硫酸镁对心血管和神经系统有抑制作用，可加重巴比妥类的中毒。

〔5〕硫酸铜可使磷化锌成为无毒的磷化铜沉淀，阻止吸收，并促进其排出体外。

〔6〕磷化锌易溶于油类，应禁用脂肪类食物，以免促使磷的溶解吸收。

【实施】

1. 操作步骤

操作步骤	要点与说明
(1) 核对:备齐用物,携至床旁,核对患者床号、姓名	● 确认患者
(2) 洗胃	
▲ 口服催吐法	● 用于服毒量少的清醒合作者
1) 体位:协助患者取坐位	
2) 准备:围好围裙,取下义齿,置污物桶于患者座位前或床旁	
3) 患者自饮大量灌洗液,引起呕吐。必要时用压舌板压其舌根可反射性引起呕吐	● 每次为 300~500 ml
4) 反复灌洗,直至吐出的灌洗液澄清无味	● 表示毒物已经基本洗干净
▲ 胃管洗胃-漏斗胃管洗胃法	
1) 体位:取左侧卧位;昏迷患者取平卧位,头偏向一侧并用压舌板、开口器撑开口腔,置牙垫于上、下白齿之间,如有舌后坠,可用舌钳将舌拉出	● 不合作者由鼻腔插入 ● 因左侧卧位可减慢胃排空,延缓毒物进入十二指肠的速度
2) 插洗胃管:用液体石蜡油润滑胃管前端,润滑插入长度的1/3;由口腔插入 45~55 cm,插入长度为前额发际至剑突的距离;证实胃管在胃内后,胶布固定	● 插管动作轻、稳、准,尽量减少对患者的刺激与不适 ● 三种检测方法:抽吸胃液、听气过水声、清水检验是否有气泡
3) 灌洗:①置漏斗低于胃部水平位置,挤压橡胶球,抽尽胃内容物(图16-7);②举漏斗高过头部30~50 cm,将洗胃液缓慢倒入漏斗 300~500 ml,当漏斗内尚余少量溶液时,迅速将漏斗降至低于胃部的位置,倒置于污水桶中(利用虹吸原理)	● 利用挤压橡胶球形成的负压作用,抽出胃内容物;留取第一次标本送检 ● 一次灌入量过多则胃容积增大,胃内压明显大于十二指肠内压,促使胃内容物进入十二指肠,加速毒物的吸收,同时灌入量过多也可引起液体反流,导致呛咳、误吸甚至窒息;灌入量过少则洗胃液无法与胃内容物充分混合,不利于彻底洗胃,延长洗胃时间
4) 反复灌洗直至洗出液澄清无味	● 如引流不畅可挤压橡胶球加压吸引;每次灌入量和洗出量应基本相等,否则致胃潴留 ● 能迅速有效地清除毒物,节省人力,并能准确计算洗胃的液体量;利用负压吸引作用,吸出胃内容物
▲ 电动吸引器洗胃法	
1) 接通电源,检查吸引器功能	
2) 安装灌洗装置:输液管与"Y"形管主管相连,洗胃管末端及吸引器储液瓶的引流管分别与"Y"形管两分支相连,夹紧输液管,检查各连接处有无漏气。将灌洗液倒入输液瓶内,挂于输液架上(图16-8)	
3) 插管:同漏斗胃管洗胃方法	
4) 开动吸引器,吸引器负压宜保持在 13.3 kPa(99.8 mmHg)左右,吸出胃内容物	● 避免压力过高引起胃黏膜损伤
5) 关闭吸引器,夹紧储液瓶上的引流管,开放输液管,使溶液流入胃内 300~500 ml	● 一次灌洗量不得超过 500 ml,否则易出现危险
6) 夹紧输液管,开放储液瓶上的引流管,开动吸引器,吸出灌入的液体	
7) 反复灌洗,直至洗出液澄清无味为止	

操作步骤	要点与说明
▲ 自动洗胃机洗胃法(图16-9) 　1)检查:接通电源,检查全自动洗胃机,并将3根橡胶管分别与机器的药管(进液管)、胃管、污水管(出液管)相连 　2)插管:同漏斗胃管洗胃方法 　3)将已配好的洗胃液倒入水桶内,药管的另一端放入洗胃液桶内,污水管的另一端放入空水桶内,胃管的另一端与已插好的患者胃管相连,调节药量流速 　4)按"手吸"键,吸出胃内容物,再按"自动"键,机器即开始对胃进行自动冲洗 　5)若发现有食物堵塞管道,水流减慢,不流或发生故障时可交替按"手冲"和"手吸"键重复冲吸数次,直到管路通畅,再按"手吸"键将胃内残留液体吸出后,按"自动"键,恢复自动洗胃,直至洗出液澄清无味为止 (3)观察:洗胃过程中,应随时观察洗出液的性质、颜色、气味、量及患者面色、脉搏、呼吸和血压的变化,有无洗胃并发症的发生 (4)拔管:洗胃完毕,反折胃管,拔出 (5)整理:协助患者漱口、洗脸,帮助患者取舒适卧位;必要时更衣,嘱患者卧床休息;整理床单位,清理用物 (6)清洁:自动洗胃机三管(药管、胃管、污水管)同时放入清水中,按"清洗"键,清洗各管腔后,将各管同时取出,待机器内水完全排尽后,按"停机"键关机 (7)记录 　1)灌洗液名称、量 　2)洗出液的颜色、气味、性质、量 　3)患者的反应	● 能自动、迅速、彻底清除胃内毒物;通过自控电路的控制使电磁阀自动转换动作,分别完成向胃内冲洗药液和吸出胃内容物的过程 ● 药管管口必须始终浸没在洗胃液的液面下 ● 冲洗时"冲"灯亮,吸引时"吸"灯亮 ● 如患者感到腹痛,洗出血性液体或出现休克现象,应立即停止洗胃,采取相应的急救措施 ● 防止管内液体误入气管 ● 促进患者舒适 ● 以免各管道被污物堵塞或腐蚀 ● 幽门梗阻患者洗胃,可在饭后4~6 h或空腹进行。记录胃内潴留量,便于了解梗阻程度;胃内潴留量=洗出量-灌入量

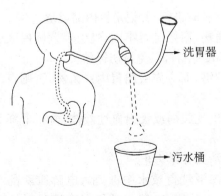

图16-7　漏斗胃管洗胃法

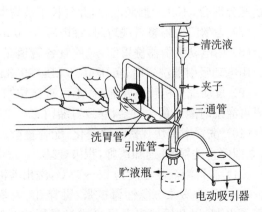

图16-8　电动吸引器洗胃

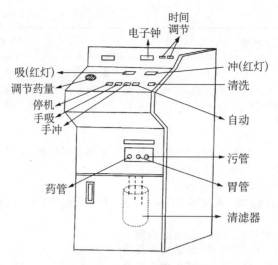

图 16-9　全自动洗胃机洗胃

2. 注意事项

（1）对于急性中毒者，应从速采用口服催吐法，减少毒物吸收。插管动作轻快，切勿损伤食管黏膜或误入气管。

（2）当中毒物质不明时，应抽取患者胃内容物，立即送检。先选用温开水或生理盐水洗胃，待毒物性质明确后，再采用对抗剂。

（3）患者吞服强酸、强碱等腐蚀性药物，禁忌洗胃，可按医嘱给予药物或迅速给予物理性对抗剂，如牛奶、蛋清、豆浆、米汤等，以保护胃黏膜。

（4）禁忌证：上消化道出血、胃癌、食管阻塞、食管胃底静脉曲张、胸主动脉瘤。

（5）昏迷患者洗胃应非常慎重，患者应去枕平卧，头偏向一侧，以防液体吸入到气管导致窒息。

（6）严格掌握每次的灌洗量，每次灌入量在 300～500 ml 为宜，如一次灌入量过多，使胃内压上升，促使毒物流入肠内，加快毒物吸收。突然胃扩张使迷走神经兴奋，可引起反射性心脏骤停，同时灌入过多的液体可引起液体反流、误吸或导致窒息；过少则洗胃溶液不能和胃内容物充分混合，不利于彻底洗胃，并延长了洗胃时间。

（7）为幽门梗阻患者洗胃时，宜饭后 4～6 h 或空腹时进行，并记录胃内潴留量。

（8）用电动吸引器洗胃前，应检查各管道是否通畅，衔接是否牢固，吸引装置确保吸引正常。用电动吸引器洗胃时，负压 13.3 kPa（99.8 mmHg）左右，以免损伤胃黏膜。

（9）自动洗胃机管路畅通后，不可直接按"自动"键，而应先吸出胃内残留液，否则自动洗胃机再灌洗时灌入量会过多，导致胃潴留。

（10）洗胃中密切观察病情变化，配合抢救。若出现腹痛或吸出血性液体、血压下降等症状，立即停止洗胃，并通知医师，积极处理。

（11）洗胃溶液的温度为 25～38℃，洗出溶液澄清无异味为止。

3. 洗胃并发症　急性胃扩张、胃穿孔、大量低渗液洗胃致水中毒，水、电解质紊乱与酸碱平衡失调，以及昏迷患者误吸或过量胃内液体反流致窒息、迷走神经兴奋致反射性心脏骤停。

【评价】

1. 毒物或胃潴留物被有效清除，患者痛苦减轻、症状缓解。

2. 操作规范,患者未发生并发症。

3. 护患沟通有效,患者自尊和隐私得到保护,能配合操作。

(任伟荣)

思 考 题

1. 简述危重患者病情观察的方法。
2. 危重患者的支持性护理包括哪些内容?
3. 简述心跳、呼吸骤停的判断。
4. 心肺复苏的适应证及禁忌证是什么?
5. 刘某,男,35 岁。因家庭矛盾,口服大量安眠药 1 h 后被人发现,急诊送入院,入院时意识不清。请问:

    (1) 护士应用什么方法帮助患者去除毒物?

    (2) 应选用何种溶液洗胃?

    (3) 洗胃时应注意哪些问题?

第十七章 临终护理

【教学目标】

■ 掌握

    1. 临终患者的生理、心理变化与护理。

    2. 丧亲者的护理。

    3. 尸体护理操作技术。

■ 熟悉

    1. 临终关怀的概念、内容及基本原则。

    2. 临终患者家属的心理反应与护理。

    3. 濒死和死亡的概念。

    4. 死亡过程的分期。

■ 了解

    1. 临终关怀的组织形式。

    2. 安乐死。

    生老病死是任何人都无法抗拒的自然规律，每个人都要经历从生到死的自然过程，死亡是一种不可避免的客观现象。临终是人生的必然发展阶段，在人生最后的日子最需要的是关爱和帮助。支持和照护临终患者，使之有尊严、平静地死亡，同时对临终患者的家属给予安慰和支持，缓解家属的悲伤情绪，保持其身心健康，是每个医护人员的职责。

第一节 临 终 关 怀

    临终护理是以死亡学的知识为基础，护理人员只有熟悉和掌握死亡的概念、死亡过程的分期及各个分期不同的特征，才能更好地在感情上支持、行为上关怀临终患者，为临终患者提供更优质的护理服务。

一、临终关怀的概念

    临终关怀（hospice care）又称善终服务，是向临终患者及家属提供的一种全面的医疗与护理照顾,包括生理、心理和社会等方面,其宗旨是满足临终患者身心的需要,使其能舒适、安详、有尊严地度过人生最后的时期,并使家属的身心健康得到维护和增强。临终关怀不仅是一种医疗服务,也是一门以临终患者的生理、心理发展和为临终患者提供全面照料、减轻患者家属精神压力为研究对象的一门新兴学科。

临终关怀是以人为本,注重人性关怀,以提高人的生命质量为服务宗旨的人道主义精神和生物-心理-社会医学模式的具体体现,反映人类文化的时代水平,是人类文明的重要标志。

> **知识链接**
> ### 临终关怀的兴起和发展
> 古代的临终关怀,在西方可以追溯到中世纪西欧的修道院和济贫院,当时那里作为为危重病濒死的朝圣者、旅游者提供照料的场所,使其得到最后的安宁;在中国可以追溯到两千多年前的春秋战国时期人们对年老者、濒死者的关怀和照顾。现代的临终关怀创始于20世纪60年代,创始人为桑得斯博士。1967年桑得斯博士在英国创办了世界上第一所"圣克里斯多弗临终关怀院",被誉为"点燃了世界临终关怀运动的灯塔"。从此以后,美国、法国、日本、加拿大、荷兰、瑞典、挪威、以色列等60多个国家相继出现临终关怀服务。1988年7月我国天津医学院在美籍华人黄天中博士的资助下,成立了中国第一个临终关怀研究中心,同年10月上海诞生了中国第一家临终关怀医院——南汇护理院。这些都标志着我国已跻身于世界临终关怀研究与实践的行列。此后,沈阳、北京、南京、河北、西安等省市都相继开展临终关怀服务,建立临终关怀机构。临终关怀把医学对人类所承担的人道主义精神体现得更加完美,它是一项利国利民的社会工程。

二、临终关怀的内容

1. 满足临终患者的生理、心理、社会及精神方面的需要,对临终患者提供包括医疗、生活、心理等方面的全面照顾护理。
2. 对临终患者家属提供心理指导和情感支持,减轻其精神压力。
3. 做好死亡患者的尸体护理,维护和保持死者的尊严。
4. 做好丧亲者的心理疏导工作,缓解悲伤情绪。

三、临终关怀的基本原则

1. 以照料为中心的原则　临终关怀是针对各种疾病的晚期、治疗无效而生命即将结束者。对临终患者从以治疗为主转向以照顾为主,提供姑息性治疗,控制症状,减轻疼痛,消除焦虑和恐惧,给患者提供心理社会方面的支持,使其得到安慰。
2. 提高生命质量的原则　从单纯延长生命转变为提高患者生命质量。给临终患者提供一个舒适的、有意义的生活,在其生命有限的时间里,在可控制的病痛下与家人共度温暖生活,感受关怀,享受人生余辉。
3. 尊重患者尊严和权利的原则　临终患者是临近死亡而尚未死亡的人,仍有个人的尊严和权利。医护人员更应注意保持和维护临终患者的尊严及权利,给予临终患者热情的关怀和照顾。
4. 注重心理支持的原则　向临终患者提供良好的心理护理,使患者能正确看待生命与死亡现象,能坦然地面对死亡。对家属提供心理支持,使他们保持正常的心态,对患者的心理和精神起到积极向上的影响,同时使其正视死亡,安然度过失去亲人的悲伤期。

四、临终关怀的组织形式

当前世界范围内临终关怀的服务形式呈现多样化、本土化的特点。我国正在探索符合国内实情的临终关怀服务方式和方法。从目前的发展状况来看,以临终关怀病房的形式较为普遍。

1. 独立的临终关怀医院　具有医疗、护理设备,一定的娱乐设施,家庭化的危重病房设置,提供适合临终关怀的陪护制度,并配备一定数量和质量的专业人员,为临终患者提供临终服务,如上海南汇护理院。

2. 综合性医院附设临终关怀病房　为临终患者提供医疗、护理、生活照顾。如北京中国医学科学院肿瘤医院的"温馨病房"。临终关怀病房分为综合病种的临终关怀病房和专为癌症患者设立的临终关怀病房。

3. 居家式临终关怀　也被称为居家照护,临终患者不愿意离开自己的家,也可以得到临终关怀。医护人员根据临终患者的病情每日或每周进行数次访视,并提供专业照料。在医护人员的指导下,由患者家属做基本的日常照料,在家里照顾患者,使他们能感受到亲人们的关心和体贴,从而减轻生理上和心理上的痛苦,最后尽可能安宁、舒适地离开人间。

第二节　临终患者的护理

一、临终患者的生理变化及护理

临终关怀以姑息治疗、心理治疗和临终护理相结合为显著特点。临终护理是临终关怀中一项不可缺少的服务内容,是护士用责任心、爱心、细心、耐心、同情心来尊重生命,尊重患者的尊严和权利,以独特的工作内容和方式使临终患者及家属获得帮助和支持。

(一) 临终患者的生理变化

1. 肌肉张力丧失　表现为大小便失禁,吞咽困难,无法维持良好舒适的功能体位,肢体软弱无力,不能进行自主躯体活动,面部外观呈希氏面容,即面肌消瘦、面色呈铅灰色、下颌下垂、嘴微张、眼眶凹陷、双眼半睁、目光呆滞。

2. 循环功能减退　表现为皮肤苍白、湿冷,大量出汗,体表发凉,四肢发绀、斑点,脉搏弱而快、不规则,逐渐变弱而消失,血压下降甚至测不出,心律紊乱,心音低而无力。

3. 呼吸功能减退　表现为呼吸表浅、急促,或呼吸变慢而出现张口呼吸及潮式呼吸等呼吸困难症状,因无力咳嗽,分泌物在支气管内滞留,出现痰鸣音及鼾式呼吸。

4. 胃肠道蠕动减弱　表现为恶心、呕吐、食欲不振、腹胀、口干、脱水、腹泻或便秘等症状。

5. 疼痛　大部分的临终患者主诉全身不适或疼痛,表现为烦躁不安,血压及心率改变,呼吸变快或变慢,瞳孔散大,大声呻吟,出现疼痛面容,即五官扭曲、眉头紧锁、眼睛睁大或紧闭、双眼无神呆滞、咬牙等。

6. 意识改变　若病变未侵犯中枢神经系统,患者可始终保持神志清醒;若病变在脑部,则很快出现嗜睡、意识模糊、昏睡或昏迷等,有的患者表现为谵妄及定向障碍。

7. 感知觉改变 表现为视觉逐渐减退，由视力模糊发展到只有光感，最后视力消失。眼睑干燥，分泌物增多。听觉是人体最后消失的一个感觉。

(二) 临终患者的身体护理

1. 改善呼吸功能

(1) 保持室内空气新鲜，定时通风换气。

(2) 保持呼吸道畅通：拍背协助排痰，应用雾化吸入，必要时使用吸引器吸痰。

(3) 呼吸困难者可给予氧气吸入，纠正缺氧状态，改善呼吸功能。

(4) 如病情允许，可采取半卧位或抬高头与肩；昏迷者，采取仰卧位头偏向一侧或侧卧位，以利于呼吸道分泌物引流，防止呼吸道分泌物误入气管引起窒息或肺部并发症。

2. 减轻疼痛

(1) 观察：护士应注意观察患者疼痛的性质、部位、程度、持续时间及发作规律。

(2) 稳定情绪、转移注意力：护理人员应采用同情、安慰、鼓励等方法与患者进行沟通交流，稳定患者情绪，并适当引导使其转移注意力，从而减轻疼痛。

(3) 协助患者选择减轻疼痛的最有效方法：若患者选择药物止痛，可采用 WHO 推荐的三步阶梯疗法控制疼痛。注意观察用药后的反应，把握好用药的阶段，选择恰当的剂量和给药的方式，达到控制疼痛的目的。

(4) 使用其他止痛方法：临床上常选用音乐疗法、按摩、放松术，以及外周神经阻断术、针灸疗法、生物反馈法等。

3. 做好生活护理，提高生活质量

(1) 维持良好、舒适的体位：建立翻身卡，勤翻身，勤按摩，避免身体局部长期受压，促进血液循环，防止压疮发生。

(2) 加强皮肤护理：对大小便失禁者，保持会阴、肛门周围皮肤的清洁、干燥，必要时留置导尿管；大量出汗时，应及时擦洗，勤换衣裤，并保持床单位清洁、干燥、平整、无渣屑。

(3) 做好口腔护理：每天口腔护理 2~3 次，有活动义齿者将义齿取下，口唇干裂者可涂液状石蜡，口干者可适量喂水，也可用湿棉签湿润口唇或纱布盖在口唇上，增加舒适感。护士应每天仔细检查患者口腔黏膜是否干燥或有病变，如有病变，及时处理。

(4) 加强营养，增进食欲：如病情允许应及时跟患者沟通，依据患者的饮食习惯和喜好调整饮食，尽量创造条件增加患者的食欲。注意食物的色、香、味，少量多餐。给予流质或半流质饮食，便于吞咽，必要时可采用鼻饲法或全胃肠外营养，保证患者营养的供给。加强监测，观察患者电解质指标和营养状况。

4. 减轻感知觉改变的影响

(1) 提供舒适的环境：居住环境要求安静、舒适，通风良好，空气新鲜，温度和湿度适宜，温暖舒适，光线柔和，以免临终者因视觉模糊产生害怕、恐惧心理，增加其安全感。

(2) 眼部护理：用清洁的温湿纱布拭去眼部分泌物，对有分泌物粘着结痂的眼睛，可用温湿的毛巾、棉球或纱布等浸生理盐水或淡盐水进行湿敷，直至粘结的分泌物或结痂变软后，再轻轻将其洗去。注意避免损伤皮肤、黏膜和结膜，禁忌用肥皂水洗眼。如果患者眼睑不能闭合，可用刺激性较小的眼药膏敷在裸露的角膜上，如涂红霉素、金霉素眼膏或覆盖凡士林纱布，以保护角膜，防止角膜干燥发生溃疡或结膜炎。

(3) 听觉是临终患者最后消失的感觉，因此，护理人员应避免在患者周围窃窃私语和床旁讨论病情，以免对患者有不良刺激。与患者交谈时，语调要柔和，语言要清晰，也可采用触摸患者的非语言交谈方式,使患者感觉亲切,减少孤独感。

5. 观察病情变化

(1) 密切观察患者的生命体征、瞳孔、意识状态等。

(2) 监测心、肺、脑、肝、肾等重要脏器的功能。

(3) 观察治疗反应与效果。

二、临终患者的心理变化及护理

(一) 临终患者的心理变化

临终患者接近死亡时,其心理和行为会产生复杂的变化。多年来,很多学者投入到这方面的研究,并取得了可喜的成就。其中以美国心理学家库勒·罗斯(Kubler. Ross)为代表,通过观察数百位临终患者,提出临终患者通常经历 5 个心理反应阶段:否认期、愤怒期、协议期、忧郁期和接受期。

1. 否认期(denial) 患者在得知自己患了不治之症时,往往会表现出震惊与否认,会极力否认自己患了绝症或是病情恶化的事实,抱有侥幸心理,希望是误诊。他们常说的话是:"不,不可能是我!""这不是真的! 一定是搞错了!"事实上,否认是为了暂时逃避残酷的现实对自己所产生的强烈压迫感,此反应是患者所采取的一种心理防御机制,旨在有较多的时间来调整自己面对死亡。此期是个体得知自己即将死亡后的第一个反应,对这种心理应激的适应时间长短因人而异,大部分患者几乎能很快停止否认,而有的患者直到迫近死亡仍处于否认期。

2. 愤怒期(anger) 当临终患者对自己病情的否定无法保持下去,而疾病的坏消息被证实时,患者出现的心理反应是气愤、暴怒和嫉妒。进入此阶段的患者表现出生气、愤怒、愤恨的情绪,并常会将怨恨、愤怒的情绪向家属、亲友、医护人员等接近他的人毫无理智的发泄,变得难以接近或毫不合作,抱怨亲人对他照顾不周,对医护人员的治疗和护理百般挑剔。经常会怨天尤人,无缘无故地指责或是辱骂别人,甚至摔东西。这种愤怒在一定程度上可以缓解患者的紧张、痛苦,但是持续较长时间的愤怒对患者不利。

3. 协议期(bargaining) 愤怒的心理消失后,患者开始被迫接受自己已经患绝症的现实。他们常常会希望发生奇迹,希望有好的治疗方法,并会做出许多承诺作为延长生命的交换条件。有些人则对过去所做的错事表示悔恨,变得很和善。处于此阶段的患者对生存还抱有希望,能够积极地配合治疗。此阶段持续时间不如前两个阶段明显。协议阶段的心理反应,实际上是一种延缓死亡的乞求,是人的生命本能和生存欲望的体现。临终患者在经历了"否认"和"愤怒"阶段之后,就会千方百计的寻求延长生命的方法,或是希望免受死亡的痛苦与不适。这是一种自然心理发展过程。

4. 忧郁期(depression) 在经历了前 3 个过程之后,临终患者的身体变得更加虚弱,病情更加恶化,这时他们的气愤或是暴怒,都会被一种巨大的失落感所取代。患者清楚地看到自己正接近死亡,因而表现为悲伤,情绪低落、退缩、沉默、忧郁和绝望。患者会体验到一种准备后事的悲哀,此阶段他们希望与亲朋好友见面,希望亲人、家属每时每刻陪伴在他身旁。有些患者甚至会开始交代后事。处于忧郁期的患者主要表现为对周围的事物冷漠,语言减少,反应迟钝,对任何东西均不感兴趣。临终患者的忧郁心理表现,对于他们实现在安详和宁静中死去是有益的,因为只有经历过内心的剧痛和忧郁的人,才能达到真正"接纳"死亡的境界。

5. 接受期(acceptance)　此时的患者经过努力、挣扎之后,对死亡早已有所心理准备,恐惧、焦虑、悲哀都已经消失,患者变得很平静,但身体已经极度疲劳衰弱,情感减退,对外界反应淡漠,喜欢独处,睡眠时间增加,静等死亡的降临。

库勒·罗斯认为临终患者心理发展过程的 5 个阶段并非完全按顺序发生和发展,这个心理发展过程有着较大的个体差异性。有的可以提前,有的可以推后,有的甚至可以重合,各个阶段持续时间长短也不同,因此,在实际工作中,护士应根据个体的实际情况进行具体的分析与处理。

(二) 临终患者的心理护理

1. 否认期护理

(1) 护理人员与患者之间应坦然沟通,但不要轻易揭露患者的防卫机制,也不要欺骗患者。应根据患者对其病情的认知程度进行沟通,坦诚温和地回答患者对病情的询问,并注意保持与其他医务人员及患者家属的说法一致性。

(2) 耐心倾听患者的诉说,维持患者适当的希望,因势利导,随时给予关心和支持,实施正确的人生观、死亡观的教育,使患者逐步接受即将死亡的现实。

(3) 经常陪伴在患者身边,协助患者满足生理、心理等方面的需求,使他们时刻感受到护理人员与亲人的温暖和关怀。

2. 愤怒期护理

(1) 把患者的"愤怒"看成是正常的适应性的反应,是一种求生欲望的表现,不宜回避患者。认真倾听患者的倾诉,对患者的发怒行为应忍让,要尽量让患者表达愤怒,以宣泄内心的不快、恐惧,同时应注意预防意外事件的发生。

(2) 给患者提供表达或发泄内心情感的适宜环境。

(3) 做好患者家属和朋友的工作,给予患者关爱、理解、同情和宽容。

3. 协议期护理

(1) 积极主动地关心和指导患者,加强护理,尽量满足患者的需求,使患者更好地配合治疗,以减轻痛苦、控制症状。

(2) 为了不让患者失望,对于患者提出的各种合理要求,护士应尽可能地予以答应,以满足患者的心理需求。最重要的还是给予患者更多的关爱。

(3) 护理人员应鼓励患者说出内心的感受,尊重患者的信仰,积极教育和引导患者,减轻患者的压力。

4. 忧郁期护理

(1) 多给予患者同情和照顾、鼓励和支持,使其增强信心。

(2) 经常陪伴患者,允许其以不同的方式发泄情感,如忧伤、哭泣等。

(3) 尽量取得家庭和社会方面的支持,给予精神上的安慰,安排亲朋好友见面,并尽量让家属多陪伴在其身旁。

(4) 密切观察患者,注意心理疏导和合理的死亡观教育,预防患者的自杀倾向。

5. 接受期护理

(1) 应积极主动地帮助患者了却未完成的心愿,给予关心和支持。

(2) 尊重患者,不要强迫与其交谈。

(3) 给予临终患者安静、舒适的环境,减少外界干扰。

(4) 加强基础护理,使其平静、安详、有尊严地离开人世。

第三节 死亡后的护理

一、濒死和死亡的概念

濒死(dying)即临终,指患者在已接受治疗性或姑息性治疗后,虽然意识清醒,但病情加速恶化,各种迹象显示生命即将终结。濒死阶段和整个生命过程相比是很短暂的,与几十年的生存经历相比也不过是几个月、几天、几小时甚至是几分钟。这个阶段又被称为"死程",原则上属于死亡的一部分,但由于其具有可逆性,故不属于死亡。

传统的死亡(death)概念是指心肺功能的停止。美国布拉克法律辞典将死亡定义为:"血液循环全部停止及由此导致的呼吸、心跳等身体重要生命活动的终止。"即死亡是指个体的生命功能的永久终止。

二、死亡过程的分期

大量医学科学和临床资料表明,死亡不是生命的骤然结束,而是一个从量变到质变的过程。医学上一般将死亡分为 3 个时期:濒死期、临床死亡期及生物学死亡期。

(一) 濒死期

濒死期(agonal stage)又称临终期,是临床死亡前主要生命器官功能极度衰弱,逐渐趋向停止的时期。此期的主要特点是中枢神经系统脑干以上部位的功能处于深度抑制状态或丧失,而脑干功能依然存在,患者表现为意识模糊或丧失,各种反射减弱或逐渐消失,肌张力减退或消失;循环系统功能减退,心跳减弱,血压下降,表现为四肢发绀,皮肤湿冷;呼吸系统功能进行性减退,表现为呼吸微弱,出现潮式呼吸或间断呼吸;代谢障碍,肠蠕动逐渐停止,感觉消失,视力下降。各种迹象表明生命即将终结,是死亡过程的开始阶段。但某些猝死患者可不经过此期而直接进入临床死亡期。

(二) 临床死亡期

临床死亡期(clinical death stage)是临床上判断死亡的标准,此期中枢神经系统的抑制过程已由大脑皮质扩散到皮质以下部位,延髓处于极度抑制状态。表现为心跳、呼吸完全停止,各种反射消失,瞳孔散大,但各种组织细胞仍有微弱而短暂的代谢活动。此期一般持续 5～6 min,若得到及时有效的抢救治疗,生命有复苏的可能。如超过这个时间,大脑将发生不可逆的变化。大量的临床资料证明,在低温条件下,临床死亡期可延长至 1 h 或更久。

(三) 生物学死亡期

生物学死亡期(biological death stage)是指全身器官、组织、细胞生命活动停止,也称细胞死亡。此期从大脑皮质开始,整个中枢神经系统及各器官新陈代谢完全停止,并出现不可逆变化,整个机体无任何复苏可能。随着生物死亡期的进展,相继出现尸冷、尸斑、尸僵及尸体腐败等现象。

1. 尸冷 是死亡后最先发生的尸体现象。死亡后因体内产热停止,散热继续,故尸体温度逐渐下降,称为尸冷。死亡后尸体的温度下降有一定的规律,一般情况下死亡后 10 h 内尸体温度下降速度约为每小时 1℃,10 h 后每小时 0.5℃,大约 24 h,尸温与环境温度相同。测量尸温以直肠温度为标准。

2. **尸斑** 死亡后由于血液循环停止及地心引力作用,血液向身体的最低部位坠积,皮肤呈现暗红色斑块或条纹状,称为尸斑。一般尸斑出现的时间是死亡后 2～4 h,最易发生于尸体的最低部位。若患者死亡时为侧卧位,则应将其转为仰卧位,防止脸面部颜色发生改变。

3. **尸僵** 尸体肌肉僵硬,关节固定称为尸僵。由于三磷腺苷(ATP)酶的缺乏,致使肌肉收缩,尸体变僵。尸僵首先从小块肌肉开始,表现为先从咬肌、颈肌开始,向下至躯干、上肢和下肢。尸僵一般在死后 1～3 h 开始出现在下颌部,4～6 h 扩展到全身,12～16 h 发展至最硬,24 h 后尸僵开始减弱,肌肉逐渐变软,称为尸僵缓解。

4. **尸体腐败** 死亡后机体组织的蛋白质、脂肪和糖类因腐败细菌的作用而分解的过程称为尸体腐败。常见的表现有尸臭、尸绿等,一般死后 24 h 先在右下腹出现,逐渐扩展至全腹,最后波及到全身。

三、死亡的标准

将心跳和呼吸的停止作为判断死亡的标准已沿袭了几千年。但随着现代医学的进步,尤其是生物工程技术的发展和复苏术、器官移植的广泛应用,心跳、呼吸停止而大脑功能尚保持完整的患者仍可依靠机器来延长生命,甚至痊愈。而一旦大脑功能受到不可逆的破坏即脑死亡,即使心跳、呼吸仍可依赖于机器继续维持,也只是保留了植物性生命,失去了人的本质特征。为此,传统的死亡标准受到了强烈的冲击,现代医学界提出以"脑死亡"作为判断死亡的标准。目前基本沿用 1968 年世界第 22 次医学会上美国哈佛大学提出的脑死亡(brain death)诊断标准:①不可逆的深昏迷,对各种内外刺激均无反应;②自发呼吸停止;③脑干反射消失;④脑电波消失。并要求以上 4 条标准在 24 h 内反复测试结果无变化,同时排除体温过低(低于 32℃)及中枢神经抑制剂的影响。

知识链接

安乐死的含义及历史发展

安乐死指对无法救治的患者停止治疗或使用药物,让患者无痛苦地死去。"安乐死"一词源于希腊文,意思是"幸福"的死亡。它包括两层含义:一是安乐的无痛苦死亡;二是无痛致死术。我国的定义指患不治之症的患者在垂危状态下,由于精神和躯体的极端痛苦,在患者和其亲友的要求下,经医生认可,用人道方法使患者在无痛苦状态中结束生命过程。

从 17 世纪开始,人们越来越多地把安乐死指向医生采取各种方式让患者死亡或加速患者死亡。19 世纪,安乐死作为减轻死者痛苦的特殊医疗方式,在临床实践中应用。20 世纪 30 年代,欧美各国都积极倡导安乐死。1936 年英国率先成立了"自愿安乐死协会";1937 年瑞典做出了可以帮助自愿安乐死的法律规定;1938 年美国成立了"无痛苦致死学会";1944 年澳大利亚和南非也成立了类似组织。与此同时,安乐死运动被德国纳粹党利用,不仅屠杀身心残疾的婴幼儿,也杀死了数百万慢性病、精神病和异己种族,从而使安乐死声名狼藉。

20 世纪 60、70 年代,关于安乐死的讨论再度兴起,安乐死立法的活动在欧美各国纷纷开展起来。1967 年美国建立了安乐死教育学会;1969 年英国国会再次对自愿安乐死法案进行辩论;1973 年荷兰成立自愿安乐死团体;1976 年日本、德国也成立了类似组织;2001 年 3 月荷兰通过了《安乐死法案》,成为世界上第一个使安乐死合法化的国家。

四、尸体护理

尸体护理(postmortem care)是对临终患者实施整体护理的最后步骤,也是临终护理的重要内容之一。尸体护理应在确认患者死亡,医生开具死亡诊断书后尽快进行,这样即可防止尸体僵硬,也可减少对其他患者的影响。护理人员应以唯物主义死亡观和严肃认真的态度尽心尽职地做好尸体护理工作,尊重患者的遗愿,满足家属的合理要求,对死者家属进行心理疏导和情感支持,缓解其身心痛苦,使死者家属早日从悲痛中解脱出来。

【目的】

1. 清洁尸体,维持良好的尸体外观,易于辨认。

2. 安慰家属,减轻哀痛。

【评估】

1. 接到医生开出的死亡通知后,进行再次核实,并填写尸体识别卡。

2. 死者的诊断、治疗、抢救过程、死亡原因及时间。

3. 尸体清洁程度,有无伤口、引流管等。

4. 死者的遗愿及死者家属对死亡的态度,并向丧亲者解释尸体护理的目的、方法、注意事项及配合要点。

【计划】

1. 环境准备 安静、肃穆,屏风遮挡。

2. 操作者准备 衣帽整洁,修剪指甲,洗手,戴口罩,戴手套。

3. 用物准备

(1) 治疗盘内备:血管钳1把、剪刀1把、尸体识别卡3张(表17-1)、松节油、绷带、适量不脱脂棉花、梳子。

(2) 治疗盘外备:尸单1条、衣裤、鞋、袜等;有伤口者备换药敷料,必要时备隔离衣、手套;按需备擦洗的用具和屏风。

表 17-1 尸体识别卡

姓名:_____	住院号:_____	年龄:_____	性别:_____
病室:_____	床 号:_____	籍贯:_____	诊断:_____
住址:_____			
死亡时间:_____年_____月_____日_____时_____分			
		护士签名_____	
		_____医院	

【实施】

1. 操作步骤

操作步骤	要点说明
(1) 洗手,戴口罩,填写尸体识别卡,备齐用物携至床旁,屏风遮挡	● 维护死者隐私,减少对同病室其他患者情绪的影响
(2) 劝慰家属,请家属暂离病房或共同进行尸体护理	● 若家属不在,应尽快通知家属来院探视遗体

操作步骤	要点说明
（3）撤去一切治疗用物（如输液管、氧气管、导尿管等）	● 便于尸体护理
（4）将床支架放平，使尸体仰卧，头下置一枕头，留一大单遮盖尸体	● 防止面部淤血变色
（5）清洁面部，整理遗容：洗脸，有义齿者代为装上，闭合口、眼；若眼睑不能闭合，可用毛巾湿敷或于上眼睑下垫少许棉花，使上眼睑下垂闭合；嘴不能闭紧者，轻揉下颌或用四头带固定	● 可避免面部变形，使面部稍显丰满；口眼闭合维持尸体外观，符合习俗
（6）堵塞孔道：用血管钳将棉花垫塞于口、鼻、耳、肛门、阴道等孔道	● 棉花勿外露 ● 防止体液外溢
（7）清洁全身：脱去衣裤，擦净全身，更衣梳发。用松节油或乙醇擦净胶布痕迹，有伤口者更换敷料，有引流管者应拔出后缝合伤口或用蝶形胶布封闭并包扎	● 保持尸体清洁，无渗液，维持良好的尸体外观
（8）包裹尸体：穿上尸衣裤，将一张尸体识别卡系在尸体右手腕部，可用尸单包裹尸体，须用绷带在胸部、腰部、踝部固定牢固，将第二张尸体识别卡缚在尸体腰前的尸单上	● 便于识别及避免认错尸体
（9）运送尸体：移尸体于平车上，盖上大单，送往太平间，置于停尸屉内或殡仪馆的车上尸箱内，将第三张尸体识别卡放尸屉的外面	● 冷藏，防止尸体腐败
（10）处理床单位	● 非传染病患者按一般出院患者方法处理，传染病患者按传染病患者终末消毒方法处理
（11）整理病历，完成各项记录，按出院手续办理结账	● 体温单上记录死亡时间，注销各种执行单（治疗、药物、饮食卡等）
（12）整理患者遗物交给家属	● 若家属不在，应由两人清点后，列出清单交护士长妥善保管

2. 注意事项

（1）必须在医生开具死亡通知，并得到家属许可后，方能进行尸体护理。

（2）尸体护理应尽快进行，以防尸体僵硬。

（3）进行尸体护理时，态度严肃认真，维护尸体隐私权，不可随意暴露遗体，并安置自然体位，尊重死者。

（4）传染病患者尸体应用消毒液擦洗，并用浸有消毒液的棉球塞耳、鼻、口、阴道、肛门等孔道。包裹尸体的尸单按终末消毒处理。

（5）患者遗物清点，若家属不在，应有两人清点，列出清单交护士长妥善保管。

【评价】

1. 尸体整洁，外观良好。

2. 家属对尸体护理表示满意。

3. 护士对自己的工作能够做出客观评价，并能指出存在的问题和改进措施。

第四节 临终患者家属及丧亲者的护理

一、临终患者家属的心理反应

临终患者家属一般都很难接受亲人濒临死亡的事实,家属从患者生病到濒死阶段直至死亡,也有着非常复杂的心理反应,他们也和患者一样会经历否认、愤怒、忧虑等阶段。临终患者常给家属带来生理、心理和社会各方面的压力。家属在情感上难以接受即将失去亲人的现实,常常会出现一些心理及行为方面的改变。

(一) 个人需要的推迟或是放弃

一人生病,牵动全家。尤其是临终患者的治疗支出,会造成家庭经济条件的改变、平静的生活受到冲击、精神备受压力等。家属成员在考虑整个家庭的状况后,会对家庭的一些计划进行调整、改变。

(二) 家庭中角色的调整

家庭重新调整有关成员的角色,如慈母兼严父,长兄如父等以保持家庭的相对稳定。

(三) 压力增加,社会交往减少

家属在照料临终患者期间,因精神的悲伤,体力、财力的消耗,而感到心力交瘁,可能会对患者产生复杂和矛盾的心理。长期对患者照料减少了其他社会交往,同时又要压抑自我的悲伤,影响其工作,身心备受煎熬。

临终患者家属的心理行为反应与患者临终的历程密切相关。临终患者的病情有可能很快急转直下,也可能延续很长时间,或时好时坏,起伏波动。时间的长短对家属在照顾护理临终患者时的心理反应影响很大。如果临终患者死亡一拖再拖,家属哀痛过久,心理负担过大,反而会感到挫伤,以及因劳累过度而身心疲惫;如果临终时间过短,死亡来得太快,家属会措手不及,完全没有心理准备,家属内心会觉得愧疚,总感到还应为亲人多做些事情,此时可能会产生怀疑,责怪医护人员是否工作到位、是否尽力,而产生复杂的心理反应和行为。

二、临终患者家属的护理

(一) 满足家属照顾患者的需要

护理人员应理解家属的心情,尽量安排家属照顾和陪伴临终患者。1986 年费尔斯特(Ferszt)和霍克(Houck)提出了临终患者家属主要有以下几方面的需要。

1. 了解患者病情、照顾等相关问题的发展。
2. 了解临终关怀医疗小组中哪些人会照顾患者。
3. 参与患者的日常照顾。
4. 知道患者受到临终关怀医疗小组良好照顾。
5. 被关怀与支持。
6. 了解患者死亡后相关事宜(后事等的处理)。
7. 了解有关资源:经济补助、社会资源、义工团体等。

(二) 鼓励家属表达感情

护理人员要注意与家属积极沟通,建立良好的关系,取得家属的信任。尽量提供合适的环

境,耐心倾听,鼓励家属表达内心的感受,解释家属的疑问,减少家属疑虑。

(三) 指导家属对患者进行生活照料

鼓励家属参与患者的照护活动,如计划的制定、生活护理等。对患者家属耐心指导、解释、示范有关的护理技术,使家属在照料亲人的过程中获得心理慰藉,同时也减轻患者的孤独情绪。

(四) 协助维持家庭的完整性

协助家属在医院环境中,安排日常的家庭活动,以增进患者的心理调适,保持家庭完整性,如共进晚餐、看电视、下棋等。

(五) 满足家属本身的生理、心理和社会方面的需求

护理人员对家属要多关心体贴,协助安排其陪伴期间的生活,尽量解决其实际困难。

三、丧亲者的心理反应及护理

死者家属即丧亲者,主要是指失去父母、配偶、子女者(直系亲属),丧亲者在居丧期的痛苦是巨大的,他们承受痛苦的时间比患者还长,因为大多数情况下是家属首先得知病情的,其痛苦在患者去世后相当的一段时间都持续存在。这种悲伤的过程对其身心健康、生活、工作均有很大影响,因此做好居丧期的护理是护士的重要工作之一。

(一) 丧亲者的心理特征

丧亲者的心理特征主要表现为悲伤,可分为 4 个阶段:

1. 震惊与怀疑阶段　这是丧失亲人后的第一个反应,特点是震惊、拒绝接受、感觉麻木。此阶段在病程较短或突发意外死亡时反应明显。

2. 觉察阶段　意识到亲人确实死亡,痛苦、无助、气愤情绪伴随而来,哭泣是此阶段的主要特征。

3. 恢复常态阶段　家属带着悲痛的情绪着手处理死者后事,准备丧礼。

4. 释怀阶段　随着时间的流逝,丧亲者认清亲人已逝,逐渐从预丧中解脱出来,重新对生活产生兴趣,将逝者永远怀念。心理反应阶段持续时间不定,丧偶可能需 2 年或更久,一般需一年左右时间。

(二) 影响丧亲者心理反应的因素

1. 对死者的依赖程度及亲密度　家属对死者经济上、生活上、情感上的依赖性越强,原有的关系越亲密,家属的悲伤程度越重,亲人死亡后的调适也越困难,如配偶关系。

2. 患者病程的长短　如果死亡适时到来,家属已有预期的思想准备,悲伤程度相对较轻;如果死者是意外死亡,家属心理毫无准备,心理打击很大,易产生自责、内疚心理等;慢性死亡病例,家属已有预期性心理准备,则较能调适。

3. 死者的年龄与家人的年龄　死者的年龄越轻,家人越易产生惋惜和不舍之情,增加内疚和罪恶感。在我们社会中"白发人送黑发人"历来是最悲哀的感觉。家属的年龄反映其人格的成熟度,影响其解决和处理后事的能力。

4. 家属的文化水平与性格　文化水平较高的家属能正确地理解死亡,一般能够正确面对死亡现象。外向性格家属,因其悲伤能够及时宣泄出来,居丧悲伤期会较短;而性格内向的家属,悲伤持续时间则较长。

5. 其他支持系统　家属存在其他社会支持系统,如亲朋好友等能提供支持,满足其需要,

对调整哀伤情绪有一定作用。

6. **失去亲人后的生活改变** 失去亲人后的生活改变越大、越难适应新的生活,如中年丧偶、老年丧子等。

(三) 丧亲者的护理

1. **做好尸体护理** 体现对死者的尊重,也是对丧亲者心理的极大安慰。

2. **鼓励家属宣泄感情** 死亡是患者痛苦的结束,而丧亲者则是悲哀的高峰,必将影响其身心健康和生存质量。护理人员应认真倾听其诉说,鼓励丧亲者发泄自己的悲伤情绪。

3. **心理疏导** 安慰丧亲者面对现实,使其意识到安排好未来的工作和生活是对亲人最好的悼念。哭泣是死者家属最常见的情感表达方式,是一种很好的疏解内心悲伤情绪的途径,所以应给予丧亲者一定的时间,并创造适当的环境,让他们能够自由痛快地哭出来。

4. **鼓励丧亲者之间相互安慰** 通过观察发现死者家属中的核心人物和"坚强者",鼓励他们相互抚慰,相互给予支持和帮助。

5. **协助解决实际困难** 患者去世后,丧亲者会面临许多需要解决的家庭实际问题,医护人员应了解家属的实际困难,积极提供支持和帮助,使家属感受到人世间的温情。

（任伟荣）

思 考 题

1. 临终患者经历哪些心理反应阶段?各有什么特点?该如何护理?
2. 临终患者的生理反应有哪些改变?
3. 如何安慰丧亲者?
4. 尸体护理的注意事项有哪些?

第十八章　医疗与护理文件记录

【教学目标】

■ 掌握

    1. 医疗护理文件的范围及记录原则。

    2. 各类医疗护理文件的书写要求及方法。

■ 熟悉

    1. 医疗护理文件的定义。

    2. 医疗护理文件的记录意义。

■ 了解

    医疗护理文件的管理。

　　医疗护理文件是指医务人员在医疗活动过程中形成的文字、符号、图表、影像、切片等资料的总和。它是医院和患者的重要档案资料和结算收费的依据，也是医学科研、医学教育的重要资料，更是处理医疗纠纷的法律证据。

　　医疗文件记录了患者疾病的发生、发展、诊断、治疗、康复或死亡的全过程，其中一部分由护士负责书写。护理文件是护理人员对患者的病情观察和实施护理措施的原始文字记载，是临床护理工作的重要组成部分。

　　医疗文件和护理文件的记录是护士的一项日常工作内容。它反映了记录者的个人职业素养，也体现了护理质量，是评价医院护理工作与护理管理水平的重要依据之一。

第一节　医疗与护理文件的记录和管理

　　医疗文件和护理文件主要包括病历、体温单、医嘱单、出入液量记录单、特别护理记录单、辅助诊断检查报告单、各项签字单、护理病历等。2002 年 9 月 1 日起施行的《医疗事故处理条例》、《病历书写基本规范（试行）》、《医疗机构病历管理规定》等法规，明确了护理记录是病历的重要组成部分，是患者可以复印或复制的内容之一。全面、真实、准确的护理记录，不仅反映护士的综合素质，也是保护医、护、患各方合法权利的举证依据。

一、记录的意义

(一) 提供沟通信息

医疗与护理文件记录的重要目的是为各班医护人员提供患者的各种信息,以此建立起医护人员之间、医护人员与患者之间的互相沟通,为诊疗和护理工作的连续性、完整性提供重要保障。

(二) 提供动态依据

医护人员可利用记录的资料分析评估患者的病情演变和诊疗效果,为护理计划、治疗方案的制订与调整及明确诊断提供动态依据。

(三) 提供科研资料

完整的医疗、护理记录是科研的重要资料,对流行病学调查及追溯性的研究更有重要的参考价值。同时为一些疾病提供了统计学方面的原始资料,是卫生机构制定施政方针的重要依据。

(四) 提供教学资源

准确和规范的医疗、护理文件记录,可为护理教学提供病例讨论和个案分析,也可成为教学模板。

(五) 提供评价依据

完整的医疗、护理记录可在一定程度上反映医院的医疗护理服务质量、学术及技术水平。它是衡量医院医疗护理管理水平的关键指标之一,又是医院等级评定、医护人员考核的参考资料。

(六) 提供法律依据

医疗和护理记录属法律认可的证据性文件。可作为医疗纠纷、人身伤害、保险索赔、伤情查验及遗嘱的证明。显然及时、准确、完整的医疗和护理记录为患者及其家属提供了处理以上相关事件的证明,同时也有效地维护了医护人员自身的合法权益。

二、记录的原则

医护人员在记录医疗和护理文件的过程中必须充分认识到这是一种法律文件,应当贯彻客观、真实、准确、及时、完整的原则。

(一) 客观性

医疗和护理文件记录的内容应当是医护人员所观察和测量到的客观信息,用描述性的语言加以记录,而不是主观看法和解释。

(二) 真实性

以事实为准绳是医疗和护理文件记录的基本要求。书写过程中出现错字时,应当用双线划在错字上,不得采用刮、黏、涂等方法掩盖或去除原来的字迹。

(三) 准确性

医疗和护理文件的记录应使用蓝黑墨水、碳素墨水,做到文字工整,字迹清晰,表述准确,语句通顺,标点正确。并由相应具备资格的医务人员签名。应当使用中文和医学术语,通用的外文缩写。无正式中文译名的症状、体征、疾病名称等可以使用外文。

(四) 及时性

记录医疗护理事件一般应按照事件发生的时间顺序,以及依据所在医疗机构对医疗护理文件记录的时间间隔要求及时进行记录。因抢救急、危患者,未能及时书写记录的,有关医务人员应当在抢救结束后6 h内据实补记,并加以注明。

(五) 完整性

医疗和护理文件的记录应包括有关患者的所有健康问题和医疗护理情况。必须按照规范逐页填全所有栏目。增加新页时,眉栏项必须填写完整。文件中不可留有空行和空白,每项记录都要有处理者签署全名。

三、医疗与护理文件的管理

医疗护理文件是医院和患者的重要档案资料。因此,医疗机构必须建立严格的医疗和护理文件的管理制度,设置专门部门或者配备专(兼)职人员,具体负责本机构医疗和护理文件的保存与管理工作。相关规定如下:

1. 各种医疗护理文件按规定放置,记录和使用后必须放回原处。

2. 必须保持医疗护理文件的清洁、整齐、完整,防止污染、破损、拆散、丢失。

3. 医疗护理文件应妥善保存,体温单、医嘱单、护理记录单、特别护理记录单等作为病历的一部分随病历放置,患者出院后送病案室长期保存。

4. 医疗和护理文件严禁任何人涂改、伪造、隐匿、销毁、抢夺和窃取。除涉及对患者实施医疗活动的医务人员及医疗服务质量监控人员外,其他任何机构和个人不得擅自查阅。

文件按规定放置,如因科研、教学需要查阅病历的,需经患者就诊的医疗机构有关部门同意后查阅。阅后应当立即归还,不得泄露患者隐私。

5. 门(急)诊患者的化验单(检验报告)、医学影像检查资料等在检查结果出具后24 h内归入门(急)诊病历档案。在患者住院期间,其住院病历由所在病区负责集中、统一保管。病区应当在收到住院患者的化验单(检验报告)、医学影像检查资料等检查结果后24 h内归入住院病历。

6. 住院病历因医疗活动或复印、复制等需要带离病区时,应当由病区指定专门人员负责携带和保管。医疗机构应当受理下列人员和机构复印,或者复制病历资料的申请:

1) 患者本人或其代理人。

2) 死亡患者近亲属或其代理人。

3) 保险机构。

4) 公安、司法机关(办理案件)。

(注:医疗机构可以为申请人复印或者复制的医疗和护理文件包括:门(急)诊病历和住院病历中的住院志(即入院记录)、体温单、医嘱单、化验单(检验报告)、医学影像检查资料、特殊检查(治疗)同意书、手术同意书、手术及麻醉记录单、病理报告、护理记录、出院记录。)

7. 发生医疗事故争议时,医疗机构负责医疗服务质量监控的部门或者专(兼)职人员,应当在患者或者其代理人在场的情况下封存死亡病例讨论记录、疑难病例讨论记录、上级医师查房记录、会诊意见、病程记录等。

封存的病历由医疗机构负责医疗服务质量监控的部门或者专(兼)职人员保管。封存的病历可以是复印件。

第二节 医疗与护理文件的书写

一、体温单

体温单(附表 18-9)用于记录患者体温、脉搏、呼吸、血压、出入量、大小便、体重、身高、药物过敏及其他情况(入院、转科、手术、分娩、出院、死亡时间等),是医疗文件的重要组成部分。体温单反映患者的重要信息,为了便于查阅,患者住院期间体温单排列在病历的最前面。

(一) 眉栏的填写

1. 用蓝墨水钢笔逐项填写患者姓名、科别、病室、床号、住院号、日期、时间、住院日数等项目,不得涂改。

2. 填写"日期"栏时,每页第 1 天应填写年、月、日,中间以短线连接,如"2009-8-1",其余 6 天只填写日,如在 6 天中遇有新的月份或年度开始时,则填写月、日或年、月、日。

3. 填写"住院日数"栏时,从入院日起连续写至出院日,用阿拉伯数字表示。

4. 填写"手术(分娩)后日数"栏时,用红钢笔填写,以手术(分娩)次日为第 1 天,依次填写至第 14 天为止,若在第 14 天内进行第 2 次手术,则将第 1 次手术日数作为分母,第 2 次手术日数作为分子进行填写。

(二) 40～42℃横线之间

用红墨水钢笔在 40～42℃横线之间相应的日期和时间格内纵行填写入院时间、出院时间、死亡时间、手术、分娩、转科等,时间采用 24 h 制。如果时间与体温单上的整点时间不相符时,填写在上一个时间段内,如 11 点 50 分则填写在 10 点栏内。

(三) 体温、脉搏、呼吸曲线

1. 体温曲线的绘制 体温一律以实际部位测量所得值记录,口温以蓝"●"表示,腋温以蓝"×"表示,肛温以蓝"○"表示,相邻体温以蓝线相连。物理降温半小时后复测体温以红"○"表示,并用红色虚线与降温前体温相连。体温低于 35℃者用竖式印章在 36～35℃之间印上蓝色"不升"两字。患者外出检查回病房后须补测体温并绘制在相应时间格内,"外出、请假"体温绘线不连,准假患者在 40～42℃之间用竖式印章印"请假"表示,并在一般护理记录中有描述。

2. 脉搏曲线的绘制 脉搏以红"●"表示,相邻脉搏以红线相连。起搏心率以红"Ⓗ"表示,脉搏与体温重叠于一点时应先绘制体温符号,再用红笔在外划红圈。如系肛温,则先以蓝圈表示体温,其内以红点表示脉搏。脉搏短绌时,心率以红"○"表示,心率与脉率之间用红笔画线填满。

3. 呼吸曲线的绘制 呼吸以蓝○表示,相邻呼吸以蓝线相连,使用呼吸机者,呼吸以蓝Ⓡ表示。

4. 体温、脉搏、呼吸曲线的绘制 应点圆、线直、深浅一致。

5. 定时测量体温、脉搏、呼吸

(1) 新患者入院后应立即测体温、脉搏、呼吸,并绘制在相应的时间格内。

(2) 住院患者常规每日测体温、脉搏、呼吸 1 次(或按各专科护理要求)。

(3) 手术患者术前必须测体温、脉搏、呼吸,术后连续测 3 天,每天测 4 次。

(4) 体温在 39℃以上者每 4 h 测 1 次(午夜酌情处理),体温在 37.5℃以上者每天测 4 次,直至体温正常后 1 天。

(四) 底栏填写

底栏的内容包括血压、体重、身高、大便次数、出入量、药物过敏及其他等。用蓝钢笔填写在相应栏内,数据以阿拉伯数字记录,免写计量单位。

1. 大便次数

(1) 每 24 h 记录 1 次,记前 1 天的大便次数,从入院第 2 天开始填写,每天记录 1 次。

(2) 大便符号:未解大便以"0"表示;大便失禁或人工肛门以"※"表示;灌肠以"E"表示,灌肠后排便以 E 作分母、排便作分子表示,例如,"1/E"表示灌肠后排便 1 次;"12/E"表示自行排便 1 次,灌肠后又排便 2 次;"4/2E"表示灌肠 2 次后排便 4 次。

2. 尿量

(1) 记前一天 24 h 的尿液总量,从入院第 2 天开始填写,每天记录 1 次。

(2) 小便符号:导尿以"C"表示;小便失禁以"※"表示。例如:"1 500/C"表示导尿患者排尿 1 500 ml。

3. 出入量 记前一天 24 h 的出入总量,分子为出量、分母为入量。也有的体温单中入量和出量分栏记录,则遵照医嘱或护理常规将 24 h 总摄入量和总出量分别填写在相应栏内。

4. 体重 以 kg 为单位填入。一般新入院患者应记录体重,住院患者每周测量体重 1 次,并记录;病情危重或卧床不能测量的患者,应在体重栏内注明"卧床"字。

5. 血压 以 mmHg 为单位填入。新入院患者应记录血压,住院患者每周至少应记录血压 1 次。一天内连续测量血压时,则上午血压写在前半格内,下午血压写在后半格内;术前血压写在前面,术后血压写在后面。

6. "其他"栏 作为机动,根据病情需要填写,如特殊用药、腹围、药物过敏试验等。

7. 页码 用蓝墨水钢笔逐页填写。

二、医嘱单

医嘱(physician order)是指医生根据患者病情需要,为达到诊治目的而下达的医学指令,由医护人员共同执行。目前各医院的书写方法不尽相同,有的医院将医嘱直接写在医嘱记录单上,有的将医嘱直接输入计算机,实行微机处理。医嘱记录单是护士执行医嘱的依据。

(一) 医嘱的内容

医嘱的内容包括:日期、时间、床号、患者姓名、护理常规、护理级别、饮食、体位、药物(剂量、用法、时间等)、各种检查、治疗、术前准备和医生、护士的签名。

(二) 医嘱的种类

1. 长期医嘱 医嘱有效时间在 24 h 以上,当医生注明停止时间后医嘱失效。如二级护理、心内科护理常规、半流质、消心痛 10 mg po tid 等。

2. 临时医嘱 医嘱有效时间在 24 h 以内,一般只执行 1 次。部分医嘱是限定执行时间的医嘱,如会诊、手术、检查、检验等;部分医嘱需立即执行,如甲氧氯普胺(胃复安)10 mg im st;出院、转科、死亡等也列入临时医嘱。

3. 备用医嘱 根据病情需要执行的医嘱。又可分为:

(1) 长期备用医嘱:有效时间在 24 h 以上,在病情需要时才执行,两次执行之间有间隔时间限制,如哌替啶 50 mg im q6h prn。长期备用医嘱须医生开具停止时间后方为失效。

(2) 临时备用医嘱:医嘱有效时间在 12 h 以内,有病情需要时才执行,只执行 1 次,过期尚未执行则自动失效,如哌替啶 50 mg im q6h sos。

4. 特殊医嘱　写在临时医嘱单上。

(1) 一天内需连续执行数次的医嘱,如测血压 qh×4。

(2) 每天一次需连续执行数天的医嘱,如痰培养 qd×3。

(三) 医嘱的处理

1. 长期医嘱处理　由医生直接写在长期医嘱记录单上[附表18-1(1)],注明执行日期和时间并签全名。护士将长期医嘱分别转抄至各种执行单上(如给药单、注射单、饮食单等),并注明具体执行时间及签全名。

2. 临时医嘱处理　由医生直接写在临时医嘱记录单上[附表18-1(2)],注明执行日期和时间并签全名。护士执行后必须写上执行时间及签全名。

3. 备用医嘱处理　①长期备用医嘱,按长期医嘱处理,在执行单上必须注明"prn"字样,但不需注明执行的具体时间,以便与长期医嘱区别。每当必要时执行后,在临时医嘱单上记录1次,注明执行时间并签全名,供下一班参考;②临时备用医嘱,由医生直接写在临时医嘱记录单上,执行后写上执行时间并签全名,过期未执行则由护士在执行栏内用红墨水钢笔写"未用"二字,并在执行者栏内签全名。

4. 停止医嘱处理　医生在长期医嘱记录单上相应医嘱后写上停止日期、时间、签全名后,护士应在相应的执行单上注销相关项目,并在执行者栏目内签全名。

5. 重整医嘱处理　当长期医嘱栏写满或长期医嘱调整项目较多时需重整医嘱。重整医嘱时,在原有医嘱最后一行下划一线,线下写"重整医嘱",再将原来有效的医嘱按其起始日期和时间顺序抄录下来,抄录完毕需两人核对,无误后再填写重整者姓名。当患者手术、分娩、转科后也需重整医嘱,并在其下写"术后医嘱"、"分娩医嘱"、"转科医嘱"等,然后重新开写新医嘱,线以上的医嘱自行停止。

三、出入液量记录单

正常人体每日的摄入量和排出量之间是保持动态平衡的。当摄入水分减少或是由于疾病导致水分排出过多等情况,都可能引起机体不同程度的脱水,因此,护理人员必须正确地测量和记录患者每日液体的摄入量和排出量,以作为了解病情、协助诊断、决定治疗方案的重要依据。常用于休克、大面积烧伤、大手术后或心脏病、肾脏疾病、肝硬化腹腔积液等患者。出入液量记录单见附表18-2。

(一) 记录内容和要求

1. 每日摄入量　包括每日的饮水量、食物中的含水量、输液量、输血量等。记录要准确,患者的饮水容器应固定,并测定其容量;固体食物应记录单位数量或重量,如米饭1中碗(约100 g)、苹果1个(约100 g)等,再根据医院常用食物含水量(表18-1)及各种水果含水量(表18-2)核算其含水量。

2. 每日排出量　主要为尿量,必要时须单独记录,此外其他途径的排出液,如大便量、呕吐量、咯出物量(咯血、咳痰)、出血量、各种引流量、创面渗液量等,也应作为排出量加以测量和记录。除大便记录次数外,液体以毫升(ml)为单位记录。为了记录的准确性,昏迷患者、尿失禁患者或需密切观察尿量的患者,最好留置导尿;婴幼儿测量尿量可先测量干尿布的重量,再测量湿尿布的重量,两者之差即为尿量;对于不易收集的排出量,可依据定量液体浸润棉织物的情况进行估算。

表 18-1 医院常用食物含水量

食物	单位	原料重量(g)	含水量(ml)	食物	单位	原料重量(g)	含水量(ml)
米饭	1中碗	100	70	藕粉	1大碗	50	210
稀饭	1大腕	50	300	馄饨	12个	100	300
面条	1中碗	100	250	鸭蛋	1个	100	72
蒸饺	12只	100	70	牛奶	1大杯	250	217
馒头	1个	100	44	豆浆	1大杯	250	230
花卷	1个	50	22	蒸鸡蛋	1大碗	60	260
烧饼	1个	50	20	油饼	1个	100	25
菜包	1个	150	80	面包		100	33
煮鸡蛋	1个	40	30	猪肉		100	29
饼干	1块	7	2	青菜		100	92
水饺	1个	10	20	大白菜		100	96
蛋糕	1块	50	25	冬瓜		100	97
豆腐		100	90	鸡		100	74
牛肉		100	69	带鱼		100	50

表 18-2 各种水果含水量

水果	重量(g)	含水量(ml)	水果	重量(g)	含水量(ml)	水果	重量(g)	含水量(ml)
西瓜	100	94	黄瓜	100	83	柿	100	82
石榴	100	79	苹果	100	87	香蕉	100	82
甘蔗	100	89	鸭梨	100	88	蜜橘	100	88
荔枝	100	85	紫葡萄	100	88	菠萝	100	86
李子	100	68	桃	100	82	柚子	100	85
樱桃	100	91	杏	100	90	鲜桂圆	100	81

(二) 记录方法

1. 用蓝墨水钢笔填写眉栏各项,包括患者姓名、科室、床号、住院号及页码。

2. 记录应及时、准确、完整、清晰。每班护士交班前要做好出入量小结,夜班护士于规定时间作 24 h 液体出入量总结,并用蓝墨水钢笔填写在体温单相应的栏目内。记录均以毫升为单位。

3. 记录同一时间的摄入量和排出量,在同一横格上开始记录;对于不同时间的摄入量和排出量,应各自另起一行记录。

4. 日间 7~19 时用蓝墨水钢笔记录,夜间 19 时至次晨 7 时用红钢笔记录(可根据各医疗单位书写标准书写)。

5. 不需要继续记录出入液量后,记录单无须保存。但如出入液量与病情变化同时记录在特别护理记录单上,则应随病历存档保留。

四、特别护理记录单

凡危重、抢救、大手术后、特殊治疗或需严密观察病情者,须做好特别护理观察记录(附表 18-3),以便及时了解和全面掌握患者情况,观察治疗或抢救后的效果。

（一）记录内容

包括患者生命体征、出入量、病情动态、护理措施、药物治疗及效果等。

（二）记录方法

1. 蓝钢笔填写眉栏项目及页码。

2. 及时准确地记录患者的神志、体温、脉搏、呼吸、血压、血氧饱和度、出入量等，用蓝墨水钢笔记录。计量单位写在标题栏内，记录栏内只填数字。记录出入量时，除填写量外，还应将颜色、性状记录于病情栏内，并将 24 h 总量填写在体温单的相应栏内。

3. 病情栏内详细记录患者的病情变化、治疗、护理措施以及效果，并签全名。

4. 抢救患者应在班内或抢救完毕后立即书写抢救护理记录；若病情好转后，医嘱取消病危或病重时，应在危重护理记录单上注明病情稳定记录，详见一般护理记录单；患者出院或死亡后，特别护理记录单应随病历留档保存。

5. 12 h 或 24 h 要对患者的总出入量、病情、治疗、护理措施及效果，做 1 次小结或总结。为下一班快速、全面地展开护理，提供信息。

此外，除了特别护理记录单外，护理的观察记录还包括：一般护理记录单和手术护理记录单。一般护理记录单是护士遵照医嘱和患者的病情，对一般患者住院期间护理过程的客观记录；手术护理记录单是巡回护士对手术患者手术中护理情况及所用器械、敷料的记录。护理的各项观察记录单是护理人员在向患者实施护理过程中的原始记录和证据，应当规范、完整、客观地书写，患者出院或死亡后，随病历留档保存。

五、病室报告

病室报告（ward report）是由值班护士对本病室患者的动态及需要交代的事宜，所做的书面交班报告（附表 18 - 4）。通过阅读病室报告，接班护士可全面掌握整个病室全天工作动态及患者病情，明确继续观察的问题和实施的护理。

（一）交班内容

1. 出院、转出、死亡、入院、转入、手术、分娩等患者　床号、姓名、诊断及时间，转出患者转入何科室，手术、分娩还应报告患者的麻醉形式、手术名称及青霉素、普鲁卡因的试验结果。

2. 病危、病重患者　人数，床号，姓名，诊断及医嘱开出的具体时间。

3. 产妇情况　应报告胎次、产程、分娩时间、分娩方式、会阴切口与恶露情况、何时自行排尿，以及新生儿性别和评分等。

4. 特殊情况的交班　报告高热患者的床号和体温，外出请假患者的床号，预手术、预检查和待行特殊治疗的患者情况，特殊药物用药的反应、疗效和发生反应的处理结果。

病室报告中还应报告上述各类患者的心理状态和需要接班者重点观察项目及完成的工作事项。应根据不同的患者有所侧重地书写具体内容。晚夜间记录还应注明患者睡眠情况。

（二）书写顺序

1. 用蓝钢笔填写眉栏各项，如病室、日期、时间、原有患者数、出院、转出、死亡、入院、转入、现有患者数、手术、分娩、病危、病重、外出、特护及一级护理人数等。

2. 先写离开病区的患者（出院、转出、死亡），再写进入病区的患者（入院、转入），最后写本班重点患者（手术、分娩、病危、病重）等。同一栏内的内容，按床号先后顺序书写交班报告。

（三）书写要求

1. 报告的书写应在经常巡视和了解患者病情的基础上认真书写。

2. 书写内容应全面、客观、真实、简明扼要、突出重点。

3. 字迹清楚，不得随意用涂改、刀刮、粘贴、涂黑等方法掩盖或祛除原有字迹内容。若书写过程中出现的错字可以用双线划在错字上，保留原样基础上再作修正，日间用蓝墨水钢笔书写，夜间用红墨水钢笔书写(有医疗机构采取全部蓝墨水钢笔记录的方式)。

4. 交班报告填写时间应在各班(早、中、晚)交班前 1 h 书写，书写完毕后书写者签署全名。

5. "特殊交班"是值班护士用来交代有关事项的书面提示，要求简洁。

6. 书写患者动态时早班、中班、晚班之间空 1 行。

六、护理病历

护理病历是护理工作者在临床工作中用于记载患者疾病的发生、发展，及护理人员运用护理手段解除患者病痛的过程，同时也是用于处理护理纠纷，判定法律责任及医疗保险等事项的重要依据。书写护理病历时，应根据护理程序设计护理表格，其核心是以现代护理观为指导，根据患者的身心、社会文化需要提供优质服务。护理病历的各项记录作为住院患者接受治疗、护理及康复的可靠依据。各医院护理病历表格的设计不尽相同，一般包括入院护理评估单、住院护理评估单、危重护理记录单、一般护理记录单、出院指导及健康教育等。

(一) 护理病历表格的设计和使用原则

1. 应能及时、准确地反映患者病情、心理状态，避免重复医疗记录。

2. 护理评估单、危重护理记录单、一般护理记录单，应能反映护理质量。

3. 各种表格设计、书写均应简便、全面、准确，符合护理发展需要，具有实用性和可操作性。

4. 具有临床教学和科研价值，必要时可成为重要法律依据。

(二) 护理病历中的各种表格

各医院护理病历表格的设计不尽相同，一般包括入院护理评估单、住院护理评估单、危重护理记录单、一般护理记录单、出院指导及健康教育等。

1. 入院护理评估表　　用于对新入院患者进行初步的护理评估，并通过评估找出患者的健康问题，确立护理措施，制定护理计划。目前国内常用的入院评估表有两种：一种是以人的需求为理论框架设计的评估表，其填写方法为选项打"√"(附表 18 - 5)；另一种是根据 Marjory Gordon 的功能性健康形态设计的评估表，其内容包括五部分：

(1) 一般资料：如姓名、入院原因、婚育史和家庭史等。

(2) 生活状况及自理程度：饮食型态、睡眠/休息型态、排泄型态、健康感知/健康管理型态、活动/运动型态。

(3) 心理社会方面：自我感知/自我概念型态、角色关系型态、应对/应急耐受型态。

(4) 体格检查：生命体征、身高、体重、神经、呼吸、循环、性生殖系统以及皮肤黏膜等情况。

(5) 专科情况及专科特点。

2. 住院患者护理评估表　　为及时、全面掌握患者病情的动态变化，护士应对其分管的患者视病情进行评估，可确定每班、每天或数天评估 1 次，评估内容可根据病种、病情不同而有所不同(附表 18 - 6)。

3. 危重护理记录单　　是指护士根据医嘱和病情对危重患者住院期间护理过程的客观记录。应根据相应专科的护理特点进行书写，记录时间应具体到分钟。危重患者记录针对的人群为：第一，重症监护的患者；第二，特级护理的患者；第三，一级护理并有病危或病重医嘱的患者。

4. 一般护理记录单 是指护士根据医嘱和患者病情,对一般患者住院期间护理过程的客观记录,包括患者的护理诊断、护士所采取的护理措施和执行措施后患者的反应等情况(附表18-8)。

5. 健康教育计划和出院指导

(1) 健康教育计划:是制定和实施帮助患者掌握健康知识的学习计划与技能培训计划,其内容涉及恢复和促进患者健康的有关知识与技术(附表18-9)。主要包括:①疾病的诱发因素、发生与发展过程;②可采取的有关治疗护理方案;③有关检查的目的及注意事项;④饮食与活动的注意事项;⑤疾病的预防及康复措施。

(2) 出院指导:在出院前进行健康状况评估并做出院指导,以保证健康护理的连续性、完整性,增加患者的自护能力,提高生活质量。其内容包括对患者出院后活动、饮食、服药、伤口、随访等方面进行教育和指导。采用的方式为讲解、示范、模拟、提供书面或视听材料等。

(李 勤 丁蓉霞)

思 考 题

1. 何谓医疗护理文件? 医疗护理文件的记录原则是什么?
2. 何谓体温单? 如何在体温单上记录生命体征的值? 为什么在患者住院期间要将体温单排列为病历首页?
3. 简述医嘱的种类和它们之间的区别。如何处理各类医嘱?
4. 哪些患者需要出入液量记录和特别护理记录? 应记录哪些内容?

附　　录

[附]　计算机在医嘱处理中的应用

目前随着医学和网络信息技术的迅猛发展,利用计算机网络技术提高医疗行业管理水平和服务质量成为必然选择,并正在各级医院逐步推进中。

一、医院计算机信息管理系统的应用范围

医院计算机信息管理系统主要包括:医嘱信息与医疗记录管理、护理信息管理、临床查询信息管理、临床检验信息管理、医学影像信息管理等方面。

二、计算机信息管理系统在医嘱处理中的应用

(一)医嘱信息系统的作用

医嘱信息管理系统以医师医嘱为主要管理内容,计算机医嘱信息管理系统可以自动生成药品单、治疗单、膳食医嘱、护理医嘱等处置单。主要的作用是减少核对工作量和差错,同时将医嘱信息通过网络传往收费处、检查科室等相关辅助科室代替手工完成自动划价、申请检查项目等手续。

(二)护理文书记录和管理逐步走向科学化、系统化和规范化

运用计算机系统处理医嘱可以使护理文书记录和管理逐步走向科学化、系统化、规范化。其具体功能包括:

1. 医嘱数据输入与核对处理。

2. 药品单、治疗单、膳食医嘱、护理医嘱、检查申请和医嘱病历自动生成处理。

3. 根据医嘱、治疗单、检查申请和护嘱生成每天收费记录处理。

(三)计算机医嘱信息系统的优点

1. 减少差错,保证患者的安全用药　计算机处理医嘱只要输入正确,打印的医嘱记录单和各种执行卡就一致无误,杜绝了由于重复转抄而造成的错误,且计算机处理医嘱改变了以往多人查对的方式,节省了人力。

2. 增加了医疗收费的透明度　由于计算机的自动划价、结算,患者和科室随时可从计算机内了解开支情况,同时给患者提供了住院费一日清单,增加了医院收费透明度,做到医患双方心中有数,提高了社会效益和经济效益。

3. 为医院管理提供便捷、可靠的信息和数据　医院管理层可以通过计算机联网,随时了解全院的医疗动态、用药情况、库存情况,为决策提供了可靠、便捷的信息和数据。

4. 减轻医、药、护人员的工作负荷　运用计算机管理后,病房医生的处方录入计算机系统化处理;患者住院开支可通过计算机查询信息;中心药房取消了划价、统计;护士取消了重复转抄,各项工作都减轻了负荷,提高了效率和准确性。

[附表]

附表 18-1(1) 长期医嘱记录单(范例)

姓名　×××　科室　外科　病室　二　床号　61　住院号　467941

起始		长期医嘱	医生签名	执行护士签名	停止			
日期	时间				日期	时间	医生签名	执行护士签名
2010年8月3日	8:20	外科护理常规	朱某	丁某				
8-3	8:20	二级护理	朱某	丁某				
8-3	8:20	半流质	朱某	丁某				
8-3	8:20	青霉素(+)	朱某	丁某				
8-3	8:20	5% GS 500 ml	朱某	丁某	8-6	9:00	朱某	李某
		头孢他啶 3.0　　Ⅴ gtt						
		10% kcl　1.0　　　qd						
8-3	8:20	10% GS　500 ml	朱某	丁某	8-6	9:00	朱某	李某
		常生佳能 2 支　　Ⅴ gtt						
		10% kcl　1.0　　　qd						
		术 后 医 嘱						
8-7	11:00	外科护理常规	朱某	钱某				
8-7	11:00	二级护理	朱某	钱某				
8-7	11:00	禁食	朱某	钱某				
8-7	11:00	青霉素(+)	朱某	钱某				
8-7	11:00	5% GS　500 ml	朱某	钱某				
		头孢他啶 3.0　　Ⅴ gtt						
		10% KCl　1.0　　　qd						
8-7	11:00	10% GS 500 ml	朱某	钱某				
		常生佳能 2 支　　Ⅴ gtt						
		10% KCl　1.0　　　qd						
8-7	11:00	参芪 250 ml /　　Ⅴ gtt qd	朱某	钱某				
8-7	11:00	0.9% NS 100 ml　Ⅴ gtt	朱某	钱某				
		奥克 40 mg　　　qd						
8-7	11:00	5% GNS 500 ml	朱某	钱某				
		酚磺乙胺(止血敏)1.0　Ⅴ gtt						
		维生素 K　120 mg　qd						

附表 18－1(2)　临时医嘱记录单(范例)

姓名　×××　科室　外 科　病室　二　床号　61　住院号　467941

起始		临时医嘱	医生签名	执行医嘱		执行护士签名
日期	时间			日期	时间	
2010 年 8 月 3 日	8:20	参芪 250 ml/ Ⓥ gtt qd	朱 某	8-3	8:30	丁 某
8-3	8:20	血常规	朱 某	8-3	8:30	丁 某
8-3	8:20	凝血全套	朱 某	8-3	8:30	丁 某
8-3	8:20	肝功能	朱 某	8-3	8:30	丁 某
8-3	8:20	肾功能	朱 某	8-3	8:30	丁 某
8-3	8:20	电解质	朱 某	8-3	8:30	丁 某
8-3	8:20	心电图	朱 某	8-3	8:30	丁 某
8-3	8:20	胸片正侧位	朱 某	8-3	8:30	丁 某
8-6	9:00	明上午在硬膜外麻醉下行胆囊切除术	朱 某	8-6	9:25	李 某
8-6	9:00	普鲁卡因皮试	朱 某	8-6	9:25	李 某
8-6	9:00	备皮	朱 某	8-6	9:20	李 某
8-6	9:00	莱巴比妥(鲁米那) 100 mg / ⓜ 术前 1 h	朱 某	8-7	7:20	张 某
8-6	9:00	阿托品 0.5 mg / ⓜ 术前 1 h	朱 某	8-7	7:50	钱 某
		术后医嘱				
8-7	11:00	5% GS 500 ml　　　/ Ⓥ gtt qd				
8-7	11:00	10% GS 500 ml	朱 某	8-7	11:15	钱 某
		头孢他啶 3.0　　　Ⓥ gtt				
		10% KCl　1.0 /　　　qd				
8-7	11:00	参芪 250 ml	朱 某	8-7	11:15	钱 某
		常生佳能 2 支　　Ⓥ gtt				
		10% KCl　1.0 /　　　qd				
8-7	11:00	0.9% NS 100 ml　　Ⓥ gtt	朱 某	8-7	11:15	钱 某
		奥克 40 mg　　　　qd				
8-7	11:00	5% GNS 500 ml	朱 某	8-7	11:15	钱 某
		酚磺乙胺(止血敏) 1.0　Ⓥ gtt				
		维生素 K 120 mg　　　qd				

附表 18 - 2　出入液量记录单　（范例）

姓名_____　床号_____　科室_____　住院号_____

日期	时间	入量		出量		签名
		项目	量(ml)	项目	量(ml)	

附表 18 - 3　特别护理记录单(范例)

姓名_____　床号_____　科室_____　住院号_____　页码_____

日期时间	T℃	P (次/分)	R (次/分)	BP (mmHg)	SPO₂ %	神志	导管通畅			输液滴速	药物治疗	摄入量		排出量		病情、护理措施和效果	签名
												项目	ml	项目	ml		

备注：

导　管:1. 胃管　2. 导尿管　3. 腹腔引流管　4. T管　5. 头部引流管　6. 胸腔引流管　7. 盆腔引流管　8. 气管插管
　　　9. 静脉留置针　10. 深静脉穿刺　11. 镇痛泵　12. 其他

附表18-4　病室报告（范例）

上海市闸北区中心医院
病室护士报告

病室　外1　P₁

日期　2009-9-1

	上午7点	下午3点	下午11点	上午7点
统计	总数:40　出院:1　手术:1 转出:0　死亡:0 入院:0　转入:0　接生:1 病危:0	总数:40　出院:0　手术:0 转出:0　死亡:0 入院:0　转入:0　接生:0 病危:0	总数:40　出院:0　手术:0 转出:0　死亡:0 入院:0　转入:0　接生:0 病危:0	
820床 徐某 阑尾炎	今日出院	出院已走	已出院	
831床 马某 慢性胆囊炎 "新"	患者入院于9:00，详见一般护理 记录单	患者新入院，神志清，饮低脂普食，胃纳好， 目前情绪稳定 待手术治疗，目前情绪稳定	患者新患者，神志清，饮低脂食， 胃纳好，主诉夜间睡眠好，目前情绪 稳定	
805床 曹某 胆囊炎 "手术"	患者今上午8:00在连续硬膜外麻醉下 行胆囊切除术，详见一般护理记录单	18:00 T 37.2℃　P 80次/分　R 21次/分 BP 125/80 mmHg 患者术后当日，神志清，半卧位。 测 Bp qh×6已完，禁食，腹腔引流 管1根，接负压球，本班引流通畅，引流液:10 ml，子宫通畅+ 呈暗红色，本班引流通畅，补液通畅，未完。 抗生素+止血剂，补液通畅，未完。 切口敷料外观清洁干燥，无渗血渗液， 保持引流通畅，注意色、质、量	6:00 T 38.2℃　P 90次/分　R 20次/分 BP 120/80 mmHg 患者术后第一天，禁食中，腹腔引流管1根， 接负压球，引流通畅，引流液呈暗红色， 本班引流液:15 ml，总引流液:30 ml， 本班补液结束。4:00巡视病房，患者 切口敷料外观有少量渗血渗液，请示值班医生， 给予换药处理。患者主诉夜间睡眠好	
802床 曹某 胆结石	14:00 T36.8℃ P 76次/分 R 20次/分 BP 120/80 mmHg 患者明天上午8:30在连续硬膜外（见 P₂）	18:00 T 37.2℃　P 80次/分　R 21次/分 BP 125/80 mmHg	6:00 T 37.2℃　P 80次/分　R 21次/分 BP 14/10 kPa	
签字	陈某	李某	王某	

上海市闸北区中心医院

病室护士报告

日期 2009-9-1　　　　　　　　　　　　　　　　　　　　　病室　外 1　　　　P₂

	上午 7 点　下午 3 点　下午 11 点	下午 3 点　下午 11 点	下午 11 点　上午 7 点
	总数:40　入院:1　转出:0	总数:40　入院:0　转出:0	总数:40　入院:0　转出:0
	出院:1　转入:0　死亡:0	出院:0　转入:0　死亡:0	出院:0　转入:0　死亡:0
	手术:1　接生:0　病危:0	手术:0　接生:0　病危:0	手术:0　接生:0　病危:0

姓名	诊断	记录
837 床 王某	胃溃疡	(接 P₁)麻醉下行胆囊切除术+胆总管探查术。术前皮肤已备，普鲁卡因皮试(一)，今晚清洁灌肠，备血 200 ml，血样已送，今晚 20:00 后禁食通知，安慰患者，向患者解释手术的安全性和必要性。目前患者情绪稳定。5%GS500 ml 带手术室、苯巴比妥(鲁米那)0.1+阿托品 0.5 mg/术前肌注 晨护理
		患者明日手术，患者明上午 8:30 在连续膜外麻醉下行胆囊切除术+胆总管探查术。术前皮肤已备，备血 200 ml，血样已送，已执行，大便呈清水样，20:00 后已禁食，目前患者情绪稳定，无焦患和紧张情绪，患者已入睡。回病房，患者已入睡　5%GS 500 ml　带手术室　苯巴比妥(鲁米那)0.1+阿托品 0.5 mg/术前肌注　请做好术日晨护理
		患者今日手术　患者今上午 8:30 在连续硬膜外麻醉下行胆囊切除术+胆总管探查术。术前皮肤已备，普鲁卡因皮试(一)，备血 200 ml，血样已送，昨晚清洁灌肠已做，禁食中，患者已入睡，主诉夜间睡眠良好，目前情绪稳定，无焦虑和紧张情绪，能积极配合手术　5% GS 500 ml　苯巴比妥(鲁米那)0.1+阿托品 0.5 mg/7:00 已注射　患者 7:00 已被接入手术室
		青霉素(十)　　青霉素(十)　　青霉素(十)
		签字　陈某　　签字　李某　　签字　王某
825 床 林某	胰腺炎	患者明日 8:00 行空腹 B 超检查，20:00 后禁食通知患者。再督促！　20:00 起患者已禁食。请再督促！　患者禁食中，待送检查

附表 18－5　入院患者护理评估表(范例)

入院评估单

科室＿＿＿＿　床号＿＿＿＿　姓名＿＿＿＿　性别＿＿＿＿　年龄＿＿＿＿　住院号＿＿＿＿

入院日期＿＿＿＿　入院时间＿＿＿＿　入院方式:□步行 □轮椅 □平车 □转诊 □抱入 □其他

入院诊断＿＿＿＿　过敏史 □无 □有＿＿＿＿

主诉(入院求医的主要原因):＿＿＿＿＿＿＿＿＿＿＿＿＿＿＿＿＿＿＿＿＿＿＿＿＿＿＿＿

现病史:＿＿＿＿＿＿＿＿＿＿＿＿＿＿＿＿＿＿＿＿＿＿＿＿＿＿＿＿＿＿＿＿＿＿＿＿＿＿

＿＿＿

既往病史:□无　□有＿＿＿＿＿＿＿＿＿＿＿＿＿＿＿＿＿＿＿＿＿＿＿＿＿＿＿＿＿＿＿

生命体征:T＿＿＿＿℃ P＿＿＿＿次/分 R＿＿＿＿次/分 BP＿＿＿＿mmHg 体重＿＿＿＿kg

排尿情况:□正常　□异常＿＿＿＿　排便情况:□正常 □异常＿＿＿＿

饮食情况:□普食　□软食　□半流　□流质　□糖尿病饮食 □禁食 □鼻饲 其他＿＿＿＿

皮肤情况:□完整　□破损　□皮疹　□出血点 □溃疡

□压疮　部位＿＿＿＿　面积＿＿＿＿＿＿＿＿

护理级别:□特护　□Ⅰ级　□Ⅱ级　□Ⅲ级　,引流 □无 □有＿＿＿＿

观察要点及护理措施:＿＿＿＿＿＿＿＿＿＿＿＿＿＿＿＿＿＿＿＿＿＿＿＿＿＿＿＿＿＿

接诊护士签名＿＿＿＿　护士长签名＿＿＿＿

危重患者评估单

意识:□清醒　□烦躁　□淡漠　□昏迷 □嗜睡 瞳孔大小:□正常 □异常 对光反应:□有 □无

呼吸:□正常　□异常　□气急　□呼吸困难 □辅助呼吸 □咯血 □其他＿＿＿＿

消化:□正常　□异常　□呕吐　□其他＿＿＿＿

循环:□正常　□异常　□胸闷　□心悸 □胸痛 心律:□齐 □不齐 皮肤温度:□温暖 □湿冷

皮肤黏膜:□正常　□黄染　□发绀　□水肿 □皮疹 □破损 部位＿＿＿＿ 面积＿＿＿＿

□瘀斑　部位＿＿＿＿　面积＿＿＿＿

卧位:□自由体位　□强迫体位　□半卧位　□绝对卧床 □其他＿＿＿＿

排尿:□正常　□异常　□多尿　□少尿 □尿失禁 □留置导尿 □其他＿＿＿＿

排便:□正常　□便秘　□便血　□腹泻 □其他＿＿＿＿

引流:□无　□有　部位＿＿＿＿　颜色＿＿＿＿ 量＿＿＿＿

评估日期＿＿＿＿　评估者签名＿＿＿＿　护士长签名＿＿＿＿

患者转运交接记录

日期时间	患者意识				导管情况			皮肤情况				药物交接			病历	其他	签名	
	清醒	烦躁	嗜睡	昏迷				完整	压疮	部位	面积	无	有 输液瓶	交接	腕带	影像片	转出科	转入科

备注:导管情况:1.静脉留置导管 2.胃管 3.胸管 4.T管 5.镇痛泵 6.气管插管 7.头部引流管 8.腹腔引流管 9.导尿管 10.其他

附表 18 – 6　住院患者护理评估表(范例)

科别＿＿＿＿　床号＿＿＿＿　姓名＿＿＿＿　住院号＿＿＿＿　诊断＿＿＿＿

项　　目		日期						
神经系统	意识:A. 清醒　B. 烦躁　C. 嗜睡　D. 谵妄　E. 昏迷							
	语言:A. 清楚　B. 模糊　C. 失语							
	定向力:A. 准确　B. 障碍(时间　地点　人物)							
	其他＿＿＿							
呼吸系统	A. 正常　B. 困难(轻　中　重)　C. 咳痰　D. 咳血　E. 哮喘　F. 辅助呼吸							
循环系统	心律:A. 规则　B. 不规则							
	脉搏:A. 存在　B. 未触及							
	水肿:A. 指凹性　B. 非指凹性							
	其他:A. 高血压　B. 低血压　C. 晕厥							
肌肉骨骼系统	活动:A. 正常　B. 受限　C. 辅助活动							
	牵引:A. 肢体固定　B. 血运(好　差)							
	神经血管:A. 完整　B. 损伤							
	其他＿＿＿							
消化系统	腹部:A. 软　B. 硬　C. 触痛　D. 腹胀							
	呕吐:A. 胃内容物　B. 咖啡色液							
	管道:A. 无　B. 有							
	排便:A. 正常　B. 便秘　C. 腹泻　D. 失禁　E. 未解便 F. 其他＿＿＿							
泌尿生殖系统	尿:A. 清　B. 黄　C. 血　D. 白　E. 浑浊　F. 沉淀　G. 其他＿＿＿							
	排尿:A. 正常　B. 失禁　C. 潴留　D. 尿频　E. 尿急　F. 尿痛　G. 困难　H. 血尿　I. 其他＿＿＿							
皮肤情况	皮色:A. 正常　B. 苍白　C. 淤血　D. 发绀　F. 黄疸　G. 潮红							
	温度:A. 温　B. 凉　C. 多汗							
	弹性:A. 正常　B. 松弛　C. 紧张							
	完整性:A. 完整　B. 损伤　C. 压疮							
	其他＿＿＿							
睡眠	A. 正常　B. 失眠　C. 其他＿＿＿							
日常生活	A. 自理　B. 协助　C. 其他＿＿＿							
活动	A. 自如　B. 受限　C. 其他＿＿＿							
安全	A. 易跌倒　B. 易坠床　C. 易烫伤　D. 其他＿＿＿							
舒适	A. 轻度疼痛　B. 剧烈疼痛　C. 不适　D. 其他＿＿＿							
	责任护士签名							

附表 18 - 7　护理计划单(范例)

科室：　　　　床号：　　　　姓名：　　　　住院号：　　　　诊断：

日期时间	护理诊断	预期目标	护理措施	措施依据	评价	日期时间	签名

附表 18 - 8　健康教育指导评估单(范例)

科室:　　　床号:　　　姓名:　　　住院号:　　　诊断:

项目	教育内容	日期	方　式			对　象		日期	评价结果			签名
			讲解	示范	书面	患者	家属		好	较好	一般	
入院宣教评估	介绍自己、主管医生、护士长											
	介绍病区环境、呼叫器使用等											
	介绍作息、探视、陪客、安全相关制度											
各种检查指导	有利于疾病康复的心理指导											
	各项准备配合及指导											
	特殊检查的目的、注意事项											
	项目:　　项目											
	项目:　　项目											
	其他											
用药特殊治疗指导	用药种类											
	各种药物使用时间及目的											
	各种药物不良反应、注意事项											
	特殊治疗的目的及注意点											
	特殊功能锻炼及步骤											
	其他											
饮食卧位康复	饮食种类及注意点											
	卧位种类及注意点											
	床上活动的目的及指导											
	翻身的目的及指导											
	康复期注意点											
	其他											
出院指导	出院结账方法											
	出院药物应用注意事项											
	建立良好的健康行为											
	功能锻炼(类型)											
	出院后随访的有关事项											

主要参考文献

1. 吕淑琴,段亚平.护理学基础.北京:中国中医药出版社,2006.
2. 崔焱.护理学基础.北京:人民卫生出版社,2004.
3. 丁言文.护理学基础.北京:人民卫生出版社,2002.
4. 殷磊.护理学基础.第3版.北京:人民卫生出版社,2004.
5. 姜安丽.新编护理学基础.北京:人民卫生出版社,2006.
6. 姜安丽,石琴.新编护理学基础.北京:高等教育出版社,1999.
7. 邹恂.现代护理新概念.第2版.北京:北京医科大学出版社,1999.
8. 邹恂.护理程序入门.第2版.北京:北京医科大学出版社,1999.
9. 邹恂.现代护理诊断手册.第3版.北京:北京大学医学出版社,2004.
10. 王益锵.中国护理发展史.北京:中国医药科技出版社,2000.
11. 李树贞.现代护理学.北京:人民军医出版社,2003.
12. 冯先琼.护理学导论.第2版.北京:人民卫生出版社,2006.
13. 李小寒,尚少梅.基础护理学.第4版.北京:人民卫生出版社,2006.
14. 李小萍.基础护理学.第2版.北京:人民卫生出版社,2006.
15. 吕淑琴,尚少梅.护理学基础.北京:中国中医药出版社,2005.
16. 李晓松.护理学基础.第2版.北京:人民卫生出版社,2008.
17. 邵阿末.护理学基础.北京:人民卫生出版社,2008.
18. 张美琴.护理专业技术实训.北京:人民卫生出版社,2008.

附表18-9　体温单(范例)

体 温 单

姓名 ×× 　科别 外 　病室 五 　床号 12 　入院日期 2009-6-29 　住院号 124678

日　　期	2009-6-29	30	7-1	2	3	4	5
住院日期	1	2	3	4	5	6	7
术后日数				1	2	1/3	2/4

每日时间 各列：2 6 10 2 6 10 ……

温度刻度：
-70-176-42℃
-60-156-41℃
-50-136-40℃
-40-116-39℃
-30-96-38℃
-20-76-37℃
-10-56-36℃
--36-35℃

入院10时30分

请假

手术

手术

出院8时05分

不升

呼吸 ⊗　脉搏 ●　体温 ●

疼痛强度 ○：10 8 6 4 2 0

排出量	大　便	1	0	1/E	0	11/E	0	
	小　便(ml)	1 500	1 400	1 500	1 600/C	1 800/C	1 800	
	胃减液(ml)							
	胸引液(ml)							
	负吸液(ml)							
	腹水/胸腔积液(ml)							
	呕吐/痰液(ml)							
输入量(ml)				2 500	2 000	2 650	2 300	
血　压(mmHg)		112/80	110/78	120/80	106/80	114/80	110/80	
体　重(kg)		52						
药物过敏史		青霉素(+)						
药敏试验		普鲁卡因(-)						

图书在版编目(CIP)数据

新编护理学基础/石琴,施雁,戴琳峰主编.—上海:复旦大学出版社,2012.6(2019.7 重印)
(复旦卓越·医学职业教育教材)
ISBN 978-7-309-08783-3

Ⅰ.新… Ⅱ.①石…②施…③戴… Ⅲ.护理学-职业教育-教材 Ⅳ.R47

中国版本图书馆 CIP 数据核字(2012)第 046374 号

新编护理学基础

石 琴 施 雁 戴琳峰 主编
责任编辑/肖 英

复旦大学出版社有限公司出版发行
上海市国权路 579 号 邮编:200433
网址:fupnet@ fudanpress.com http://www.fudanpress.com
门市零售:86-21-65642857 团体订购:86-21-65118853
外埠邮购:86-21-65109143 出版部电话:86-21-65642845
崇明裕安印刷厂

开本 787 × 1092 1/16 印张 25.75 字数 642 千
2019 年 7 月第 1 版第 5 次印刷

ISBN 978-7-309-08783-3/R · 1256
定价:69.80 元